Nicolas Hoffmann **Zwänge und Depressionen**

Springer
Berlin
Heidelberg
New York
Barcelona
Budapest
Hongkong
London
Mailand
Paris
Singapur
Tokio

Nicolas Hoffmann

Zwänge und Depressionen

Pierre Janet und die Verhaltenstherapie

Springer

Dr. Dipl-Psych.
Nicolas Hoffmann
Orber Straße 18
D-14193 Berlin

Umschlagabbildung: Aus H. F. Ellenberger: Discovery of the Unconscious – The History and Evolution of Dynamo Psychiatry, Harper Collins Publishers, 1981.

Das vorliegende Werk enthält Auszüge aus: *Les traitements par l'excitation* aus dem Werk *Les Medications Psychiologiques* von Pierre Janet. © Société Pierre Janet, 60 boulevard St-Marcel, F-75005 Paris. Originaltitel: Janet, Pierre: „*Les traitements par l'excitation*", pp. 139–297, Volume III; *Les Medications Psychologiques.*

ISBN 3-540-63740-0 Springer-Verlag Berlin Heidelberg New York

Die Deutsche Bibliothek – CIP-Einheitsaufnahme
Hoffmann, Nicolas: Zwänge und Depressionen: Pierre Janet und die Verhaltenstherapie / Nicolas Hoffmann. Aus dem Franz. übers. von N. Hoffmann. – Berlin; Heidelberg; New York; Barcelona; Budapest; Hongkong; London; Mailand; Paris; Singapur; Tokio: Springer, 1998
ISBN 3-540-63740-0

Umschlaggestaltung: de'blik, Berlin
Umbruch: K+V Fotosatz, Beerfelden

SPIN 10539255 26/3134-5 4 3 2 1 0 – Gedruckt auf säurefreiem Papier

Für die Vinen

Anderenteils findet es vielleicht der oder jener für üblich oder für vorteilhaft oder für passend und angezeigt, möglichst wenig bei „allem dem“ zu denken.

Robert Walser

Vorwort

Wer durch Pariser Buchhandlungen läuft, kann feststellen, daß psychoanalytische Literatur fast eine Monopolstellung einnimmt, nicht nur im Bereich der Psychotherapie. Freudsches Gedankengut, auch in der Nachbereitung französischer Epigonen wie Lacan, hat sich wie eine dicke Melasseschicht über die gesamte Kulturlandschaft gelegt, es gibt kaum Raum für etwas anderes.

In den 80er Jahren begann dennoch eine kleine Renaissance für einen Zeitgenossen Freuds, der sich öfter, in seiner höflichen und diskreten Art allerdings, über die „merkwürdigen Übertreibungen der Wiener Schule" lustig gemacht hatte. Er hatte viele ihrer zentralen Konzepte vorweggenommen, ohne viel Aufhebens davon zu machen, die wesentlichen Grundzüge der analytischen Therapie („thérapie par la liquidation") vorgezeichnet und ihr in seinem dreibändigen Werk über „Psychologische Therapieformen" (1919) ein Kapitel gewidmet, eines unter vielen.

Der Versuch, Janets Ideen wieder ins Gespräch zu bringen, ging v.a. aus von der Société Pierre Janet unter ihrem Präsidenten Henri Faure, Professor für Pathologische Psychologie an der Sorbonne. Ein paar Schriften wurden neu gedruckt, und trotz der Meriten der Gesellschaft hielt sich das Interesse dafür im Rahmen. In andere Sprachen ist nach wie vor so gut wie nichts übersetzt worden. In letzter Zeit wurde sein Name in Deutschland öfter genannt im Zusammenhang mit Hysterie und v. a. mit der posttraumatischen Belastungsreaktion, eine Störung, die er als erster beschrieben und analysiert hat.

Die klügsten seiner Zeitgenossen (er lebte von 1859 bis 1947) waren voller Bewunderung für den Mann, der die Klinische Psychologie geschaffen hat und mit Abstand der größte Psychologe seiner Zeit war. Piaget nannte ihn seinen Lehrer. Er war uns allen so haushoch überlegen, daß es manchmal schon fast weh tat, bekannte der heute so geschätzte Eugen Minkowski. Auf einem Kongreß in Baltimore klagten mehrere Teilnehmer: Es ist frustrierend, sich mit ihm zu unterhalten. Er weiß mehr als wir über unsere eigenen Patienten. Was sollen wir ihm erzählen?

Meine ersten Originalbücher Janets habe ich vor vielen Jahren in einem Antiquariat für ein paar Franken gekauft. Ihrem Zustand nach zu urteilen, müssen sie Jahrzehnte herumgelegen haben. Nach ihrer Lektüre dachte ich mir, daß es unbedingt notwendig wäre, Janet wieder in die Diskussion zu bringen, und daß die Vergessenheit, in die er geraten ist, gerade heute, im Zeitalter der Verhaltenstherapie, eigentlich ein Skandal ist. Dabei verstehe ich unter Verhaltenstherapie den Versuch, psychologische Methoden und Theorien zur Analyse und zur Behandlung seelischer Störungen anzuwenden.

Nur muß man bedenken, daß Janet die brillanten Ergebnisse seiner Beobachtungen und Überlegungen über psychische Störungen in der Sprache seiner Zeit verfaßt hat. Ich habe nicht versucht, das zu ändern und seine Gedanken in eine Sprache zu pressen, die uns geläufiger ist, dem Wert seiner Aussage aber nichts Wesentliches hinzufügen würde.

Man sollte auch berücksichtigen, daß zu Janets Zeiten die heutigen wissenschaftlichen Konventionen noch nicht in dem Maße galten. Seine Begriffe sind nicht streng voneinander getrennt. So gebraucht er oft „Psychasthenie“ und „Depression“ als zwei Facetten eines Zustandes. Seine Aussagen sind auch nicht an allen Stellen widerspruchsfrei. Manche Argumentation ist zirkulär.

Er hat auch keine konsistenten Ätiologietheorien von psychischen Störungen hinterlassen. Er war v. a. ein ungemein sensibler und fleißiger klinischer Beobachter, der versucht hat, die Ergebnisse seiner jahrelangen Kontakte zu Patienten zu klassifizieren und miteinander in Beziehung zu bringen.

Er hat auch keine fertigen Therapieprogramme für diverse Störungen beschrieben, sondern seine einzelnen Ideen dazu sind oft in Form von Bemerkungen und Anekdoten eingestreut.

Ich habe mich bei diesem kleinen Versuch, einige Ideen Janets wieder mehr an die Öffentlichkeit zu bringen, auf seine klinische Arbeit beschränkt. Er hat sich daneben mit allgemeiner und mit Persönlichkeitspsychologie, mit soziologischen Studien und mit „Psycho-Philosophie“ befaßt.

Ich habe mich auf Zwänge und Depressionen beschränkt, wobei der Schwerpunkt eindeutig auf den Zwangserkrankungen liegt. Um diese Themen zu behandeln, ist es allerdings notwendig, sich intensiv mit seinem Psychasthenie-Konzept auseinanderzusetzen, ein theoretisches Konstrukt, das m. E. zum Verständnis von vielem beiträgt, was wir an Patienten beobachten. Insofern ist meine Auswahl subjektiv.

Janet hat vieles von dem, was wir heute wissen, vorweggenommen. Ich habe dennoch nicht auf Schritt und Tritt das Spiel gespielt: Das hat er auch schon gewußt!

Ich habe an einigen Stellen versucht, seine Vorstellungen mit neuen psychologischen Theorien in Beziehung zu setzen.

Die Kommentare zu meinen Falldarstellungen und die therapeutischen Ansätze, die ich vorschlage, verdanken Janet viel. Dort, wo Elemente direkt von ihm übernommen wurden, sind sie gekennzeichnet.

Im Teil über Psychotherapie bringe ich eine Zusammenstellung von Texten Janets über „Aktivierung". Sie scheinen mir besonders repräsentativ für die Qualität seiner Analysen und seiner therapeutischen Vorgehensweise zu sein. Alle Übersetzungen stammen von mir, eine späte Frucht meiner Herkunft aus dem so kulturbeflissenen Luxemburger Süden.

Frau Dipl.-Psych. Dr. H. Berger vom Springer-Verlag ist der Ansicht, es lohne sich, meine kleine Hommage an Janet zu veröffentlichen. Hoffentlich hat sie recht; ich danke ihr jedenfalls dafür. Ich danke auch den Lesern im voraus für ihre eventuelle Bereitschaft, sich auf etwas anderes als das, womit wir üblicherweise operieren, einzulassen.

Mögen sie doch bedenken, daß Pierre Janet, zumindest zu Beginn seiner Karriere, zu wichtigen Berufsanlässen noch in der Pferdedroschke und mit Zylinder fuhr, beides untrügliche Anzeichen von hervorragender Fachkompetenz, über deren Wiedereinführung heute es sich lohnen würde nachzudenken.

Nicolas Hoffmann — Berlin, im Sommer 1998

Inhaltsverzeichnis

1 Die geschichtliche Entwicklung: Von Pinel bis Janet 1

1.1 Die Salpêtrière und Charcot 2

1.2 Die französische Psychiatrie 5

1.3 Pinel: Die Grundideen 7

1.4 Pinel: Die Behandlungsmethoden 10

1.5 Pierre Janet 14

Teil I: Grundlagen

2 Psychasthenie 23

2.1 Grundbegriffe 28

2.1.1 Eine Hierarchie der psychischen Funktionen 28

2.1.2 Die Realitätsfunktion 29

2.1.3 Seelische Spannkraft 33

2.2 Die psychasthenischen Stigmata: Einführung 34

2.3 Die psychasthenischen Stigmata: Allgemeine Beschreibung 36

2.3.1 Aufmerksamkeit und Aktivitätsregulation 37

2.3.2 Entscheidung und Entschluß 39

2.3.3 Handlungsausführung 42

2.3.4 Gedächtnis 45

2.4 Die psychasthenischen Stigmata: Falldarstellungen und Kommentare 48

2.4.1 Schüchternheit: Frühe Störung der sozialen Realitätsfunktion 48

2.4.2 Erschöpfung: Zusammenbruch der psychischen Spannkraft ... 53
2.4.3 Über mangelhafte mentale Synthese und Störanfälligkeit ... 60
2.4.4 Depersonalisation und Derealisation: Das Gefühl der Leere ... 67
2.4.5 Langsamkeit ... 76
2.5 Zwangsvorgänge ... 88
2.5.1 Kognitive Zwangsvorgänge ... 89
2.5.2 Psychomotorische Zwangsvorgänge ... 111
2.5.3 Emotionale Zwangsvorgänge ... 120
2.6 Zwangsgedanken ... 135
2.6.1 Falldarstellungen ... 135

3 Anpassungsstörung, posttraumatische Belastungsreaktion und Depression ... 165
3.1 Degenerierte Intentionen ... 166
3.2 Depressives Verhalten ... 170
3.3 Die Unkosten der Psyche ... 171
3.4 Reaktionen auf Scheitern und „Festsitzen“ ... 173
3.5 Anpassungsstörung und posttraumatische Belastungsreaktion ... 176
3.6 Die Melancholie ... 180

Teil II: Verhaltenstherapie

4 Janets früher Entwurf einer psychologischen Therapie: „Les Médications Psychologiques“ ... 187

5 Verhaltenstherapie bei Zwangserkrankungen ... 193
5.1 Die Anfänge einer „Zwangsbehandlung“ ... 194
5.2 Allgemeine Strategie und Struktur der Zwangsbehandlung ... 196
5.3 Therapie der psychasthenischen Grundlagen ... 200
5.3.1 Janets Vorschläge ... 200
5.4 Ein eigenes Therapieprogramm bei Psychasthenie ... 203
5.4.1 Training von Bewegung und Konzentration ... 206

5.4.2 Training von Gegenwartskonstituierung durch Situationserfassen und -analyse ... 208
5.4.3 Training von Gegenwartskonstituierung durch Wecken von Interesse ... 211
5.4.4 Training von Gegenwartskonstituierung durch Erkennen eigener Wünsche, dann Entschlußfassung und Handlung ... 217
5.4.5 Übungen zur Situationsanalyse und Reaktion gegen Störanfälligkeit ... 223
5.4.6 Übungen zur Überwindung von Depersonalisation ... 229
5.4.7 Maßnahmen zur Verhaltensorganisation und zur Kräfteersparnis ... 240
5.4.8 Training volitionaler Verhaltenssteuerung ... 249
5.4.9 Übung zur Dosierung von Anstrengung ... 264
5.4.10 Zusammenfassung: Therapie des psychasthenischen Syndroms ... 270

5.5 Expositionen ... 272
5.5.1 Was ist eine Exposition bei Zwangserkrankungen und wie wirkt sie? ... 274
5.5.2 Kontrollzwänge ... 290
5.5.3 Kontaktvermeidungszwänge ... 297

5.6 Zwangsgrübeleien und Zwangsgedanken ... 307
5.6.1 Grübeln und Denken ... 308
5.6.2 Zwangsgedanken ... 311

6 Verhaltenstherapie bei Depressionen ... 319

6.1 Verhaltensanalyse ... 320

6.2 Depressionstherapie ... 322

6.3 Pierre Janets Ansichten über Aktivierung ... 323
6.3.1 Charakteristika der depressionsreduzierenden Aktivitäten 324
6.3.2 Wirkmechanismen erregungssteigernder Aktivitäten ... 327
6.3.3 Therapeutische Anwendung ... 335
6.3.4 Therapeutische Strategien zur Aktivierung ... 343
6.3.5 Modalitäten der Ausführung ... 350
6.3.6 Schwierigkeiten in der Therapie ... 358

7 Pierre Janet ... 367

Literatur ... 373

Sachverzeichnis ... 377

Die geschichtliche Entwicklung: Von Pinel bis Janet

1

1.1 Die Salpêtrière und Charcot 2
1.2 Die französische Psychiatrie 5
1.3 Pinel: Die Grundideen 7
1.4 Pinel: Die Behandlungsmethoden 10
1.5 Pierre Janet 14

1.1 Die Salpêtrière und Charcot

Im Jahre 1862, anläßlich einer Reform im Gesundheitswesen, wurde Jean Martin Charcot zum verantwortlichen Leiter einer Abteilung des Hospitals ernannt, das offiziell „Alterspflegeheim für Frauen" hieß. Es handelte sich um einen riesigen Komplex von mehr als 80 Gebäuden, dessen Kern eine ehemalige Munitionsfabrik bildete. Sie hatte der „Stadt in der Stadt" am linken Seine-Ufer ihren gebräuchlichen Namen geliefert: La Salpêtrière, nach dem Hauptbestandteil des Schießpulvers.

Die Stätte, die Charcot nun zum erstenmal in seiner neuen Funktion betrat, war ihm wohlbekannt. Er hatte sie immer nur als „entsetzliche Kloake" bezeichnet. Lange Zeit vegetierten dort seit Ludwig dem XIV. quer durcheinander erkrankte oder aus dem Verkehr gezogene Bettlerinnen und Prostituierte, Schwerkriminelle und Mörderinnen, von Anfallsleiden befallene oder anders auffällig gewordene Frauen aus den unteren Schichten, schließlich Verrückte, die ihr Leben meist nackt an Mauern angekettet, an diesem furchtbaren Ort beenden mußten, zeitweilig insgesamt bis zu 20.000 Personen.

Die Geburtsstunde der modernen Psychiatrie

Im Zuge der Reformen, die nach der Französischen Revolution eingeleitet wurden, war Pinel 1795 in die Salpêtrière eingezogen. Die Anzahl der Insassinnen war damals auf 4000 Personen reduziert worden. Die Salpêtrière fungierte nun lediglich als Frauenaltersheim und Irrenverwahranstalt. Einer hartnäckigen Legende zufolge soll Pinel als erster die Geisteskranken von ihren Ketten befreit haben. Das ist nur bedingt wahr. In Wirklichkeit hatte die Erfindung mehrerer Formen von subtileren Fixierungsmethoden wie der Zwangsjacke es ermöglicht, die Insassinnen tagsüber über die unzähligen Höfe irren zu lassen. Auf die Art konnten sie sich auf eine natürliche Art von überflüssigen und subversiven Kräften befreien, wodurch eine ständige Ankettung überflüssig wurde. Pinels wahres Verdienst lag auf einem anderen Gebiet.

In seiner 1790 erschienenen Schrift *„Medizinisch-philosophische Abhandlung über das Verrücktsein"* hatte er neue Vorstellungen über die Entstehung dieses Zustandes angeboten. Vor dem Hintergrund der Auffassung der klassischen Antike forderte er, Verrückte nicht länger als Wesen anzusehen, die ihren Verstand verloren hätten, also kaum mehr als wirkliche Menschen anzusehen seien. Es handele sich vielmehr um „Geistes-Gestörte". Ihr Verstand sei also noch immer vorhanden, aber in seinen diversen Funktionen so beeinträchtigt, daß wir kein normales Verhalten von ihnen zu erwarten hätten. Somit wurde eine Klassifikation der diversen Formen des Gestörtseins vonnöten, als Basis für den Versuch, ihre Auswirkungen zu korrigieren. Auf Pinels eigenen Ansatz zur Therapie werden wir noch zurückkommen. Durch diese Sichtweise konnten Irre ihr menschliches Antlitz bewahren, wenn auch ein verzerrtes, leidvolles und angsteinflößendes.

Sein Nachfolger Esquirol hat hervorragende Beschreibungen einzelner Krankheitsbilder hinterlassen. Einer seiner wichtigsten Schriften ist dem „Affekt als Ursache, Symptom und Heilungsmöglichkeit der Geisteskrankheit" gewidmet. Auch viele nosologische Differenzierungsversuche gehen auf ihn zurück.

Im Wirken dieser beiden Männer sieht eine etwas romantisierende Legende die Geburtsstunde der französischen und damit der europäischen Psychiatrie. Auf den Philanthropen Pinel war der Kliniker Esquirol gefolgt und hatte dessen Werk fortgeführt und ausgebaut: Die Geburtsstunde der modernen Psychiatrie. Geburtsort: Die Salpêtrière, Charcots entsetzliche Kloake.

Dieser hatte sich seine neue Aufgabe nicht freiwillig ausgesucht. Doch er war es gewohnt, jede Situation, mit der er konfrontiert war, erschöpfend zu analysieren, um einen möglichst großen Vorteil auf seinem Weg nach oben daraus zu ziehen. Er war 37 und ein ausgezeichneter Kenner der Allgemeinen Medizin. Über Nervenkrankheiten wußte er wenig, über Geisteskranke so gut wie nichts. In Wirklichkeit interessierte sich kaum jemand damals für sie. Sie galten als unheilbar, ängstigten die Leute, und die „Irrenärzte" wurden kaum als richtige Ärzte angesehen. Sie galten als genauso verrückt wie das menschliche Strandgut, für das sie zuständig waren.

Das Lebenswerk Charcots – die Grundlage der modernen Neurologie

Die meisten Patientinnen Charcots waren Nervenkranke und gebrechliche alte Frauen. Als Nervenkrankheiten bezeichnete man damals ein wirres Konglomerat der verschiedensten Erkrankungen des Gehirns, darunter Enzephalitis, Gehirnerweichungen, Hydrozephalie, Atrophien, Hypertrophien, Gehirntumore und Zustände nach Schlaganfällen. Auch Epilepsien, verschiedene Muskelerkrankungen, Rückenmarkanomalien und alles mögliche andere zählte dazu. In nur 8 Jahren, von 1862–1870, wird es Charcot gelingen, eine meisterhafte Klassifikation der Nervenpathologie zu schaffen, die lange Zeit ihre Gültigkeit behalten wird. An der Salpêtrière hat er in diesen Jahren die Grundlage der modernen Neurologie begründet. Es war sein Lebenswerk.

Doch daneben wird er sich im Lauf der Jahre immer häufiger im benachbarten Klinikbereich aufhalten, dort, wo die wahren Verrückten weilten. Über seine anfänglichen Gründe dafür kann man nur spekulieren. Sicher ist, daß er einmal eine hervorragende Möglichkeit sah, das zu praktizieren, was man seit Claude Bernard „Experimentelle Medizin" nannte. Darunter war im wesentlichen der gezielte Vergleich von anatomischen Befunden im Anschluß an Autopsien zu verstehen. Es bot sich ihm, den Tod der unglückseligen Patientinnen vorausgesetzt, ein unerschöpfliches Reservoir an zu obduzierenden Leichen, deren intakte Organe er mit denen an körperlichen Erkrankungen Gestorbener vergleichen konnte. Das in aller Ruhe und an einem Ort, an dem sein Wort alles galt und niemand ihm Fragen stellte. Charcot sprach offen darüber. Bei der Antrittsrede zu seinem endlich erlangten Lehrstuhl für Neurologie gestand er: „Ich besitze, wie gesagt, eine Art lebendiges pathologisches Museum, über dessen beträchtliche Ressourcen ich frei verfügen kann."

Aber auch andere Beweggründe mögen eine Rolle gespielt haben. Charcot war, wie einer seiner Biographen (Thuillier, 1993) vermutet, sicherlich inzwischen auch etwas angewidert, wenn es wieder nur darum ging, dem langsamen Siechtum seiner neurologischen Patientinnen, denen er so gut wie nie helfen konnte, beizuwohnen. Körperlich intakte, oft sehr attraktive Frauen boten ganz in der Nähe Einblick in eine ganz andere und geheimnisvolle Welt. Sie wurde beherrscht von seltsamen Phänomenen, die scheinbar den Tiefen des menschlichen Wesens entstammten: Leidenschaft, Persönlichkeitsverdoppelung, Katalepsie, Somnambulismus, kurzum die „Hysterie", die seit eh und je die Menschen faszinierte.

Die Dienstagsvorlesungen

Charcot vertiefte sich immer mehr in diese Welt und verfiel immer stärker ihrer Atmosphäre. Man hatte sich lange vor Charcot mit Hysterie beschäftigt. Er las alles darüber, Hippokrit und Plato, Celsius und Galenus, Sprengers „*Malleus Maleficarum*" und Briquet, der 1795 ein grundlegendes Werk darüber verfaßt hatte. Gleich am Anfang trennte er ganz entschieden zwischen Hysterie und Epilepsie, die man vor ihm nicht zu unterscheiden vermochte. Von den „großen Hysterikerinnen" fühlte er sich wie magisch angezogen. Nach und nach wurden seine „Dienstagsvorlesungen", die ausschließlich ihnen gewidmet waren, zu gesellschaftlichen Ereignissen, bei denen Wissenschaftler aus aller Welt, aber auch Schriftsteller, Politiker und Damen der Gesellschaft seinen Krankenvorführungen und den damit verbundenen Belehrungen über Hysterie und Hypnose beiwohnten. Es waren richtiggehende Vorstellungen, bei denen applaudiert wurde, wenn einer von Charcots Assistenten – er selber tat es so gut wie nie – bei einer Patientin durch Druck auf ein bestimmtes Organ einen Anfall auslöste, und dann ein anderer sie in Hypnose versetzte und damit den Anfall unterbrach.

Derlei Vorführungen wurden ganz offiziell als „Experimente" bezeichnet. Sie sollten dazu dienen, den Zuschauern, die als Vertreter der besten Schichten der Gesellschaft zugegen waren, die Richtigkeit der Charcotschen Thesen zu demonstrieren.

Auch Freud, damals zu Besuch in Paris, besuchte ihn mehrmals und unterlag völlig seinem Charme. Er schrieb an Martha: „Jedesmal wenn ich von ihm komme, habe ich nicht mehr die geringste Lust, mich mit meinen eigenen unbedeutenden Arbeiten zu befassen... . Kein anderer Mensch hat mich je so beeindruckt wie er" (1966, S. 79).

Charcots Ruhm wuchs mit jeder Vorführung und mit jeder neuen Schrift. Neben seinem Ehrentitel als Vater der Neurologie, wurde er in aller Munde zum Kaiser der Salpêtrière und zum Napoleon der Neurosen. Er selbst hörte nie auf, ein ernsthafter Arzt zu sein, der weiter viele wissenschaftliche Arbeiten von bleibendem Wert verfaßte.

Seine letzten Jahre wurden etwas durch die Auseinandersetzungen mit Bernheim über die Natur der Hypnose getrübt. Aber auch sie konnten letztlich das unvergleichliche Ansehen, das er genoß, nicht trüben.

Doch eine seiner großen Taten bleibt bis zum heutigen Tag weitgehend ungewürdigt. Er war es, der kurz vor seinem Tod im Jahr 1893 Pierre Janet die Pforten der Salpêtrière geöffnet hatte und damit der Psychologie das Tor zur Medizin.

1.2 Die französische Psychiatrie

Bevor ich mich näher mit Pierre Janet und Teilen seines Werks beschäftige, möchte ich kurz auf die Situation eingehen, die er vorfand, als er 1890 auf Betreiben Charcots die Leitung eines eigens für ihn eingerichteten „Laboratoriums für Psychologie" übernahm.

Die französische Psychiatrie genoß zu diesem Zeitpunkt ein Ansehen, das ihr die führende Rolle in der ganzen Welt zuwies. Sie hatte sich seit einem Jahrhundert unentwegt weiterentwickelt. Sprach man seit der bahnbrechenden Arbeit Charcots von der „neurologischen Schule der Salpêtrière", so war ihr Pendant die „École des aliénistes" der Salpêtrière. Der Personenkreis, für den die „Irrenärzte" zuständig waren, waren die Geistesgestörten, die erst seit dem Wirken Pinels als Patienten anerkannt wurden, für die ein eigener Zweig der Medizin zuständig war.

Diese Richtung der Heilkunde genoß kein großes Ansehen in Fachkreisen. Dennoch hatten ihre wichtigsten Vertreter, angefangen mit Pinel und seinen Nachfolgern wie Esquirol, Falret, Morel und Magnan ein Werk hinterlassen, das auch heute noch v. a. durch die Genauigkeit der Beschreibung einzelner Krankheitsbilder von großem Wert ist. Überhaupt galt die Beschreibung klinischer Zustände als das Hauptanliegen der französischen Psychiatrieschule. So schreibt Esquirol am Anfang des Vorwortes zu seiner großen Abhandlung „*Über Geisteskrankheiten*":

> Das Werk, das ich hiermit den Lesern anbiete, ist das Ergebnis von mehr als 40 Jahren Studien und Beobachtungen. Ich habe die Symptome der Geisteskrankheit beobachtet, ich habe die Sitten, die Gewohnheiten und die Bedürfnisse der Geisteskranken, inmitten derer ich mein Leben verbracht habe, studiert. Ich habe die besten Heilmittel angewandt und deren Ergebnisse ausgewertet. Immer an den Tatsachen bleibend, habe ich versucht, diese Störungen zu ordnen und zu klassifizieren. Ich berichtete immer über das, was ich beobachten konnte, selten versuchte ich, irgendwelche Erklärungen dafür abzuliefern. Ich habe immer innegehalten vor großen Denksystemen. Ihr oberflächlicher Glanz mag vielen attraktiv erscheinen, aber ihre Nützlichkeit bei der Anwendung fand ich immer mehr als zweifelhaft (1838, S. 1).

Esquirol, wie die anderen, hütete sich vor allem, was an metaphysische oder philosophische Spekulationen über die „Essenz" oder den Ursprung dieser Krankheiten erinnerte. Ätiologische Gesichtspunkte galten als zweitrangig. Dadurch wurde eine „Psychiatrie ohne Psychologie", wie Zilboorg es ausdrückt, geradezu als Ideal propagiert. „Man darf keinerlei ideologischen Spielereien mit gut beobachteten Fakten vermischen", warnte Pinel immer wieder, und damit prägte er den wissenschaftlichen Anspruch seiner Nachfolger.

Viel Wert hingegen wurde in zunehmendem Maße auf die Verbesserung der Lebensbedingungen der Kranken gelegt. Damit zeigte sich nicht nur eine neue humanistische Haltung im Umgang mit Geisteskranken im Zuge der Französischen Revolution, sondern dadurch sollte auch eine therapeutische Atmosphäre geschaffen werden, von der man sich endlich sichtbare Heilerfolge versprach.

Waren philosophische oder psychologische Spekulationen (zur damaligen Zeit war beides ziemlich deckungsgleich) über die Ursachen dieser Störungen weitgehend verpönt, so spielte Psychologie beim Umgang mit den Kranken bei Pinel eine ganz erhebliche Rolle. Seine Ideen dazu werden „Le traitement moral" genannt. Dieser französische Ausdruck hat nichts mit „der Moral" zu tun. Damit ist ein Ansatz gemeint, der direkt an der geistig-seelischen Verfassung der Kranken ansetzt mit dem Ziel, sie in einem förderlichen institutionellen Rahmen im Sinne einer Heilung oder zumindest einer Besserung günstig zu beeinflussen. Sehen wir uns das, was Pinel dazu sagte, näher an.

1.3 Pinel: Die Grundideen

Eine Mischung aus Mythos und Wahrheit verklärt den Namen Philippe Pinels. Viele Ärzte kann man mit der Geburt des neuen medizinischen Spezialgebiets, das sich fortan mit der „Verrücktheit" beschäftigen sollte, in Verbindung bringen. So Reil in Deutschland (er sollte den Begriff „Psychiatrie" prägen), Tuke in den USA, Battie in London, Held in Prag und andere mehr, doch der Name Pinel überstrahlt alle. Seine neuen Sichtweisen beeindruckten nicht nur die Ärzte seiner Zeit und die nach ihm. Seine Ansichten wurden auch von Philosophen wie Hegel oder Maine de Biran und Schriftstellern wie Stendhal begeistert gewürdigt.

Was war neu an seiner Betrachtungsweise und woran hatte er angeknüpft?

Pinel war, wie es deutlich aus einigen frühen Schriften hervorgeht, ein profunder Kenner der Antike, und das sollte sein Denken wesentlich mitprägen. An einer Stelle seiner „Abhandlung" dachte er z. B. über das Aussehen der Schädel von Geistesgestörten nach und meinte, man brauche, um ihre Eigenschaften besser erkennen zu können, einen Vergleichspunkt, und stellt in diesem Zusammenhang die Frage nach der Norm des menschlichen Schädels überhaupt. Als Modell dafür schwebte ihm das Haupt des Pythischen Apolls vor, das durch seine unvergleichliche Schönheit und Harmonie einzig und allein dafür in Frage käme. Doch was war die leitende Idee des Künstlers bei der Schaffung dieses Meisterwerks, fragte er sich dann. Er kannte die Antwort Winkelmanns, der ganz in der platonischen Tradition gemeint hatte, der Künstler habe es nach der angeborenen Idee der Schönheit als solche „geschaut“ und dann sozusagen nachgeformt.

Pinel verwarf diese Vorstellung und behauptete vielmehr: „Ich gehe auch an diese Frage mit der ganzen Kaltblütigkeit der Vernunft heran. Der Künstler hat nach und nach in seinem Kopf die schönsten und harmonischsten Formen und Proportionen gespeichert, die er beobachten konnte“ (1800, S. 51). Und dann zog er eine für ihn essentielle Schlußfolgerung aus seinen Überlegungen. „Wahre Erkenntnisse können nur aus der Beobachtung, der Beschreibung und dem Vergleich des in der Wirklichkeit Vorgefundenen gewonnen werden. Alles andere ist Lug und Trug“ (1800, S. 212).

Das große Vorbild, das Ärzte diese Vorgehensweise gelehrt hatte, war seit jeher Hippokrates, der alles andere als ein Anhänger des Apriori war. Er hatte immer mit konkreten Beobachtungen begonnen, sie miteinander verglichen und schließlich nach Analogien und Unterschieden klassifiziert. Ganz in der damaligen Tradition der Sensualisten Locke und Condillac, stellte sich Pinel schließlich die rhetorische Frage: Alle soliden Fortschritte, die die Medizin zu allen Zeiten gemacht hat, verdanken wir sie nicht einzig und allein der analytischen Methode? Pinel verband mit der Betonung der Notwendigkeit permanenter Beobachtung eine Forderung an seine Kollegen. Sie sollten sich soviel wie möglich in dem Milieu aufhalten, in dem sich die „Beobachtungsobjekte“ bewegen. Für den Arzt heißt das, er müsse soviel Zeit wie möglich mit seinen Patienten verbringen, sie sozusagen nicht aus den Augen lassen, bis sich durch eine fortschreitende Analyse des Beobachtungsfeldes ein kumulatives Wissen ergibt, das immer genauer wird, sich aber dennoch strikt an die erfaßbare Wirklichkeit hält.

Auf die Art legte Pinel die Grundlagen einer der Hauptmethoden der französischen psychiatrischen Schule: Empirische Beobachtung und systematische Analyse der wahrnehmbaren Phänomene der Geisteskrankheiten. Diese Vorgehensweise wurde von Schülern und Nachfolgern wie Esquirol, Le Grand du Saule, Magnan, aber auch später von Janet meisterhaft weiterentwickelt.

Die wissenschaftlich-rationale Herangehensweise Pinels führte Schritt für Schritt zu einer Entmystifizierung der Phänomene der Geistesgestörtheit. Damit beendete er eine alte Kontroverse zwischen der Medizin und der Philosophie (einschließlich der Psychologie). Jede von ihnen beanspruchte einen Bereich, für den sie sich allein zuständig fühlte: Den Ärzten gehörte der Körper, die Philosophen kümmerten sich um die Seele. Zwar verhandelten sie gelegentlich, um die jeweiligen Einflußbereiche genauer abzustecken. In diesem Rahmen hatten sie ein besonderes Gebiet ausgemacht, das die Nahtstelle zwischen beiden Sphären zu bilden schien. Sie nannten es Krankheiten der Seele. Dort waren auch die Phänomene angesiedelt, die man als „Leidenschaften“ bezeichnete: Starke, oft unbändige Gefühlsausbrüche, die anderen angst machten und über deren zerstörerische Auswirkungen man das Schlimmste vermutete. Gerade sie wurden dank Pinel, und das war ein entscheidender Schritt, sozusagen von der Medizin annektiert. Er schreibt: „Viele, die sich vorgenommen hatten, über die Irrungen des Verstandes zu berichten, haben nichts anderes getan, als Anzeichen und Eigenarten der menschlichen Leidenschaften zu beschreiben“ (1800, S. 47). Bald wird er „starke, unmäßig verlängerte oder auf Hindernisse stoßende Leidenschaften“ neben physischen Ursachen und Vererbung als einer der wichtigsten Ursachen von Geisteskrankheit ansehen. Sein Nachfolger Esquirol wird die enigmatischen Sätze aussprechen: „Die menschlichen Leidenschaften müssen herangezogen werden, um seelische Krankheiten zu heilen.“ Und „Es geht darum, die falschen und eingebildeten Leidenschaften der Kranken durch reale zu ersetzen“ (1839, S. 51–52).

Mit der Zuweisung der Geisteskrankheiten in den Bereich, für den die Medizin zuständig war, hat Pinel vielleicht seine größte Tat vollbracht. Der Verrückte war nicht mehr der ganz andere. Zugegeben, bestimmte Aspekte seines Menschseins waren gestört, aber er hörte dadurch nicht auf, daran teilzunehmen. Sein Verstand war nicht ganz und unwiederbringlich verloren. Eine Kommunikation mit den „gesunden Anteilen seiner Person“, wie man heute sagen würde, blieb möglich.

Dadurch stellte sich mit großer Dringlichkeit die Frage nach dem *Wie* der Kommunikation, die den Versuch unternehmen muß zu helfen, wie es die Heilkunde seit jeher fordert. Man mußte dafür eine Art Gemeinschaft mit dem Kranken eingehen. Aber wie sollte sie aussehen?

Die Antwort, die Pinel auf diese Frage gab, leitete sich direkt aus seinen theoretischen Prämissen ab. Er war nicht der erste, der daran gedacht hatte, psychologische Methoden in der Behandlung anzuwenden. So schrieb Reil schon 1803: „Ich habe vor einiger Zeit damit begonnen, psychologische Verfahren im Umgang mit Geisteskranken anzuwenden, und ich habe verstanden, daß es absolut unerläßlich ist, sie auf die Art zu behandeln“ (S. 121). Doch solche Ansätze waren nirgendwo systematisch angewandt oder weiterentwickelt worden.

Die Hoffnungen, die Pinel durch seine Methode weckte, waren immens. Zum ersten Mal in der Geschichte der Medizin glaubte man über etwas zu verfügen, das den Gedanken an eine mögliche Heilung von Geisteskrankheiten nicht mehr utopisch erscheinen ließ. Und man glaubte auch, den Ort zu kennen, an dem dieses wundervolle Instrument sich anbringen ließe: In der modernen psychiatrischen Anstalt Pinelscher Prägung.

1.4 Pinel: Die Behandlungsmethoden

Was war dieser damals für so revolutionär empfundene und so gefeierte Ansatz?

Die Idee war recht einfach. Da der Geistesgestörte vom Objekt zu einem Subjekt geworden war, das an seiner Gestörtheit litt, hatte er wie jeder andere Leidende auch, ein Anrecht darauf, mit Güte und einer gewissen Rücksicht behandelt zu werden. Es galt, seiner schlimmen Situation Verständnis entgegenzubringen, auch den Zügen seines Wesens, die ihn aufgrund seiner Erkrankung von den Gesunden unterschieden. Schließlich sollte der Arzt alles daran setzen, seine verbleibende Hoffnung auf eine Heilung zu stärken oder aber zu wecken, wenn sie nicht vorhanden war.

Diese therapeutische Haltung, die viele menschlich kompetenten Ärzte ihren Patienten gegenüber seit eh und je einnahmen, wurde unter dem Einfluß Pinels geradezu zur Doktrin, die die Basis der Beziehung zum Patienten bildete. Dadurch sollte er, auch in seinem Zustand, seine Würde als Person und seine Selbstachtung behalten oder wiedergewinnen.

Dabei betonte Pinel von Anfang an, die Behandlung des Kranken dürfe keinesfalls, auch unter Respektierung der oben genannten Variablen, stereotyp oder schematisch verlaufen. Vielmehr legte er großen Wert darauf, auf die individuelle Persönlichkeit und auf die von Patient zu Patient verschiedenen Aspekte der Störung einzugehen. Doch daneben war, als integraler Bestandteil der Therapie, der Kranke entweder periodisch ruhigzustellen, wenn er übererregt war, oder aber zu aktivieren, verhaltens- wie gefühlsmäßig, wenn das geboten erschien. Besonders über die zweite Prozedur hatte Pinel sehr drastische Vorstellungen.

> Man muß mit allen Mitteln die Störung stören, Spasmen mit anderen Spasmen bekämpfen. Es gilt, seelische Erschütterungen hervorzurufen. Sie mögen die Wolken verjagen, die den Intellekt verhüllen

> und den Schleier zerreißen, der sich zwischen Mensch und Mensch und zwischen Mensch und die Wirklichkeit gelegt hat. Nur auf die Art gelingt es, die verderbliche Kette der kranken Gedanken zu sprengen (1800, S. 62).

Die Hauptideen Pinels über den Umgang mit Kranken gingen nicht nur auf eine philantropische Grundhaltung zurück. Sie waren auch insofern theoretisch untermauert, als Pinel explizit seelische Faktoren als eine mögliche Ursache für Geisteskrankheiten anerkannt hatte. Direkte Einwirkung auf die gesunden Anteile der Seele und des Verstandes durch Verständnis und Stützung, das war der eine Teil seiner Methode, direkte Angriffe auf die kranken Bereiche der andere Teil.

Was dabei nie in Frage gestellt werden sollte, war die absolute Autorität des Arztes. Sie war deshalb unerläßlich, weil der Kranke ja auch als jemand galt, der von ungewöhnlich starken Leidenschaften befallen war, die er schlecht im Zaum halten konnte und die zumindest als Teilursachen seiner Erkrankung anzusehen waren. Zudem störten sie auch das Zusammenleben mit ihm, das trotz allen guten Willens manchmal recht mühsam war. Also mußte er auch erzogen, ja gelegentlich diszipliniert werden: Die Institution, die so ausgestattet werden sollte, daß sie Heilungsmöglichkeiten bot, mußte also auch über ein Instrumentarium verfügen, das in der Lage war, Furcht einzuflößen, ja ggf. zu erschrecken. Das Ziel, Gehorsam und Unterordnung unter den Willen des Arztes, durfte nicht aus den Augen verloren werden.

Probleme mit der Pinelschen Behandlungsmethode

Diese so widersprüchlich erscheinende Haltung bildete von Anfang an eines der grundlegenden Probleme des Ansatzes. Der zweite Teil der Doktrin führte dazu, daß von Beginn an die psychologische Behandlung in der Praxis wesentlich restriktiver gehandhabt wurde, als die Theorie es nahelegte. Der empathische Aspekt trat immer mehr in den Hintergrund und der auf Autorität und einschüchternde Wirkung bedachte in den Vordergrund.

Schon in der zweiten Auflage seines Hauptwerkes zeigte sich eine gewisse Gewichtsverschiebung auch bei Pinel: Aktivierung bis zur Zwangsarbeit. Die Reglementierung des täglichen Lebens sowie die Rolle der Überwachung und Disziplinierung wurden viel stärker betont als der Versuch, sich an die Vernunft der Kranken zu wenden. Der permanente Hinweis auf die absolute Autorität des Arztes wurde fast zwanghaft.

Ein Mitarbeiter, Fodéré, unternahm es sogar, ein Idealportrait des Arztes zu zeichnen:

> Er soll volles, möglichst braunes Haar haben oder aber ein solches, das aufgrund seines reifen Alters ergraut ist. Er benötigt lebendige Augen, eine stolze Haltung, Gliedmaßen und eine Brust, die vor Kraft und Gesundheit nur so strotzen. Die Gesichtszüge müssen markant sein, die Stimme stark und ausdrucksvoll. Auf diese Art kann man diese Verrückten, die sich allen anderen überlegen vorkommen, am nachhaltigsten beeindrucken (1830, S. 230).

Allmählich wurden alle Mittel recht, wenn es darum ging, sich der Aufmerksamkeit der Kranken zu bemächtigen, oder sogar darum, „ihren perniziösen Willen zu brechen und sie zu zähmen".

Unter den Prozeduren, die auch von Pinel empfohlen wurden, allerdings mit strikten Empfehlungen zur Indikation, gehörte z. B. die „Überraschungsdusche".

> Man benutze die Gelegenheit eines mit Überraschungseffekt durchgeführten Bades dazu, die Kranke an ihre eben begangenen Fehler oder an die gravierende Nicht-Erfüllung von Pflichten zu erinnern. Mit Hilfe eines Wasserschlauches spritze man ihr urplötzlich eiskaltes Wasser auf den Schädel. Die daraus resultierende Irritation und Überraschung bringt sie erst einmal aus der Fassung und schiebt ihre vorherrschenden Ideen zur Seite. Bleibt sie stur und hält an ihnen fest, dann wird die Prozedur wiederholt. Man sollte aber dabei sorgsam vermeiden, Härte oder Schärfe im Ton zu haben oder schockierende Wörter zu gebrauchen, die die Kranke empören könnten. Man betone vielmehr, das all dies nur zu ihrem Vorteil geschehe. Ja, man bedauere ausdrücklich, daß es soweit kommen mußte. Auch ein eingestreuter Scherz kann Wunder wirken, allerdings darf er nie zu weit gehen (1800, S. 222).

Man stellt mit einer gewissen Wehmut fest, daß der Mann, der „die Irren von ihren Ketten befreit hatte" und als erster konsistente, wenn auch sehr idealistische Vorschläge zu einer psychologischen Therapie vorgelegt hatte, noch so weit im Geiste seiner Vorgänger und im allgemeinen Klima der gesellschaftlichen Gewalt seiner Zeit gefangen war, daß auch er vor solchen Mitteln nicht zurückschreckte.

So verkümmerte allmählich die neue Methode des „traitement moral" immer mehr zu ihrer eigenen Karikatur. Man darf dabei auch nicht übersehen, daß trotz der versuchten Innovationen die alten „bewährten" Mittel en vogue blieben und keineswegs aus der Praxis verbannt waren. Da gab es

- massive Beruhigungs- und Abführmittel,
- allerhand Reiz- und Aufputschsubstanzen,
- Drehsessel, die den Patienten um die eigene Achse wirbeln ließen und von denen man annahm, daß sie „sowohl auf den Körper als auch auf die Seele günstige Auswirkungen“ hatten,
- Aufhängvorrichtungen, derlei gestaltet, daß im Normalfall kaum Todesfolgen zu befürchten waren,
- v. a. aber die omnipräsente Hydrotherapie. Sie verkörpert wie kein anderes Mittel alle Mythen, die der Mensch zur Idee der Heilung ersonnen hat: Reinigung, Veredelung, Imprägnierung, Abhärtung, Abschreckung, Bestrafung, Kaltstellen, Erwärmen, Taufe, Einweihung, eine schlagartig herbeigeführte Erstarrung, dem Tode ähnlich, mit anschließender Erweckung zu neuem Leben.

Der Ansatz Pinels mit seinen richtigen Ideen war erst einmal an der Praxis gescheitert.

In Bicêtre saßen nach wie vor die verrückten Männer und in der Salpêtrière die Frauen. Einiges hatte sich für sie geändert. Irgendwie galten sie wieder als Menschen. Immer seltener wurden sie angekettet. Richtige Ärzte kümmerten sich nun ernsthaft um sie. Die Idee der heilsamen Institution, der psychiatrischen Klinik, war geboren. Erste konkrete Vorschläge zu einer Psychotherapie waren in die Welt gesetzt worden.

Charcot erinnerte sich, daß er bei seinem Amtsantritt an der Salpêtrière im August 1862 an vielen Frauen vorbei gehen mußte, die in den unzähligen Höfen umherirrten oder irgendwo saßen, schweigsam meist, und wie merkwürdig abwesend. Die meisten, an denen er vorbeiging, entboten ihm eine Art Militärgruß. Aus einigen der kleinen, niedrigen Häuser hörte er auch Gezeter, Gewimmer oder einen lauten Schrei.

In der Ferne erblickte er die riesige Kirche auf dem Gelände: Saint-Louis. Der andere Ludwig, der XIV., hatte sie den 20.000 Menschen gespendet, die er dort einpferchen ließ. Das Geld dafür hatte Bossuet durch wohlgezielte Predigten aufgetrieben. Die Kirche ist riesig, aber innen einfach gehalten. Die unprätentiöse Ausstattung sollte zu der Armut der Gläubigen passen.

Die Wandverkleidung aus schlichtem Fichtenholz wurde von Pariser Weinhändlern gestiftet. Lediglich an der großen Orgel war nicht gespart worden. Ihr Klang sollte voluminös genug sein, um auch gelegentliches Gezeter, Gewimmer oder auch laute Schreie zu übertönen. Meist aber blieb es relativ ruhig bei den Gottesdiensten, zu denen Inssassinnen freiwillig kamen oder aber zwangsherbeigeführt wurden.

Dann hatten die Orgelklänge sich lediglich zur Ehre Gottes oder zur Rettung der armen Seelen zu entfalten.

An dem Morgen wäre ich am liebsten umgekehrt, gestand Charcot später.

1.5 Pierre Janet

Im Jahre 1890 holte Charcot, von seiner Allmacht Gebrauch machend, einen Mann an die Salpêtrière, der kaum mit dem Medizinstudium begonnen hatte. Darüber hinaus kam er gerade aus der tiefsten Provinz, aus Le Havre in der Normandie; ein Umstand, der allein schon ausreichte, jeden echten Pariser verächtlich auf ihn herabblicken zu lassen. Zu allem Überfluß hatte Charcot eine kleine Einheit speziell für Janet eingerichtet, die er auch leiten sollte – das „Laboratorium für Psychologie". Daneben gab es eine kleine Betteneinheit, die Janet nach Belieben belegen konnte mit Patientinnen, die ihm interessant erschienen. Man schickte ihm auch immer wieder solche, mit denen niemand etwas anfangen konnte.

Das „Laboratorium für Psychologie"

Die Bezeichnung „Laboratorium für Psychologie" rief an der Salpêtrière Unverständnis, ja Ärger hervor. Zwar war seit ungefähr 1880 ein gesteigertes Interesse an Zuständen wachgeworden, die für viele Ärzte etwas Nebulöses hatten und schwer in ihre Kategorien einzuordnen waren. Die „große Neurose", die Hysterie, war gerade modern geworden, v. a. dank des Interesses, das Charcot ihr und verwandten Phänomenen wie Hypnose, Somnambulismus usw. entgegenbrachte. Auch um die nosologische Einordnung der Hypochondrie war gestritten worden, und renommierte Psychiater wie Fallret, le Grand du Saule und Westphal in Deutschland hatten seit der Jahrhundertwende hervorragende Beschreibungen von Krankheiten wie Phobien und Zwangsstörungen verfaßt. Aber mit all dem assoziierte man oft diffusere Phänomene wie den Magnetismus Messmers oder quasireligiöse Bewegungen wie die „Christian-Science" von Mary Baker Eddys oder gar den Spiritismus, der 1850 im Staate New York entstanden war und sich seitdem wie eine Epidemie ausbreitete.

Gegen derlei Humbug und Phantastereien hatten sich ernsthafte, wissenschaftlich orientierte Ärzte, wenn auch nur Irrenärzte, strikt abzugrenzen. Zwar hatte Charcot ex cathedra erklärt: „Ich bin fest davon überzeugt, daß die Hysterie zum großen Teil eine Erkrankung der Seele ist. Das ist ein wichtiger Aspekt, den man nicht vernachlässigen darf, wenn man sie verstehen und behandeln will" (1888, S. 4). Dennoch blieben viele skeptisch, wenn von der Seele die Rede war, und hörten erst gar nicht mehr hin, wenn es um die vermeintliche Disziplin ging, die vorgab, sich damit zu beschäftigen: Die Psychologie.

Doch Charcot hielt sich auch für einen Psychologen, hatte allerdings eine ganz andere Psychologie im Sinn. Er schrieb:

> Bislang war man gewohnt, die Psychologie außen vor zu lassen. Man lehrt sie zwar an Gymnasien. Doch dabei handelt es sich um eine kleine Chose, bestenfalls für höhere Töchter geeignet, ohne Nutzen für anderes. Wir müssen eine neue Psychologie schaffen, die unsere pathologischen Studien erhärtet... . Damit wollen wir jetzt beginnen, allerdings zusammen mit solchen Psychologen, die nicht nur das zur Kenntnis nehmen, was die sog. Introspektion ihnen liefert (1888, S. 37).

Damit war zweifellos v. a. Janet gemeint.

Woran sollte er in seinem neuen Laboratorium arbeiten?

Dem Verständnis Charcots nach mußte v. a. „seine Hysterie" weiter untersucht werden, um nach und nach den Erkenntnissen Charcots notwendige komplementäre psychische Aspekte hinzuzufügen. Dennoch blieb die Zurückhaltung vieler seiner Mitarbeiter groß. Sie dachten bei dem Wort „Psychologie" unweigerlich entweder an die hirnrissigen metaphysischen Spekulationen seniler Privatgelehrter oder an seichte Salonspielereien unausgelasteter Damen der Gesellschaft. Deshalb erschien ihnen das Eindringen der sog. Psychologie in die berühmteste psychiatrische Klinik der Welt skandalös. Was ist bloß in den Alten gefahren, fragten sich die jungen Assistenzärzte. Wer war überhaupt dieser Janet?

Janets Weg zur Psychologie

Pierre Janet kam am 30. Mai 1859 in Paris zur Welt. Sein Vater, Jules Janet, war Jurist und bekleidete viele Jahre einen ruhigen Posten in einem Verlagshaus für juristische Fachliteratur. In zweiter Ehe hatte er eine Elsässerin, Fanny Hummel, geheiratet, die ihr Leben lang den äußerst strengen und rigiden Glauben ihres katholischen Elternhauses beibehielt. Das wichtigste Mitglied der Verwandtschaft war ein Bruder des Vaters, der Philosoph Paul Janet. Er galt als der Denker der Familie. Er hegte ein lebenslanges Interesse an allem, was mit Psychologie zu tun hatte bis hin zu Phänomenen wie Hypnose und Magnetismus. Dadurch wurde der Neffe, der ihn stets verehrte, sicherlich in seiner Karriere und in der Entwicklung seiner Ideen geprägt.

Der junge Pierre hatte Mühe, sich in das strenge Klima der Familie zu integrieren. Er brach öfter aus, v. a. in den Garten, liebte die Natur mehr als die langweiligen Sonntagnachmittagsrituale im Wohnzimmer des kleinen Einfamilienhauses in einem Pariser Vorort. In der Schule waren seine Zensuren eher mittelmäßig. Über Kindheit und Jugend ist ansonsten recht wenig bekannt. Janet selber bekennt in einer der wenigen Aussagen über seine Jugend, sehr schüchtern gewesen zu sein. Das Ereignis, das herausragt, scheint eine Art mystische Krise gewesen zu sein, die mit einer schweren Depression einherging und ihn für mehrere Monate lahmlegte. Ein gutgemeinter priesterlicher Rat in dem Zusammenhang löste eine paradoxe Reaktion aus: Der Glaube seiner Kindheit wurde zutiefst erschüttert. Er erlebte das als wahre Befreiung mit dem Ergebnis, daß seine depressive Verstimmung verschwand. Er fühlte sich auch intellektuell wie von einem schweren Ballast befreit und nahm sich vor, nie mehr an irgendwelche überlieferten Ideen zu glauben, ohne sie kritisch überprüft zu haben. Dadurch wurde er in der Familie zu einer Art Außenseiter, toleriert zwar, aber allein von seinem Onkel Paul in dieser Haltung ausdrücklich unterstützt.

Die Krise scheint eine wichtige Rolle bei seiner späteren Berufswahl gespielt zu haben. Janet schreibt dazu:

Pierre Janet

„Um daraus eine überzeugende Geschichte machen zu können, müßte man alles bis an den Anfang zurückverfolgen, um die Umstände und die persönlichen Verhältnisse aufzudecken, die mich zur pathologischen Psychologie geführt haben. Es ist schwer darzustellen und ich kann nur eine Art Hypothese anbieten. Sie mag falsch sein, aber mir liefert sie die einzige plausible Erklärung, wenn ich versuche, mich selber bis zu meinen Jugendinteressen zurückzuverfolgen. Meine Entscheidung für das Studium der Psychologie scheint mir das Ergebnis eines Konfliktes gewesen zu sein, eines Kompromisses zwischen verschiedenen Tendenzen, die an sich wenig kompatibel sind. Ich hatte in meiner Kindheit eine besondere Vorliebe für Naturwissenschaften. Aber es gab in mir noch eine andere Tendenz, die sehr ausgeprägt war. Man erkennt sie heute kaum noch wieder, so sehr hat sie sich im Lauf der Jahre ▶

gewandelt. Bis zu meinem 18. Lebensjahr war ich sehr religiös, und ich habe bis zum heutigen Tag starke mystische Tendenzen, obwohl ich immer bestrebt war, sie im Zaum zu halten. So mußte ich meine Vorliebe für die Naturwissenschaften und meine religiösen Gefühle unter einen Hut bringen. Das war nicht immer einfach. Mein Traum galt einer Philosophie, die sowohl wissenschaftlich als auch religiös sein sollte. Das führte mich geradezu zum Studium der Psychologie, die irgendwann in einer entfernten Zukunft zu der Metaphysik führen sollte, nach der ich mich so sehnte. Auf die Art versuchte ich, meinen religiösen Vorlieben und meine Bewunderung für die Naturwissenschaften genüge zu tun, indem ich mir auferlegte, genau zu beobachten, exakt zu klassifizieren und die Ergebnisse nicht ohne Kritik zu betrachten. Auf die Art, unter all diesen Einflüssen, ist der Philosoph zum Psychologen geworden" (1946, S. 82).

Janets Ausbildungsweg

Nach dem Abitur gelang es ihm gleich im nächsten Jahr, die Aufnahmeprüfung an der École Normale Supérieure zu bestehen. In Frankreich hat bis zum heutigen Tag jeder, der zur obersten Spitze der geistigen Elite gehört, eine der traditionellen fünf „großen Schulen" des Landes absolviert. Die École Normale Supérieure ist diejenige, in der Philosophie und Literatur gelehrt werden. Unter Janets Mitschülern (der Ausdruck ist in dem Fall korrekt: Der Betrieb dort ist mit dem, was an deutschen Universitäten abläuft, überhaupt nicht zu vergleichen) waren u. a. Henri Bergson, Emile Durkheim und Jean Jaurès. Sein Spezialgebiet sollte die Philosophie werden, aber trotz der enormen Anforderungen des Studienbetriebes nahm er sich Zeit für anderes. So besuchte er gelegentlich die medizinische Fakultät und ließ sich sogar zeitweilig an der Sorbonne als Präparator für Physiologie anstellen.

Dann durchlief er die üblichen Stufen der höheren universitären Laufbahn, überall unter den besten seines Jahrgangs. Traditionsgemäß ist die Elite in Frankreich vom Militärdienst befreit. So auch Janet, allerdings mußte er sich dafür verpflichten, 10 Jahre in Staatsdiensten zu verbringen, in dem Fall im höheren Unterrichtswesen.

Seinen ersten Posten trat er in Châteauroux an. Er sollte dort Philosophie lehren. Die Aufgabe wie die Stadt langweilten ihn entsetzlich. Lediglich sein Steckenpferd, die Botanik, hielt ihn seelisch über Wasser. Die damalige Botanik stand noch ganz unter dem Einfluß der großen Klassifikationen, die Buffon unsterblich gemacht hatten. Dessen Herangehensweise an ein unendlich komplexes und unüberschaubares

Material durch geduldige Ordnung nach bestimmten Merkmalen sollte später bei Janets Arbeitsweise eine zentrale Rolle spielen. Er betrieb noch im gleichen Jahr seine Versetzung und kam nach Le Havre, eine kleine Verbesserung auf den ersten Blick, die aber weitreichende Konsequenzen für ihn haben sollte. Dort begann sein wahrer Aufstieg.

Janet ging einerseits wieder seinem Broterwerb - Unterricht am Gymnasium - nach, widmete sich aber andererseits vermehrt seinen Privatstudien. So nahm er Kontakt zum Haupthospital auf und erreichte sogar, daß man ihm eine kleine Abteilung anvertraute. Er hatte darum gebeten, ihm alle Nervenkranken zu schicken, die in der ganzen Normandie aufzutreiben waren. Als Erklärung dafür, daß man einen unbekannten Laien so herumwerkeln ließ, sagte Janet später: Es war ganz einfach: Niemand interessierte sich für diese Menschen. Keiner hatte je etwas mit ihnen anfangen können. Janet wurde von Freunden, auch von Onkel Paul, im Hospital besucht. Alle hatten sich in den Kopf gesetzt, irgendwelche dubiosen Experimente an den Kranken durchzuführen. Janet ließ sie gewähren, solange sie es nicht zu toll trieben. Die Klinikleitung kümmerte sich um gar nichts.

Janets eigenes inneres Projekt konkretisierte sich in Le Havre und er trieb es voran. Es ging um nichts weniger als darum, eine psychologisch fundierte Psychopathologie aufzubauen, d. h. die Psychologie dieses Mal wirklich in der für seelisch Kranke zuständigen Medizin zu etablieren. Zwei Kapazitäten hatten in den letzten Jahren immer lauter verkündet, dies sei das Projekt der Zukunft, und versprochen, selbst ans Werk zu gehen - aber kaum etwas getan.

Der eine war Théodule Ribot, der führende französische Psychologe seiner Zeit. Er hatte alle wichtigen Posten inne, Professor an der Sorbonne, Vertreter der Psychologie am Collège de France, der renommiertesten Institution im ganzen Land, an der nur die absolute Spitze der geistigen Elite lehren durfte. Ribot hatte sich mit dem Problem befaßt und z. B. „*Die Erkrankungen der Persönlichkeit*" (1903) sowie „*Die Erkrankungen des Willens*" (1906) geschrieben. Ihm fehlte aber jegliche praktische Anschauung, und so blieben seine Erörterungen theoretisch, abstrakt und fast ohne Bedeutung für die Praxis.

Der zweite, Charcot, kannte die Praxis wie kein anderer, verstand aber kaum etwas von Psychologie. Janet hielt ihn deshalb auch wegen seiner „menschlichen Abnutzungserscheinungen" nicht mehr für fähig, seinem Lebenswerk auf dem Gebiet der Neurologie eine äquivalente Leistung in der Psychiatrie an die Seite zu stellen.

Also muß ich es machen, gestand er sich selber und seinen nächsten Freunden. Er hoffte dabei stark auf die wohlwollende Unterstützung der beiden Älteren und sollte recht behalten.

Janet arbeitete mit Hochdruck an seiner Doktoratsthese in Philosophie über „*L'automatisme psychologique*", die den Untertitel trägt „Essay über experimentelle Psychologie bei den unteren Formen der menschlichen Aktivität". Sie erschien 1889. Am Anfang seiner Einführung schreibt er:

PIERRE JANET

„Die Philosophen haben sich fast immer mit den höchsten Formen der menschlichen Aktivität beschäftigt wie dem Wollen, dem Entschluß, der Freiheit und so weiter. Ich hingegen beschäftige mich an dieser Stelle mit den einfachsten und rudimentärsten Formen der Aktivität. Erst wenn wir auf dieser Ebene mehr Klarheit besitzen, werden wir die höheren Formen wirklich verstehen" (1889, S. 2).

Schon dieses erste Buch Janets enthält eine solche Fülle an konkreten Beobachtungen und neuen Überlegungen, daß sie es zum ersten bedeutenden Werk überhaupt machen, das sich mit Klinischer Psychologie beschäftigt. Es enthält auch seine ersten großen Falldarstellungen, bei denen sich seine Beobachtungsgabe voll entfalten kann und die bis zum heutigen Tag unerreicht sind.
Janet siedelte endgültig nach Paris um und beendete sein Medizinstudium. Er hatte schon seit geraumer Zeit die Aufmerksamkeit Charcots erweckt, der sich von einer Zusammenarbeit mit ihm viel versprach. Im Anschluß an zwei Kongresse, die ihm die Gelegenheit gaben, seine Ideen zu vertreten, gelang ihm auf Anhieb der wissenschaftliche und karrieremäßige Durchbruch:

- 1890 Einrichtung des Laboratoriums an der Salpêtrière,
- 1895 Vertreter Ribots am Collège de France,
- 1898 Lehrbeauftragter an der Sorbonne,
- 1902 Lehrbefugnisinhaber am Collège.

Dennoch hörte Janet bis 1898 nicht auf, an einem Pariser Lyzeum Philosophie zu lehren. Sein Privatleben verlief unspektakulär. Heirat 1894, Vater von drei Kindern, ein unspektakulärer, eher pedantischer Privatmann und ein leidenschaftlicher Sammler.

Verlassen wir erst einmal Janet an dem Punkt seines Lebens, wo er endlich die Möglichkeit hat, theoretisch wie praktisch unter guten Bedingungen an sein Lebenswerk heranzugehen, und fangen wir an, uns inhaltlich mit einigen der Ideen zu beschäftigen, die er entwickelt hat.

Teil I: Grundlagen

Kapitel 2

Psychasthenie 2

2.1 Grundbegriffe 28
2.1.1 Eine Hierarchie der psychischen Funktionen 28
2.1.2 Die Realitätsfunktion 29
2.1.3 Seelische Spannkraft 33
2.2 Die psychasthenischen Stigmata: Einführung 34
2.3 Die psychasthenischen Stigmata: Allgemeine Beschreibung 36
2.3.1 Aufmerksamkeit und Aktivitätsregulation 37
2.3.2 Entscheidung und Entschluß 39
2.3.3 Handlungsausführung 42
2.3.4 Gedächtnis 45
2.4 Die psychasthenischen Stigmata: Falldarstellungen und Kommentare 48
2.4.1 Schüchternheit: Frühe Störung der sozialen Realitätsfunktion 48
2.4.2 Erschöpfung: Zusammenbruch der psychischen Spannkraft 53
2.4.3 Über mangelhafte mentale Synthese und Störanfälligkeit 60
2.4.4 Depersonalisation und Derealisation: Das Gefühl der Leere 67
2.4.5 Langsamkeit 76
2.5 Zwangsvorgänge 88
2.5.1 Kognitive Zwangsvorgänge 89
2.5.2 Psychomotorische Zwangsvorgänge 111
2.5.3 Emotionale Zwangsvorgänge 120
2.6 Zwangsgedanken 135
2.6.1 Falldarstellungen 135

Janet beschreibt einen seelischen Zustand, den er Psychasthenie nennt. An der Basis finden wir einen Abfall der psychischen Spannkraft. Sie führt, bei allen seelischen Funktionen, zu einem Leistungsabfall und einer Beeinträchtigung der Anpassung an die Wirklichkeit. Am stärksten betroffen sind diejenigen Funktionen, die die bewußte Aufnahme der aktuellen Wirklichkeitselemente und ihre Verarbeitung zu einem sinnvollen Ganzen (die sog. mentale Synthese) gewährleisten, sowie die „höheren Aktionen", die eine unseren Zielen gemäße Einwirkung auf die Realität intendieren. Auch volitionale Momente und differenzierte wirklichkeitsadäquate Emotionen sind beeinträchtigt.

Andere Funktionen hingegen sind weitgehend intakt, wie die Sprache und das abstrakte Denken. Auch das Verhalten und die Emotionen, die weniger den jeweiligen Gegebenheiten der Realität Rechnung tragen müssen, sind relativ wenig betroffen.

Die Verminderung der seelischen Spannkraft verursacht ein Unwohlsein, einen Zustand der Beunruhigung, kurz ein „Unvollständigkeitsgefühl", das aber um so gravierender ist, je intakter die Intelligenz und die Erinnerung an den Normalzustand sind.

Unter dem Einfluß dieser Beunruhigung und durch die relative Schwächung der oberen Funktionen (nach ihrer Lokalisierung in einer von Janet vorgeschlagenen Hierarchie der seelischen Phänomene) nehmen die unteren an Häufigkeit und Stärke zu.

Sie nehmen die Form von Zwangsvorgängen auf kognitiver, auf motorischer und auf emotionaler Ebene an.

Schließlich bilden sich „Zwangsgedanken" heraus, die eine Art Interpretation der subjektiv empfundenen Störungen bilden. Sie werden als perseverierend und als sich aufdrängend erlebt, weil sie einen inneren Zustand ausdrücken, der über einen bestimmten Zeitraum bestehen bleibt.

Gegenwärtige willenspsychologische Untersuchungen zeigen viele gemeinsame Merkmale von Psychasthenie mit dem Begriff der Lageorientiertung. Darunter versteht Kuhl einen Zustand, in dem die Person unter Belastung über die eigene Lage handlungsgelähmt grübelt und sich davon nicht lösen kann, um zielbezogen Handlungen zu aktivieren und situationsentsprechend einzusetzen.

Janet faßt sein Psychastheniekonzept folgendermaßen zusammen:

- Psychasthenie ist eine depressive Psycho-Neurose. Sie ist charakterisiert durch eine Reduktion der Funktionen, die uns er-

lauben, die Wirklichkeit zu erfassen und sie in einer für uns sinnvollen Weise einzuordnen.
- An die Stelle treten seelische Phänomene, die geradezu hypertroph werden. Es handelt sich dabei um Zweifel, Agitiertheit, Angstzustände und Zwangsgedanken, die ein Ausdruck der Störung sind und gleichzeitig deren Eigenarten aufweisen.

Janets Konzept der Psychasthenie ist nicht als Ätiologietheorie etwa für Zwangserkrankungen oder für Depressionen gedacht. Es ist der Versuch, empirisch beobachtete Phänomene zu ordnen und miteinander in Beziehung zu setzen. Psychasthenie ist auch nicht als Entität, sondern als Dimension zu sehen. Ihr jeweiliger Ausprägungsgrad wird bestimmt durch neurophysiologische Bedingungen, über die Janet nicht spekulieren will, sowie durch frühere und aktuelle Lebenseinflüsse. Durch gezielt gesetzte therapeutische Maßnahmen sind ihre Manifestationen auf den diversen Stufen ihrer Ausprägung veränderbar.

In diesem Kapitel werden zuerst die Grundbegriffe der Janetschen Psychasthenietheorie wie die Hierarchie der psychischen Funktionen, die Realitätsfunktion, die seelische Spannkraft, die mentale Synthese und das Unvollständigkeitsgefühl erläutert. Dem folgt eine allgemeine Beschreibung der psychischen Grundlagen der psychasthenischen Stigmata, deren Hauptformen anhand von eigenen Falldarstellungen illustriert und kommentiert werden.

Ausgehend von den psychasthenischen Stigmata bilden sich andere Störungen heraus, die Zwangsvorgänge auf kognitiver, motorischer und emotionaler Ebene. Sie haben ihren Ursprung auf den niedrigsten Stufen der Hierarchie der psychischen Funktionen und treten an die Stelle der oft nicht mehr adäquat realisierbaren höheren Funktionen. Gleichzeitig können sie als Reaktionen gegen psychasthenische Empfindungen wie das Unvollständigkeitsgefühl angesehen werden. Auch dazu werden kommentierte Fallbeispiele gegeben.

Schließlich werden die Struktur und die Funktion von Zwangsgedanken dargestellt und anhand von Krankengeschichten erläutert.

Janet als Sammler und Ordner

1903 erschien Janets Buch „*Les obsessions et la psychasthénie*", 781 Seiten stark. Nachdem er sich zuvor, sicherlich unter dem Einfluß Charcots, vorwiegend mit Hysterie beschäftigt hatte, legte er nun die ersten Ergebnisse seiner Untersuchungen an Patienten vor, die andere Symptome aufwiesen.

Zu seiner Vorgehensweise schreibt er in der Einleitung:

> **Pierre Janet**
>
> „Mein Buch stellt die Ergebnisse einer erneuten Anwendung der Methode vor, die wir im wesentlichen Théodule Ribot verdanken und die einem Großteil der französischen Psychiatrie ihren besonderen Charakter verliehen hat. Sie besteht darin, die Medizin der mentalen Phänomene und die Psychologie zu verbinden. Einerseits wird die Psychologie herangezogen wegen der Erkenntnisse, die sie zu den Problemen der Klassifikation und Interpretation pathologischer mentaler Erscheinungen beitragen kann. Reziprok dazu sehen wir bei den krankhaften Veränderungen der menschlichen Seele die Möglichkeit, neue Beobachtungen zu machen und unter natürlichen Bedingungen ablaufende Experimente so auszuwerten, daß sich dadurch neue Gesichtspunkte bei der Analyse des menschlichen Geistes ergeben" (1903, S. IX).

Alle Patienten, die Janet in seiner Studie beschreibt und analysiert, faßt er unter dem Sammelbegriff „Psychastheniker" zusammen. Es handelt sich insgesamt um 325 Personen, 230 Frauen und 95 Männer. Die meisten waren zum Zeitpunkt des Kontaktes mit Janet 20–30 Jahre alt, 6 waren unter 16 und 9 über 60. Ein Teil der Patienten wurde im Laboratorium der Salpêtrière untersucht, andere hatten Janets Privatpraxis aufgesucht. Zu 5 unter ihnen hat Janet besonders intensive Kontakte unterhalten. Er nennt sie namentlich: Claire, die er über 9 Jahre beobachten (und behandeln) konnte, Biz kannte er zum Zeitpunkt der Niederschrift seit 5 Jahren, Nadja seit über 6, und dann Giselle, die ihm besonders wertvolle schriftliche Protokolle geliefert hatte. (Janet versuchte, seine Patienten fast immer zu solchen Aufzeichnungen zu bewegen, wenn er sie dazu für fähig hielt). Schließlich Jean, ein junger Zwangskranker, dessen Schicksal ihm besonders am Herzen lag. Diese 5 Patienten lieferten einen Großteil der Daten. Die anderen 320 „Beobachtungen", wie er sie nannte, brachten wertvolle Ergänzungen. Über diese sicherlich auch noch für heute einzigartige Arbeitsweise der systematischen Beobachtung und Exploration über Jahre hinaus bei z. T. außerordentlicher Kontaktfrequenzen werde ich noch berichten. Doch beschäftigen wir uns nun mit den wichtigsten Ergebnissen seiner Auswertung.

Ein Versuch, die Symptome, die er bei der untersuchten Population gefunden hat, zu ordnen, ergibt drei Gruppen:

1. Einmal die „Obsessionen" im eigentlichen Sinne. Es handelt sich dabei um zwanghafte Gedanken, die eine ziemlich elaborierte Vor-

stellung enthalten und die das Bewußtsein der Betroffenen auf exzessive Art okkupieren, gegen ihren Willen sozusagen.

2. Eine Reihe von heterogenen Phänomenen, die sich ebenso aufdrängen, ohne in einer klaren und präzisen Idee zu bestehen. Betroffene führen diffuse psychomotorische Bewegungen aus wie Tics oder komplexere wie Zwangshandlungen. Sie haben angstvolle Gefühle bis hin zur Panik oder verfallen in endlose Grübeleien, die nirgendwohin führen. All dies wird als „agitations forcées" bezeichnet. Man kann von „Zwangsvorgängen" sprechen, eine Bezeichnung, die von Thomsen (1895) stammt und von Janet ausdrücklich als passender Ausdruck akzeptiert wurde.
3. Diverse Insuffizienzen, die dazu führen, daß seelische Operationen sich nicht mehr wie im gesunden Zustand abspielen. Diese Störungen bestehen aus einem krankhaften Unwirklichkeits- und Ohnmachtsgefühl und schließen objektiv nachweisbare Veränderungen bis hin zur Abulie ein. Janet bezeichnet sie als „psychasthenische Stigmata".

Versucht man, die Krankheit, zu der diese Symptome gehören, zu interpretieren, so stellt sich die Frage, welche der drei Gruppen als die wichtigste anzusehen ist, in dem Sinne, daß sie grundlegend für die beiden anderen sei.

Gibt man den Zwangsgedanken den Vorrang und versucht, die anderen Phänomene daraus abzuleiten, so haben wir es mit einer kognitionszentrierten Theorie zu tun. Hält man eine der Zwangsvorgänge, meist die emotionale Erregung, für grundlegend, so kann man von einem emotionszentrierten Ansatz sprechen (etwa im Sinne von Beech & Perigault, 1974, s. S. 159). Schließlich kann man die seelischen Insuffizienzen der dritten Gruppe als Basis für die Entwicklung der beiden anderen ansehen und von einer psychastheniezentrierten Theorie sprechen. Sie wird von Janet vertreten.

Um die psychasthenischen Stigmata, die eigene psychische Störungen bedingen und zusätzlich als Grundlage für andere komplexere Krankheiten fungieren, besser verstehen zu können, müssen wir uns mit ein paar zentralen Begriffen der Janetschen Theorie auseinandersetzen.

2.1 Grundbegriffe

2.1.1 Eine Hierarchie der psychischen Funktionen

Janet bemerkt (1889, S. 174), daß es in Wirklichkeit zwei Arten von krankhaften seelischen Prozessen gäbe, einen sozusagen „von unten" und einen anderen „von oben". Bei dem ersten beginnen die Krankheiten bei einzelnen Organen, erreichen dann den psychischen Teil der entsprechenden Funktion und können sich schließlich auf andere verwandte ausdehnen. Bei den zweiten Krankheiten stehen am Anfang rein psychische pathologische Veränderungen, die schließlich bis ins Organische durchschlagen können. Solche Überlegungen haben Janet veranlaßt, Vorstellungen über eine Hierarchie der psychischen Funktionen zu entwickeln. Sie sollen hierarchisch eingeordnet werden nach ihrer Komplexität und ihrer sich daraus ergebenden Störanfälligkeit.

Zur Begründung schreibt er (1903, S. 485):

Pierre Janet

„Bei verschiedenen Krankheitsbildern, auch bei den Zwangserkrankungen, können wir beobachten, daß bestimmte psychische Operationen geschwächt oder so gut wie ganz verschwunden sind. Andere hingegen bleiben gut ausgebildet oder sind sogar zu einem Übermaß gesteigert. Beim Betrachten dieser Unterschiede kommt man leicht zu dem Schluß, daß seelische Operationen nicht alle gleich leicht auszuführen sind. Bei einer allgemeinen Schwächung der Psyche, der Psychasthenie, fallen wichtige Funktionen nicht alle gleichzeitig aus, sondern sukzessiv und progressiv aufgrund der verschiedenen Schwierigkeitsgrade bei der Ausführung. Kurzum, mentale Operationen scheinen hierarchisch so angeordnet zu sein, daß die oberen Teile schwer zu erreichen oder ganz unerreichbar sind für einzelne Gruppen unserer Patienten, während die unteren ihnen leicht fallen und zu ihrer Verfügung stehen."

Dazu macht Janet eine wichtige Bemerkung. Wenn wir es mit komplexen Phänomenen zu tun haben, so versuchen wir vernünftigerweise, sie mit etwas Einfachem, Grundlegendem in Beziehung zu setzen. Was wir dann üblicherweise tun, ist sie mit Begriffen aus der Alltagssprache oder der naiven Psychologie wie Gedanke, Gefühl, Wille usw. in Verbindung zu bringen, die wir für „elementar und einfach" halten. Das sei ein Irrweg, meint Janet. Die mit diesen Begriffen bezeichneten Phänomene seien in Wirklichkeit hochkomplex, und dabei komme es dann zu genauso fruchtlosen wie unentscheidbaren Auseinandersetzungen darüber. Es werde z. B., wie bei Zwangserkrankungen, darüber gestritten, ob primär das Denken, die Emotion oder der Wille gestört sei.

Die wahre Aufgabe der Psychologie sei es aber, fordert Janet, hinter den mit diesen Begriffen bezeichneten Tatbeständen einfachere zu suchen, die nicht in die Alltagspsychologie und den allgemeinen Sprachgebrauch Eingang gefunden haben, weil sie erst aus der systematischen Beobachtung und Analyse vieler Phänomene erschlossen werden müssen. Auf die Art hatte Janet bei Hysterikern die „Einengung des Bewußtseinsfeldes“ als elementares krankhaftes Phänomen postuliert. Das, was damit gemeint ist, braucht weder intellektualistisch noch sensualistisch interpretiert zu werden, da es sich um etwas Tieferes, Fundamentaleres handelt, als Ideen oder Gefühle es sind.

Bevor wir uns mit äquivalenten Konzepten beschäftigen, die Janet für die Psychasthenie entwickelt hat, müssen wir uns ein Bild von seiner Gesamthierarchie machen, um sie dann zu kommentieren (s. Übersicht auf S. 30).

Janet intendiert hier weniger eine allgemeingültige Klassifikation psychischer Fakten. Er will vielmehr die Hinweise, die sich aus den klinischen Beobachtungen v. a. der Psychasthenie ergeben, zusammenbringen und resümieren.

Die Hierarchie soll von oben nach unten gedacht werden. Betrachten wir zuerst den für Janets Analyse wichtigsten Begriff.

2.1.2 Die Realitätsfunktion

Die schwierigsten mentalen Leistungen sind die, die uns erlauben, die Wirklichkeit in für die Handlungsbewältigung hinreichender Weise aufzunehmen. Darunter sind in erster Linie die Aktionen zu verstehen, die zum Zweck haben, direkt auf die Realität einzuwirken und sie in einer für uns günstigen Weise zu verändern. Dabei sind Versuche, auf die soziale Wirklichkeit einzuwirken, wesentlich schwieriger und anspruchsvoller als diejenigen, die physikalische Realität zu beeinflussen. Diejenigen Aktionen sind auch besonders schwierig, die den Umgang mit neuen Situationen betreffen, also mit solchen, die aufgrund einer Veränderung der alten Umgebung entstanden sind. Sehr häufig geht es auch dann darum, Entscheidungen zu treffen, zugegebenermaßen ein anspruchsvolles Unterfangen.

Eine Hierarchie der psychischen Funktionen

I. Die Realitätsfunktion	• Das Handeln	• die wirksame Einwirkung auf die Realität	• sozial • physikalisch
		• die neue Aktion mit den Gefühlen	• der Einheit • der Freiheit
	• Die Aufmerksamkeit bezogen auf	• die Wahrnehmung der eigenen Person	• mit dem Gefühl der Wirklichkeit • mit dem Gefühl der Einheit
		• die sichere Überzeugung	
		• die Wahrnehmung neuer Gegenstände und Situationen	
	• Die Gegenwartskonstituierung, die Wahrnehmung und das Genießenkönnen der Gegenwart ist ein Ergebnis der obigen Funktionen		
II. Aktivitäten ohne starke eigene Interessen	• Das Handeln auf der Ebene der Gewohnheit		
	• Das Handeln ohne starke Gefühle	• der Gegenwart • der Einheit • der Freiheit	
	• Die Wahrnehmung ohne starkes Gefühl der Sicherheit, mit einem eher vagen Gefühl der Gegenwart		
III. Das bildhafte Denken	• Erinnerungen ohne starke Beziehung zur Gegenwart		
	• Phantasie und Vorstellungskraft		
	• Abstrakte Überlegungen		
	• Träumereien		
IV. Emotionale Reaktionen auf körperlicher Ebene	• systematisiert		
	• diffus		
V. „Unnütze“ muskuläre Bewegungen	• systematisiert		
	• diffus		

An der Stelle können wir konkretisieren, was unter angemessenen Aktionen zur willentlichen Einwirkung auf die Wirklichkeit zu verstehen ist. Sie sind um so angemessener, je vollständiger sie nicht nur den äußeren Gegebenheiten, sondern auch den inneren Rechnung tragen. Das bedeutet, daß sie auch im Einklang mit unserer Persönlichkeit stehen müssen, in dem Sinne, daß unsere persönlichen Ziele, Wertvorstellungen und Präferenzen mit berücksichtigt werden. Nur dann empfinden wir das innere Gefühl der Einheit der eigenen Person und der subjektiven Freiheit bei unserem Tun. Fehlen beide, so fühlen wir uns zu etwas gezwungen.

Effizientes und zu uns zugehörendes Verhalten muß schließlich angemessen *abgeschlossen* werden. Das bedeutet, es soll schnell, präzise, energisch und bis zu einem sichtbaren Ergebnis durchgeführt werden. Mit all dem ist der schwierigste Teil der Realitätsfunktion angesprochen.

Wichtige Bestandteile der Realitätsfunktion

Die Fähigkeit, so zu agieren, setzt eine Reihe von Bedingungen voraus, die damit auch als integrale Bestandteile der Realitätsfunktion anzusehen sind. Da ist die *Aufmerksamkeit*, die es uns erlaubt, reale Dinge wahrzunehmen. In ihrer höchsten Form gewährleistet sie, die Welt um uns herum so aufzunehmen, daß wir sie nicht nur wahrnehmen, sondern gleichzeitig sicher sind, daß sie wirklich ist, und zusätzlich an diese unsere Wahrnehmung der Wirklichkeit glauben.

Wenn wir uns an dieser Stelle vergegenwärtigen, daß die von Janet postulierten Komponenten der Realitätsfunktion aus einer Beobachtung und Analyse der Ausfälle bei psychisch Kranken gewonnen wurden, so wird ihr Sinn deutlicher. Der Kranke mit einem Kontrollzwang der z. B. *sieht*, daß ein Herd abgestellt ist, aber letztlich nicht daran glaubt, sei nur als ein Beispiel angeführt. Die Einwirkung auf die Realität setzt in vielen Fällen auch die Fähigkeiten voraus, Entscheidungen zwischen verschiedenen Handlungsalternativen zu treffen und in Entschlüsse zu überführen, um eine tatsächliche Umsetzung in Handlungen zu gewährleisten. Dann sind die Handlungen so auszuführen, daß sie in einer ganzheitlichen, „vollständigen" Weise erlebt werden. Das ist die Voraussetzung dafür, daß sie auch abgeschlossen werden können und als „abgeschlossen" gelten.

Zur Realitätsfunktion zählt Janet auch die *Orientierung*, d. h. die korrekte Einbettung unseres Körpers in die jeweilige Umweltsituation, sowie die höheren Funktionen des *Gedächtnisses*. Sie erlauben uns, diejenigen Erinnerungen und Erfahrungen, die für den Umgang mit den jeweiligen gegenwärtigen Situationen relevant und nützlich sind, im gegebenen Moment zu mobilisieren und irrelevante, evtl. störende, im Hintergrund zu halten.

Ebenso gehören konkrete, präzise der Situation angemessene *Emotionen* dazu, wie Ärger, Trauer usw., v. a. aber auch positive Gefühle, die uns erlauben, die Gegenwart zu genießen und nicht an der Vergangenheit zu hängen oder in die Zukunft auszuweichen.

Letztlich als eine Art Oberbegriff zu allem bisher Genannten schlägt Janet eine psychische Leistung vor, die mit „der Fähigkeit zur Gegenwartskonstituierung" übersetzt werden kann. Sie erlaubt uns, einen inneren Zustand und eine Reihe von äußeren Phänomenen als „unsere wirkliche Gegenwart" zu erleben und zusätzlich daran zu glauben, daß sie so ist, wie wir sie erleben. (Daß der Betroffene sich über seine aktuelle Situation täuschen kann, bleibt unbestritten, ist in dem Zusammenhang aber nicht von Bedeutung.) Die jeweilige Gegenwart ist also nicht einfach gegeben, sondern sie wird durch eine aktive Leistung konstituiert. Voraussetzung dafür ist die relative Intaktheit dessen, was Janet die Realitätsfunktion nennt.

Auf dem nächstniedrigeren Niveau der Hierarchie sind psychische Zustände und Aktionen angesiedelt, die durch die geringere Notwendigkeit einer möglichst scharfen Wirklichkeitsaufnahme gekennzeichnet sind, wie aus Gewohnheit ausgeführtes Verhalten oder ein Umgang mit Menschen oder Situationen von geringerer Wichtigkeit. Hier ist eine möglichst perfekte Synthese zwischen inneren Tatbeständen und den äußeren Gegebenheiten nicht so bedeutsam. Wenn es um nichts geht, dann fällt mir alles leichter, berichten Patienten, oder sie weisen darauf hin, daß sie sehr wohl in der Lage seien, vernünftige Vorschläge zur Lösung Probleme anderer zu machen, sich aber völlig hilflos fühlten, wenn es um ihre eigenen Belange gehe.

Noch weniger an der Gegenwart partizipiert der lediglich repräsentative Teil des Gedächtnisses, der Inhalte enthält, die letztlich ohne Bezug zu aktuellen Situationen sind, sowie Überlegungen, die kaum einen Stellenwert für die Lösung aktueller Probleme haben, wie endlos sich wiederholende und nirgendwo hinführende Zwangsgrübeleien. Auch Träumereien und Phantasien, weitgehend losgelöst von der Gegenwart, haben an dieser Stelle der Hierarchie ihren Platz.

Schließlich folgen am untersten Teil emotionale und motorische Phänomene ohne präzisen Stellenwert bei notwendigem Handeln. Besonders wichtig sind in diesem Zusammenhang diffuse emotionale Entladungen, die kein konkretes wohldefiniertes, zur Situation passendes Gefühl wie Ärger, Trauer oder Freude bilden. Sie können vom Ausmaß der Erregung her sehr kräftig sein, bleiben aber im wesentlichen auf ein diffuses körperliches Geschehen beschränkt. Janet zufolge bilden sie das, was wir Angst, bis hin zur Panik, nennen, die elementarste und primitivste Form der seelischen Reaktion. Sie führt zu keinen konkreten situationsbezogenen Aktivitäten, höchstens zu dem Versuch, sich ganz aus der Wirklichkeit zurückzuziehen.

2.1.3 Seelische Spannkraft

Die Fragen lauten nun:
- Warum ist die Ausübung der Realitätsfunktion so besonders schwierig?
- Was macht das Gefühl der Wirklichkeit aus?
- Welche Vorbedingungen gehören dazu, damit es zustande kommt?

In seiner ersten großen Arbeit über die „seelischen Automatismen" hatte Janet das untersucht, was er die „untersten Formen der menschlichen Aktivität" nannte, wie Reflexe, Gewohnheiten usw., und sie mit den diversen Phänomenen der Hysterie in Zusammenhang gebracht. Schon damals hatte er zwei seelische Funktionen aufgezeigt, die hierarchisch gesehen darüberstehen. Eine, die die Strukturen der Vergangenheit aufbewahrt, und eine andere, die die Phänomene der Gegenwart organisiert.

Diese zweite psychische Funktion nennt er „mentale Synthese". Damit ist die Ausführung einer Anzahl von Operationen gemeint, die die Elemente, die zu jedem Zeitpunkt des Lebens von den Sinnesorganen und vom Gedächtnis zur Verfügung gestellt werden, zu einem einzigartigen und neuen Gesamtbild zusammenfügen. Sie stellt eine wichtige Vorbedingung für die Adaptation an sich verändernde Lebensbedingungen dar und eine notwendige Voraussetzung für die Koordination, die zielgerichtetes Handeln ermöglicht.

Doch viele klinische Beobachtungen veranlassen Janet dazu, einen wichtigen, ergänzenden Gesichtspunkt anzusprechen. Nicht nur die Ausprägung der Fähigkeit zur mentalen Synthese sei ausschlaggebend, meint er, sondern auch die Komplexität und Vielfalt der psychischen Elemente, die jeweils den Inhalt des so erreichten Gesamtbildes ausmachen. Ein ausreichendes Bild von der Welt und ein intensives Erleben der Wirklichkeit setzen voraus, daß die synthetisierten Inhalte die Komplexität und Vielfalt der Wirklichkeit auch ausreichend repräsentieren.

Die an der obersten Stufe der Janetschen Hierarchie angesiedelten Funktionen haben also zwei Voraussetzungen:

- Die Fähigkeit zur Integration und Konzentration der Wirklichkeitsinhalte im Sinne einer mentalen Synthese.
- Die Aufnahme einer ausreichenden Anzahl von Elementen, die die Einzelteile der Synthese bilden.

Beides zusammen bildet das, was Janet „seelische Spannkraft" nennt.

Sie muß um so ausgeprägter sein, je höher die Funktion ist, die es zu realisieren gilt. Wirklichkeitsadäquates, zielgerichtetes Handeln und einheitliches Erleben der Wirklichkeit mit subjektiver Wahrheitsüberzeugung erfordern ein hohes Maß an seelischer Spannkraft. Träumen, Phantasieren, abstrakte Denkprozesse hingegen ein geringeres.

Das Ausmaß der Spannkraft, über das ein Individuum während eines bestimmten Zeitraumes verfügt, läßt sich daraus ableiten, welches Niveau der Hierarchie es zu dem jeweiligen Zeitpunkt zu erreichen in der Lage ist. Das mentale Niveau schwankt von Individuum zu Individuum, aber auch beim gleichen Menschen aufgrund von Bedingungen, die es systematisch erhöhen oder herabsetzen.

Diese Vorüberlegungen erlauben uns eine nähere Bestimmung dessen, was Janet unter einem „psychasthenischen Syndrom" versteht.

2.2 Die psychasthenischen Stigmata: Einführung

Unter psychasthenischen Stigmata versteht Janet einen seelischen Zustand, der durch drei Hauptmerkmale charakterisiert ist.

Das Unvollständigkeitsgefühl

Die Kranken haben die Empfindung, daß ihre seelischen Aktivitäten bis hin zum Verhalten „unvollständig" sind. Über dieses subjektive Gefühl hinaus gibt es objektiv feststellbare Defizite, die das „Unvollständigkeitsgefühl" partiell rechtfertigen.

Patienten haben je nach Situation viele Beschreibungen und Bilder, um dieses Gefühl auszudrücken. Sie beinhalten alle unter verschiedenen Formen Klagen, daß sie in kritischen Situationen kaum etwas, das sie tun, denken oder fühlen, als „ganz und vollständig" empfinden. Es fehlt immer etwas, das ihnen die Sicherheit vermitteln würde, daß der entsprechende Akt als „vollendet" oder abgeschlossen" gelten kann. Das quält sie permanent und kann in gravierenden Fällen als Motor für ihre Übertreibungen und Entgleisungen, wie bei Zwängen, angesehen werden.

Objektiv auffindbare Störungen und Defizite sind v. a. Beeinträchtigungen der willentlichen Steuerung, die sich z. B. in Gleichgültigkeit, Unentschlossenheit, Langsamkeit oder Gehemmtheit zeigen, aber auch Störungen bei verschiedenen Denk- und Wahrnehmungsakten.

Relativer Verlust der Realitätsfunktion

Er ist eine direkte Konsequenz des Unvollständigkeitsgefühls. Wenn es darum geht, in der Gegenwart willentlich Aktionen in die Wege zu leiten, die für sie wichtig sind, berichten die Kranken über Störungen, die sich als „Wirklichkeitsverlust“ interpretieren lassen. Obwohl sie die Außenwelt wahrnehmen und wissen, was zu tun wäre, erleben sie alles als verschwommen, relieflos und ungewiß. Die Bereitschaft und die Fähigkeit, realitätsadäquates zielgerichtetes Handeln zu initiieren, d. h. sich für die Vornahme selbst zu verpflichten und sie anschließend umzusetzen, ist herabgesetzt. In vielen Fällen fehlt auch die dazu nötige Energie. Die entsprechenden Handlungen erscheinen fremd oder wie von der Person losgelöst. Werden sie doch ausgeführt, dann ohne die Sicherheit, daß die Betroffenen es wirklich sind, die sie ausführen. Die Handlungen „zählen“ dann nicht und müssen oftmals wiederholt werden. Dieser Realitätsverlust tritt nicht in dem Maße auf, wenn es um etwas geht, das aktuell nicht von Wichtigkeit ist. Eine Patientin hat sehr viele Schwierigkeiten, wenn es darum geht, Rechnungen zu überprüfen. Sie hat nach wenigen Momenten das Gefühl, nicht mehr konzentriert, ja sogar erschöpft zu sein, und beginnt dann von neuem, ohne eine Gefühl der Sicherheit in bezug auf das Ergebnis zu erlangen. Handelt es sich um vergleichbare Rechenoperationen, aber ohne Bezug zu ihren eigenen Angelegenheiten, so führt sie sie mühelos aus. Auch alte Rechnungen erledigt sie ohne Schwierigkeiten. So läßt sie aktuelle so lange wie möglich liegen, um daraus „altes Material“ zu machen, das ihr keine Probleme bereitet. Die Gegenwart wird dagegen fast immer als Bedrohung erlebt.

Erschöpfung

Als dritte Komponente fügt Janet diverse körperliche Störungen hinzu, die für ihn als eine Art „nervöse Erschöpfung“ fungieren. Die Betroffenen neigen zu rascher Ermüdbarkeit und spüren, besonders bei komplexen Handlungen, einen Energiemangel bis hin zur totalen Erschöpfung, der es ihnen schwer macht, ihren Aufgaben gerecht zu werden.

Diese psychasthenischen Merkmale dauern nicht ein Leben lang an, nicht einmal bei den schwierigsten Fällen. Damit setzt sich Janet deutlich von einer Art einfachen „mentalen Degenereszenz“ als Grundlage der Psychasthenie ab. Vielmehr treten sie in Perioden auf, deren Dauer von einigen Tagen bis hin zu einigen Jahren schwanken kann.

Janet hat über Jahrzehnte die Faktoren beobachtet, die zu einer Schwächung des „allgemeinen seelischen Zustandes“, den sog. psycholeptischen Krisen, und zu einer Entstehung der Symptome auf den diversen Stufen der Störung führen. Er fand v. a. körperliche Erkrankungen, die den Gesamtorganismus schwächen, Erschöpfungszustände und starke Emotionen, die sich anläßlich kritischer Lebensepisoden ereignen. Letztere haben v. a. dann eine pathogene Wirkung, wenn sie nicht voll zur Entfaltung kommen, also „verdrängt“ werden. (Zu den möglichen gegenteiligen Wirkungen dieser Phänomene s. S. 331). Auf der anderen Seite kann das allgemeine psychische Niveau gehoben werden durch spontane Lebensereignisse, die eine aktivierende Wirkung haben, und durch besondere therapeutische Operationen (s. S. 335 ff.).

Ein wichtiger Hinweis auf den schwankenden Charakter der Störung wird von den Kranken selbst geliefert. Die meisten ihrer Beschwerden werden nur dann verständlich, wenn man berücksichtigt, daß die Kranken ihren jeweiligen Zustand mit Perioden ihres Lebens vergleichen, in denen ihre abnormen Erlebnisse und Erleben nicht vorhanden waren. Sie beklagen sich darüber, daß sie einen Niedergang erlebten verglichen mit früher, daß sie ihre Kräfte und Fähigkeiten verloren hätten, bis hin zum Gefühl für die eigene Person. Die psychasthenischen Stigmata, d. h. vor allem das Unvollständigkeitsgefühl und komplementär dazu der relative Verlust der Realitätsfunktion bilden die Basis anderer Phänomene wie Angstzustände, Zwangsstörungen und einiger Formen der Depression.

Aber schon auf der ersten Ebene, auf der Ebene der psychasthenischen Stigmata allein, lassen sich eine Reihe von Störungen identifizieren, die als nächstes behandelt werden sollen. Sie sind sozusagen auf der untersten Ebene der psychasthenischen Erkrankung angesiedelt. Ich will versuchen, sie erst allgemein zu beschreiben.

2.3 Die psychasthenischen Stigmata: Allgemeine Beschreibung

Eine der häufigsten Beschwerden von Patienten, die Janet zur Gruppe der Psychastheniker zählt, betrifft den ungenügenden, nicht zufriedenstellenden, unvollständigen und unvollendeten Charakter vieler ihrer Erlebnisse und Handlungen. Damit einher geht ein relativer Verlust der Realitätsfunktion, also Schwierigkeiten und Ausfälle in den oberen Bereichen der Hierarchie psychischer Funktionen. Es handelt sich dabei um eines der grundlegenden Anzeichen der Krankheit. Viele Symptome, die wir später betrachten werden, wie Zwangsgedanken, Zwangshandlungen und Absicherungstendenzen jeglicher Art, lassen sich am überzeugendsten als Reaktion auf diese Empfindungen und die daraus resultierenden Schwierigkeiten interpretieren. Allerdings können die erlebten Unvollständigkeitszustände auch vor dem Ausbruch dieser Symptome nachgewiesen werden.

Der Begriff „unvollständig", der dem Ausdruck zugrunde liegt, hat in unserem Zusammenhang mehrere Bedeutungen und bezieht sich auf diverse Erlebnismodi der Betroffenen. Ihm zugrunde liegen konkrete Defizite und Störungen. Besonders affiziert sind

- die Aufmerksamkeit,
- die Entscheidung und der Entschluß,
- das Handeln an sich und
- wichtige Anteile des Gedächtnisses.

Sie alle spielen eine wichtige Rolle bei der mentalen Synthese.

2.3.1 Aufmerksamkeit und Aktivitätsregulation

Einmal klagen Betroffene über Aufmerksamkeitsschwierigkeiten. Neumann (1971) gibt einen Überblick über die Entwicklung des empirischen Aufmerksamkeitsbegriffes und unterscheidet drei Aspekte:

- Die Aufmerksamkeit ist begrenzt (Kapazitätsaspekt).
- Sie ist selektiv (Selektionsaspekt).
- Sie kann willentlich ausgerichtet werden (Tätigkeitsaspekt).

Den Beschwerden von Psychasthenikern nach zu urteilen, können alle drei Aspekte gestört sein. Die Defizite und ihre Konsequenzen (wie Unsicherheit, Unwohlsein, Zweifel und die sich schließlich daraus ergebende Notwendigkeit von Wiederholungen) werden so intensiv erlebt, daß ein starker Widerwille entsteht, sich überhaupt mit Situationen zu konfrontieren, bei denen die Aufmerksamkeit gezielt eingesetzt werden muß.

BEISPIELE

So berichtet ein Patient über das Erleben der herabgesetzten Kapazität: „Einen Brief schreiben zu müssen, ist eine Horrorvorstellung.

Ich kann mich entweder bloß auf den Inhalt konzentrieren oder aber auf Rechtschreibung, Grammatik usw. Konzentriere ich mich auf das, was ich mitteilen will, so bin ich dabei unfähig, die Art, wie ich es ausdrücken möchte, im Auge zu behalten. Versuche ich, mir eine geeignete Redewendung zu überlegen, so rutscht mir dabei der Inhalt weg, und ich weiß nicht mehr, was ich sagen wollte."

Weiter ist der Selektionsaspekt der Wahrnehmung betroffen. Wir brauchen nicht alles wahrzunehmen und zu speichern, sondern nur das, was für die aktuelle Situation und die Zukunft wichtig ist. Schon Ribot (1906) vertrat die Auffassung, die Aufmerksamkeit diene dem Bedürfnis und hänge von ihm ab. Der Mensch verfüge, so führen moderne Theoretiker aus, über ein Aufmerksamkeitssystem, das ihm erlaubt, nicht nur nach Stärke, sondern auch nach Bedeutung und Wichtigkeit zu selektieren. Störungen in dieser Hinsicht werden folgendermaßen beschrieben:

BEISPIELE

„Vor lauter Bäumen sehe ich den Wald nicht mehr. Wenn ich einen Studientext lesen soll, bleibe ich an 1000 Details kleben und weiß nach kurzer Zeit nicht mehr, worum es eigentlich geht. Manchmal bleibe ich an einem beliebigen Wort kleben, fange an, es zu buchstabieren, bis mir bewußt wird, was ich da eigentlich mache."

Eine andere Patientin berichtet: „Ich habe mir vorgenommen nachzusehen, ob die am Tag benötigten Gegenstände wie Autoschlüssel, Brieftasche usw. in meiner Handtasche sind. Ich lege den Inhalt auf den Tisch und will es überprüfen. Zuerst fällt mir ein Kratzer an der Brieftasche auf. Ich taste ihn mit dem Finger ab, sehe ihn mir näher an. Dann überlege ich, wie er bloß zustande gekommen sein könnte. Dann lege ich die Brieftasche weg und bemerke, daß am Schlüsselbund zwei Schlüssel in Kreuzform übereinander liegen. Ich starre sie an und frage mich, ob das etwas zu bedeuten hat. Ich schiebe den oberen Schlüssel weg und schaue, wie beide nun liegen. Die Zeit verrinnt und verrinnt. Ich weiß nicht, warum ich all das tue, und komme mir sehr seltsam dabei vor."

Schließlich wird eine Situation um so unangenehmer und schwieriger erlebt, je größer die Notwendigkeit ist, die Aufmerksamkeit gezielt auszurichten. Dies ist in der Regel um so mehr der Fall, je wichtiger die Situation für den Betroffenen ist.

BEISPIELE

Ein Patient, der im Rahmen seiner Arbeit, relativ komplexe Messungen vornehmen muß, berichtet: „Wenn ich weiß, daß der Zeitpunkt naht, bekomme ich fast automatisch Kopfschmerzen. Alles verschwimmt mir vor den Augen, ich verspüre teils ein unangenehmes Anspannungsgefühl, und dann fühle ich mich wieder wie leer und abwesend. Kurz bevor die ersten Daten erscheinen, verfalle ich manchmal in eine Art Erschöpfungszustand und fühle mich völlig unfähig, meine Aufgabe zu erfüllen. Bei einem Probedurchgang, bei dem es um nichts geht, habe ich kaum Probleme."

Mit der gestörten Aufmerksamkeit in ihren diversen Funktionen gehen bei vielen Patienten subjektiv gefärbte Störungen der Wahrnehmung einher. Eine Patientin mit einem Kontrollzwang bezogen auf die Wohnungseinrichtung berichtet stellvertretend für fast alle mit einer solchen Störung:

BEISPIELE

„Wenn ich die Wasserhähne anschaue, sehe ich sie wie verschwommen. Ich fühle mich wie im Traum, als wäre ich nicht ganz da. Ich sehe Dinge, und gleichzeitig traue ich meinen Augen nicht. Ich habe einen Knopf auf ‚aus' gestellt. Weiß es auch, habe aber trotzdem nicht das Gefühl, daß ich es getan habe. Dann fange ich halt noch einmal von vorne an" (Hoffmann, 1990, S. 46).

An der Stelle wird die zusätzliche Funktion deutlich, die Janet der Aufmerksamkeit zuschreibt und die er für ihre anspruchsvolle Leistung hält: Über die Rezeption der wahrgenommenen Inhalte auch davon zu überzeugen, daß das, was wir wahrnehmen, real ist und die uns umgebende Wirklichkeit auch wiedergibt. Nur dann ist eine solide Basis für Entscheidungen gegeben. Ist das Realitätsgefühl nicht ausreichend ausgeprägt oder fehlt es völlig, so erleben wir die uns umgebende Welt als unvollständig, bruchstückhaft, unsicher und unzuverlässig, ein Gegenstück zum mangelhaften Erleben der eigenen Person. Über beide Empfindungen beklagen Patienten sich immer wieder.

2.3.2 Entscheidung und Entschluß

Besonders bewußt auszuführende Handlungen werden von einer Reihe von Empfindungen begleitet und erschwert, die im Normalfall kaum auftreten, zumindest nicht in dieser Stärke. Zuerst fällt die Entscheidung zur Tat überhaupt außerordentlich schwer, v. a. auch deshalb, weil die subjektiv empfundene Schwierigkeit dessen, was auszuführen ist, enorm gesteigert erscheint.

BEISPIELE

Einer meiner Patienten, der jahrelang Tür an Tür mit seinem Vater gewohnt hatte, sollte nach dessen Tod in die bequemere und geräumigere Wohnung umziehen. Der Umzug sollte darin bestehen, daß Arbeiter eines Transportunternehmens seine persönlichen Sachen wie Bücher, Kleider und einige Möbelstücke in die Nachbarwohnung tragen sollten. Er zögerte die Prozedur insgesamt mehr als anderthalb Jahre hinaus, weil er nicht glaubte, daß er sie überleben würde. Er mußte ja angeben, welche Möbelstücke in die neue Wohnung sollten und welche auf den Sperrmüll. Das traute er sich nicht zu. Hatte er sich dann doch dazu entschieden, ein bestimmtes Schränkchen zu behalten, so brach augenblicklich danach die Entscheidung in sich zusammen. Er überlegte stundenlang, ja tagelang, wie es zu der Entscheidung gekommen war und ob die einzelnen Gesichtspunkte korrekt wären. Kam es nicht zu einem Gefühl der Evidenz über ihre Korrektheit, so ging er zu einem anderen Gegenstand über, und das gleiche Spiel wiederholte sich.

Im Gefühl, einen Entschluß gefaßt zu haben, herrscht die Ansicht vor, daß von mehreren Möglichkeiten eine sich letztlich durchgesetzt hat, weil sie am besten den äußeren Gegebenheiten entspricht und unter den gegebenen Umständen unsere Bedürfnislage am besten darin aufgehoben ist. Die Entscheidung muß als unsere persönliche erlebt werden in dem Sinne, daß wir uns die gewählte Alternative zu eigen gemacht haben, um sie dann in den tatsächlichen Entschluß überzuleiten. Trotz gelegentlich auftretender Bedenken erleben wir sie als zu uns gehörig.

BEISPIELE

Der recht sensible und introspektionsfähige Patient bemerkte dazu: „Ein solcher Gegenstand, über den ich eine Entscheidung treffen muß, spielt geradezu mit mir. Mal zeigt er mir seine Vorteile, dann muß er behalten werden, dann löst er in mir die Gedanken an Nachteile aus, dann heißt es, sich davon trennen. Er beherrscht mich, nie habe ich das Gefühl, daß ich ihn beherrsche. Das ist zu kompliziert, das kriege ich in meinem Kopf nicht zusammen.“

In einer Diskussion des Begriffs „Entfremdung“ bemerken Kuhl & Beckmann (1994, S. 376, eigene Übersetzung):

> Wir nehmen an, daß ein essentieller Aspekt der Entfremdung damit zu tun hat, daß ein Individuum unfähig ist, sich konform zu seinen Bedürfnissen, Glaubenssätzen und persönlichen Wertigkeiten, die alle sein „Selbstsystem“ bilden, zu verhalten... . Jemand, der nicht über die Willensstärke verfügt, die notwendig ist, um ein seine Bedürfnisse befriedigendes Verhalten in die Wege zu leiten und auszuführen, (...) wird im Laufe der Zeit immer mehr das Gefühl der Entfremdung verspüren.

Die Autoren postulieren zwei wichtige Hilfsfunktionen, die gewährleisten, daß die willentliche Unterstützung intendierter Handlungen solide genug ist, und meinen: Zum einen wird die Einleitung und Aufrechterhaltung einer Absicht dadurch erleichtert, daß ihre Ausführung im Bewußtsein ausreichend genug repräsentiert ist. Zum anderen erleichtern positive Affekte, die mit der Tat in Zusammenhang stehen, die Ausführung.

Befragt man den Patienten über seine innere Situation im Vorfeld des beabsichtigten Umzugs, so wird deutlich, daß es an beiden fehlt. Er hat überhaupt keine konkreten Vorstellungen darüber, wie es wirklich vonstatten gehen soll. Dieser Umstand zeigt auch eine häufig anzutreffende Eigenschaft von Psychasthenikern auf: Sie sind unpraktisch, weltfremd und ausgesprochen ungeschickt.

Zum anderen mobilisiert der Gedanke an einen Umzug nicht im geringsten positive Gefühle wie Zuversicht, Neugierde auf eine neue Lebenssituation, Tatendrang oder Ähnliches. Im Gegenteil: Nur Unsicherheit, Angst, etwas falsch zu machen, und Scheu vor Veränderungen beherrschen das Bild.

Diese wichtigen Aspekte der Kuhlschen „Lageorientierung“ (im Gegensatz zu „Handlungsorientierung“) werden in Janets Ausführung über „Unvollständigkeit“ im Vorfeld von Handlungen vorweggenommen. Sowohl auf der Ebene der kognitiven Repräsentation sowie in Hinsicht auf begleitende Affekte fühlen sich solche Menschen derart unvollständig, daß sie statt zu handeln immer wieder versuchen, Lücken zu schließen, um zu besseren Ausgangsbedingungen zu gelangen. Ihre „Wirklichkeitskonstruktion“ erscheint ihnen nicht solide genug, um als Basis für verantwortungsbewußtes Handeln zu dienen.

2.3.3 Handlungsausführung

Aber auch dann, wenn sie schließlich ans Werk gehen, etwa aus Zeitdruck heraus oder um die unangenehme Situation zu beenden, können die Handlungen als solche in ähnlicher Weise affiziert sein. „Ich habe den Knopf auf ‚aus' gestellt, weiß es auch, und habe trotzdem nicht das Gefühl, daß ich es getan habe", schildert die Patientin.

Das zentrale und äußerst verunsichernde Erlebnis an der Stelle ist, daß die Handlung an sich mangelhaft ist, daß ihr etwas Entscheidendes fehlt, damit ihr Ziel erreicht werden kann. Es handelt sich auf dieser Ebene noch nicht um Zwangsgedanken im eigentlichen Sinne, die durch einen klaren, definierten Inhalt gekennzeichnet sind, aber der Weg in diese Richtung ist schon eingeschlagen. Doch hier ist das Unbehagen noch unbestimmt und wenig konkret. Irgend etwas sagt mir: Das war nicht richtig. Nicht genug. Es fehlt etwas. Ich habe es nicht ganz getan, es ist noch nicht zu Ende geführt und d. h. vor allem, ich kann es noch nicht abschließen.

Solche Erlebnisse sind für Nichtbetroffene sehr schwer nachzuvollziehen, v. a. dann, wenn sie extreme Formen annehmen: „Ich saß im Dunkeln und weinte bitterlich, weil ich nicht das Gefühl bekam, daß ich die Lampe auch wirklich ausgeknipst hatte." Bei einer solchen Schilderung kann sich sehr schnell der Verdacht der Psychose, des Wahnes etc. einstellen, und in der Tat werden auch heute noch krasse Fehldiagnosen aufgrund von Fehlinterpretationen solcher Tatbestände gestellt. Es handelt sich aber dabei lediglich um situationsbezogene innerliche Schwierigkeiten von Menschen, die ansonsten gut zurechtkommen können.

Es ist unmittelbar klar, daß bei Betroffenen eine starke und verständliche Tendenz aufkommt, gegen solche beunruhigenden Zustände zu reagieren. Die wichtigsten Reaktionen sind Zwangshandlungen, die uns ausführlich beschäftigen werden.

Aber davor oder parallel dazu gibt es subtilere Maßnahmen, die weniger deutlich in ihrer Funktion zu erkennen sind. Es fällt offensichtlich besonders schwer, einen bloß vorgefundenen Zustand als zufriedenstellend zu befinden. Offensichtlich ist dies leichter, wenn man ihn aktiv herstellt. So kann sich kaum einer meiner Patienten damit begnügen, lediglich festzustellen, daß z. B. Wasserhähne dann „ungefährlich" sind, wenn kein Wasser daraus abläuft. So gut wie alle drehen sie wieder auf und dann zu. „Verum ipsum faktum – Wahr ist das, was ich hergestellt habe" lautet ein Zentralsatz des Konstruktivisten Vico. Auch Psychastheniker gehorchen offenbar diesem Leitsatz:

Die Chance, zu einem befriedigenden inneren Erleben zu kommen, ist um so größer, je mehr Mühe sie darauf verwenden, den entsprechenden Tatbestand aktiv herzustellen. Aber auch dann verläuft es ja erfahrungsgemäß nicht ohne Schwierigkeiten.

Wiederholung

Eine dann häufig eingesetzte Maßnahme ist verständlicherweise die Wiederholung. Sie hat lediglich zum Ziel, einen befriedigenderen inneren Zustand herzustellen. Jeder Zwanghafte weiß, was es bedeutet, wenn kein Wasser aus einem Hahn läuft, aber er ist deswegen für ihn noch nicht „in Ordnung". Das ist er erst dann, wenn das innere Gefühl sich deckt mit der äußeren Wahrnehmung, die, wie wir wissen, auch labil genug sein kann. In der Situation kämpft der Kranke also an zwei Fronten. Einmal muß er sein Unvollständigkeitsgefühl soweit überwinden, daß er eine klare Sichtweise des äußeren Tatbestandes erlangt, zum anderen muß er aber auch noch daran glauben und sein Gefühl damit in Einklang bringen.

Fragmentieren von Bewegungen

Eine andere Maßnahme besteht darin, Bewegungen zu fragmentieren und in eine Fülle von uns sinnlos erscheinenden Teilbewegungen zu unterteilen.

BEISPIELE

Ein Patient kommentiert, gleich im Anschluß an eine In-vivo-Beobachtung, wie er eine Hand „richtig" waschen muß: „Jede Hand hat 8 Seiten (sic!). Jede Seite ist numeriert. Sie werden der Reihe nach zuerst mit Wasser 2mal vorbehandelt, 3mal hauptbehandelt und 2mal nachbehandelt. Dann dieselbe Prozedur mit Seife, die in der aktiven Hand liegt. Dann folgt die andere Hand nach demselben Prinzip. Da die schon behandelte Hand in dem Maße, wie sie zu der aktiven wird, von der noch unbehandelten kontaminiert wird, muß die gesamte Prozedur noch 5mal wiederholt werden, damit die gegenseitige Kontamination ‚ausgeschlichen' werden kann."

Lediglich bei einer solchen außerordentlich fragmentierten Vorgehensweise hat der Patient halbwegs das Gefühl, die Einzelteile richtig überblicken und ausführen zu können und so die Übersicht über den Gesamtwaschvorgang zu behalten. Nur so kann er am Ende ein für ihn einigermaßen befriedigendes Ergebnis (besser: Erlebnis) erzielen.

Die Korrektur dieser unorganischen Unterteilung von Bewegungsabläufen wird, wie man sich denken kann, bei der Therapie eine wichtige Rolle spielen.

Verlangsamung von Bewegungen

Eine weitere Maßnahme ist die Verlangsamung von Bewegungen. Sie ergibt sich aus der Notwendigkeit, idiosynkratischen und für uns kaum nachvollziehbaren Kriterien der Korrektheit und der Ordnung zu genügen, wenn es z. B. darum geht, ein Lineal auf den Schreibtisch zu legen oder ein Wäschestück zu falten. Solche Kriterien spielen bei einigen Zwanghaften eine wichtige Rolle, aber nicht bei allen, die sich auf ein Bedürfnis nach Ordnung berufen (s. S. 197). Langsamkeit wird auch als „Hilfsmittel" eingesetzt, um dem inneren Erleben Zeit zu geben, klar und deutlich zu werden. Ein Patient hat es einmal folgendermaßen ausgedrückt:

BEISPIELE

„Ich suche ja nicht Ordnung, sondern das Gefühl der Ordnung. Und wenn ich weiß, daß es darum geht, Ordnung herzustellen oder besser das Gefühl, gerate ich ganz aus dem Häuschen, weil ich weiß, wie schwierig es ist. Ich brauche viel Zeit dafür. Ich rücke dann das Lineal hin und her und nähere mich sozusagen asymptotisch der von mir gewünschten Ordnung oder, Sie haben es verstanden, dem Gefühl. Das alles muß für einen Außenstehenden so aussehen, als sei ich nicht ganz bei Sinnen. Meine Frau steht dann oft daneben und schüttelt bloß den Kopf. Ich aber muß jede Bewegung ganz bedächtig, wie in Zeitlupe, ausführen. Sonst habe ich keine Chance."

Fremdkontrolle

Als letzte Maßnahme sei noch das Sich-bewußt-unter-Fremdkontrolle-Stellen erwähnt. Fast alle Patienten berichten, daß Tätigkeiten ihnen in Gegenwart anderer leichter fallen. Lediglich wenn diese extrem drängeln oder kritisch kommentieren, kann es zu einer zusätzlichen Verunsicherung kommen. Ist dies nicht der Fall, wird fremde Präsenz in der Regel als von außen gegebene Strukturierungshilfe erlebt, die scheinbar etwas erzeugt, was dem Kranken fehlt: „Wenn jemand da ist, fühle ich mich nicht so allein, nicht so fremd, nicht so schwächlich." Das ist auch dann der Fall, wenn es nicht darum geht, die Verantwortung für das eigene Tun weiterzugeben. „Aber dadurch, daß jemand da ist, komme ich ein Stück weit aus dem eigenem Morast heraus.“ Es kommt offensichtlich zu einer Erhöhung der inneren Spannkraft, im Janetschen Sinne, als Maßnahme gegen das Unvollständigkeitsgefühl.

Zeitdruck

In diesen Zusammenhang ist auch das Sich-bewußt-unter-Zeitdruck-Stellen einzuordnen. Hier ist es eine Art symbolischer Präsenz der anderen, auch mit deren Sanktionierungsmöglichkeiten, die zu wirken scheint. Es scheint auf die Art möglich zu sein, subjektive Kriterien für die korrekte Ausführung zu reduzieren und dadurch Prozeduren abzukürzen oder abzubrechen, obwohl das Gefühl, das normalerweise die Voraussetzung dafür bildet, sich noch nicht ganz zufriedenstellend entfaltet hat. Zu dem Zweck werden Hilfen, wie die wartende Person, nicht selten aktiv von den Patienten arrangiert. An der Stelle, wie überall sonst auch, sind beobachtbare Krankheitsbilder ein Kompromiß zwischen der Dynamik der Störung (hier Unvollständigkeitsgefühl und Reaktionen dagegen) und Notwendigkeiten des Lebens (hier die Verpflichtungen anderen gegenüber). Sie machen es erforderlich, die Auswüchse der Symptomatik doch einigermaßen unter Kontrolle zu bringen.

2.3.4 Gedächtnis

In einer Diskussion der neueren Ergebnisse der Gedächtnisforschung bezogen auf Zwangskranke, besonders auf Kontrollierer, faßt Ecker (1995) zusammen: „Im Erleben während der Kontrolle und im Erinnern der Kontrollen scheint die Person als Akteur nicht als ‚organisch‘ mit der Handlung verknüpft und ‚merkwürdig‘ abwesend zu sein. Reed (1985, 1991) zufolge ist die Erinnerungsqualität durch einen geringen Grad persönlicher Färbung charakterisiert. Dieser Effekt wird in der Literatur mit Ausdrücken belegt wie ‚failure of personalisation‘ oder ‚lack of personal stamp‘, und Kontrollzwänge zielen darauf ab, durch Akzentuierung der persönlichen Erinnerungskomponente in der Handlungswiederholung die Unsicherheit zu reduzieren, die Handlungen selbst ausgeführt zu haben. Dies gelinge nur unvollständig, da die Erinnerungsspuren, die jede zusätzliche Kontrolle hinterläßt, mit der gleichen ‚unpersönlichen Qualität‘ behaftet sei, die die erste Kontrollhandlung motiviert habe“ (1995, S. 315–316).

Als Hauptergebnisse eigener Untersuchungen führt er aus (1995, S. 317):

> Patienten mit Kontrollzwängen erinnern (bei sonst gleich guten Gedächtnisleistungen) tatsächlich ausgeführte Handlungen signifikant schlechter als Patienten mit anderen Störungsbildern und niedrigeren scores bezüglich Kontrollverhalten und verwechseln sie signifikant häufiger mit nur imaginierten Handlungen (bei nicht erhöhten Verwechslungsfrequenzen bei anderen Instruktionsbedingungen). [Und schließlich bemerkt er:] Der Befund eines Handlungsgedächtnisdefizits legt nahe, daß der vom Patienten erlebte Kontrollzwang nicht gänzlich irrational ist (1995, S. 318).

Hier findet auf beeindruckende Art eine Bestätigung der Janetschen These psychasthenischer Stigmata als Ausgangspunkt für die Entwicklung von Zwangsphänomenen statt. Wir alle wissen, mit welchem phänomenalen Gedächtnis manche unserer zwanghaften Patienten ausgestattet sind, wenn es um Inhalte aus der Vergangenheit oder um Abstraktes geht. In ihren Zwangsgrübeleien repetieren sie auswendig eine Episode ihres Lebens nach der anderen, sie können sich an 1000 Details erinnern, haben endlose Listen von verseuchten Gegenständen parat und erinnern sich genau daran, wie ein Einkauf vor 5 Jahren verlief und welche Gefahren er barg. Die Anteile des Gedächtnisses, die für abstrakte Inhalte oder für Vergangenes ohne akute Beziehung zur Gegenwart zuständig sind, bleiben unangetastet, ja, sie erscheinen sogar hypertrophiert.

Doch das Bild wendet sich radikal, wenn es um die „höheren" Funktionen geht. Dabei handelt es sich um das Festhalten aktueller Ereignisse, so daß sie später wieder zu benutzen sind, um die Rückevozierung von Erinnerungen, die noch mit der aktuellen Situation in Beziehung stehen und schließlich um eine präzise Erinnerung an Vorgängen, die aktuell benötigt werden. An diesen Stellen offenbaren sich bei Psychasthenikern Lücken und machen sich Defizite bemerkbar, die die Bewältigung der aktuellen Wirklichkeit beträchtlich erschweren.

Diese Defizite, die wie gesagt ihren Ursprung nicht in einer grundlegenden Schwäche des Gesamtgedächtnisses haben, sind Janet zufolge in einer sehr sensiblen mentalen Operation begründet, die man „Gegenwartskonstituierung" nennen kann. Sie kommt zustande durch eine Aufmerksamkeitsleistung, die die aktuelle Wirklichkeit so erfaßt, daß sie dadurch einen vollen „Wirklichkeitscharakter" erhält und die in der Situation erfolgten Handlungen so ausgestaltet, daß sie als real, vollständig, abgeschlossen und zu mir gehörig erlebt werden. Diese Leistung ist mit Sicherheit gestört, so daß in der Erinnerung die vergangenen Situationen samt ihren Handlungen den unpersönlichen und unvollständigen Charakter erhalten, der sie so diffus und verwischt erscheinen läßt.

Darüber berichten alle Patienten, wenn sie versuchen, sich zu erinnern, ob sie eine Kontrollhandlung vollzogen haben, ob sie einen Waschvorgang vorgenommen haben oder ob sie mit einem Gegenstand in Berührung gekommen sind. Die weitreichenden Implikationen dieser Unsicherheit für das Verständnis zwanghafter Störungen und für die Therapie werden noch deutlich werden.

Fassen wir noch einmal zusammen, welche Phänomene nach Janet die zentrale Rolle beim Unvollständigkeitsgefühl spielen und damit zu einem relativen Verlust der Realitätsfunktion führen.

1. Die Herabsetzung der Fähigkeit zur mentalen Synthese und daraus folgend eine Schwächung bei der Systematisierung und Strukturierung der Elemente des jeweiligen Bewußtseinsfeldes: Sie hat ihren Anfang in Störungen der Aufmerksamkeit, der Entscheidung, des Handelns und des Gedächtnisses.
2. Eine Reduktion der mentalen Komplexität: Sie besteht darin, daß die Elemente, Empfindungen, Bilder, Bewegungen und Emotionen, die normalerweise das Bewußtsein ausfüllen und uns das Gefühl der Wirklichkeit und der Gegenwart geben, stark reduziert sind. Alles in allem ist das Erleben verarmt.
3. Ein energetischer Schwächezustand, der sich bei schwierigerem, anspruchsvollerem Verhalten besonders im Sozialbereich bemerkbar macht. Er wird anhand der folgenden Beispiele (s. Abschn. 2.4) verdeutlicht.
4. Die schmerzhafte Erinnerung daran, wie früher (vor der psychasthenischen Phase) das psychische Erleben war und wie es funktionierte. Die Patienten merken, daß es, verglichen mit dem aktuellen Zustand, reicher und besser integriert war. Diese Diskrepanz erscheint ihnen erklärungsbedürftig, und sie sehen sich veranlaßt, etwas dagegen zu unternehmen. Die Reaktionen bestehen v. a. in Zwangsvorgängen und in Zwangsgedanken.

Erinnern wir uns an der Stelle daran, daß die beiden ersten Phänomene – Fähigkeit zur mentalen Synthese und Komplexität des Bewußtseins – das ausmachen, was Janet „seelische Spannkraft" genannt hat. Diese bildet damit das Gegenstück zu der „Unvollständigkeit": Hohe seelische Spannkraft wird vom Subjekt als eine Art „Vollständigkeitsgefühl" empfunden. Sie ist unerläßlich, um die hohen mentalen und verhaltensmäßigen Funktionen der Janetschen Hierarchie –

direkte, gezielte und erfolgreiche Einwirkung auf die Wirklichkeit – zu realisieren.

Anhand von Krankengeschichten aus meiner Praxis und meiner Supervisorentätigkeit will ich die Symptomatik und die Schwierigkeiten, die dadurch im Leben der Menschen entstehen, verdeutlichen und kommentieren. Sie erlauben uns, charakteristische Zustände aus dem Bereich des psychasthenischen Syndroms kennenzulernen, die aber alle auf die grundlegenden psychasthenischen Stigmata zurückgeführt werden können. Die einzelnen Phänomene treten bei den meisten der hier dargestellten Patienten in einem gewissen Ausmaße auf. Insofern passen die Kommentare, die schwerpunktmäßig den einzelnen Fällen zugeordnet sind, auch zu den anderen.

2.4 Die psychasthenischen Stigmata: Falldarstellungen und Kommentare

2.4.1 Schüchternheit: Frühe Störung der sozialen Realitätsfunktion

BEISPIELE

Der 35jährige Patient berichtet über seine Beschwerden. Er hat die Hoffnung auf eine Besserung seiner Befindlichkeit fast ganz verloren. Er leide unter extremer Müdigkeit und fühle sich permanent erschöpft. Diese Müdigkeit mache ihn hilf- und willenlos. Er habe deswegen manchmal Suizidgedanken und warte dann nur auf sein Ende. Er fühle sich im Leben wie im Kino, als „passiver Zuschauer". Um richtig „mitzuspielen", fehle ihm die Kraft. Vor allem soziale Kontakte seien viel zu anstrengend für ihn. Deswegen gehe er ihnen, wenn es nur geht, aus dem Wege. Besonders die Notwendigkeit eines Kontaktes mit Menschen, die er nicht kenne, sei für ihn ein Spießrutenlaufen. Er müsse dann erfassen, was sie meinen, was sie von ihm wollen und wie er sich ihnen gegenüber verhalten müsse. All das seien unlösbare Probleme für ihn, viel zu schwierig und zu kompliziert. Stehe eine solche Situation bevor, so bekomme er fast immer Kopfschmerzen und fühle sich ganz „diesig". Manchmal käme dann auch eine unüberwindbare Müdigkeit auf, die ihn zwinge, das Treffen abzusagen. Überhaupt mache ihm alles, was neu sei, Angst. Er fühle sich nur einigermaßen sicher in der alten Routine, auch wenn die durchweg grau und monoton sei. Falle etwas nur ein wenig aus dem gewohntem Rahmen, so werde er nervös und verlöre jegliche Konzentrationsfähigkeit. Er fühle sich dann oft „wie im Nebel", so als könne er seinen Augen und seinem Kopf nicht trauen.

Neulich habe er erfahren, daß er bei der Arbeit demnächst eine neue Tätigkeit übernehmen müsse: Das Ablesen bestimmter Skalen und das Notieren der Werte. Seit ihm das mitgeteilt worden sei, habe er kaum noch geschlafen. Seine üblichen „psychosomatischen Beschwerden" wie Ohrensausen, Brummschädel, Magenkrämpfe und Augenbrennen hätten sehr zugenommen, so daß er überhaupt an seiner Arbeitsfähigkeit gezweifelt habe. Er habe sich gefragt, ob er nicht endgültig in Rente gehen müsse. Er sei beruflich ohnehin schon überlastet, habe sich aber nicht getraut, sich gegen die Übernahme der neuen Aufgabe zu wehren. Aber er sei viel zu langsam und zu umständlich, um den neuen Anforderungen gerecht zu werden. Überhaupt seien Langsamkeit und Umständlichkeit seit jeher ein Problem für ihn gewesen. Morgentoilette und notwendige Arbeiten in seinem Einpersonenhaushalt nehmen sehr viel Zeit in Anspruch. Er sei weder zwanghaft noch besonders pingelig. Wenn er sich aber keine Mühe gebe, um sich zu disziplinieren, würde er sicherlich total verschlampen. Bei ihm zu Hause herrsche auch keine übertriebene Ordnung, lediglich Sachen, die wichtig seien, wie Dokumente oder seine CDs, müßten immer hundertprozentig korrekt untergebracht sein. Es nehme schon manchmal viel Zeit in Anspruch zu überprüfen, ob die Dokumente richtig geordnet seien (z. B. alte Schulzeugnisse nach den Schuljahren) oder ob seine CDs korrekt nach dem Alphabet abgelegt seien. Er habe dabei manchmal Mühe, zum Abschluß zu kommen. Kontrollzwänge im eigentlichen Sinne habe er nicht, nur gelegentlich tauchten leichte Anwandlungen auf. Aber seine Langsamkeit sei doch ein Problem. Sein einziger Bekannter, mit dem er manchmal Musik höre und auch gelegentlich ein Bier trinken gehe, werfe ihm oft seine Umständlichkeit z. B. beim Anziehen vor und müsse öfter auf ihn warten, wenn sie sich verabredet haben.

Die gelegentlichen Treffen mit ihm lasten ihn sozial völlig aus. Zu mehr fühle er sich nicht in der Lage. Bis vor wenigen Jahren habe er noch davon geträumt, eine Freundin zu finden. Einmal habe er auch ein Mädchen, eine Arbeitskollegin, kennengelernt und sich stark für sie interessiert. Auch sie habe ihn freundlich behandelt. Er wisse nicht, ob er richtig verliebt gewesen sei, aber die Bekanntschaft habe ihm beträchtlichen Auftrieb gegeben. Vieles sei ihm leichter gefallen und er habe sich lebendiger und freier gefühlt. Auch seine körperlichen Beschwerden und seine anderen „merkwürdigen Zustände" seien zurückgegangen. Die Verbesserung seiner Verfassung hielt mehrere Wochen an. Einmal sei er gerade „tollkühn" geworden und habe die junge Dame bis zu ihrer Haustür begleiten wollen. Unterwegs habe sie dann plötzlich angefangen, von ihrem Freund zu erzählen. Er habe sich wie vor den Kopf gestoßen gefühlt und sich schnell unter einem Vorwand entfernt. Gleich danach sei er in ein tiefes Loch gefallen. Der Verlust seiner Hoffnungen habe alles schlimmer gemacht als vorher. Alle Symptome seien mit geballter Gewalt zurückgekehrt, fast bis zur totalen Lähmung. Das habe 2 Monate angehalten. Er habe sich während dieser Zeit zweimal krankschreiben lassen. Dadurch habe er endgültig eingesehen, daß so etwas nichts für ihn sei, weil es zuviel Unordnung in sein Leben bringe. Auch glaube er kaum, daß er sich im gegebenen Moment dazu hätte entschließen können, „Farbe zu bekennen" und irgendwelche Verbindlichkeiten einzugehen, weil das über seine Kraft ginge. Trotz dieser Resignation, die für einen Mann seines Alters vielleicht nicht ganz normal sei, sei er meist nicht sehr depressiv. Höchstens dann, wenn er glaube, irgendwelchen Belastungen nicht mehr gewachsen zu sein, packe ihn kurzfristig so etwas wie Panik oder Verzweiflung. In einem solchen Zustand sei er momentan wegen der neuen Aufgabe Anfang nächsten Jahres.

An seinen Beschwerden (Kraftlosigkeit, Müdigkeit, „Ausnahmezustand" bei Belastungen) leide er, soweit er sich erinnern könne. In Wirklichkeit hätten sie zu Beginn der Pubertät angefangen, mehr schleichend. Er habe damals wegen Umzügen der Eltern mehrmals die Schule wechseln müssen. Dann habe er für 2 Jahre eine Handelsschule besucht. Das sei für ihn die Hölle gewesen. Er habe panische Angst gehabt, angesprochen zu werden. Sowohl die soziale Situation als auch die geforderten Leistungen hätten ihn hoffnungslos überfordert. So habe er sich einmal mehrere Tage in ein arithmetisches Problem derart „verbissen", daß er an nichts anderes mehr habe denken können. Er habe sich dabei so aufgeregt, daß er regelmäßig „Anfälle" bekommen habe mit einem Zustand der totalen Erschöpfung jeweils danach, der mehrere Tage angehalten habe. So etwas habe sich im Laufe der Jahre noch 3- oder 4mal wiederholt. Nach Abbruch der Handelsschule habe er dann eine Lehre erfolgreich abschließen können und sei dann in die Firma gekommen, in der er jetzt tätig sei (Knutzen, 1997).

Kommentar

Bei der Auswertung der Informationen über den Zeitpunkt des Ausbruchs einer psychasthenischen Erkrankung identifiziert Janet eine Anzahl von Anlässen, die er „kritische Lebenssituationen" nennt. Diese frühe Life-event-Forschung zeigt auf, daß es eine Häufung ganz charakteristischer Anlässe gibt, die die psychasthenische Krise auslösen und die darauffolgende negative Entwicklung in Gang setzen. Charakteristische Anlässe können u. a. sein:

- Hochzeit,
- Beginn einer beruflichen Tätigkeit oder deren Veränderung,
- Examina,
- Geburt eines Kindes,
- Todesfälle,
- schwere Erkrankungen oder Unfälle
- oder aber früher im Leben Pubertät, Schuleintritt oder Erstkommunion, ein wichtiges Ereignis in katholischen Familien. Dadurch wird das Kind sehr früh mit eigenen, auch religiösen Verpflichtungen konfrontiert.

Janet stellt fest, daß diese kritischen Lebenssituationen eine besondere seelische Dynamik haben. Sehr oft geht es darum, Position zu beziehen oder eigene Entscheidungen zu treffen, deren Auswirkungen u. U. ein Leben lang andauern können. Hinzu kommt oft die Konfrontation mit einer neuen Wirklichkeit und die Notwendigkeit, sich daran anzupassen.

Ein anderes kritisches Moment betrifft den Verlust von Personen oder Lebensbedingungen, die dem Betroffenen lange Zeit Entscheidungen abnahmen und ihnen eine entlastende Leitung boten. Schließlich sind solche Situationen kritisch, die dem Betroffenen einen Kampf abverlangen, der bislang immer vermieden wurde. Kurzum, es handelt sich um Anlässe, für deren Bewältigung ein hohes Maß an Realitätsfunktion und an psychischer Spannkraft erforderlich ist.

Bei der Betrachtung der frühen kritischen Lebenssituationen wie Schuleintritt oder andere gesellschaftliche Ereignisse, die mit einem unausweichlichen Kontakt zu anderen verbunden sind, fällt auf, daß sich bei sehr vielen späteren Psychasthenikern und Zwangskranken ein besonderer Zug bemerkbar macht: Schüchternheit. (Jeder in der Praxis Tätige kann diese Beobachtung bestätigen. Bei einer Sichtung von 60 Kassenanträgen mit der Leitsymptomatik Zwangserkrankung fand ich in nicht weniger als 48 Fällen den Begriff „schüchtern" oder etwas Äquivalentes in der Anamnese.)

Janet mißt dem Phänomen eine besondere Bedeutung zu. In einer Lebensphase, in der eine Eingliederung in die soziale Hierarchie stattfindet, mit den anschließenden permanenten Rangkämpfen, macht sich sehr früh ein Zug bemerkbar, der in seinem Kern eine Art Vermeidung dieser Auseinandersetzungen darstellt. Der Schüchterne leidet an einer mehr oder weniger starken sozialen Abulie. Wesentliche willentliche Aktionen, die einen großen Stellenwert besitzen, wenn es darum geht, ihm seinen Rang in der Sozialhierarchie zuzuweisen, kann er nur dann ausführen, wenn weder Mitkonkurrenten noch „Schiedsrichter“ wie Autoritätspersonen zugegen sind. Das bedeutet nicht, daß er feige ist. Er vermag sehr mutig bei anderen Anlässen zu sein.

Eine gewisse Form von sozialer Wirklichkeit baut sich so massiv und bedrohlich vor ihm auf, daß er aus der Fassung gerät und resigniert. Dieselbe Leistung, an der er scheitert, wenn sie von ihm in einer kritischen Öffentlichkeit verlangt wird, bringt er fast problemlos, wenn es um nichts geht, d. h. wenn es nicht um das Urteil anderer und damit um seine eigene soziale Positionierung geht.

Janet schreibt:

Pierre Janet

„Es gibt kaum eine psychische Erkrankung, in deren Vorfeld nicht, zusammen mit anderen Momenten, auch eine mehr oder weniger stark ausgeprägte Schüchternheit auffindbar ist. Es handelt sich dabei um eine Art ‚pathogenes Virus‘ bei seelischen Störungen. Dieses Virus kann zur Entstehung vielfacher Formen von Erkrankungen beitragen. Zu nennen sind v. a. die Melancholie, aber auch Zwangserkrankungen“ (1919, S. 307).

Schüchternheit ist auf einer gewissen Altersstufe ein weitverbreitetes, sozusagen noch unspezifisches Leiden. Es stellt eine frühe Störung der Wirklichkeitsfunktion dar. Verständlich, wenn man bedenkt, wie schwer für junge Menschen der Lebensabschnitt ist, in dem sie sich ausbreitet. Doch in dem Maße, in dem sie sich dann doch, wenn auch mit vielen Hemmungen, der „sozialen Schlacht“ stellen und so allmählich ihre Position in der sozialen Rangordnung etablieren, tritt Schüchternheit bei den meisten in den Hintergrund. Am Erfolg wächst die Bereitschaft, sich in Sozialverhalten zu engagieren bis hin zu ausreichender sozialer Integration, die dann, wenn auch mit gelegentlichen Rückschlägen, in der Regel für ein akzeptables Leben ausreicht.

Doch es gibt Menschen, die diese Hürde ein Leben lang nicht zu nehmen imstande sind. Der schüchtern Gebliebene, meint Janet, bleibt sein Leben lang ein Sozialastheniker, ein Halb-Melancholiker, der nicht nur vor der gegenwärtigen Tat, sondern auch v. a. vor dem Zukünftigen zurückschreckt. Er hat nicht so sehr Angst vor Menschen als vor den Taten, die er vollbringen muß. Er fühlt sich dauernd bedroht, weil die Notwendigkeit, sich sozial zu behaupten, eine große Fülle von Aktionen verlangt. Dadurch fühlt er sich permanent richtiggehend wie auf einem Schlachtfeld, dessen brutalem Geschehen er sich nicht gewachsen fühlt. Er fühlt sich von vorneherein als Verlierer und weicht aus, wo und wie er nur kann.

Worüber klagt unser Patient?

Er leide unter einer extremen Müdigkeit, fühle sich permanent erschöpft, er fühle sich im Leben wie ein Zuschauer, um richtig mitzuspielen, fehle ihm die Kraft (oder die psychische Spannkraft). Alles Neue jage ihm Panik ein. Neue Aufgaben? Lieber auf alles verzichten und in Rente gehen. Einen neuen Menschen kennenlernen? Eine unüberwindbare Arbeit. Lieber in die Isolation, wo einem nicht ständig Taten abverlangt werden. Eine Beziehung zu einer Frau anfangen? Die erste Enttäuschung hat einen solchen seelischen Kataklysmus ausgelöst, daß er für ein weiteres Unternehmen dieser Art nicht mehr einen Funken Kraft in sich spürt. Erfüllt mit dem Bedürfnis, zu lieben und geliebt zu werden, extrem „freundlich" und nachgiebig anderen gegenüber, aber unfähig zu den Taten, die erforderlich wären, um Menschen näherzukommen. „Meist nicht sehr depressiv" und einer Resignation verfallen, die „für einen Mann seines Alters wohl nicht ganz normal sei", führt er sein sehr reduziertes Leben, mußte auf vieles verzichten, hat sich aber im Laufe der Jahre arrangiert, weil sein „Nervenkostüm" eben zu schwach sei.

2.4.2 Erschöpfung: Zusammenbruch der psychischen Spannkraft

Befassen wir uns nun mit der Müdigkeit und der Erschöpfung, die schon bei dem geschilderten Fall eine große Rolle spielen, und beschreiben wir sie anhand eines anderen Beispiels.

BEISPIELE

Aus dem Bericht über einen 46jährigen Patienten

Zur Symptomatik gab er an, daß er kaum noch in der Lage sei, seine Alltagsverrichtungen zustande zu bringen. Er leide schon le- ▶

benslang unter Antriebsschwäche und benötige viel mehr Zeit zur Erledigung der einfachsten Handlungen als andere Menschen. Bisher habe seine Mutter die Schwierigkeiten dadurch kompensiert, daß sie den Alltag für ihn organisiert habe. So habe er seine Arbeit zufriedenstellend erledigen können. Durch deren Tod sei sein Leben wesentlich komplizierter geworden.

Er müsse alles stets sehr genau machen, sonst bringe er nichts auf die Reihe. Dabei verzettele er sich oft und verliere den Überblick. Das kenne er schon aus der Jugendzeit. Er sei schon frühzeitig nicht in der Lage gewesen, neben der Arbeit auch den Alltag zu bewältigen. Bei der Arbeit sei er nach Konzentrationsphasen so müde geworden, daß er Mittags wiederholt eingenickt sei. Nach der Arbeit sei er dann so erschöpft gewesen, daß er kaum noch etwas habe tun können. Besondere Schwierigkeiten würden ihm „Schlafanfälle" bereiten, die er regelmäßig bekomme, wenn er bestimmte anstrengende Aufgaben wie Einkaufen, Telefonate, Post sichten usw. erledigt habe. Je wichtiger er die Tätigkeit nehme, desto größer sei die anschließende Erschöpfung. Dann wisse er oft nicht, wo er sich befinde und wieviel Zeit inzwischen vergangen sei. In solchen Phasen habe er auch vermehrt Kopfschmerzen und Konzentrationsstörungen. Auch verstärken sich dann seine Schüchternheit und seine Minderwertigkeitsgefühle, wie daß der Gedanke, Menschen treffen zu müssen, ihn geradezu erschrecke.

Bei Alltagshandlungen würden häufig weitverzweigte Störgedanken bzw. Grübeleien auftreten. Sie von dem, was er wirklich tun wolle, fernzuhalten und das, was zu tun sei, geordnet im Kopf festzuhalten, führe oft zu einer gedankenmäßigen Belastung und manchmal geradezu zu Überbelastung. Eine Reihe von Handlungen kämen aufgrund von extrem ausgedehnten Gedankenketten gar nicht erst zur Ausführung. Er erklärt das dadurch, daß Handlungsimpulse dann nicht gesetzt oder nicht wirksam würden.

Die Gegenwart anderer Personen wirke sich in zweifacher Hinsicht aus. Bei einfachen Tätigkeiten, die den Umgang mit anderen Personen wenig betreffen, wirkten sie manchmal wachmachend, strukturierend und damit erleichternd. Wären aber die gegenwärtigen Personen in die Handlungen miteinzubeziehen, so verursachten sie vermehrt Streß, der zu einer extremen Anspannung und oft zum Zusammenbruch seines Gesamtverhaltens führen könne.

So fühle er sich, um seine Gesamtlage noch einmal zu schildern, fast ständig belastet, und oft ganz überbelastet. Ein Gefühl von Müdigkeit sei sein ständiger Begleiter (Zahrnt, 1997).

Kommentar

Janet legt viel Wert darauf, pathologische Formen der Müdigkeit, wie sie in den beiden vorangegangen Berichten deutlich werden, von der normalen Müdigkeit abzugrenzen, die dann entsteht, wenn ein gesunder Mensch anstrengende Tätigkeiten ausgeführt hat.

Über letztere schreibt er (1919, II, S. 36):

> PIERRE JANET
>
> „Normale Müdigkeit ist in Wirklichkeit ein besonderes Verhalten und nicht eine Störung der Gesundheit. Sie führt zuerst zu einem Einstellen der Aktionen, die vorher längere Zeit ausgeführt wurden, und dann zur Einnahme einer besonderen Haltung, eben der des Ruheverhaltens, das eine Weile andauern wird. In diesem Sinne ist Müdigkeit das Bedürfnis nach dem Ruheverhalten. Als Ausgangspunkte für die Einleitung des Ruheverhaltens dienen eine Anzahl von Veränderungen bei der Ausführung der laufenden Tätigkeiten. Sie fangen an, schwerer zu fallen, werden langsamer und weniger genau. Dadurch wird die Tendenz zur Ruhe geweckt, und schließlich kommt es geradezu zum Wunsch danach. Die Tendenz zu ruhen gehört zur wichtigen Gruppe der Kontrollmechanismen, die nicht durch äußere Stimuli, sondern durch besondere Verläufe unserer eigenen Verhaltensweisen aktiviert werden. So gesehen stellt normale Müdigkeit keine Störung dar, sondern eine Vorsichtsmaßnahme, einen Verteidigungsmechanismus gegen echte Störungen, die auftreten können, wenn unsere Aktionen über Gebühr verlängert werden.“

Wenn es sich aber um pathologische Zustände handelt, meint Janet, so ist es besser, von Erschöpfung statt von Müdigkeit zu sprechen. Unter Erschöpfung ist das Ensemble der Verhaltensstörungen zu verstehen, die normale Müdigkeit hätte verhindern können. Durch besondere Umstände kann aber der Kontrollmechanismus versagen. Die Kranken, von denen wir sprechen, sind nicht im eigentlichen Sinn müde, da es ihnen nicht gelungen ist, ihre Aktionen im richtigen Moment zu unterbrechen, so wie der Mechanismus der Müdigkeit es verlangt. Vielleicht verspüren sie zu einem gewissen Zeitpunkt einen Beginn von Müdigkeit, der sich aber nicht zum Bedürfnis nach Ruhe weiterentwickelt. Selbst wenn sie versuchen sich auszuruhen, beherrschen sie es so schlecht, daß sie kaum davon profitieren. Ein quasi permanenter leichter Erschöpfungszustand oder gravierende totale Erschöpfungsanfälle sind also auch immer ein Indiz für eine Störung der Aktivierung des Ruheverhaltens.

Kennzeichen von Situationen und Aktionen, die zur Erschöpfung führen

Eine sehr interessante Frage betrifft die Charakteristika der Aktionen, die bei psychasthenischen prädisponierten Menschen zu chronischen oder akuten Erschöpfungszuständen führen. In den meisten Fällen läßt sich der Abfall der körperlichen und psychischen Leistungsfähigkeit, der der Erschöpfung zugrunde liegt, nicht durch die Menge der von außen registrierbaren geleisteten Arbeit erklären. Eine Kranke Janets, die stundenlang Romane lesen konnte, fiel nach wenigen Minuten in einen akuten Erschöpfungszustand, wenn sie ihrem Kind Märchen vorlesen wollte. Die Menge der effektiv geleisteten Arbeit, so kann man aus den Reaktionen der Patientin schließen, muß im zweiten Fall beträchtlich größer sein als im ersten, obwohl eine oberflächliche Beobachtung zu einem entgegengesetzten Ergebnis führen würde.

Was macht den „erschöpfenden" Charakter der zweiten Tätigkeit aus, verglichen mit der ersten?

Janets Antwort können wir schon ahnen: Es ist die psychologische Natur des Verhaltens, die Qualität oder der Stellenwert in der Hierarchie der psychischen Funktionen, die in erster Linie für die „Kosten" verantwortlich ist.

▪ **Komplexität von Situationen und Erfordernis von Anpassung.** Betrachtet man die Aktionen, die besonders häufig zu Müdigkeit im Sinne von Erschöpfung führen, so fällt auf, daß es sich vornehmlich um solche handelt, die eine komplexe Anpassung verlangen. Allein lesen ist eine Tätigkeit, die zwar ein Minimum an Konzentration, Aufmerksamkeit und Ausdauer verlangt, aber eine relativ einfache Tätigkeit ist, weil nur eine geringe Anzahl an relevanten Bedingungen berücksichtigt werden muß. Seinem Kinde vorlesen ist eine wesentlich komplexere Handlung. Sie erfordert neben der Rezeption und Reproduktion eines Textes eine soziale Anpassung an die Reaktionen des Kindes. Neben dem eigentlichen Lesen muß angemessenes „Muttervehalten" realisiert werden, also in einer gewissen Art eine Anpassung an die Rolle der „guten Mutter". Gleichzeitig ist der eigenen Stimmung und den eigenen Bedürfnissen, die oft im Gegensatz zu denen des Kindes stehen, bis zu einem gewissen Grad Rechnung zu tragen, sollte der ganze Vorgang nicht schnell zu Überdruß führen.

Anpassungen sind besonders dann erforderlich, wenn Milieuwechsel stattfinden, etwa anläßlich von kritischen Lebenssituationen, wie sie schon zur Sprache kamen. So waren der Schulwechsel für den ersten Patienten und allein schon die Erwartung, eine Tätigkeit übernehmen zu müssen, für den zweiten, Anlässe für akute Erschöpfungsreaktionen mit einer genauso diffusen wie unangenehmen Symptomatik.

Aber auch alltägliche Ereignisse können Anpassungsleistungen fordern und dadurch für den Betroffenen schwierig werden, wenn sie bestimmte Eigenarten aufweisen. Für manche stellt die Notwendigkeit, einen Einkauf vorzubereiten (Einkaufsliste erstellen, Auswahl angemessener Kleidung usw.) zusammen mit der Drohung der unausweichlichen sozialen Begegnungen eine höchst komplizierte Tätigkeit dar. Das Sichten und Auswerten der Post mit den sich daraus ergebenden Überlegungen und dem evtl. daraus entstehenden Handlungsbedarf können Ereignisse darstellen, deren kräftezehrender Charakter schon im voraus geradezu eine Lähmung entstehen läßt. Im Anschluß daran können dann, wie bei unseren Patienten, Erschöpfungszustände auftreten, die für Außenstehende kaum noch nachvollziehbar sind.

▪ **Notwendigkeit, auf Situationen schnell zu reagieren.** Ein weiterer kritischer Umstand ist die Schnelligkeit, mit der reagiert werden muß. Eine Patientin Janets erlitt einen psychasthenischen Zusammenbruch, der mehrere Wochen anhielt, im Anschluß an die Lieferung eines Möbels, die zu einem Zeitpunkt erfolgte, als sie diese noch nicht erwartete. Sie erklärt ihre Reaktion folgendermaßen (1919, II, S. 70): „Wenn ich vom Fenster aus die Ankunft des Lieferwagens hätte sehen können, wenn ich vorhergesehen hätte, daß er an dem Tag kommt, wenn ich nur einen Augenblick Zeit gehabt hätte, mich auf die Lieferung einzustellen und mich darüber zu freuen, so wäre ich nicht krank geworden. Vor jeder wichtigen Situation muß ich mich darauf vorbereiten, für jedes Gefühl benötige ich eine Anlaufzeit. Ich bereite mich darauf vor, indem ich mir sage: Bleibe ruhig, komm nicht durcheinander, konzentriere dich auf dies oder jenes. Wenn Dinge sich zu schnell ereignen, werde ich krank."

Psychasthenisch stigmatisierte Menschen sind also auch solche, die Zeit benötigen, um ihre Aufmerksamkeit auszurichten und wahrzunehmen, um zu entscheiden und zu handeln. Es scheint auch, daß sie viel Zeit benötigen, um ihre Gefühle sich entfalten zu lassen. Haben sie nicht genug Zeit zur Verfügung, so können sich Empfindungen nur unvollständig entfalten, sie „entgleisen" und äußern sich sozusagen in allerlei anderen Phänomenen, über die noch zu berichten sein wird.

An der Stelle möchte ich noch einmal an die Klagen Schüchterner erinnern, die sich regelmäßig darüber beschweren, daß sie bei sozialen Anlässen zu wenig Zeit hätten, um angemessen zu reagieren. „Die richtige Antwort kam mir, als sie schon weg war, später habe ich verstanden, worum es ging, aber in der Situation selbst ging mir alles viel zu schnell" oder „Mit mehreren Menschen an einem Tisch zu sitzen, verlangt von mir eine ständige Geistesgegenwart, zu der ich nicht fähig bin. Auf jeden einzelnen könnte ich mich einstellen, und ich würde mich nach einiger Zeit in Ordnung fühlen. Aber alles zu überblicken und die ständige Bereitschaft, in irgendeine Richtung reagieren zu müssen, überfordert mich total."

■ **Dauer von Situationen.** Neben der Komplexität und der Notwendigkeit, u. U. schnell reagieren zu müssen, ist auch die Dauer von Situationen ein kritischer Umstand, wenn es darum geht, die seelischen „Kosten" abzuschätzen, die für jemand anfallen. Besonders interessant erscheint mir in diesem Zusammenhang das Warten. Wir kennen alle die Abneigung, die viele unserer Patienten gegenüber Wartesituationen hegen: „Das Warten in der Schlange vor der Kasse erschöpft mich mehr als der ganze Einkauf." Sehr häufig ereignen sich auch die ersten physiologischen Entgleisungen, die etwa eine Panikerkrankung einleiten bei solchen Anlässen.

Warten als ein „höchst gefährlicher" Akt? Warum?

In Wirklichkeit ist Warten eine komplexe Aktion, oft von großer Dauer. Beim Warten sind bestimmte Verhaltenstendenzen aktiviert, und diese Aktivierung muß aufrechterhalten werden. Gleichzeitig müssen diese Verhaltenstendenzen aber unter Kontrolle gehalten, also gehemmt werden. Der Zeitpunkt zum Handeln ist noch nicht gekommen. Das ist offensichtlich ein schwieriges Unterfangen. Janet behauptete, daß er bei den meisten seiner Patienten die Störungen, an denen sie litten, quasi experimentell hervorrufen oder verschlimmern konnte: Es reichte dazu aus, sie warten zu lassen.

Anpassungsfordernde Neuheit, Komplexität, die Notwendigkeit schnell zu reagieren, und Ausdauer stellen demnach Kriterien für Situationen dar, die hohe Anforderungen stellen und Anlaß für viele Entgleisungen geben. Dabei scheint sich irgendwo einer Art qualitativer Sprung zu ereignen. Es werden nicht nur schnellere und stärkere Reaktionen abverlangt, sondern *andere*. In kritischen Fällen können wir oft nicht mehr auf die üblichen gewohnheitsmäßig ablaufenden Reaktionen zurückgreifen. Wir müssen vielmehr „außergewöhnliche Maßnahmen" ergreifen, d. h. auf weniger gut organisierte und eingeschliffene Verhaltensmuster rekurrieren oder wir müssen durch Zerlegen und Neuorganisieren von alten neue Muster herstellen. Dadurch wird augenblicklich der erforderliche Kraftaufwand größer. Sicherlich verlangen ungewohnte Reaktionen ein viel größeres Ausmaß an psychischer Spannkraft, v. a. am Anfang. Es mag auch sein, daß wir über kein organisiertes Verhalten verfügen, das der Situation angemessen wäre. Dann sind wir gezwungen zu improvisieren, und dabei kann es offensichtlich zur Aktivierung allerhand „primitiver“ Reaktionen kommen, die erst einmal eine beträchtliche Unordnung schaffen und den Organismus bis zur Erschöpfung ermüden können.

Das Problem der raschen oder chronischen Erschöpfung ist also in letzter Instanz das Problem von Menschen, die permanent gezwungen sind, „über ihre Verhältnisse“ zu leben. Sie schaffen es in vielen Fällen nicht, das Ausmaß an psychischer Spannkraft zu erreichen, das ihnen erlauben würde, einfache, aber wirksame Taten zu realisieren. Statt dessen agieren und probieren sie herum, und das ist offensichtlich sehr kräfteraubend. Zu den normalen Ausgaben, die zum Leben notwendig sind, haben sie zu große „Nebenkosten“ in Form von einer genauso diffusen, wie kräftezehrenden Symptomatik auf der kognitiven, aber auch auf der vegetativen und motorischen Ebene. Dadurch wird die Sensibilität für die Anzeichen der Ermüdung in Mitleidenschaft gezogen. So agieren sie oft bis zur Erschöpfung. Was sie tun müssen, ist ja auch für sie viel komplizierter als für andere, wie wir bei der Schilderung der psychasthenischen Stigmata gesehen haben. Dadurch wird die Gefahr groß, daß sie vermeiden und sich selber gegenüber eine maximale, gerade noch mit dem Leben kompatible Schonhaltung einnehmen, die zu vielen Verzichten führen muß. Darüber beklagen sie sich dann, aber irgendwann kommt es zur Resignation. Giacomo Leopardi (1949, S. 59–60) schreibt über solche Menschen:

> Alle Spannkraft der Federn und Triebkräfte der Seele sind durch den langen Gebrauch und den heftigen langwährenden Druck verlorengegangen. Ihre größte Sorge ist für gewöhnlich, den jeweiligen Zustand zu erhalten, ein Leben nach einem Plan zu führen und nichts zu ändern oder zu erneuern und das nicht etwa aus Kleinmut oder Trägheit, sondern aus einer durch die Erfahrung der schnell schwindenden Kräfte geschaffenen Ängstlichkeit, die eine Furcht weckt, eine Neuerung könnte die wenige Ruhe und Stille und den Schlaf verscheuchen, in dem ihr Geist nach langem Kampf und Widerstand endlich eingeschlummert ist, sich gesammelt hat und gleichsam zusammenkauerte.

2.4.3 Über mangelhafte mentale Synthese und Störanfälligkeit

BEISPIELE

Aus dem Bericht von Balthasar

Mir reicht es, nach dem Termin hier gehe ich noch zu Aldi, und dann gehe ich für den Rest der Woche nicht mehr aus dem Haus. Mir reicht es, ich mache überhaupt nichts mehr. Ich kapituliere endgültig. Schon beim Programm-Machen für den heutigen Tag kam ich aus den Entscheidungszwängen nicht heraus. Es war mir alles zu kompliziert. Ja, Sie unterschätzen das alles. Sie übersehen die wahren Probleme. Sie wollen ein Beispiel? Jetzt muß ich schon wieder entscheiden, was ich erzählen soll. Gut, folgendes:

Also Überlegungen gestern abend: Soll ich die „Sportbild" morgen im Kiosk an der S-Bahn kaufen, obwohl ich sie seit 2 Jahren in der Hermannstraße kaufe? Aber da ist seit 3 Wochen ein Baugerüst vor dem Haus. Wenn es regnet, stellen sich immer Leute darunter. Die stehen dann da rum, und ich muß vorbei. Gehe ich rechts an ihnen vorbei oder links? Und dann glotzen einige einen so blöd an, und ich muß wissen, ob ich zurückschauen soll oder nicht. Also ein Spießrutenlaufen. Unerträglich. Einfach zuviel. Die Frage beim Programm-Machen war also: S-Bahn oder Hermannstraße. Aber da nur, wenn es nicht regnen würde. Der Wetterbericht war nicht eindeutig. Ich geriet in eine furchtbare Anspannung. Aber so ging es weiter die halbe Nacht, weil noch anderes zu entscheiden war.

Heute ist ein so komplizierter Tag. Zuerst zu Ihnen, dann zu Doktor Schütz und dann zu Aldi. Das ist zuviel. Das mache ich nicht mehr. Ich mache überhaupt nichts mehr. Ich verließ das Haus schon mit diesem Erschöpfungsgefühl, als hätte ich 3 Nächte nicht geschlafen, und dann ging es Schlag auf Schlag. Im Hausflur war der Sohn des Hausmeisters beim Bohnern. Ausgerechnet wenn ich die Wohnung verlasse, muß der bohnern. Als ich vorbeiging, schaute er mich an. Was sagen? Tag, oder schönen guten Tag oder gar nichts? Mir war danach, gar nichts zu sagen, aber dann erzählt er es seinem Vater und der beschwert sich beim Hauswirt. Ich kriege so etwas nicht so schnell auf die Reihe. Ich blieb wie angewurzelt stehen. Ich kann unter Zeitdruck keine Entscheidung treffen. Ich sah plötzlich gar nichts mehr und war innerlich wie leer, so als wüßte ich nicht, um was es ging. Irgendwie muß ich aus dem Haus gekommen sein, aber ich weiß nicht mehr wie. Das wird die Hölle heute abend zu Hause, ►

wenn ich das rekapitulieren muß. Der Abend ist hin. Auf dem Weg zur S-Bahn. Nur durch. Weder nach links noch nach rechts geschaut. Nur durch. An der S-Bahn vor dem Zeitungskiosk, ich hatte mich schließlich doch dafür entschieden, kam der nächste Schlag. Vor mir eine Frau mit Kinderwagen. Das brachte mich ganz aus der Fassung. Ich wußte nicht, wie ich mich hinstellen sollte, wie ich schauen sollte. Ich fühlte mich furchtbar. Dann suchte ich in der rechten oberen Jackentasche das abgezählte Geld für die „Sportbild“ und stellte mit Schrecken fest, es waren 1 Mark 80 statt 1 Mark 60. Nun geriet ich völlig aus der Fassung. Ich mußte mich am Morgen bei der Geldeinteilung für die einzelnen Ausgaben vertan haben. Das hat man davon, wenn man schludrig wird, aber so wollen Sie mich ja haben. Das hat man davon. Was nun mit den 20 Pfennig? In jeder anderen Tasche war abgezähltes Geld für die anderen Ausgaben. Ich konnte die 20 Pfennig nirgendwo dazutun. Ich geriet völlig in Panik. Nun war ich dran, der Verkäufer sah mich an, ich stand da, hatte 1 Mark 80 statt 1 Mark 60 in der Hand und alles war aus. Er sagte etwas, aber ich habe nicht mitgekriegt, was er gesagt hat. Irgendwas muß ich auch gesagt haben. Denn irgendwie ging es weiter. Er gab mir die Zeitung und ich legte ihm 1 Mark 80 hin und ergriff die Flucht. Was wird er von mir denken? Dort kann ich mich nie mehr blicken lassen. Mir ist das alles zu kompliziert. Ich mache gar nichts mehr.

Kommentar

Automatisierte Handlungen

In seiner ersten großen Arbeit über „*Die unteren Formen der menschlichen Aktivität*“ (1889) unterscheidet Janet zwischen automatisiert ablaufenden Tätigkeiten und solchen, die auf der Basis einer mentalen Synthese ablaufen. Die wichtigsten Verhaltensweisen, die weitgehend automatisiert ablaufen, entsprechen den Gewohnheiten und den Leistungen des Gedächtnisses. Einfache Umweltreize oder innere Ideen und Bilder reichen dabei aus, um weitgehend festgelegte Abläufe zu initiieren. Moderne Aufmerksamkeitsforscher schreiben dazu:

> Die Wörter und Sätze, die ich im Augenblick schreibe, werden in ein System zur Textverarbeitung eingegeben. Ich habe den entschiedenen Eindruck, daß ich über den Sinn dieser Sätze und über den grammatikalischen Aufbau nachdenken muß, daß aber der Akt des Hervorbringens der Wörter ohne mein Zutun vonstatten geht. Das

Tippen der Wörter, ihre Auswahl und sogar die Auswahl des richtigen Wortes – alles das sind Handlungen, die meine Aufmerksamkeit nicht beanspruchen. Von diesen Handlungen könnte man sagen, sie seien *automatisiert*. Sie haben einmal Aufmerksamkeit erfordert, nämlich als ich zu buchstabieren und dann wieder als ich zu tippen lernte, aber jetzt wird mein Geist von diesen niederen Schreibfertigkeiten nicht mehr in Anspruch genommen. Meine Aufmerksamkeit ist nun auf allgemeine Probleme der Textgestaltung gerichtet. Nämlich darauf, was ich als nächstes sagen will und wie man es ausdrückt (Underwood & Everatt, 1996, S. 267).

Charakteristika automatisierter Handlungen.
(Nach Underwood & Everatt, 1996)

1. Sie entwickeln sich mit umfassender Übung.
2. Sie werden mühelos und effizient ausgeführt.
3. Sie sind gegenüber Veränderungen resistent.
4. Sie sind durch andere Tätigkeiten unbeeinflußt.
5. Sie interferieren nicht mit anderen Tätigkeiten.
6. Sie werden nicht mit Absicht initiiert.
7. Sie werden nicht bewußt gesteuert.
8. Sie benötigen keine mentale Anstrengung.

Janet schreibt darüber:

PIERRE JANET

„Unsere Gewohnheiten und Erinnerungen führen zu Verhaltensweisen, zu Ideenverbindungen, die wir eher zur Kenntnis nehmen, als daß wir sie wirklich schaffen würden. Sie sind selten in unserem Bewußtsein repräsentiert und stehen im gegebenen Moment nie unter der Kontrolle unseres Willens... . Die Phänomene, die unserem automatischen Gedächtnis überlassen sind, können wir also „vergessen". Das erlaubt uns, uns bewußt mit anderem zu beschäftigen, während sie ganz von alleine ablaufen, mit nahezu perfekter Regelmäßigkeit" (1889, S. 434).

In *„L'automatisme psychologique"* hatte Janet die pathologischen Konsequenzen eines Zerfalls seelischer Automatismen untersucht und daraus die Manifestationen der Hysterie abgeleitet.

Im Rahmen seiner Psychastheniestudien hingegen beschäftigte er sich mit den „Krankheiten von oben". Auch hier erweisen sich Automatismen als sehr störanfällig. Dazu kommt, und das ist entscheidend, eine Schwächung der oberen Funktionen, die eine ausreichende Fähigkeit zur mentalen Synthese zur Voraussetzung haben. Sie sind das Gegenstück der Automatismen.

Unter mentaler Synthese versteht Janet eine Operation, die in einer ganz eigenen neuen Zusammenschau diejenigen Elemente vereint, die in jeder Lebenssituation von den Sinnen und vom Gedächtnis geliefert werden. Ihre Leistung wird v. a. dann benötigt, wenn es darum geht, uns an neue Ereignisse anzupassen, gezielt auf sie einzuwirken und mit Veränderungen umzugehen.

Die Auffassung Janets, die eine hierarchische Organisation des Handelns postuliert, ist sehr modern und bildet z. B. eines der Kernstücke der Handlungstheorie. Janets Automatismen entsprechen dabei dem, was Hacker (1976) „sensumotorische und perzeptiv-begriffliche" Regulationsebenen des Handelns nennt. Ein ausreichendes Training ihrer Abläufe vorausgesetzt, genügen sie meist den situativen Anforderungen, bis unerwartete bzw. unbekannte Störungen auftreten oder besondere Leistungen verlangt werden. Deren Analyse muß dann von einer anderen Instanz, der „intellektuellen Regulationsebene", wie Hacker sie nennt, gesteuert werden. Auf dieser Ebene können dann nach heuristischen Regeln neue Handlungspläne erzeugt werden.

Damit ist ziemlich genau das gemeint, was Janet mit dem Begriff der mentalen Synthese beschreibt.

Effizientes Handeln hängt, wenn wir zusammenfassen, von drei Komponenten ab:

1. Von der Menge, Elaboriertheit und Störungsresistenz der weitgehend automatisiert ablaufenden Handlungspläne, die zur Verfügung stehen.
2. Von der Fähigkeit, neue oder schwierige Situationen, zu deren Bewältigung die Automatismen nicht ausreichen, schnell und erschöpfend so zu analysieren, daß angemessene Handlungspläne daraus abgeleitet werden können. Die Analyse erfolgt auch unter Berücksichtigung relevanter Gedächtnisinhalte und orientiert sich an den einschlägigen persönlichen Zielsetzungen.
3. Vom möglichst harmonischen Zusammenspiel dieser beiden Ebenen.

Um als effizient zu gelten, muß nach Volpert (1974) Handeln folgende Charakteristika aufweisen:

- Effizientes Handeln ist realistisch. Während realistische Pläne die Erreichbarkeit von Zielen in sachlicher und zeitlicher Hinsicht ermöglichen, lassen sich zwei Arten von unrealistischen Plänen benennen:
  - Fehlentwickelte, isolierte Pläne sind illusionär, sie enthalten unrealisierbare Teile oder eine völlig unrealistische Zeitvorstellung.
  - Unterentwickelte Pläne sind nicht an Handlungen gebunden, sie ermöglichen lediglich zielloses Umhersuchen. Volpert spricht hier vom „wirren" Handeln.
- Effizientes Handeln ist stabil-flexibel. Es geht hier um das Festhalten an Zielen (Stabilität) bei gleichzeitigem flexiblem Austauschen von Unterprogrammen, wenn die Lage es erfordert. Fehlentwicklung bedeutet hier: Mangelnde Verarbeitung der Rückmeldung und somit rigides Handeln. Unterentwicklung führt genau zum Gegenteil: Jede kleine Störung reicht aus, um den Handlungsfluß zu unterbrechen.
- Effizientes Handeln ist organisiert. Dieses Kriterium betrifft das adäquate Delegationsverhältnis zwischen den Regulationsebenen. Was sinnvoll nach unten (Richtung Automatismus) delegiert werden kann, wird delegiert, damit die höheren Ebenen für antizipatorische, vorausplanende Aufgaben frei sind.

In dem oben wiedergegebenen Monolog meines Patienten stellt sich das Bild eines in dieser Hinsicht schwer gestörten Menschen dar, der wesentliche Aspekte der psychasthenischen Stigmata Janets in seinem Erleben und seinem Verhalten zeigt.

Er unterscheidet in seinem Alltag zwischen „Ruhetagen", an denen er seine Wohnung nicht verläßt und seine Zeit meist mit Fernsehen verbringt, und „Arbeitstagen", die ihn in eine schwierige Wirklichkeit, nach draußen führen. Da er berentet ist, ist von Arbeit im eigentlichen Sinne keine Rede. *Seine* Arbeit, bestand an dem Tag, über den er so bitter klagt, darin Lebensmittel einzukaufen, die Zeitung zu holen, einen Arzt und mich aufzusuchen, beides zu ein für allemal feststehenden Terminen. Dieses Programm, das er mit geringen Variationen am Dienstag jeder Woche ausführt, würde einen gesunden Menschen höchstens dazu veranlassen zu überlegen, was er einkaufen will oder was er dem Arzt oder mir berichten soll. Hinzu käme höchstens die Auswahl der Kleidung je nach dem Wetter.

Die anderen Tätigkeiten, wie Wege zurücklegen, Zeitung verlangen, würden auf einer sehr niedrigen Regulationsebene, etwa auf der perzeptiv-begrifflichen, auf der allgemeine „Handlungs-Grundmuster" ablaufen, die in ihrer Struktur relativ gleichbleibend sind und je nach Situation flexibel eingesetzt werden können. Auch für nicht explizit vorgesehene Ereignisse von geringer Bedeutung verfügen Gesunde über abgespeicherte Pläne: Trifft man auf den Sohn des Hausmeisters, so wird er begrüßt, wenn das Verhältnis zu ihm neutral ist, oder standhaft ignoriert, wenn er einen tödlich beleidigt hat. Einem vor den Füßen auftretenden Kinderwagen wird ausgewichen, irgendwie.

Bei dem Patienten klappt das alles so nicht. Er hat aufgrund seiner Erfahrungen eine Vorahnung davon, wie schwierig sein Unterfangen sein wird, so daß er seine Tätigkeit geradezu als „Arbeit" bezeichnet. Deswegen versucht er auch, die Anzahl seiner Arbeitstage auf eine Mindestzahl zu reduzieren. Sie bedeuten für ihn ein Maß an Anstrengung, das für andere kaum nachvollziehbar ist. So kommt er denn auch völlig erschöpft nach Hause und fühlt sich so verwirrt, daß er mindestens eine Stunde braucht, um seine Eindrücke vom Tage zu ordnen und zu verarbeiten. Er nennt das „rekapitulieren" und ist erst in der Lage, sich auf etwas anderes zu konzentrieren, z. B. auf das Fernsehen, wenn er diesen unangenehmen Prozeß abgeschlossen hat. Beim „Rekapitulieren" geht er akribisch jede erlebte Situation durch und überlegt z. B.: Was hat die Kassiererin gesagt, was habe ich gesagt, wie war mir dabei zumute, war es angemessen, was hätte ich anstelle sagen können? Und so weiter. Oder: Wo stand der Kinderwagen genau? Wie bin ich vorbeigegangen, hätte ich anders vorbeigehen können? Wie habe ich mich beim Vorbeigehen gefühlt? Dabei hat er ohnehin recht wenig von dem wahrgenommen, was sich ihm an potentieller Stimulation an einem solchen Tag angeboten hat. Wenig Eindrücke und innere Reaktionen darauf sind erfolgt, ein Beleg für seine innere Verarmung und für die Reduktion der mentalen Komplexität, an der er leidet.

Funktion des Rekapitulierens

Wir sind nach der Kenntnis einiger Janetscher Grundbegriffe schon in der Lage, Vermutungen darüber anzustellen, welche Funktion das Rekapitulieren erfüllt.

Der Patient bekämpft das „Unvollständigkeitsgefühl", das seine Gedanken, seine Emotionen und sein Verhalten zu etwas Bruchstückhaftem, in höchstem Maße Unzufriedenstellendem macht. Er versucht, sein Erleben sozusagen rückwirkend zu ergänzen und zu etwas einigermaßen Ganzem zu machen, das er „ablegen“ kann, weil es abgeschlossen ist. So kommt er einigermaßen „zu sich“ und ist dann frei für etwas anderes.

Das Unvollständigkeitsgefühl begleitet v. a. die willentlichen Handlungen, die er im Laufe des Tages ausführen muß und deren Erwartung die Perspektive seines Ausgangs zu einem wahren Horrorerlebnis werden lassen. Er fürchtet die Notwendigkeit, handeln zu müssen, über alles. Denn er weiß auch, wie schwierig es für ihn ist, sich im Vorfeld einer notwendig gewordenen Aktion ein Bild über die Situation zu verschaffen, das zu einigermaßen überzeugenden Handlungsplänen führen kann. Er kommt an den Zeitungsstand und da steht eine Frau mit einem Kinderwagen: Was nun? Wie weit dahinter stehenbleiben? Die Frau anblicken oder nicht? Was tun, wenn sie sich umdreht? Sie grüßen, wenn sie ihn anschaut?

Ich muß an dieser Stelle doch einmal betonen, daß alles, worüber ich hier berichte, keineswegs übertrieben oder an den Haaren herbeigezogen ist. Solche Situationen stellen ernste Probleme für die Patienten dar. Sie haben Angst davor und nehmen die gravierendsten Nachteile in Kauf, um ihnen ausweichen zu können. (Wenn solche Abläufe zu wenig bekannt sind, so liegt das hauptsächlich daran, daß Patienten viel zu wenig oder zu oberflächlich danach befragt werden.)

Es werden also dem Psychastheniker Entscheidungen abverlangt bei Gelegenheiten, die sich für uns kaum aus dem Realitätsstrom als „Situationen“ herausheben. Soll er zurückschauen? Ja oder nein? Lang oder kurz? In die Augen oder nicht? Mit angedeutetem Lächeln oder ohne? Nicht nur, daß er sich entscheiden muß, er sieht sich nicht einmal in der Lage, die Situation so zu überblicken und einzuschätzen, daß er überhaupt zu einer Entscheidung gelangen kann. Die Spannung steigt, und wenn er dann doch hinschaut, kurz, nicht in die Augen, ohne angedeutetes Lächeln, dann sagt er sich nicht anschließend, so, das habe ich hingekriegt, sondern er fragt sich, ob er nicht doch hätte hinschauen sollen oder aber lang, mit angedeutetem Grinsen usw. Und am Abend geht es weiter. Was einem alles so passieren kann im Hausflur.

Kein Wunder, daß jede Androhung einer notwendigen Tat wie ein Schlag aus heiterem Himmel empfunden wird.

Die Schwierigkeiten haben also einen vielfachen Ursprung:

- Einmal sich normalerweise automatisiert vollziehende Abläufe werden durch bewußte Kontrolle entautomatisiert. Dadurch werden sie so störanfällig, daß sie unterbrochen werden durch Momente, die für uns gar keine sind. Dann wird eine Situationsanalyse erforderlich, die durch eine Schwächung der Fähigkeit zur mentalen Synthese selten zufriedenstellend scheint und überzeugend gelingt. Die Folgen sind Zweifel, Unsicherheit und alle möglichen, schon beschriebenen Phänomene. Folgt dann doch eine Tat, so gerät auch sie selten so, daß sie als endgültig und ausreichend empfunden werden kann.

- Um die Notwendigkeit, der Wirklichkeit aktiv und spontan entgegentreten zu müssen, auf ein Minimum zu reduzieren, wird soviel wie möglich vorausgeplant und in Gedanken eingeübt. Unser Patient nennt das „das Programm machen". Alles, was sich am anderen Tag ereignen könnte, wird sozusagen voranalysiert und das eigene Verhalten vorausgeplant. Eine Vorsichtsmaßnahme angesichts der Schwierigkeiten, dies in der konkreten Situation durchzuführen. Ich habe die Prozedur an anderer Stelle genauer beschrieben (Hoffmann, 1994). Dabei geht es um Angelegenheiten wie:
  17:55 Currywurst zum Mitnehmen einkaufen. Festlegen, was zum Verkäufer sagen, wenn a), keine Leute vor dem Stand, b), wenn 1 bis 3 Personen vor dem Stand sind und c), wenn mehr als 3 Leute da sind.

Der Psychastheniker ist sich derart seiner Schwierigkeiten und der zu erwartenden verunsichernden Gefühle bewußt, daß er zu Mitteln seine Zuflucht nehmen muß, die von uns kaum noch nachvollziehbar sind.

Doch das befreit uns nicht von der schwierigen Aufgabe, ihn dennoch ernst zu nehmen und seine innere Not nachzuvollziehen.

2.4.4 Depersonalisation und Derealisation: Das Gefühl der Leere

Mit Depersonalisation hat sich Janet ein Leben lang beschäftigt. Sein Interesse dafür wurde mehr zufällig dadurch geweckt, daß im Abstand von wenigen Tagen 2 Personen ihm eine ganz ähnliche Geschichte erzählten.

Da war einmal eine junge Frau von etwa 20, eine einfache Arbeiterin ohne jegliche literarische oder philosophische Bildung, wie er meinte, die eine Liaison mit einem jungen Mann aus der Nachbarschaft unterhielt. Die Eltern wußten nichts davon, aber das beunruhigte das Mädchen nicht sonderlich. Eines Tages las sie in der Zeitung die herzzerreißende Geschichte eines jungen Liebespaares. Dieses hatte trotz des Verbots der Eltern geheiratet und durch diesen Frevel unsägliches Leid über die beiden Familien gebracht: Mord und

Totschlag, Suizide, geschäftlichen Ruin, gesellschaftlichen Abstieg und dergleichen mehr. Janets Patientin erblickte in dieser tragischen Geschichte eine Parallele zu ihrer eigenen und erlebte eine starke Gefühlswallung. Danach verspürte sie das Bedürfnis nach frischer Luft und ging auf die Straße. Dort trat augenblicklich eine Empfindung auf, die mehr als 2 Jahre lang anhielt. Sie versuchte, sie zu beschreiben: „Wo bin ich jetzt, was ist aus mir geworden? Was ist aus meiner Person geworden? Wo befinde ich mich momentan? Ich bin nicht mehr da, ich erkenne mich nicht mehr. Ich weiß nicht mehr, was ich bin. Ich bin keine Person mehr, ich bin es nicht mehr, die geht, die denkt. Ich bin nichts. Mein Ich ist gänzlich verschwunden“ (1919, S. 315).

Am übernächsten Tag erschien ein junger Arbeiter bei Janet und erzählte ihm folgende Begebenheit: Anläßlich einer Auseinandersetzung auf der Arbeit hatte sein Chef gedroht, ihn zu verprügeln, wenn er nicht spure, und ihm damit einen großen Schrecken eingejagt. Gleich im Anschluß daran verspürt er ein Gefühl, das ihn nicht mehr losließ. Er drückte es folgendermaßen aus: „Mir ist so, als sei nicht ich es, der geht, lebt, ist. Selbst wenn ich schlafe, habe ich nicht das Gefühl, daß ich es bin. Selbst wenn ich mich anschaue, entsteht nicht der Eindruck, daß ich mich sehe. Der eigene Körper ist mir unbehaglich, wie wenn er mir nicht gehören würde. Es ist alles so fremd, so als lebte ich neben mir“ (1919, S. 318).

Diese zwei fast identischen Schilderungen eines merkwürdigen Zustands haben Janet sehr beeindruckt. Was erzählen mir die beiden, fragte er sich. Seit wann reden Arbeiter, die nie ein philosophisches Buch gelesen haben, von ihrem „Ich“, von ihrer „Persönlichkeit“? Zum ersten Mal, meinte er, habe ich gehört, wie wirkliche Menschen von ihrer „Person“ reden, ein Begriff, der mir bislang ausschließlich aus dem Bereich der Philosophie zu stammen schien. Und dann, das war das Erstaunlichste, taten sie das, um festzustellen, daß ihre Person ihnen abhanden gekommen sei.

Das Phänomen beschäftigte Janet mehr als 40 Jahre. Im Laufe der Zeit sammelte er über 300 Krankengeschichten, die trotz aller Verschiedenheit einen gemeinsamen Kern aufwiesen: Menschen klagten darüber, daß sie sich fremd geworden seien, daß sie es nicht mehr seien, die ihr eigenes Leben lebten.

Mit den Depersonalisationsphänomenen, letztlich eine Art Gefühl der Leere bezogen auf den eigenen Körper, gehen oft Derealisationsempfindungen einher. Das Gefühl der Leere bezieht sich dann auf die Objekte der Außenwelt.

Doch bevor wir zu Janets Überlegungen zu diesem Thema kommen, sehen wir uns die Symptomatik anhand eines aktuellen Beispiels an.

BEISPIELE

Frank besucht seine Freundin

Die Kontrolle der Wohnung ist endlich geschafft. Über eine Stunde hat es gedauert, ich fühlte mich heute besonders leer und unsicher dabei. Die Gegenstände, trotz ihrer Brisanz und ihres Gefahrenpotentials, erschienen mir undeutlich, wie weit entfernt. Ich mußte immer wieder daran herum manipulieren, um ihnen mehr Realitätsgehalt zu geben. Doch das Gefühl, daß sie „richtig" seien, stellte sich besonders schwer ein. Doch nun muß ich gehen, endlich kann ich doch gehen.

Der große Spiegel im Flur. Ich gehe mit abgewandtem Gesicht daran vorbei. Wenn ich hineinschaue und dann weiter will, bekomme ich so schwer das Gefühl, nicht „drinnen" geblieben zu sein. Richtig aus dem Spiegel herauskommen, ist so schwierig. Das Gefühl, daß ein Teil von mir drinnen geblieben sein könnte, ist so unheimlich. Ich muß dann immer wieder versuchen, ganz herauszukommen, und die Zeit vergeht. Ich komme mir dabei so fremd, so unwirklich vor. Bin ich es? Wer bin ich? Bin ich ganz? Ich weiß, es klingt idiotisch, aber so ist es. Also mit abgewandtem Gesicht am Spiegel vorbei.

Die Lampen im Schlafzimmer kamen mir heute so unwirklich vor. Kann man bei einer Lampe, die nicht wirklich ist, sicher sein, daß sie nicht brennt? Nein, nicht schon wieder nachsehen. Schnell raus. Die Zeit drängt.

Kontrolle der Haustür, wie gehabt. Ich stehe vor der Haustür. Stehe ich vor der Haustür? Bin ich das? Bin ich ganz draußen? Kontrolle der Wände. Sind es die weißgetünchten, fleckenübersäten Wände meines Flures? Es scheinen die Wände meines Flures zu sein. Weiter. Beim Treppen hinuntersteigen werden die Stufen gezählt. 32 müssen es sein, dann ist es die Treppe, die in die Eingangstür des Hauses führt. 32. Und nun die Briefkästen zählen, 12 sind es. Ich zähle sie 2mal.

Ich mache das alles schon so lange, daß ich gar nicht mehr darüber nachdenke, was ich da eigentlich mache. Ich muß ja funktionieren, muß ja leben, muß zur Arbeit, zum Arzt oder zu meiner Freundin. Da kann ich mir keine Experimente leisten.

Die Haustür erscheint so merkwürdig eng. Komme ich da durch? Komme ich da ganz durch? Ich stehe auf der Straße. Bin ich ganz ▶

durchgekommen? Ich habe solche Mühe, diesen Körper als meinen eigenen zu fühlen. Heute ist alles besonders mühsam.

Jetzt bloß nicht wieder ins Haus, um zu überprüfen, ob ich auch nichts verloren habe. Seit dem Verlust meiner Scheckkarte, der mir soviel Unannehmlichkeiten und Scherereien bereitet hat, habe ich häufig das Gefühl, ich könnte etwas verloren haben. Ein scheußliches Gefühl. Ständiges Zurückgehen und Nachschauen wird richtiggehend zum Bedürfnis, aber wenn ich ihm immer nachgebe, hört das Leben ganz auf. Also weiter.

Die Fassaden der Häuser auf dem Weg zur U-Bahn abzählen und prüfen, ob sie in der richtigen Reihenfolge sind (ich kenne sie auswendig). Eingang zur U-Bahn: Buchstabieren der Station. Ist es die richtige? Tausendmal bin ich in die U-Bahn an dieser Stelle eingestiegen, aber es nutzt nichts. Zweimaliges Buchstabieren der Station.

Fahrt ereignislos. Abzählen der Stationen. Verlassen des Wagens. Ganz? Treppenstufen zählen. 27. Bin ich ganz aus der Station heraus? Ich versuche, meinen Körper zu spüren. Vollständig? Unvollständig? Vollständig: Ein ausreichend sicheres Gefühl stellt sich ein. Kontrollieren und Buchstabieren der drei Straßenschilder, die von da, wo ich stehe, einsehbar sind. Bin ich an der richtigen Stelle? Nie habe ich auch nur annähernd die Gewißheit, bis ich meinen Zirkus abgezogen habe.

Auf dem Weg zum Haus meiner Freundin. Abzählen und Kontrollieren der Häuserfassaden. Wie eine Kulisse kommt mir das alles vor. Vor dem Haus. Vor dem Haus? Eingangstür anstarren. Ich kann hineingehen. Abzählen der Stufen. Kontrollieren des Flures. Vor der Haustür, die 2 Messingknöpfe: Da sind sie. Ich läute, sie macht auf. Ich sehe sie heute etwas verschwommen. Ist sie es? Ist sie ganz da? Ich bin nicht verrückt. Ich habe bloß diese merkwürdigen Zustände, mit denen ich leben muß und niemand sonst von Euch.

Sie steht vor mir und lächelt mich an. Ich schäme mich, aber ich muß sie abchecken. Es dauert nicht lange, aber ich muß dieses Gefühl loswerden. Jetzt trete ich ein und fange an, mich etwas zu freuen.

Kommentar

Im Februar 1896 machten einige Schüler Janet auf eine kleine Frau aufmerksam, die endlos über das Gelände der Salpêtrière trottete, immer auf den Fußspitzen, wie losgelöst von allem irdischen Geschehen, manchmal die Augen gen Himmel gerichtet, mit ekstatischem Gesichtsausdruck, dann wieder den Blick zur Erde, mit allen Anzeichen untröstlicher Verzweiflung. Als Janet sie dann in seine kleine Klinik neben dem „Laboratorium für Experimentelle Psychologie" aufnahm, war sie 42 und sollte 8 Jahre dort verweilen. Während all der Jahre besuchte Janet sie fast jeden Tag, beobachtete und befragte sie und unterwarf sie einer Reihe von psychologischen Experimenten. Madeleine, so nennt er sie, führte ein Tagebuch und machte schriftliche Notizen über alles, was den Professor interessierte. Auch später, nach ihrer Entlassung, schrieb sie ihm fast jede Woche lange Briefe. Sie hielt ihn auf dem laufenden über jegliche Veränderung ihres Befindens oder über Besonderheiten, die sie an sich feststellen konnte. 22 Jahre lang führte sie für ihn „Selbstbeobachtungsprotokolle" durch, insgesamt mehr als 2000 Seiten. Sie registrierte lückenlos alle Gedanken- und Gefühlsregungen, die Wirrungen ihrer religiösen Ekstase bis hin zur Ausprägung ihrer Stigmata, der Wundmale Christi, die sie an Händen und Füßen trug. Sie schrieb auch über die Abgründe der Verzweiflung, in die sie manchmal fiel, gefolgt von schrecklichen Schlafanfällen.

Janet hat ein zweibändiges Werk über sie verfaßt, 1000 Seiten stark mit dem Titel „*Von der Angst zur Ekstase. Studien über Glauben und Gefühle*" (1926). Er setzt sich darin mit der stärksten Ausprägung der Psychasthenie, dem psychasthenischen Delir auseinander, aber auch mit zwanghaften Gedanken. Er knüpft an seine frühere Schrift über Hysterie an, setzt sich mit pathologischen Formen des religiösen Glaubens auseinander und untersucht v. a. die Welt der Gefühle. Zu unserem Thema scheinen mir ein paar seiner Ansichten von unmittelbarem Interesse.

Janets Ansichten zum Depersonalisationsgefühl

Das Depersonalisationsgefühl, so schreibt er, ist eine Art innere Wahrnehmung des Verlustes der Realitätsfunktion. Es ist ein Gefühl der Fremdheit, der Unvollständigkeit bezogen auf die eigene Person und nicht auf die Dinge außerhalb von uns, wie bei der Derealisation.

Der Kranke stellt fest, daß er nun mehr wie mechanisch agiert, daß er die Vergangenheit wiederholt und sich nicht mehr an die Gegenwart anpaßt. Er weiß noch einigermaßen, wie es ist zu handeln, aber seine Gedanken und seine Wünsche nicht mehr in gegenwärtigen Aktionen zusammenbringen zu können, heißt, keine Person mehr zu sein. Das Grundgefühl ist, daß die alte Persönlichkeit nicht mehr existiert.

Die Möglichkeiten, dieses Gefühl sprachlich auszudrücken, sind sehr eingeschränkt, und auch das Verständnis Nichtbetroffener stößt schnell an seine Grenzen. Klagen über innere Leere, über das Gefühl der Unwirklichkeit, nicht ganz dazusein, nicht richtig irgendwo zu sein oder nicht richtig irgendwo herausgekommen zu sein - mit all dem wird ein innerer Zustand beschrieben, zu dem leicht massive Angst treten kann, aber nicht muß.

Was fehlt den Menschen denn, die diese Empfindungen verspüren, fragt Janet?

Die Autoren, die vor ihm versucht haben, diese Frage zu beantworten, gingen meist von einer „peripheren" oder einer inneren „Anästhesie" aus. Periphere Anästhesie führe dazu, daß die nach außen gerichteten Sinnesorgane so krank seien, daß der Kranke in der Tat ein schwächeres, reduzierteres Bild der Außenwelt empfange. Beim Vorliegen einer inneren Anästhesie, also bei einer Störung der Wahrnehmung der eigenen Körperempfindungen, der sog. Somatognose, würde der Patient sich selber, d. h. seinen Körper, so schwach spüren, daß sich daraus seine Empfindungen der inneren Leere und der Fremdheit, verglichen mit dem Gefühl vor Ausbruch der Erkrankung, erklären ließen.

Janet greift diese Auffassung vehement an und behauptet, bei der Untersuchung von mehr als 300 Patienten nicht ein einziges Anzeichen für eine Anästhesie gefunden zu haben. Alle diese Menschen verfügten über eine absolut normale Empfindlichkeit auf ihren Körper bezogen, und ihre Wahrnehmungsfähigkeiten nach außen seien nicht im geringsten reduziert, so sein Fazit.

Welche Antwort schlägt er vor?

Er berichtet über mehrere Begegnungen, die ihm Hinweise dazu geliefert hätten. Anläßlich der Visite einer Kranken, die an der Salpêtrière die „Schläferin" genannt wurde, weil sie zu Beginn ihres Aufenthaltes 5 Jahre fast ohne Unterbrechung schlief, bemerkte er, daß die Patientin ihn fast ganz normal, wie sonst auch, begrüßte, um dann hinzuzufügen: „Ich kenne Sie nicht. Wer sind Sie? Sie kommen mir so merkwürdig vor, so weit weg." Und dann noch: „Ich kenne mich auch nicht mehr. Ich spüre mich nicht mehr. Ich bin nicht mehr ich" (1903, S. 262).

Was blieb an ihrem Verhalten erhalten? Was war gleich wie zu dem Zeitpunkt, wo sie nicht unter dem Eindruck ihres Leeregefühls stand?

Primär- und Sekundärreaktionen

Unverändert sind das, meint Janet, was wir die „Primärreaktionen" nennen können. Primärreaktionen sind die, die auf äußere Stimuli hin erfolgen. Ich trete ein. Sie begrüßt mich. Diese Verhaltensweisen, die als Reaktionen auf äußere Einflüsse hin auftreten, bilden die wichtigsten Mittel, über die ein Organismus verfügt, um in seinem Milieu überleben zu können. Sie bestehen nicht nur aus einfachen Reflexen, sondern auch aus hochadaptiven Aktionen, die sich am Erfolg orientieren und sich auch zu neuen, innovativen Verhaltensmustern entwikkeln können. Immer aber stellen sie eine Aktion nach außen, in Richtung Umwelt dar. Viele Organismen sind auf dieser Evolutionsstufe stehengeblieben, und ihr Repertoire bestehe letztlich aus einem Ensemble von Primärreaktionen.

Doch die menschliche Persönlichkeit ist komplizierter aufgebaut. Wenn ich einen Bekannten auf der Straße treffe, so grüße ich ihn. Das ist zweifellos eine Primärreaktion im Janetschen Sinne. Doch dabei bleibt es nicht. Ich finde die Begegnung eher angenehm oder eher unangenehm. Ich verspüre evtl. das Bedürfnis, stehenzubleiben und ein Gespräch anzufangen, oder ich möchte mich so schnell wie möglich aus dem Staub machen, um den Menschen nicht mehr sehen zu müssen.

Jede Primärreaktion löst also zusätzlich Reaktionen nach innen aus. Janet nennt sie „Sekundärreaktionen". Sie sind es, die dem Erleben einer Situation die besondere Färbung, den einzigartigen Charakter und den Wirklichkeitsgehalt verleihen. Fehlen sie, so entsteht trotz des korrekten Verhaltens auf der Primärebene das Gefühl der Unvollständigkeit und Leere, über das sich die Betroffenen dermaßen beklagen.

BEISPIELE

Ein anderes Beispiel: Eine Patientin liegt auf dem Bett und sagt plötzlich: „Meine Brüder kommen mich besuchen." Janet fragt, woher sie das wisse. „Ich habe ihre Schritte wiedererkannt." Und fügt dann gleich hinzu: „Wie traurig, daß sie nicht wirklich existieren, ich spüre sie nicht. Mich spüre ich auch nicht. Alles ist so leer." – „Warum gibt es sie nicht, wenn Sie ihre Schritte hören? Warum gibt es Sie nicht, da Sie sie doch hören?" Die Patientin antwortet: „Ich habe sie seit 3 Monaten nicht mehr gesehen. Wenn ich gesund, normal wäre, würde ich nicht wie ein Tier auf dem Bett liegenbleiben. Ich würde aufspringen, ihnen entgegeneilen. Ich würde mich freuen, sie zu umarmen. Statt dessen mache ich nichts, bewege mich nicht einmal, ich verspüre nicht das geringste Bedürfnis, irgend etwas zu tun" (1903, S. 480).

In dem Moment, wo der Arzt mit seiner ganzen Autorität anordnen würde: Jetzt stehen Sie aber auf und begrüßen Ihre Familie, würde sie es problemlos tun. Es würde sich dann um eine Primärreaktion handeln, die von außen ausgelöst wird. Aber so reicht die Unwirklichkeit und die subjektive Schwäche, mit der sie die Situation erlebt lediglich für einen Akt der Wahrnehmung und des Erkennens aus – alles andere unterbleibt, bis auf die Feststellung der inneren Leere. Es fehlen jegliche innere Regungen etwa in Form von Bedürfnissen oder Gefühlen, die bei Gesunden als Reaktionen auf die eigenen Primärreaktionen erfolgen.

Befassen wir uns an dieser Stelle noch etwas näher mit der Natur und der Funktion von Sekundärreaktionen. In den Intervallen zwischen unseren Reaktionen auf externale Stimulation ist unser Bewußtsein nicht leer, und zwischen den Primärreaktionen stellen wir unser Verhalten nicht ein.

Sekundärreaktionen, die nicht von der Außenwelt aus gesteuert werden, aber deren Stimulation direkt in der Ausführung der Primärreaktionen besteht, stellen kein besonderes Verhalten an sich dar. Es handelt sich dabei um ein Verhalten, das unter anderen Bedingungen auch als Primärreaktion auftreten kann, und es wurde in dieser Funktion sicherlich auch gelernt. Die Resonanz der Primärreaktionen im Bewußtsein in Form von Sekundärreaktionen verleiht unserem Bewußtsein den Eindruck von Fülle und von Leben. Fehlt das alles weitgehend, so entsteht das Gefühl der Leere in uns. Ein Patient Janets schildert das Gefühl der Depersonalisation geradezu poetisch (1926, S. 88–89): „Das Fehlen dieses ständigen Gemurmels, dieses leuchtenden Flimmerns, das ehemals meinen Geist ausfüllte, ist schrecklich, und anstelle dessen ist die schwarze Leere meines Gehirns getreten."

Dieses mehr oder weniger große Fehlen der Sekundärreaktionen erklärt auch die weitgehende Untätigkeit der Kranken, die immer in der Lage sind, auf äußere Stimulation zu reagieren, die aber große Schwierigkeiten haben, aus eigenem Antrieb heraus zu agieren. Janet schreibt (1926, S. 87):

Pierre Janet

„Unsere sog. spontanen Aktionen erwecken bloß den Anschein, spontan zu sein. Es handelt sich dabei um die Weiterentwicklung von Wünschen, d. h. um Aktionen, die im Entstehen begriffen sind und eine Zeitlang in den ersten Stadien der Aktivierung verweilen. Solche Handlungsentwürfe werden formuliert in einer mehr oder weniger präzisen inneren Sprache. Sie bildet den Gedankenstrom, der unseren Geist in den Zeiträumen ausfüllt, in denen die Außenwelt keine Primärreaktionen hervorruft. Diese Wünsche und der ▶

sie begleitende ‚innere Monolog' sind Sekundärreaktionen, eine Art Resonanz von Primärreaktionen, die mehr oder weniger weit zurückliegen können. Die Kranken entwickeln kaum noch eine solche Aktivität."

BEISPIELE

Ein Patient drückt es folgendermaßen aus: Wenn man nicht zu mir spricht, wenn man mich nicht schüttelt, weiß ich nicht mehr, was in mir abläuft. In Wirklichkeit passiert gar nichts. Ich schlafe nicht, ich bin nicht wach, ich träume nicht, ich denke an nichts, ich langweile mich nicht, ich tue nichts, gar nichts. Vor allem kann ich mich zu nichts aufraffen.

Die Janetsche Unterscheidung zwischen Primär- und Sekundärreaktionen nimmt die wichtige Unterscheidung zwischen Fremdsteuerung und Selbststeuerung vorweg. So schreibt Kuhl (1995, S. 7) über Zwangskranke:

> So unterschiedlich die ... Zwangssymptome auch sein mögen, ein Merkmal haben sie alle gemeinsam: Zwangserkrankungen bedeuten immer einen Kontrollverlust, genauer gesagt, eine Schwächung der Selbststeuerung, die wir im Alltag auch als „Willensschwäche" bezeichnen... . Auch depressive Patienten schaffen es oft nicht, ihre eigenen Absichten umzusetzen, selbst wenn sie Aufforderungen befolgen können... . Die Lösung dieses Rätsels liegt in der Unterscheidung von *Selbst*steuerung und *Fremd*steuerung. Das Befolgen von Aufforderungen wird über andere Nervenbahnen im Gehirn vermittelt als die Ausführung von Handlungen, die sie wirklich selbst wollen."

Diese Schwierigkeit von Kranken kann oft merkwürdige, auf den ersten Blick schwer zu deutende Auswirkungen haben.

BEISPIELE

Einer meiner Supervisanden wollte den schwer von Unsicherheiten geplagten Frank (s. S. 69) bis zu einem Punkt führen, an dem er das Gefühl der absoluten Sicherheit empfinden könne. Er hielt ihm einen Bleistift vor die Augen und fragte: „Sind Sie sicher, daß dies ein Bleistift ist?" Der Patient antwortete: „Ja, ich bin sicher." Um den Effekt zu verstärken, drückte ihm der Kollege den Bleistift in die Hand und meinte: „So, und jetzt noch einmal." Der Patient hielt den ▶

Bleistift und wurde zunehmend unruhiger. Auf die erneute Frage „Sind Sie sicher?“ fing er an zu stottern: „Nein, ich bin nicht mehr sicher. Ich fühle mich so leer, ich kann es nicht sagen...“

Was zuerst als Primärreaktion anstandslos gelang, sollte nun als Sekundärreaktion, d. h. unter voller Verantwortung des Patienten erfolgen. Und jedes Gefühl der Sicherheit war zusammengebrochen. Wie der Patient später berichtete, war er nicht nur nicht in der Lage, eine feste Überzeugung kundzutun, sondern es fehlte ihm auch jeder Drang, sich festzulegen und überhaupt zu agieren.

Fassen wir zusammen: Dieser Verlust jeglichen Bedürfnisses zu handeln ist das Hauptmerkmal, das wir bei der Empfindung der Leere, der Depersonalisation oder der Derealisation finden. Die Primärreaktionen, von außen ausgelöst, bleiben voll erhalten, die Sekundärreaktionen fehlen bis hin zu ihrem wichtigsten Anteil, den Gefühlen und dem Bedürfnis, sich über Primärreaktionen hinaus in der Situation zu verhalten.

Dieses höchst unbefriedigende Erlebnis haben wir bei einigen der geschilderten Patienten kennengelernt, und sie setzen viele Mittel ein, um es zu verändern, um sich in der Welt wieder vollständig und erfüllt zu spüren. Wir werden einige davon kennenlernen (s. S. 132 ff.). Doch zuvor wollen wir uns mit weiteren, weitgehend „reinen“ psychasthenischen Symptomen beschäftigen.

2.4.5 Langsamkeit

BEISPIELE

Fallbeispiel Rahib

Rahib ist 30, verheiratet, und hat eine 3jährige Tochter. Er lebt im Ausland, in einem großen Haus, zusammen mit den Eltern. Vor seiner Erkrankung war er Angestellter. Seine Hobbys sind Cricket und andere sportliche Aktivitäten. Vor seiner Erkrankung hatte er weder auffällige gesundheitliche noch psychische Probleme. Die Familienanamnese ist unauffällig. 1984 hatte er einen Motorradunfall mit Rippenbrüchen, aber ohne Bewußtlosigkeit. 1986 erfolgte ein zweiter Unfall mit Aufprall des Kopfes und eventueller kurzer Bewußtlosigkeit. Er hatte leichte Gesichtsverletzungen, Rippenprellungen und schmerzhafte Abschürfungen an Armen und Beinen. Schädelröntgen und sämtliche neurologischen Untersuchungen waren ohne Befund.

Er sagt über sich selber aus: Ich habe viel Glück im Leben gehabt, weil ich eine Familie und insbesondere eine Frau habe, die sich sehr um mich kümmert. Ich versuche, ein ehrlicher Mensch zu sein, hilfsbereit und höflich im Umgang mit anderen. Ich bin eigentlich damit zufrieden, wie ich mein Leben vor dem Auftauchen meines Problems erledigt habe. Davor war ich vielleicht etwas schnell ermüdbar und nicht allzu belastbar, aber ich war völlig in der Lage, meinen Verpflichtungen gerecht zu werden, und habe auch gerne Sport getrieben. Ich bin vielleicht etwas schüchtern, habe aber keine Angst vor anderen Menschen, weder vor meiner Erkrankung noch jetzt. In Wirklichkeit bin ich eine sensible und emotional betonte Person, die sehr viel Wert auf Familienleben legt. Alles in allem würde ich sagen, daß ich vor dem Beginn meines Problems ein ganz normaler junger Mann war, kein Held, aber auch kein Schwächling.

Nach dem zweiten Unfall erfolgte innerhalb weniger Wochen eine dramatische Veränderung in seinem Verhalten. Seine Hauptbeschwerden in der Zeit danach faßt er folgendermaßen zusammen, nach Schweregrad gestaffelt:

1. Schwierigkeiten, morgens aus dem Bett zu kommen.
2. Ich fühle mich fast immer energielos, schläfrig, müde, ja erschöpft.
3. Ich habe keine Spur Ehrgeiz mehr und verspüre nicht das geringste Bedürfnis, irgend etwas zu tun oder zu unternehmen.
4. Es nimmt Stunden in Anspruch, meine täglichen Routineaktivitäten wie Aufstehen, Toilettengang, Waschen und Anziehen usw. auszuführen. Sie dauern nahezu den ganzen Tag, so daß mir kaum Zeit für irgend etwas anderes bleibt.
5. Ich muß immer wieder und immer wieder Sachen kontrollieren, bis ich mir im klaren darüber bin.
6. Alles, was mir begegnet, muß ich kontrollieren. Wenn ich von einem Raum in einen anderen gehe, so kontrolliere ich in meinem Kopf, wie ich das mache, und zwar zuerst in Fünferblocks und dann in Zehnerblocks.
7. Ich habe oft Kopfschmerzen und Schmerzen im Nacken.

Ein durchschnittlicher Tag des Patienten bei sich zu Hause sieht folgendermaßen aus (ohne Komplikationen).
Gegen 9:00: Wachwerden.
9:00 bis 9:30: Dösen.
9:30: Warten auf ein „inneres Signal" zum Aufstehen, meist eine halbe bis anderthalb Stunden.
10:30: Vorbereitungen zum Aufstehen: „Ich lege mich auf die linke Seite. Ich versuche, in meinem Kopf zu klären, daß ich wach bin. Dann lege ich meinen Arm vor die Augen und nehme ihn 5mal hintereinander kurz weg, so daß ich den linken Bettrand sehen kann. Ich versuche, in meinem Kopf zu klären, daß nichts am Bettrand ist. (Auf die Frage, was könnte da sein, lautet die Antwort, ich weiß es nicht, etwas, was nicht da hingehört. Der Vorgang läuft ohne Emotion, v. a. ohne jede Spur von Angst ab.) Ich wiederhole das so lange, zuerst in Fünfer- dann in Zehnerblocks, bis ich mir im Kopf darüber im klaren bin, daß nichts da ist. Dann lege ich mich auf die rechte Seite und wiederhole den Vorgang. Dann lege ich mich auf den Rücken, hebe das rechte Bein und kläre in meinem Kopf, daß nichts auf dem Bett ist. Dann werfe ich die Decke zur Seite und springe aus dem Bett. Dann hebe ich das Kopfkissen auf und sage: Danke, Gott. Anschließend schüttle ich meine Decke und zähle bis 10. Dann lege ich sie auf das Bett. Wiederholung mit dem Kopfkissen. Dann bücke ich mich, um 5mal unter das Bett zu schauen. Ich sage mir dabei: Danke, lieber Gott. Dann mache ich mich daran, das Zimmer zu verlassen, um zur Toilette zu gehen. Der Vorgang des Aufstehens kann bis zu anderthalb Stunden dauern.
11:30 bis 11:35: „Kleiner Gang" zur Toilette (ritualisiert).
11:35 bis 12:00: Zähne putzen.
12:00 bis 13:30: Verlassen des Badezimmers, Gang zur Küche, Frühstück.
13:30 bis 14:30: Toilette.
14:30 bis 15:20: Ausziehen.
15:20 bis 16:20: Duschen.
18:20 bis 18:30: Abtrocknen, Anziehen, Kämmen.
18:30: Essen, Konversation mit der Frau, Spielen mit dem Kind usw. Normales Verhalten mit normaler Schnelligkeit.

Steht er unter extremem Zeitdruck, z. B. wenn am selben Tag ein Arztbesuch oder ein Familienausflug stattfindet, so gelingt es ihm, ein paar Stunden schneller zu werden, um das Unternehmen zu ermöglichen. Die Mehrzahl der Tage aber spielt sich nach dem oben beschriebenen Rhythmus ab.

Kommentar

Der Patient leidet an einem außerordentlich gravierenden psychasthenischen Syndrom, das sich in mehrere Anteile aufgliedern läßt. Die wichtigsten sind:

1. Interesselosigkeit, Verlust jeglichen Ehrgeizes und weitgehende Teilnahmslosigkeit, allerdings ohne jedes Anzeichen einer Depression, insbesondere keine Niedergeschlagenheit oder Selbstanklagen.
2. Langsamkeit bei der Ausführung von Tätigkeiten.
   Rachman (1974) unterscheidet in diesem Zusammenhang zwischen zwei Formen. Danach liegt eine „sekundäre Langsamkeit" vor, wenn die Ausführung von Handlungen in Folge von Kontrollen oder anderen zwanghaften Phänomenen zustande kommt. Mit „primärer Langsamkeit" meint er eine „grundlegende Dysfunktion", die auch ohne Kontrollen oder anderes existiert, die die meisten, aber nicht alle Bereiche des Lebens beeinträchtigt. Sie ist meist chronifiziert, obwohl Fluktuationen des Schweregrades vorkommen.
3. Müdigkeit, z. T. als unüberwindlich erlebt, bis hin zu abulieähnlichen Zuständen, die aus stundenlanger Immobilität bestehen können (sog. Komplikationen).

BEISPIELE

Rahib (Fortsetzung)

„Mein früheres Leben kommt mir vor wie ein Traum. Bin ich noch derselbe Mensch? Ich weiß, daß ich es bin, aber ich fühle mich manchmal gar nicht mehr. Wenn es mir gelungen ist, nach draußen zu kommen, und wenn ich mir ein Cricketspiel ansehe, dann habe ich das Gefühl, wieder der Rahib von früher zu sein. Aber oft komme ich mir so unwirklich vor, so als sei ich gar nicht da. Auch das Haus meiner Eltern, die Möbel kommen mir dann seltsam weit und unwirklich vor. Und das ist das Schlimmste: Meine Frau, meine Tochter und meine Eltern scheinen mir auch so weit weggerückt zu sein. Im Grunde genommen habe ich sie verloren", sagt Rahib.

Interesselosigkeit und mangelnde Anteilnahme

Eine Patientin empfing Janet einmal mit den Worten: „Heute Nacht ist mir ein großes Unglück passiert. Ich habe meine Freundin Ernestine verloren" (1903, S. 55–56). Ernestine war keineswegs gestorben. Sie hegte immer noch die gleichen zärtlichen Gefühle der Patientin gegenüber. Aber diese hatte sie „verloren", wie sie ihre Mutter und den lieben Gott verloren hatte. „Sie sind so weit weg, daß sie in keiner Beziehung mehr zu mir stehen. Ich habe sie verloren“ (S. 55–56). Wenn Ernestine sie besuchte, stand sie auf und grüßte sie, aber ohne jegliche Emotion, die sie früher mit ihr verbunden hatte. Sie blieb dann einfach stehen und sah sie an, sonst nichts.

BEISPIELE

Rahib (Fortsetzung)

„Ich hätte nur noch den einen Wunsch im Leben, wieder ich selber zu werden, um mich um meine Familie kümmern zu können“, meint Rahib. Dann fügt er hinzu: „Dann hätte ich auch wieder eine Familie für immer. So habe ich sie nur manchmal am Abend, oder nur für 1 oder 2 Stunden. Das ist nicht genug. An anderen Tag ist alles weg und ich nehme sie kaum wahr, wenn ich wie in einer anderen Welt bin. Wie diese Welt ist? Ohne Gefühle, auch ohne Angst. Ich kann darin nur so schwer weiter, bleibe stecken und kann nichts dagegen tun.“

Das Gefühl der Leere hat sich bei ihm dermaßen ausgebreitet, daß er sich nicht einmal mehr unglücklich fühlt. Ihm fehlt so viel, daß er es kaum noch vermissen kann.

Langsamkeit

Patienten mit Störungen, die so ausgeprägt sind wie bei Rahib, sind selten. Vergleichen wir aber die einzelnen Fälle, so weisen sie große Ähnlichkeiten auf.

Janet schildert eine seiner Patientinnen, Claire (1903, S. 346):

Pierre Janet

„Ihre Schwierigkeiten, aus dem Bett zu kommen, waren sprichwörtlich an der Salpêtrière. Sie brauchte Stunden, um festzustellen, ob sie wach war oder nicht. Ihre Langsamkeit bei der Toilette, beim Essen war klassisch, sie benötigte Stunden dafür. Wollte sie einen kleinen Brief schreiben, so nahm es Tage in Anspruch. Sie war an dem Punkt sehr fordernd. Man mußte ihr Stunden oder Tage für eine solche Aktivität zugestehen. Sie ging vor, wie all diese Kranken. Sie fraktionierte alle Handlungen. Einen Tag benötigte sie, um Briefpapier zu suchen. Einen anderen, um einen Briefumschlag in die Hand zu nehmen, und 8 Tage später hatte sie vielleicht den Brief geschrieben.“

Rachman (1974) beschreibt einen jungen Mann, der an der Maudsley-Klinik aufgenommen wurde. Normalerweise stand er um 8:00 Uhr morgens auf, war aber erst zwischen 16:00 und 18:00 Uhr gewaschen und angezogen. Den größten Teil des Tages verbrachte er damit, seinen Körper nach Härchen abzusuchen. Es schien lange Perioden zu geben, während derer er sich verhielt, als sei er ohne Bewußtsein. Die Zeit schien stillzustehen. Ich begann mich zu fragen, kommentiert Rachman, ob die Erklärung, die der Patient für seine Langsamkeit gab, nämlich daß er einfach seinen Körper nach Haaren absuchte, ausreichend war.

Langsamkeit, die dadurch zustande kommt, daß die Aktivitäten mit klar identifizierbaren und zeitraubenden Zwangshandlungen durchsetzt sind, die sog. sekundäre Langsamkeit, gibt erst einmal keine großen Rätsel auf. Doch Rachman hat offensichtlich Schwierigkeiten zu erklären, wodurch Langsamkeit bei demjenigen entsteht, bei dem solche Zwangsphänomene nicht offensichtlich sind. Die 10 Patienten, die er interviewte, hatten große Mühe, in einem strukturierten Interview anzugeben, warum sie soviel Zeit aufwenden mußten, um die einfachsten Handlungen wie Zähneputzen, Rasieren, Waschmaschine ausräumen usw. auszuführen. Die Menschen schienen einen starken Wunsch zu haben, genau und präzise beim Erledigen ihrer Angelegenheiten vorzugehen, lautet Rachmans Fazit.

Weiter bereitete es ihm große Schwierigkeiten festzustellen, daß die Angstreduktionshypothese, das Zusammenspiel von klassisch-konditionierten Reaktionen und instrumentellem Verhalten im Sinne der Zwei-Faktoren-Theorie von Mowrer, hier nicht anwendbar ist. Von seinen 10 Versuchspersonen äußerte nur eine, daß sie so etwas wie ein leichtes Unbehagen verspüre bei dem Gedanken, die Dinge nicht korrekt zu erledigen. Alle anderen berichteten, daß sie keine nennenswerten Emotionen vor oder bei den Vorgängen verspürten, auch dann nicht, wenn sie einmal daran gehindert würden, in der üblichen Weise vorzugehen. Wie kann man sich dann erklären, daß dieses Verhalten persistiert? fragt Rachman.

Ich habe mit Rahib, aber auch mit anderen von extremer Langsamkeit befallenen Patienten intensiv In-vivo-Beobachtungen bei der Erledigung ihrer Routineaktivitäten wie Morgentoilette, Haushaltsverrichtungen usw. ausgeführt und sie zwischendurch exploriert. In der Tat sind sie dabei so gut wie emotionslos und reduzieren in keiner Weise durch besonders genaues Vorgehen irgendwelche negativen Gefühle wie Angst. Sie versuchen auch nicht, auf der kognitiven Ebene repräsentierte Gefahren oder Katastrophen dadurch abzuwenden. Man kann höchstens sagen, daß sie ein „Gefühl" suchen, so etwas wie ein „Vollständigkeitsgefühl".

Die schier endlose Dauer ihres Vorgehens scheint mir durch das Zusammenspiel von fünf Mechanismen zustande zu kommen, die je nach der auszuführenden Aktivität und den Besonderheiten der einzelnen Patienten mehr oder weniger ausgeprägt sind. In allen Fällen aber sind sie im Ansatz anzutreffen.

■ **1. Fragmentierung von Handlungen.** Das exzessive Fragmentieren von Handlungen hat eine doppelte Funktion.

Einmal ist der Gesamtvorgang in kleine Einheiten unterteilt, die für den Patienten so überschaubar sind, daß er beurteilen kann, ob er sie richtig ausgeführt hat. Kriterium für „richtig ausgeführt" ist: Der Patient erlebt den entsprechenden Vorgang als *abgeschlossen* oder *beendet*.

Das Beenden von Handlungen bzw. das Korrespondieren des subjektiven Gefühls, daß eine Handlung als abgeschlossen gelten kann, oder richtig ausgeführt wurde, ist eines der wichtigsten Phänomene in der ganzen Psychologie von Zwangsphänomenen und von anderen Störungen wie Depressionen - und zugleich eines der großen Themen Janets.

Rahib hat beim Zähneputzen als Teil 6 oder 7 in der Gesamtkette die Verhaltenseinheit: mit der Bürste über die 5 äußeren Zähne des rechten Oberkiefers 10mal streichen. Danach prüft er, ob er den Vorgang als „abgeschlossen" erlebt. Ist das der Fall, so kann er zur nächsten Einheit übergehen, wenn sich keine Komplikationen einstellen. Hat er nicht das Gefühl, daß der Vorgang beendet ist (und d. h. daß er nicht richtig durchgeführt wurde), so wiederholt er ihn zuerst 5mal; dann erneute Prüfung, dann wieder 5mal, dann erneute Prüfung.

Zum anderen ist jede Einheit auch so gewählt, daß sie nicht nur kognitiv überschaubar ist, sondern sozusagen in einem Energieschub auch gerade noch bewältigt werden kann.

Ich könnte mir nie einfach so die Zähne putzen, erklärt Rahib. Ich würde sicherlich schnell die Übersicht verlieren und überhaupt nicht mehr wissen, ob ich es richtig gemacht habe oder mache. Oder ich würde mittendrin aufhören, weil ich keine Kraft mehr habe.

Dieser Satz ist entscheidend für das Verständnis des ganzen Vorgangs. Die Entautomatisierung von Handlungen bei Psychasthenikern kann, je nach Schweregrad ihrer Störung, schon bei Aktivitäten erfolgen, die einen ziemlich niedrigen Stellenwert in der Janetschen Hierarchie haben. Dadurch kristallisiert sich mit der Zeit eine Zusammensetzung des Gesamtvorgangs aus Einzelstücken heraus, deren Elemente so gewählt sind, daß sie kognitiv überschaubar und energetisch zu bewältigen sind. Nur auf die Art vermag der Patient sein Unvollständigkeitsgefühl und seine Erfahrung des nicht Abgeschlossenen zu überwinden. Wenn er dann von richtig Zähneputzen spricht und sich gar auf die Regeln der Hygiene beruft, so hat das lediglich den Charakter einer sekundären Rationalisierung, die seiner Hilfskonstruktion, geboren aus seiner inneren Not, einen vernünftigen und kommunizierbaren Inhalt verleiht.

■ **2. Rekapitulieren.** Wenn Rahib einen größeren Teilabschnitt einer Tätigkeit beendet hatte, der etwa zum Verlassen eines Raumes hätte führen sollen, blieb er meist stehen. Man merkte, daß es heftig „in ihm arbeitete“, aber er sagte kein Wort. Die innere Arbeit, die er in dem Moment zu verrichten hatte, nannte er „in seinem Kopf klären“. Das wurde dadurch nötig, daß ihn in bezug auf diesen Teilabschnitt oder auf ein Element davon, das Gefühl des Abgeschlossenen, des Richtig-ausgeführt-Habens, verlassen hatte. Dadurch wurde alles wieder offen, unvollendet, unvollständig.

„Ich habe nicht das Gefühl, daß der Vorgang des Handtuchaufhängens abgeschlossen ist“. Er steht in der Tür des Badezimmers und bewegt sich nicht. Ein wenig macht er den Eindruck eines Miller'schen Versuchstieres am Punkt des Stillstandes unter dem Einfluß eines Annäherungs-Vermeidungs-Konfliktes. Er will weiter, aber er kann es nicht, weil er den Vorgang noch nicht als abgeschlossen erlebt. Nun versucht er, in seinem Kopf zu klären, *wie* er das Handtuch aufgehängt hat (nicht *ob* er es aufgehängt wie bei anderen Störungen, sondern ob er es so aufgehängt hat, daß es als „vollständig und vollendet aufgehängt“ gelten kann). Rahib versucht, jede Bewegung akribisch zu rekonstruieren.

Ich möchte an dieser Stelle noch einmal darauf hinweisen, daß die Tatsache, daß wir uns solche Erlebnisse nur schwer vorstellen können, uns nicht dazu berechtigt, sie nicht zur Kenntnis zur nehmen oder sie als „psychotisch“ fehlzuinterpretieren. Jeder kann sie hautnah beobachten und verstehen lernen, er muß nur oft genug mit Betroffenen in der Nähe der Badezimmertür stehen.

Die Dauer eines solchen Rekapituliervorganges ist schwer vorherzusagen. Er hängt von vielen Bedingungen ab, wie z. B. der allgemeinen Aktivierung und der Kompliziertheit des vorangegangenen Verhaltens. Erst wenn sich ein einigermaßen zufriedenstellendes Gefühl eingestellt hat, kann Rahib weitergehen.

BEISPIELE

Eine andere Patientin sieht sich in ihrer fortschreitenden Verunsicherung „gezwungen", so gut wie jeden Kontrollhandgriff und später fast alle anderen Handlungen im Kopf „zurückzuspulen", um halbwegs sicherzugehen, daß sie ordnungsgemäß ausgeführt waren. Sie hat die Bettdecke geradegezogen, steht in der Schlafzimmertür, erlebt den Vorgang nicht als abgeschlossen und gibt sich laut den Befehl: „Zurück! Zurück! Mit Beeilung! Tod! Tod!" Letzteres signalisiert, daß die Angelegenheit lebenswichtig ist. Dann erfolgt das Zurückspulen. „Wie bin ich ins Zimmer gelangt? Wo habe ich gestanden? Wo habe ich mit der rechten Hand die Decke angefaßt? Wo gezogen, bis wohin? Wo lag die rechte untere Ecke der Decke? Eine Tür knallt. Alles weg! Also nochmals. „Zurück! Zurück! Mit Beeilung! Mit Beeilung! Tod! Tod! Tod!" (Hoffmann, 1994, S. 91).

Führt Rekapitulieren nicht zum gewünschten Ergebnis oder wird Rahib dabei gestört, etwa dadurch, daß jemand ihn zum falschen Zeitpunkt anspricht, so geht er wieder ins Badezimmer, nimmt das Handtuch von der Stange und versucht, es wieder so aufzuhängen, daß es „richtig" hängt.

■ **3. Warten auf Handlungsimpulse.** Wenn Rahib wach im Bett lag, wartete er auf ein „inneres Signal" zum Aufstehen. Das konnte manchmal bis zu einer Stunde dauern. Wenn seine Frau oder seine Schwester an das Bett traten und ihn aufforderten, ja ihn anschrien, doch endlich aufzustehen, so nutzte das nichts. Der Vorgang des Wartens auf ein inneres Signal wurde dadurch nicht überflüssig. Oft stand er bis zu einer Stunde in der Zimmertür, die er nicht zumachen konnte, oder er stand im Flur zwischen 2 Zimmern und war nicht ansprechbar. Solche langen Pausen kamen dadurch zustande, daß zwei der Mechanismen nacheinander auftraten. Zuerst mußte er klären, ob Vorgänge aus der Vergangenheit als abgeschlossen gelten konnten. War das erfolgt, so mußte das innere Signal ihm sagen, daß er weitermachen sollte.

Eine andere Patientin schreibt über denselben Vorgang: „Ich möchte Brot schneiden und merke plötzlich, das Brotmesser bleibt stehen." Die Hand weiß nicht weiter. Der Handlungsimpuls ist irgendwie gestört worden. Der Impuls weiterzuschneiden, braucht sehr lange, um sich durchzusetzen (Hoffmann 1994, S. 109).

■ **4. Klebenbleiben.** Dies läßt sich wiederum am Beispiel „Rahib" veranschaulichen.

BEISPIELE

Rahib (Fortsetzung)

Rahib steht auf, verabschiedet sich von mir und will den Therapieraum verlassen. In der Tür dreht er sich um, wie immer, er schaut auf den Sessel, auf dem er gesessen hat. Er schaut angestrengt. Hat er dort etwas zurückgelassen? Nein, er denkt dabei nicht an Schlüssel oder etwas anderes, das aus seiner Tasche hätte herausfallen können. Etwas, irgend etwas. Schließlich verläßt er meine Wohnung. Eine halbe Stunde danach will ich ebenfalls weg. Rahib steht im Hausflur. Er hatte dort im Vorbeigehen ein Papierschnitzel gesehen und blieb stehen. Was ist das? Ein Stückchen Papier. Ist es ein Stück Papier? Ja, es ist ein Stück Papier. Rahib schaut es an, wendet sich ab, will gehen, bleibt stehen und sieht wieder das Papier an, geht etwas näher heran und blickt darauf aus einem anderen Winkel. Das Papier stört ihn nicht, erweckt keine nennenswerte Assoziation. Nicht die Idee oder das Gefühl, daß etwas verunreinigt sei, daß etwas auf dem Papier stehen könne, was ihn interessiert, keinerlei Gefühl. Die Aufmerksamkeit hat etwas erfaßt, das bei anderen automatisch ausgefiltert worden wäre oder höchstens eine kurze Orientierungsreaktion im Pawlowschen Sinne ausgelöst hätte mit dem anschließenden Urteil: Uninteressant, weiter. Es ist Rahib nur schwer möglich, die Aufmerksamkeit so auszurichten, daß er seinen Plan, nach Hause zu gehen, weiter verfolgen kann.

Sehr häufig bleiben Langsame an irgendeinem irrelevanten Wahrnehmungsinhalt kleben. Meine Patientin Lea nimmt bei der Morgentoilette ein Kosmetikfläschchen wahr und bleibt daran kleben. Sie denkt sich gar nichts dabei und will wegschauen, aber es gelingt ihr nicht. Dabei fühlt sie sich merkwürdig leer. Nun versucht sie, aus der passiven Rolle des Klebenbleibens in eine aktivere überzugehen. Sie macht etwas mit dem Fläschchen, sie rückt es hin und her in einer Reihe zwischen zwei andere in genau gleichem Abstand zu den beiden und so weiter.

Wer sich das schildern läßt oder es beobachtet, ist leicht versucht, als Motiv immer einen extrem übertriebenen Ordnungssinn zugrunde zu legen, und die Patientin mag das bestätigen. Meiner Meinung nach ist diese Erklärung oft falsch. Ich halte sie dann wieder für eine sekundäre Rationalisierung. Das zentrale Erleben dabei ist eher, daß eine noch nicht abgeschlossene Situation besteht, und die zufällig dabei wahrgenommenen Gegenstände wie Papierschnitzel oder Fläschchen dienen als eine Art Vorwand, um noch zu verharren. Der Einstieg in die aktive Rolle, das Manipulieren der Gegenstände erfolgt, um die Situation beenden zu können. Als Leitlinien der Handlung (wie Zurechtrücken) werden irgendwelche Kriterien angelegt, die im Sinne von „preparedness" („Symmetrie ist ordentlich") dem Tun eine Art Sinn verleihen.

Doch Ordnungssinn ist nicht das wahre Motiv, eher das vorgeschobene. Die Unvollständigkeit des Erlebens verbietet es, die Situation abzuschließen und zur nächsten überzugehen. So scheinen mir hinter der „primären Langsamkeit" recht komplexe Erlebnisse zu stehen, denen eine Erklärung wie die Rachmans keineswegs gerecht wird. Auf dem Hintergrund der Psychasthenietheorie lassen sie sich gut einordnen, und der ganze Vorgang wird verständlich.

■ **5. Komplikationen.** So bezeichnet Rahib zwei Arten von Zuständen. Gelegentlich können Stopps etwa bei der Ausführung seiner Routineaktivitäten ein Ausmaß annehmen, das kaum noch vorstellbar ist.

BEISPIELE

Rahib (Fortsetzung)

Er stand bis zu 3 Stunden etwa zwischen Bad und Küche und war nicht in der Lage, sich weiterzubewegen. Er fühlte sich schläfrig, war aber bei vollem Bewußtsein. Wenn seine Frau ihn dabei ansprach, hatte das keinerlei Effekte auf ihn, obwohl er jedes Wort verstand. Er wartete auf den inneren Impuls weiterzumachen.

Er berichtete über einen besonders langen Stopp: „Die Muskeln meiner Beine begannen in zunehmendem Maße zu schmerzen. Ich hatte Hunger und hätte so gerne etwas gegessen. Ich war 2 Meter von der Küche entfernt, konnte mich aber nicht in Gang setzen, weil ich auf den Handlungsimpuls wartete."

Es scheint sich hierbei um ein Phänomen zu handeln, das als „dissoziativer Stupor" (ICD 10, F 44.2) diagnostiziert wird.

BEISPIELE

Die zweite Komplikation waren Müdigkeits- oder Schlafanfälle, die tagelang dauern konnten. Eine gewisse Schläfrigkeit begleitete Rahib sehr häufig, v. a. dann, wenn er bei der Absolvierung seiner täglichen Aktivitäten war. Aber gelegentlich stand er mehrere Tage hintereinander nicht auf, weil er eine „unüberwindbare Müdigkeit" verspürte. „Es lastet ein solches Gewicht auf all meinen Gliedern, auf meinen Augen und meinem Magen, daß ich unfähig bin, irgend etwas zu machen. Ja, ich habe das Gefühl, mich nicht einmal rühren ▶

zu können. Selbst wenn ich spüre, daß mein Bein schlecht liegt, so kann ich diesen Zustand stundenlang aushalten. Woran ich dabei denke? An gar nichts. Ob ich etwas fühle? Nicht das geringste.“ Oft schlief er auch mehrere Tage fast durch. In solchen Phasen wurde er auch schon von seiner Frau am Bett gefüttert. Das war v. a. dann der Fall, wenn er in der Zeit vorher eine besondere physische Anstrengung vollbracht hatte.

Allerdings spielen die psychischen Begleiterscheinungen von Aktionen eine wichtige Rolle bei den Folgen. Damit werden wir uns später beschäftigen. Solche Schlafanfälle als gravierendste psychasthenische Symptome können von wenigen Minuten bis Stunden dauern, wie wir bei einem Patienten (s. S. 53) gesehen haben, oder aber ein Ausmaß wie bei Rahib annehmen. Dann droht das Leben endgültig zum Stillstand zu kommen.

Janet schreibt über das Schicksal solcher Patienten (1903, S. 363):

Pierre Janet

„Der aktive Wille solcher Menschen war vermutlich schon sehr früh im Leben gestört. Zuerst zeigten sie Symptome wie Indolenz, Desinteresse, Unschlüssigkeit, Tendenz zum Verspäten, Unordnung, Ungeschicklichkeit, Energielosigkeit, Müdigkeit, Tendenz, nichts zu Ende zu bringen, und geringe Resistenz gegenüber Belastung. Dann verschwinden [v. a. unter dem Einfluß schwieriger Lebensereignisse. N. H.] allmählich bestimmte Verhaltensweisen, schwierige soziale Handlungen bei der Schüchternheit oder die Tätigkeiten des Berufes, so daß der Kranke arbeitsunfähig wird. Alles, was ihnen zu schwer erscheint, wird immer labiler und wird schließlich eingeschränkt. Zuerst treten Erschöpfungszustände auf, unüberwindbare Müdigkeit und schließlich eine allgemeine und andauernde Bewegungslosigkeit. Am Ende sind diese Kranken nicht mehr in der Lage, ihr Zimmer zu verlassen. Sie treffen auf keinen Menschen mehr und beenden ihr Leben in der Isolation und in der Regungslosigkeit.“

2.5 Zwangsvorgänge

Bei der Schilderung der Fälle in Abschn. 2.4 „psychasthenische Stigmata" tauchten schon Phänomene auf, die strikt genommen darüber hinausgehen. Sie betreffen die niedrigsten Ebenen der Hierarchie Janets. Darin wird eine Entwicklung aufgezeigt, die bei den meisten betroffenen Patienten fast zwangsläufig abläuft. Die Psychasthenie mit ihren Störungen der Kognition, der Emotion, der Volition und der Handlungen bildet die psychische Grundlage für andere krankhafte Phänomene, die wir jetzt näher betrachten. Sie treten anstelle der höheren Phänomene, die durch Spannkraftabfall in vielen Situationen nicht mehr realisiert werden können.

Janet teilt sie ein in Zwangsgedanken im engeren Sinne und in Zwangsvorgänge. Mit Zwangsvorgängen ist eine ganze Palette von Symptomen gemeint, die nach Janet in ihrem Aufbau einfacher sind als Zwangsgedanken, die im Gegensatz dazu immer aus mehr oder weniger konkret elaborierten Ideen bestehen. Zwangsvorgänge können mit Zwangsgedanken einhergehen, aber auch ohne sie auftreten.

Janet schreibt über die davon Betroffenen:

Pierre Janet

„Sie beklagen sich darüber, daß sie in einer ganz übertriebenen Art mit Denken und Überlegungen beschäftigt sind, ohne daß eine präzise Idee im Vordergrund stünde. Sie beklagen, daß sie sich gezwungen fühlen, unnötige Bewegungen und Verhaltensweisen auszuführen, die sie ständig in Beschlag nehmen. Schließlich verspüren sie, ohne sich dagegen wehren zu können, äußerst heftige Emotionen, wobei diese in keiner Weise durch die gegenwärtigen Lebensumstände gerechtfertigt sind" (1903, S. 111).

Ihre allgemeinste Charakterisierung sei, daß es sich dabei um Phänomene handelt, die exzessiv, nutzlos und hierarchisch betrachtet eher tief angesiedelt sind.

Janet unterteilt Zwangsvorgänge in Gedanken, Bewegungen und Emotionen.

Nach einer kurzen Schilderung der einzelnen Zustände und ihrer Entstehungsbedingungen auf dem psychasthenischen Hintergrund sollen sie psychologisch interpretiert und anhand von Fallbeispielen erläutert werden.

2.5.1 Kognitive Zwangsvorgänge

Damit sind kognitive Vorgänge gemeint wie Überlegungen, Vergleiche und Klärungsversuche, die den Patienten stundenlang beschäftigen können und fast immer Anzeichen von Skrupeln und Schuldgefühlen sind. Man kann dabei von „zwanghaften Denkgewohnheiten" sprechen. Das Charakteristische dabei ist, daß es fast immer um „Kleinigkeiten" geht, die aber bei den Betroffenen eine solche Wichtigkeit haben, die in keinem Verhältnis zur wahren Bedeutung der Angelegenheit steht. Es folgt eine kurze Schilderung der wichtigsten Formen.

Zwanghafte Denkgewohnheiten: Schwanken

Der Zwanghafte kommt selten zu einer Überzeugung oder einer Entscheidung, vielmehr schwankt er endlos zwischen zwei Alternativen hin und her. Die mangelhafte Überzeugung kann sich auf eigene Empfindungen beziehen, z. B.:

- Liebe ich diese Person oder nicht,
- ist mir kalt, ja oder nein,
- verspüre ich das Bedürfnis, diesen Menschen umzubringen, ich bin nie ganz sicher.

In einem starken Ausmaß bezieht sich der Zweifel auch auf die eigene Erinnerung, z. B.:

- Ist mir im Alter von 9 Jahren bei der Heiligen Kommunion zum Osterfest beim Gang zum Altar eine Gotteslästerung durch den Kopf gegangen oder nicht? Einiges spricht dafür, aber ich bin nicht ganz sicher, einiges spricht auch dagegen. Ich entscheide mich nie und das seit Jahren.
- Habe ich vor 2 Jahren eine Briefmarke gestohlen oder nicht? Ich erinnere mich, einen Brief in der Hand gehalten zu haben und in dem Zimmer gewesen zu sein, wo meine Tante die Briefmarken aufbewahrt, aber ich weiß nicht mehr, wie ich meine Hand hielt, als ich vor dem Schrank stand, und das ist entscheidend. Gerade von dem Augenblick, der zählt, habe ich keine klare Vorstellung.

Zögern, endlose Überlegungen, die die eigenartigsten Formen annehmen können.

BEISPIELE

Jean, ein Patient, um den Janet sich jahrelang kümmerte, war nicht mehr in der Lage, Strecken in Paris zurückzulegen, die er nicht zu Fuß bewältigen konnte. Zwei Frauen, Charlotte und Elise, waren es, die ihn sehr bewegten. Die eine assoziierte er mit der Straßenbahn, die andere mit einem Fiaker. Er mußte irgendwohin. Sollte er die Straßenbahn nehmen? Kaum eingestiegen, würden ihn die mitfahrenden Frauen an Charlotte erinnern. Er bekäme dann Verspannungen, allerhand beunruhigende Empfindungen an diversen Organen und schließlich Masturbationsgelüste, sehr unangenehm in einem öffentlichen Verkehrsmittel. Könnte er das alles dadurch vermeiden, daß er sich einen Pferdewagen nähme? Mitnichten. Dort erwartet ihn die Kammerzofe Elise. Er würde an ihr Gesicht denken müssen und an ihren spöttischen Ausdruck. Sie würde ihn auslachen wie so häufig und ihn verspotten: Jean, du Pfeife, du schaffst es nicht einmal mehr, eine Straßenbahn zu besteigen, deine Angst vor Frauen ist grenzenlos, das wird nie etwas mit dir, du Versager. So verbrachte Jean jeden Tag mehrere Stunden am Straßenrand, wichtige Geschäfte, die keinen Aufschub duldeten im Sinn, jedoch regungslos, gleichermaßen von Charlotte, der Aufregenden, und Elise, der Spöttischen, immobilisiert.

Oft muß das Schicksal unter den verschiedenen Formen herhalten, um eine Entscheidung zu forcieren, die der schwankende Geist nicht zu treffen vermag.

BEISPIELE

W., eine Patientin Janets, fragte sich ständig, ob sie in ein Kloster eintreten müsse oder nicht. Sie beschloß dann, Gott selber die Entscheidung zu überlassen. Die ganze Weisheit, zu der sie fähig war, ließ sie schlußfolgern, wenn Gott mich als Nonne haben will, so wird er mir dies durch ein Zeichen am Himmel unmißverständlich zu verstehen geben, und zwar in Kreuzform oder in Form von heiligen Silhouetten.

Seitdem lief sie ständig herum, inspizierte den Himmel und fragte sich, ob sie Kruzifixe oder Heiligenfiguren darin zu erblicken vermochte. Das war nicht immer leicht zu entscheiden. Heute, überlegte sie, sind die diesbezüglichen Wahrnehmungen keineswegs eindeutig. Das da könnte ein Kreuz sein, aber es fehlt der rechte horizontale Balken. So gesehen spricht das nicht zwingend für den Eintritt ins Kloster. Waren die Wolken gestern eindeutiger oder nicht? ▶

Überlegen wir, wie war der Tagesablauf, wo und zu welchem Zeitpunkt habe ich in die Wolken gesehen, wie war das, als ich morgens vor der Tür stand? War da nicht eine Figur, die wie die Heilige Clothilda aussah, aber der Kopf war nicht so deutlich...

Eine andere Variante besteht darin, fast alles, was ein wenig aus der Reihe fällt oder auch nur entfernt mit Glücks- oder Unglückssymbolen assoziierbar ist, als äußerst wichtige Hinweise Gottes oder des Schicksals aufzufassen, über die dann endlose Fragereien und Überlegungen anzustellen sind. Hier ein Beispiel:

BEISPIELE

Mein Patient Lambert will seine wohlverdiente Rente auf dem Land genießen. Aber wo? Süddeutschland und alle katholisch geprägten Gegenden kommen nicht in Frage: Zuviel Kreuze, er hätte keine ruhige Minute mehr. Niedersachsen, Nordrhein-Westfalen und Sachsen-Anhalt scheiden aus wegen „Nieder", „Fahl" und „Halt", die nichts Gutes verheißen: Sie erinnern zu sehr an „ein bestimmtes Ereignis, über das wir uns besser nicht auslassen" (eine seiner zahllosen Umschreibungen für Tod, ein Wort, das er nie aussprechen würde. Oder: „Am Tag, als mein alter Herr das Haus verließ, obwohl er draußen nichts zu suchen hatte, wenn Sie verstehen, was ich meine.")

Sachsen schied aus: Sack-sen, ein Sack voll Asche. Thüringen schied aus: Tür wie die Tür, am Tag als mein alter Herr zur Tür hinausging. Die Saar schied aus, die zwei a, was hat das zu bedeuten?

Ein Hausmakler hatte ihm schließlich ein Angebot in Klarow, Brandenburg unterbreitet. Der Name schien erst einmal einwandfrei. Das „Klar" klang sogar nicht schlecht. Er wollte nach Klarow aufbrechen, um sich das Haus anzusehen. Doch kurz davor läutete das Telefon. Lambert hebt nicht mehr ab, seit vor 5 Jahren ein Anrufer unvermittelt gefragt hatte: Bin ich mit Grieneisen verbunden? (Ein Berliner Bestattungsunternehmen). Die Frau war bei der Arbeit. Der Anrufer ließ 11mal läuten. Zählte man ihn und die bessere Hälfte dazu, ergab das 13. Die Reise stand unter keinem gutem Stern. Er fuhr dennoch und zuerst verlief alles ziemlich problemlos. Der Ort erschien ihm sogar sympathisch auf den ersten Blick. Er wußte auch, daß er keinen eigenen Friedhof hatte. Er schaute auf das Ortsschild und war ganz guter Dinge. Er wollte zum Haus gehen, in dem er mit dem Makler verabredet war und zuckte plötzlich zusammen. Er drehte sich um, starrte entsetzt auf das Ortsschild und fing an zu ▶

buchstabieren: K-L-A-R-O-W, o w, o w, o weh, o weh. Er sah im Geist 1000 Klageweiber – an seinem Sarg und an dem der besseren Hälfte – und ergriff die Flucht, wie fast immer, wenn Lambert wirklich etwas tun sollte. Der alte Herr und die 13 hatten wieder einmal gesiegt.

Zwanghafte Denkgewohnheiten: Das Absichern

Ewig kann einer nicht schwanken. Einmal muß er aufhören, aber dann ist noch einmal besondere Vorsicht geboten. Es gilt, sich abzusichern. Um halbwegs sicher zu gehen, versuchen die Kranken, ihre Gedanken und ihre Handlungen mit allem Möglichen zu umgeben, das in der Lage ist, sie so präzise, so „materialisiert" wie möglich zu machen. Das alles letztlich aus einem mangelnden Selbstvertrauen heraus.

Jean war völlig unzufrieden mit der Art, wie Janet ihm ein Rezept zum Baden ausstellte. Er verlangte unbedingt folgende Angaben: Die genaue Temperatur, den Wasserdruck, die Dauer in Sekunden, die genaue Stelle am Rücken, die der erste Strahl treffen mußte, den genauen Verlauf des Strahls auf dem Körper, die genaue Angabe der Stellen, die nicht getroffen werden durften, die genaue Stelle am Rükken, an der der Strahl absetzen mußte, und die genaue Strecke, die er zwischen Anfang und Beendigung zurücklegen mußte (1903, S. 216).

■ **Symmetrie als Ordnungsprinzip.** Das Ausmaß an Ordnung und Genauigkeit, die für die eigene Sicherheit unerläßlich sind, nimmt immer extremere Formen an.

„Wenn nur eine Stecknadel in meiner Wohnung bewegt wird, wird mein Leben zusammenbrechen." Eine wichtige Rolle bei Ordnung kann die Symmetrie spielen. Ein Patient Janets berichtet (1903, S. 123): „Die Wörter und die Namen, die nicht aus einer regelmäßigen Anordnung von Buchstaben zusammengesetzt sind, haben seit jeher einen sehr unangenehmen Eindruck bei mir erweckt und stellen eine wahre Beleidigung für meine Augen dar.

Ich zähle die Buchstaben und wenn sie keine gerade Zahl ergeben, muß ich sie so zerlegen, daß ein isolierter Buchstabe in der Mitte steht. So schreibe ich in Gedanken Japan: Ja-p-an und Polen: Po-l-en. Stellen Sie sich vor, was es für eine entsetzliche Fron darstellt, die Zeitung zu lesen."

■ **Der Einsatz von Zahlen.** Eine weitere Variante der Genauigkeitsmanie besteht in der Tendenz, Ziffern und Zahlen eine besondere Bedeutung zu verleihen und sich ihrer zu einer besonderen Absicherung zu bedienen. Da ist einmal eine besondere Vorliebe für Zahlen als Mittel der Genauigkeit, um „mathematische Präzision" zu erlangen. Zahlen gelten als verläßlich, und das Zahlengedächtnis solcher Menschen ist oft erstaunlich entwickelt. Ein sehr wichtiges Phänomen ist der Einsatz der Zahl als Mittel, Handlungen überschaubar zu gestalten und Einzelfragmente sozusagen ein für alle Mal zu kodifizieren: Das Einseifen des linken Randes des kleinen Fingers der rechten Hand ist Einheit 14 im Gesamtvorgang des Händewaschens. Da gibt es die fast überall anzutreffende Unterteilung von Ziffern und Zahlen in gute und in schlechte. Dabei folgt man mehr symbolhaften Kriterien oder reagiert ein Leben lang damit auf einschneidende Erlebnisse. So warf meine Patientin Ellen noch mit 50 Flugkarten weg, die in irgendeiner Kombination die Zahl 19 enthielten, nachdem sie mit 18 Jahren erfahren hatte, daß eine junge Dame, die ihr nicht besonders sympathisch war, 19 Jahre alt war (es hätte für sie übrigens keinen Sinn gehabt, die entsprechenden Dokumente einzutauschen oder sich den Gegenwert auszahlen zu lassen: Auch die folgende Flugkarte oder das Geld wären durch die 19 „kontaminiert" gewesen und damit unbenutzbar).

▪ **Der Einsatz von Symbolen.** Auch Symbole haben eine ordnende Funktion, die der Absicherung dient. Wie kommt es, daß nach dem zufälligen Erblicken einer Zitrone eine meiner Patientinnen 4mal das Wort Enzian aussprechen muß, um unkontrollierbare Gefahren abzuwehren? In ihrem Universum „böser Figuren" gab es eine Lehrerin, die sie nicht mochte und die sie für den Inbegriff von Falschheit und Gemeinheit hielt. Diese Lehrerin fuhr lange Zeit ein orangefarbenes Auto. Somit wurde die Orange zu einem der zahlreichen Symbole des Bösen. Allmählich generalisierte die Abneigung auf alle Zitrusfrüchte, also auch auf Zitronen. Beim Jobben in diversen Gasthäusern hatte sie eine Zitrusfruchtallergie erfunden, um keine Getränke wie Perrier oder Campari, die ein Stückchen Orange oder Zitrone enthielten, tragen zu müssen. Die bloße Annäherung an eine dieser Früchte, meist beim Servieren unausweichlich, hätte ihr Gesicht auf der Stelle in eine unförmige Masse verwandelt, erzählte sie, und keiner der Arbeitgeber wollte das riskieren, da sie sehr nett aussah. Die gute Gegenfigur aus der Reihe der Lehrerinnen war eine Dame, die eine große Vorliebe für blaue Kleider hatte. Somit war Blau eine gute, beschützende Farbe und somit der Enzian, eine beliebte Nutzpflanze aus den Bergen, auch. Da das Gute letztlich doch über das Böse obsiegt, schlug, wenn andere Vorsichtsmaßnahmen eingehalten wurden, schließlich Blau immer Orange und das Leben blieb lebenswert, auch außerhalb ihrer bayerischen Heimat.

■ **Beschäftigung mit der Vergangenheit.** Die zu leistende mentale Arbeit wird noch aufwendiger und komplizierter, wenn die zwanghaften Denkgewohnheiten, die der Absicherung dienen, in die Vergangenheit verlagert werden. Paradebeispiel für diesen Vorgang ist der Versuch, die Frage zu beantworten, habe ich, ja oder nein, etwas Böses, etwas Schreckliches getan. Der Patient versucht, wie wir es schon gesehen haben, minuziös bestimmte Situationen zu rekonstruieren. Bewegung, um Bewegung, um ein lückenloses Bild seines Verhaltens zu erlangen, das ihn beruhigen könnte. Hat er auch nur die geringste Unsicherheit bezüglich einer Geste, oder versagt die Erinnerung auch nur auf einen Augenblick bezogen, so ist er der Verzweiflung nahe, sucht nach weiteren Hinweisen, die Klarheit schaffen könnten, oder er beginnt von neuem.

Die Tendenz, vergangene Episoden zu rekonstruieren, mit denen die Kranken für sie entscheidende Fragen verbinden, kann generalisieren und zu einer Art krankhafter Gewohnheit der Beschäftigung mit der Vergangenheit werden. Bei einem meiner Patienten sieht das folgendermaßen aus:

BEISPIELE

Verfolgt er ein Fußballspiel im Fernsehen, so taucht plötzlich die Frage auf, welche Torhüter seit dem Krieg in beiden Mannschaften gespielt haben. Er verfügt über ein beträchtliches Fachwissen und macht sich daran, die Namensliste zu rekonstruieren. Er versucht, alle Erinnerungen zu aktivieren, die er bezüglich der beiden Mannschaften hat. Er macht sich daran, den Verlauf der Karriere einzelner Torhüter zu rekonstruieren, um Hinweise darauf zu erlangen, ob sie in einer der beiden Mannschaften gespielt haben. In Fachbüchern, die er besitzt, nachzusehen, oder zusätzliche Literatur etwa in einer Bibliothek heranzuziehen, wäre für ihn das Eingeständnis einer Niederlage. Er macht es nur, wenn er trotz tagelangen Marterns seines Gehirns zu keiner befriedigenden Lösung kommt.

Doch gleich darauf taucht beim zufälligen Finden einer Ansichtskarte eines alten Urlaubsorts die Frage auf, mit welchen Personen habe ich damals geredet und worüber. Er stellt aus der Erinnerung eine Personenliste zusammen, dann versucht er, die Örtlichkeiten und die Zeitpunkte der jeweiligen Kontakte festzulegen, versucht, sich daran zu erinnern, in welcher Verfassung er sich jeweils befand, und so geht es weiter.

Griesinger hat diese Phänomene als Grübelsucht bezeichnet. Sie kann auch die Form endloser innerer Debatten über wissenschaftliche, ästhetische oder metaphysische Probleme annehmen. Einer meiner Patienten verbrachte Stunden mit der Frage: Wie ist die Anordnung der Heiligen beim Jüngsten Gericht? Sind sie nach dem Grad ihrer Heiligkeit aufgereiht? Oder alphabetisch nach ihrem Namen? Oder nach ihrer Körpergröße? Er war dabei wie gelähmt und konnte tagelang an nichts anderes denken. Manchmal geriet er darüber so in Erregung, daß er Herzklopfen, Schweißausbrüche und Erstickungsanfälle bekam.

Doch auch in diesen Fällen steht das „Grübelmaterial" als solches nicht im Zentrum. Der Mann, der in seinen Erinnerungen kramte, um Fußballmannschaften und anderes zu rekonstruieren, hatte sich in Wirklichkeit die Frage gestellt: Wie gut ist mein Kopf noch, zu welchen Leistungen ist er noch in der Lage? – Und das zu einer Zeit, in dem er mit einem massiven psychasthenischen Schwächezustand auf seine Pensionierung reagierte. Auch der andere ist weniger am Jüngsten Gericht als solchem interessiert als an der brennenden Frage: Bin ich ein guter Christ und wird Gott mich in Gnaden aufnehmen? Ein guter Christ muß über alle Dinge des Glaubens Bescheid wissen, auch über das Szenario am Ende aller Zeiten, so lautete die Forderung, die er an sich stellte.

Ein anderer junger Mann beschäftigte sich seit einem dreiviertel Jahr mit der Frage: Gesetzt den Fall, ich hätte auf die Bibel geschworen, daß ich verdammt werden will, werde ich dann verdammt, weil ich geschworen habe, daß ich verdammt werden will, oder reicht die Tatsache aus, daß ich auf die Bibel geschworen habe, ihren Wahrheitsgehalt und damit die Existenz Gottes anerkennend, reicht also dieser Umstand dafür aus, mich zu retten? Aber ist nicht andererseits die Tatsache, daß ich gerade auf die Bibel geschworen habe, ein Hinweis auf die Ernsthaftigkeit meines Wunsches, verdammt zu werden, und in dem Fall müßte die Verdammnis auf dem Fuß folgen, oder wird die Ernsthaftigkeit des Wunsches dadurch aufgehoben, daß ich durch Schwören auf die Bibel die Existenz eines gütigen Gottes anerkannt habe, der nur bei allzu schwerwiegenden Sünden verdammt, in dem Fall...

Absichern und Vorsichtsmaßnahmen können zu einem solchen Bedürfnis werden, daß in der Zukunft kaum eine Aktion unternommen wird, die nicht akribisch vorbereitet wird in allen möglichen Varianten. Dann wird bei der Vorbereitung des nächsten Tages z. B. festgelegt:

17:03 Ankunft S-Bahn, Festlegen, wie Wartezeit überbrücken. Heute: Auf und Ab gehen. Bei Regen Anschauen von Konzertplakaten.

17:21 Einstieg in die S-Bahn. Festlegen, ob heute Fahrgäste angeblickt werden sollen oder nicht. Erste Hälfte der Fahrt, Leute anblikken bis auf Gammler und junge Mädchen (nicht aufregen), zweite Hälfte der Fahrt, ab 17:30, nicht anblicken (Vermeidung jeder Aufregung vor Termin mit Arzt).

So wird alles im Dienst der Absicherung in einer für Außenstehende grotesk erscheinenden Art ausgefeilt und auf die Spitze getrieben. Eine Überlegung, die Gefahr ausschließen soll, muß perfekt sein, sie muß immer wieder vervollkommnet und ausgebaut werden. Ein Satz muß perfekt ausgesprochen werden und er wird ewig variiert, bis er zum idealen Satz wird. Eine Geste hat zur absoluten Geste zu werden und doch bewegt sie nichts. Das Perfekte, ja das Unendliche muß in allem enthalten sein. Es gibt nichts Einfaches mehr.

Zwanghafte Denkgewohnheiten: Die Wiedergutmachung

Trotz aller Vorsicht und Absicherungsmaßnahmen führen Ideen oder Aktionen selten zur Zufriedenheit. Dann werden andere Operationen eingeleitet, die zum Ziel haben, Unvollkommenes nachzubessern oder einen vermeintlich angerichteten Schaden wieder gutzumachen. Dazu gehören viele Vorgänge auf der mentalen und der Verhaltensebene, die als Neutralisierungs- oder Annullierungsbestrebungen angesehen werden können.

Ein Patient mit Ängsten vor Verdammnis als Strafe für unerlaubte sexuelle Gelüste berichtet:

BEISPIELE

Jedesmal wenn ich gezwungen bin, eine Frau zu berühren, ihr also z. B. bei der Arbeit oder privat die Hand zu geben, muß ich innerhalb von 30 Sekunden einem Mann die Hand geben (jeweils 10 Sekunden gewähren mit Gott Vater, mit dem Sohn und dem Heiligen Geist). Dadurch werden die möglichen Folgen der Berührung mit der Frau, also eventuelle unerlaubte sexuelle Begierden, neutralisiert. Sie können sich vorstellen, wie schwierig es meistens ist, in so kurzer Zeit einen Mann aufzutreiben, dem man die Hand schütteln kann. Manchmal erntete ich schon mehr als befremdliche Blicke von irgendwelchen Männern, die nicht wußten, wie ihnen geschah. Bin ich allein mit einer Frau, wissend, daß ich so schnell kein Neutralisierungsobjekt auffinden kann, so muß ich unter irgendeinem Vorwand (Verletzung usw.) den Handschlag verweigern. Rempelt mich eine Frau an, etwa beim Verlassen eines Aufzugs, so muß ich in derselben Zeitspanne einen Mann anrempeln, was nicht immer leicht ist, wie Sie sich denken können. Nun, Sie werden verstehen, daß ich manchmal Kompromisse machen muß. Wenn mir die Sprechstundenhilfe eines Arztes Blut abnimmt, so weiß ich genau, daß ich dieselbe Prozedur nicht an einem Mann wiederholen kann. Schon gar nicht in der vorgeschriebenen Zeit. Ich versuche, es dann wenigstens symbolisch wieder gutzumachen, indem ich mich (meist muß ich dabei eine zeitliche Verlängerung in Anspruch nehmen) bei einem Mann nach der Gesundheit erkundige. Sehe ich eine Frau auf der Straße oder sonst etwas, das böse Gedanken in mir wachruft, so gehe ich den letzten Teil der Strecke zurück und beginne den Weg von neuem, diesmal in der Hoffnung, durch keinen bösen Gedanken befleckt zu werden. Wenn es mir nicht gelingt oder wenn die Reaktionen auf die erste Begegnung zu stark sind, so muß ich aus Sühne und Wiedergutmachung mich richtig bestrafen. Ich bin überzeugt, daß Gott das in einem solchen Falle von mir verlangt. Ich verzichte dann für einen festgelegten Zeitraum auf Genüsse wie Wein oder ziehe einen Tag lang die unbequemen Schuhe an. Auf die Art hoffe ich, halbwegs wieder ins reine zu kommen.

Ergebnis der zwanghaften Denkgewohnheiten: Zwangsgrübeln

Der Ausdruck Zwangsgrübeleien wurde vom französischen Psychiater Le Grand du Saule geprägt, der 1875 in einem grandiosen Werk eine fast erschöpfende Schilderung aller Zwangssymptome geliefert hat, eine Arbeit, die Janet sehr bewunderte.

Zwangsgrübeleien entstehen aus einer quasi endlosen Aneinanderreihung der Phänomene der zwanghaften Denkgewohnheiten. Dabei ist charakteristisch, daß so gut wie nie ein Endpunkt erreicht wird, daß die kognitive Arbeit zu keinem Produkt führt, auf das der Kranke bauen könnte, sei es, um aktuelle Angelegenheiten abzuschließen, sei es, um über eine vertrauenswürdige Basis für zukünftige Aktionen zu verfügen. Janet gibt die typische Zwangsgrübelei einer seiner Patientinnen wieder, einer einfachen Frau aus dem Volk, wie er sagt (1903, S. 157).

BEISPIELE

Zwangsgrübeleien einer „einfachen Frau aus dem Volk". (Nach Janet, 1903)

„An einem Donnerstag Nachmittag denkt sie daran, das Abendessen vorzubereiten, und nimmt einen Topf, um unten im Lebensmittelgeschäft für einige Pfennige Bouillon einzukaufen. Sie hält auf der Treppe inne. Ihr kam der Gedanke, daß man einen Moment darüber nachdenken muß, ob es nichts Schlimmes daran gibt, heute im Geschäft Bouillon einzukaufen. Normalerweise nicht, sagt sie sich, aber ▶

heute ist Donnerstag. Das darf man nicht außer acht lassen: Was wird die Geschäftsfrau denken, wenn ich heute Bouillon bei ihr einkaufe? Wenn sie glaubt, daß ich heute abend daraus eine Suppe zubereiten will, so ist das nicht schlimm. Aber man könnte ja auch vermuten, daß sie sich etwas anderes dabei denkt. Sie könnte z. B. denken, daß ich morgen eine Suppe kochen will und morgen ist Freitag, also ein fleischloser Tag. Wenn sie das denkt, wird sie empört sein. Das ist ja immer so. Ich gebe leider immer ein schlechtes Beispiel. Wenn ich daran schuld bin, daß die Händlerin das annimmt, dann habe ich eine Handlung begangen, die vielleicht an sich nicht so schlimm ist, die aber schrecklich wird durch ihre Bedeutung. Denn d. h., daß ich den lieben Gott zum Narren halte. Das ganze Problem besteht also darin, zu klären, ob die Händlerin glaubt, ob ich meine Bouillon heute oder morgen esse. Wie könnte ich diese Frage entscheiden? Ich könnte nachdenken, ob ich noch genügend in meiner Speisekammer habe, um mir heute eine Suppe vorzubereiten. Das letzte Mal, als ich sie gesehen habe, also gestern morgen, habe ich da irgendwelche Hinweise darauf gegeben, daß ich genügend zu Hause hätte, um mir heute, Donnerstag, eine Suppe daraus zu bereiten? Was habe ich ihr also gestern genau gesagt?"

Nun grübelt sie endlos darüber nach, was sie gestern zur Händlerin gesagt hat, aber die Erinnerung daran ist nicht klar genug, und sie sagt sich schließlich, „wenn die Händlerin mich also gestern böse angeschaut hat, dann muß ich ihr gestern etwas sehr Ausgefallenes gesagt haben. Nun muß ich klären, ob die Händlerin mich gestern böse angeschaut hat oder nicht. Und das fällt mir sehr schwer. Mit letzter Genauigkeit kann ich das nicht klären. Das Beste wäre also, meinen Mann um Rat zu fragen. Aber der Mann wird antworten, und das ist sicher, du gehst mir auf die Nerven mit deinem Freitag und das einzige Ergebnis wird wiederum sein, daß ich dem Mann die Gelegenheit gegeben habe, schlecht über den lieben Gott zu reden. So ist das. Ich sorge immer für Skandale. Was bin ich doch für ein schreckliches, kriminelles Wesen. Wenn ich nur nicht ständig irgendein Verbrechen begehen müßte und wenn Gott mir helfen würde, nicht mehr solche Skandale in die Welt zu setzen, dann würde ich ihm alles versprechen, was er will. Aber wenn Gott von mir verlangen würde, daß ich meine kleine Tochter umbringe – er hätte das Recht dazu, da es das Kind einer Verbrecherin ist und damit eine Verbrecherin selber – ist es besser, weiter Skandale in die Welt zu setzen oder damit einverstanden zu sein, meine kleine Tochter mit einem Küchenmesser zu erdolchen... ?"

Man ahnt das Ende der Geschichte. 3 Stunden danach kommt der Mann nach Hause und findet die Frau auf der Treppe, den leeren Topf in der Hand. Sie konnte sich nicht dazu entschließen, weder dazu, ins Geschäft zu gehen, noch dazu, nach Hause zu gehen und etwas anderes zu kochen.

In einem solchen inneren Monolog, der, wie es deutlich wird, der Reihe nach alle Themen des mentalen Schwankens, der Absicherung und der Wiedergutmachung herunterbetet, stellt sich die permanente innere Qual von Menschen dar, die auf dem Hintergrund ihrer allgegenwärtigen Sorge eine enorme mentale Arbeit verrichten, aber damit nirgendwo ankommen. Diese Art von Zwangsvorgängen kann den Zustand der Kranken derart prägen, daß sie die Form von Persönlichkeitsmerkmalen annehmen, die alle Episoden des Lebens durchdringen. Den Hintergrund bilden aber immer die schon bekannten Züge der Psychasthenie, die elementaren Erlebnisse der Verunsicherung, gegen die, wenn auch mit untauglichen Mitteln, angegangen wird.

BEISPIELE

Zwangsgrübeln: Friedrich

Friedrich ist 21 Jahre alt und Student der Betriebswirtschaft. Der Vater, Ingenieur und Erfinder, sorgte dafür, daß zu Hause eine strikte, von ihm wohldurchdachte Ordnung herrschte. Es gab 2 Zimmer, die von ihm allein okkupiert waren und die die anderen Familienmitglieder nicht betreten durften. Lediglich eine Hausangestellte machte dort periodisch sauber unter Anleitung des Hausherren, der ihr jede Geste diktierte. Für den Rest der gemeinschaftlichen Wohnung galt der vom Vater verfaßte „Raumnutzungsplan". Darin war akribisch festgelegt, wer, was, wo, wann durfte und zu unterlassen hatte. So konnte sich die Ehefrau zwar im Bad waschen, durfte aber dort unter keinen Umständen ihre Haare kämmen, seit ihr Mann in einer Woche mehrere Haare im Waschbecken gefunden hatte, die aufs tiefste sein ästhetisches Empfinden verletzt hatten. Das Verbot galt auch für die Tochter. Beide hatten derlei ans Animalische grenzenden Verrichtungen in ihren Zimmern und sonst nirgendwo auszuführen.

Friedrich wuchs auf in einem dichten Regelwerk, das den Erwerb derjenigen Werte gewährleistete, die der Vater als das Fundament jeglicher Zivilisation ansah. Neben Sinn für Ordnung, Sauberkeit und Pünktlichkeit sollte auch sein Denken und sein Wissensdurst schon sehr früh geweckt werden. Der Vater veranstaltete periodisch richtiggehend Examina für Friedrich, ungefähr ab dem 6. Lebens- ►

jahr. Zu dem Zweck durfte er sogar das Arbeitszimmer des Vaters betreten, zwar nicht in Straßenkleidung, aber aufrechten Ganges, denn der Vater hatte jede Lässigkeit verboten und rügte ihn oft für seine verweichlichte und unmännliche Haltung, besonders den Rükken betreffend. Neben dem Schulstoff, der repetiert wurde, kam dann unvermutet eine Frage wie: Was ist eine Wendeltreppe? Friedrichs Antwort, eine mit dem Zeigefinger in der Luft angedeutete Spirale, wurde aufs Schärfste gerügt und geradezu als Beleg für seine intellektuelle Ungenauigkeit entlarvt. Die korrekte Antwort wäre gewesen: Eine Treppe, die sich spiralenförmig um eine senkrechte Achse windet. Der Vater gab ihm auch Aufgaben für die nächsten Tage. Prüfe dein Gewissen jeden Abend vor dem Schlafengehen und stelle die fünf größten Fehler fest, die du am jeweiligen Tag begangen hast. Wenn möglich Korrektur und Wiedergutmachung in derselben Woche. Zusätzlich: Überlegungen über die Vor- und Nachteile des Feedback-Prinzips. Derlei gleichermaßen gegen das Risiko gefeit, sich zu einem gehirnlosen Luftikus oder zu einem zynischen Jouisseur zu entwickeln, ging Friedrich seinen einigermaßen aufrechten Gang.

Doch sehr früh nahmen Ernsthaftigkeit und intellektueller Durchdringungswille Züge an, die ihn sich auf eine Art mit Dingen beschäftigen ließen, die ihm selber allmählich übertrieben und seltsam vorkam.

Anläßlich einer Zugfahrt zur Großmutter väterlicherseits, er muß ungefähr 15 gewesen sein, hatte er ein merkwürdiges Erlebnis. Er fürchtete die Großmutter sehr, weil sie ihn noch strenger behandelte als sein Vater, und er bildete sich ein, seinen Urlaubsaufenthalt nur dann korrekt antreten zu können, wenn er sich vorher ein genaues Bild der neuen Umgebung gemacht hatte. Alles andere erschien ihm oberflächlich und unvorsichtig. So versuchte er, sich zuerst im Kopf eine genaue Vorstellung des Ankunftsbahnhofs zu machen. Wie waren die Gleise angeordnet? Wie war der Grundriß des Gebäudes? Wie sahen die einzelnen Räume innen aus? Womit waren sie ausgestattet? Es fiel ihm nicht leicht, obwohl er 3- bis 4mal an dem Bahnhof aus dem Zug gestiegen war. Dann ging er zum Grundriß des großmütterlichen Hauses über und machte sich an die einzelnen Zimmer und die darin enthaltenen Möbel und Gegenstände. Er war nun schon über eine halbe Stunde bei seiner sonderbaren Arbeit und spürte in zunehmendem Maße, wie sich eine lähmende Müdigkeit über ihn legte. Eine Pause durfte er sich nicht gönnen, denn die Zeit drängte und der Gedanke, bei seiner Ankunft die Bestandsaufnahme nicht abgeschlossen zu haben, erweckte in ihm blankes Entsetzen. Der Gedanke, wozu mache ich das alles, kam ihm erst nicht, denn die Pflicht hatte sich ihm mit einer solchen Selbstverständlichkeit aufgedrängt, daß an Zweifel oder gar an Widerspruch nicht zu denken war.

Friedrich stieg aus dem Zug mit rasenden Kopfschmerzen, erschöpft und den Tränen nahe. Die Großmutter musterte ihn verächtlich und murmelte etwas von mangelnder Widerstandskraft der Jugend und verordnete ihm gleich nach dem Frühstück, von dem Friedrich kaum einen Bissen herunterwürgen konnte, Gartenarbeit. Zur Ertüchtigung und zum Verjagen von Flausen jeglicher Art.

Friedrich, der sich zu Beginn kaum für fähig hielt, den Spaten auch nur zu bewegen, fühlte sich nach ein paar Minuten wesentlich besser, ja geradezu kräftig und begann sogar, Spaß an der Gartenarbeit zu finden. Das Mittagessen schmeckte ihm vorzüglich und die Ferien nahmen ihren Lauf.

Bestandsaufnahmen, so nannte er sie, wie im Zug, wurden allmählich zur Gewohnheit. Sah er eine wichtige Angelegenheit auf sich zukommen, die irgendwo kritisch war oder drohte, ihn mit einem unabweichlichen Handlungsbedarf zu konfrontieren, so versuchte er, wenn er das nur konnte, wenigstens die Räumlichkeiten, in denen das Ganze stattfinden sollte, abzuklären. Ein mühsames und zeitraubendes Unterfangen meist, aber es brachte ihm eine gewisse Sicherheit im Vorfeld. Zumindest hatte er das Gefühl, seine Pflicht getan zu haben und sich für seine Anliegen, so gut er konnte, vorbereitet zu haben.

Zu Beginn seines Studiums bekam Friedrich massive Schwierigkeiten. Er war sehr fleißig und seine schriftlichen Leistungen waren einwandfrei, doch bei den mündlichen Prüfungen versagte er regelmäßig. Er war immer schon etwas schüchtern gewesen, freie Rede war nicht seine Sache und so hatte er sich zur Gewohnheit gemacht, wenn es nur ging, nicht zu vermeidende verbale Aktionen Wort für Wort vorzuformulieren. Das erwies sich als ein zweischneidiges Schwert. Es gab ihm manchmal ein Gefühl von Sicherheit, wenn er einen fertigen Satz, den er mehrmals wiederholen konnte, in seinem Kopf parat hielt, bis er mit seiner Rede dran war. So z. B. auf dem Weg nach Hause und in Erwartung der Frage des Vaters: Was hast du heute gelernt? Aber gleich bei der ersten mündlichen Prüfung führte die Maßnahme zur Katastrophe.

Friedrich stand über eine Stunde vor Beginn der Prüfung vor dem Zimmer des Professors, weil er erfahrungsgemäß viel Zeit benötigte, ▶

sich auf wichtige Situationen einzustimmen und seinen Überlegungen Raum zu lassen, sich zu entfalten und sich zu stabilisieren. Da kam ihm der Gedanke, er müsse seine Antworten auf die wichtigsten Fragen, die unter den Studenten als „todsicher" galten, noch einmal vorbereiten, ja geradezu vorformulieren. Das Ausmaß der nun unter Zeitdruck zu verrichtenden Arbeit erschreckte ihn, aber die Aufgabe hatte sich wieder einmal als unabweisbar aufgedrängt.

Und Friedrich begann. Welches sind die Rechte der Aktionäre? Erstens: Aktionäre leiten nicht selber das Unternehmen, aber sie führen es über Bevollmächtigte, die sie für einen bestimmten Zeitraum ernennen und die sie absetzen können, wenn immer sie es wünschen.

Nein, zu ungenau. Also. Erstens: Die Aktionäre sind nicht diejenigen, denen die direkte Leitung des Unternehmens obliegt. Dennoch sind sie es, die das Unternehmen führen auf dem Weg der Ernennung von Handlungsbevollmächtigten, die ihre Leitungsfunktion für den Zeitraum ausüben, über den die Aktionäre befunden haben. Allerdings können die Aktionäre die Handlungsbevollmächtigten jederzeit per Beschluß absetzen.

Unmöglich. Jetzt ganz ruhig. Die Frage kommt bestimmt.

Erstens: Der Personenkreis der Aktionäre (wobei hier auch an juristische Personen zu denken ist) ist nicht identisch mit dem Personenkreis, dem die unmittelbare Führung des Unternehmens aufgetragen ist. Dennoch sind die Aktionäre in Wirklichkeit diejenigen Personen, die die Führung des Unternehmens ausüben und zwar auf folgendem nun zu beschreibenden Weg: Bei regelmäßigen oder zu besonderen Gelegenheiten einberaumten Versammlungen haben die Aktionäre das Recht, Personen zu benennen und sie mit Handlungsvollmachten auszustatten. Gleichzeitig befinden sie über die Dauer des Zeitraums, für die die Vollmachten der damit ausgestatteten Personen ihre Gültigkeit hat. Ein zusätzliches, ergänzendes und wichtiges Recht der Aktionäre ist es, das Mandat der Handlungsbevollmächtigten jederzeit widerrufen zu können. In dem Fall verlieren die Handlungsbevollmächtigten ihre Vollmacht und der Vorgang der Ernennung von Handlungsbevollmächtigten, denen die Leitung des Unternehmens obliegt, muß neu in die Wege geleitet werden.

Friedrich hatte begonnen, hektisch auf und ab zu laufen, halblaut vor sich hinmurmelnd und seine Gedanken durch rhythmische Gesten untermalend. Dann hielt er wieder inne, der Verzweiflung nahe: Er war noch beim ersten Teil der ersten Frage. Bei jedem, der vorbeiging, bemühte er sich wegzuschauen, um nicht aufzufallen und ▶

als verrückt, nervlich zerrüttet oder gar alkoholisiert zu gelten. Friedrich hielt sich an der Wand fest, dann riß er sich los, raffte seine Sachen und ergriff die Flucht. Auf dem Weg nach Hause war er dem Schluchzen nahe. Wie sollte er das dem Vater erklären? Friedrich machte sich an die Ausarbeitung der den Sachverhalt verdeutlichenden Sätze.

Friedrich fing sich, das Studium lief besser und, seinem Pflichtgefühl an die Seite tretend, erwachten auch andere Bedürfnisse, denen er auf seine besonnene Art nun auch Rechnung zu tragen hatte.

Nach dem ersten Kinobesuch mit einer Kommilitonin setzten sich beide in ein gemütliches Lokal, um noch ein wenig zusammenzusein. Friedrich bestritt, entgegen seiner üblichen Gewohnheit, die Unterhaltung. Er unternahm es zuerst, die Produktionen aufzuzählen, die der Regisseur gedreht hatte. Dann versuchte er, die wichtigsten Filme zusammenzubringen, bei denen die Hauptdarsteller des heutigen Abends mitgewirkt hatten. Nicht daß er mit kinematografischem Spezialwissen hätte prahlen wollen, es war vielmehr eine Art Bedürfnis, den Abend auf eine intellektuell zufriedenstellende Art abzuschließen, das ihn antrieb. Die junge Dame schien dieses Bedürfnis nur bedingt zu teilen und verabschiedete sich bald, nicht ohne daß Friedrich sie an die einzelnen U-Bahnstationen erinnert hätte, die sie auf dem Nachhauseweg zu durchfahren hatte. Ein paar Wochen später traf er sie Arm in Arm mit einem Kommilitonen, der ein T-Shirt trug mit der Aufschrift: Born to be wild.

BEISPIELE

Zwangsgrübeln: Anna

Anna machte einen Spaziergang, wie immer am Arm ihrer Mutter. Allein entfernte sie sich so gut wie nie von der Wohnung. Sie hielt sich für so schwächlich, daß sie in Ohnmacht fallen würde bei einer unangenehmen Begebenheit oder einem sonstigen Unbill, wie es einem draußen auf Schritt und Tritt widerfahren konnte. Besonders regte sie sich auf, wenn ihre Blicke auf einen „gemein aussehenden, triebunbeherrschten“ jungen Mann treffen mußten oder aber auf eine Nonne, denn diese gemeinsten aller Wesen hatten ihr Leben vernichtet. Auf Nonnen trifft man glücklicherweise recht selten, aber in ihrem Denken waren sie doch häufig präsent und das war sehr unangenehm. Anna hatte 2 Jahre in einem von katholischen Schwestern geführten Internat verbracht, nachdem Vater und Mutter angefangen hatten, sich aufs gemeinste anzufeinden, ja geradezu zu bekriegen.

Da die Mutter Anna, die damals ungefähr 16 war, oft die Schuld für die wilden Streitereien gab, verfiel sie tagelang in Grübeleien mit starken Schuldgefühlen und Selbstanklagen, die ihre Stimmung in zunehmendem Maße beeinträchtigten. Ein Arzt hatte gleichzeitig mit einem konsultierten Psychologen eine zeitweilige Trennung Annas von der Familie empfohlen, und so kam sie in das Internat. Statt Unterstützung und seelischen Aufbau zu erfahren, war ihr dort, Anna war davon überzeugt, der letzte Rest an Sicherheit geraubt worden. Es war ständig von Sünde die Rede, von allgegenwärtiger Versuchung und von ewiger Verdammnis, der wohlverdienten Strafe aller, die nicht ständig um ihr Seelenheil bemüht sind. Eine Nonne, Schwester Viktoria, behandelte Anna besonders übel. Sie ließ sie ständig Katechismusparagraphen aufsagen, ihr Gewissen erforschen und bestrafte sie bei der kleinsten Ungenauigkeit mit Hausarrest. Anna fühlte in zunehmendem Maße ihre Kräfte schwinden, wurde apathisch und fühlte, wie ihr Wille und ihre Persönlichkeit sich quasi auflösten. Sie zog sich immer mehr von der Gemeinschaft zurück und verfiel in endlose Grübeleien, die einen immer merkwürdigeren Charakter annahmen.

So hatte sie kurz nach dem Aufwachen folgende selbstauferlegte Aufgabe zu erfüllen: Sie sollte sich eine Tugend aussuchen, auf die sie an dem Tag besonders zu achten hatte, mit dem Ziel, sich darin zu üben und zu vervollkommnen. Das war jedes Mal für Anna eine unlösbare Aufgabe, eine entsetzliche Qual. Wofür sollte sie sich entscheiden? Für Keuschheit oder für Frömmigkeit, für Fleiß oder für Aufrichtigkeit? Für Gehorsam oder für die Tugend der Genügsamkeit? Worin lagen ihre besonderen Schwächen, was war am dringlichsten? Wenn sie sich für Fleiß entschied, war es dann nicht aus Eigennutz, weil sie in egoistischer Weise im Leben Erfolg haben wollte? Wenn sie sich für Frömmigkeit entschied, war das kein billiger Trick, um echten Prüfungen aus dem Weg zu gehen, da ihre Frömmigkeit schon recht ausgeprägt war? Entschied sie sich für Gehorsam, hatte das nicht zum Ziel, sich bei den Schwestern einzuschmeicheln, sich beliebt zu machen und sich dadurch Vorteile zu verschaffen? So ging es hin und her. An keiner Stelle konnte ihr Geist haltmachen, etwas festhalten, ohne daß es gleich unter 1000 Zweifeln zusammengebrochen wäre. Überall lauerten Fallen und Selbsttäuschungen, kein Gedanke konnte als lauter gelten, keine Absicht als unsuspekt.

Eines Tages merkte Anna, daß sie bei ihren Überlegungen im Zimmer hin und her ging und daß sie auf einzelne Möbelstücke starrte, ▶

dann machte sie wieder vor dem Spiegel halt und sah hinein, vermutlich, um ihren Gesichtsausdruck auf Anzeichen von Unaufrichtigkeit hin zu prüfen. Sehr schnell entwickelte sich daraus ein Ritual, das sich ihr eisern aufdrängte und das zur unabdingbaren Voraussetzung für den weiteren Verlauf des Tages wurde. Es zwang sie, am Morgen viel früher aufzustehen, als es die Hausordnung verlangt hätte. Sie hatte das zu machen, was sie „aufnehmen“ nannte. Aufzunehmen waren jeden Morgen das Zimmer, aber v. a. ihr Körper. Beim Aufnehmen des Zimmers ging Anna von Möbel zu Möbel und von Gegenstand zu Gegenstand, stellte sich davor und mußte sich mit offenen Augen ein möglichst klares Bild der Umrisse und der Einzelheiten machen. Das fiel ihr oft sehr schwer, weil die Bilder verschwammen, die Konturen sich auflösten oder Einzelheiten zu einem diffusen Ganzen verschmolzen. Dann versuchte sie sich wieder zu konzentrieren und erst dann, wenn die entsprechenden Objekte für längere Zeit ein einigermaßen vollständiges und ausreichend klar wahrnehmbares Ganzes zu bilden schienen, galt es für „aufgenommen“, wurde für richtig befunden. Erst dann konnte sie zum nächsten übergehen. Genauso ging die Aufnahme ihres Körpers vonstatten. Das Gesicht konnte sie in einem Spiegel sehen. Sie begann mit den Haaren, ging dann zur Stirn über und so fort. Jeder Teil mußte aufgenommen werden. In die Teile des Körpers, die sie nicht im Spiegel betrachten konnte, mußte sie sich „einfühlen“. Erst wenn das Gefühl klar und deutlich wurde und eine Zeitlang so blieb, konnte sie davon ablassen. Irgendwann, meist gegen Ende, entschied sie sich dann für eine Tugend, mehr aus Müdigkeit und Zeitdruck heraus. Nur nach der „Aufnahme“ des Körpers und der familiären Gegenstände fühlte sie sich in der Lage, den Tag anzufangen und sich seinen Prüfungen und Belastungen zu stellen. Aber oft schwankte sie hin und her, ob der Vorgang als „richtig abgeschlossen“ gelten könne und litt dann sehr. Dann befreite sie meist das Klingelzeichen, das zum ersten Gottesdienst rief, aus ihrer Qual. Oft aber mußte sie aus einem Gefühl des Unerledigten heraus bei der Messe Teile der Aufnahme nachholen. Ein besonders mühsames Unterfangen, da sie das im Kopf zu Etablierende nicht einsehen konnte und durch den Singsang, der vom Altar her zu ihr drang, noch mehr in ihrer Konzentration gestört wurde.

Anna konnte auf diese Prozedur verzichten, als sie das Internat verließ und zur Mutter zurückzog. Der Vater war inzwischen ausgezogen. Anna begann ein Studium der Altphilologie, das sie sehr ernst nahm. Ihre Skripten und Bücher waren daran zu erkennen, daß jede ▶

Zeile ohne Ausnahme gelb markiert war. Nur manchmal waren ein Wort oder ein Halbsatz ausgelassen, weil sie ihr unziemlich oder verwerflich erschienen. Ihr Lieblingsfach war lateinische Grammatik. Sie liebte v. a. einfache Regeln, die in überschaubarer Form unmißverständliche Richtlinien gaben, v. a. bei der Regelung von Ausnahmen, deren tieferer Sinn Anna nie einsah. Solche Regeln sagte sie sich oft vor dem Einschlafen auf:

Masculini generis sind die Wörter all auf nis und guis,
sowie mensis, orbis, sanguis, fons,
collis, lapis, piscis, mons,
sermo, ordo, leo, pons,
dens, sol, sal, grex und pulvis,
sowie pugio, calix, fascis, as und postis.

Stellte sie fest, daß ihr, was selten vorkam, eine Vokabel entfallen war, so mußte sie versuchen zu klären, wodurch dieses Mißgeschick zustande kommen konnte. Da sie selten schnell zu sicheren Ergebnissen kam, und viel Zeit verloren ging, entschloß sie sich zu einer kompakteren Wiedergutmachung. Sie wusch sich die Hände, um sich symbolisch von dem schlechten Ergebnis und möglicher zerstörerischer Auswirkungen zu reinigen. Manchmal war sie kurze Zeit danach nicht mehr sicher, ob sie sich auch wirklich gewaschen oder es nur beabsichtigt hatte. Dann inspizierte sie lange die Hände, ging ins Bad, prüfte, ob die Seife feucht war und suchte den Boden nach frischen Wasserspritzern ab. Meist wusch sie sich dann noch einmal, zur Sicherheit.

Anna mochte die meisten ihrer Kommilitonen nicht. Sogar die Altphilologen erschienen ihr zu oberflächlich und vollgestopft mit einer animalischen Vitalität, die ihr vulgär und höchst suspekt vorkam. Vor jungen Männern hatte sie meist Angst. Sie konnte diese Wesen schlecht einschätzen und wollte nichts mit ihnen zu tun haben. Besonders brutal aussehende Exemplare, meist von einer anderen Studienrichtung, jagten ihr geradezu Entsetzen ein, wenn sie in ihren verlotterten Jeans auf sie zustürmten, sie zur Seite wich und ihnen gerade noch entkommen konnte.

Anna unterbrach das Studium, weil sie den Strapazen nicht gewachsen war. Sie erholte sich seitdem bei der Mutter. Sie dachte viel nach, und ihre Grübeleien gingen in viele Richtungen.

Manchmal fragte sie die Mutter: Wie soll das alles werden? In deren wächsernem Gesicht mit den stets halbgeschlossenen Augen fand sie keine Antwort.

Kommentar

Die Hauptmerkmale von Zwangsgrübeleien sind folgende:

- Es handelt sich um Gedankenabläufe, die wenig oder gar nichts mit zweckgerichteten und sinnvoll in die derzeitige Lebensaufgabe eingebetteten Handlungen zu tun haben.
- Sie geben keinerlei Gewißheit, sie beschäftigen sich mit der Vergangenheit, der Zukunft oder mit Einbildungen, aber sehr wenig mit der aktuellen Wirklichkeit. Darum sind sie im Grunde genommen nutzlos.
- Irgendwie erleben wir sie als fremd, wir fühlen uns ihnen nicht frei gegenüber, sondern wir haben den Eindruck, daß sie sich uns aufdrängen. Solche sinnlosen Zwangsvorgänge, meint Janet, ersetzen die wirkliche und nützliche Aufmerksamkeit dem Leben gegenüber.

Dabei sind sie nicht immer mit gleichbleibender Stärke am Werk. Janet identifiziert mehrere Bedingungen, die richtiggehende Anfälle von Zwangsanfällen, hier Grübeleien, auslösen können.

Komplexe Handlungen als Auslösebedingungen von Zwangsgrübeleien

Ein häufiger Anlaß ist die Absicht der Kranken, eine komplexe, willentliche Handlungen zu initiieren. Nehmen wir Friedrich – nach dem Kino beim Kneipenbesuch mit seiner Kommilitonin. Das, was hier normal wäre, ist ein Gespräch, meinetwegen eingeleitet durch eine gemeinsame Würdigung des Filmes, aber dann wohl übergehend zu Persönlicherem wie Studium, Lebensbedingungen, Hobbys usw. Ob dieses Gespräch noch eine intimere Wendung nimmt und in einen Flirt übergeht, sei dahingestellt. Jedenfalls stellt das Führen einer solchen Unterhaltung, besonders im Anfangsstadium einer Bekanntschaft, eine soziale Anpassungsleistung dar: Ich muß ständig die Reaktionen meines Gegenübers wahrnehmen, deuten und den Ergebnissen bei meinem Verhalten Rechnung tragen. Wenn ich von einem allgemeineren, unverfänglichen Thema zu einem persönlicheren übergehe, so sind die Reaktionen des Partners eher zustimmend oder ablehnend. Und dem ist ebenfalls Rechnung zu tragen.

Ein solches Gespräch stellt in der Janetschen Hierarchie eine anspruchsvolle Leistung höherer Ordnung dar und stellt große Ansprüche an die Aufmerksamkeit und die Fähigkeit zur mentalen Synthese. Kurzum, es erfordert ein hohes Ausmaß an psychischer Spannkraft. Zu der ist Friedrich offensichtlich nicht fähig. Und wenn er sagt, das traut er sich nicht zu, so wäre damit nur gesagt, daß er die Erfahrungen der vergangenen Schwierigkeiten in dieser Beziehung weitgehend korrekt ausgewertet hat.

Ganz entscheidend ist, was nun abläuft, was anstelle des nicht realisierten Verhaltens tritt: Eine Aktion niederer Ordnung, eine Art lauter Zwangsgrübelei, die sich darin erschöpft, mechanisch in Gedanken irgendwelche Inhalte aufzusuchen und zu reproduzieren. Diese sind zwar mit einem gemeinsam erlebten Ereignis, dem Film, verknüpft, bleiben aber ohne jede Beziehung zur aktuellen sozialen Realität. Dies dokumentiert die junge Frau dann auch durch ihr zunehmendes Desinteresse und durch ihren frühen Aufbruch.

Anlaß der Grübelanfälle ist also hier der Wunsch nach einer komplexen sozialen Aktion und evtl. die allerersten Versuche ihrer Einleitung. Doch sie kann sich nicht entfalten und fortgeführt werden und wird nun ersetzt durch in der Hierarchie niedriger angesiedelter Verhaltensweisen, die sozusagen die Lücke ausfüllen.

Janet verwendet dabei ein Energiemodell, eine Betrachtungsweise, die damals sehr modern war, wie es sich ja auch am Beispiel Freud zeigt. Er spricht in diesem Zusammenhang von „Umleitung" und schreibt dazu (1903, S. 565):

Pierre Janet

„Wenn eine Menge Energie, die für ein bestimmtes Verhalten mobilisiert wird, ungenützt bleibt, weil das entsprechende Phänomen nicht realisiert werden kann, so findet eine Umleitung dieser Energie statt: Sie wird abgeführt dadurch, daß andere Phänomene auftreten, die nicht vorgesehen waren und die letztlich, auf die Situation bezogen, unnütz sind."

Friedrich wollte ein Gespräch mit seiner Kommilitonin führen. Das hätte jemand anderen, der nicht von seinen Schwächen betroffen ist, vor keine allzu großen Probleme gestellt. Er hingegen ist dessen nicht fähig, und durch Umleitung der mobilisierten Kräfte entstehen zwanghafte Vorgänge, hier Grübeleien, die ein exorbitantes Ausmaß annehmen können. Wäre das Verhalten für ihn nicht so kompliziert gewesen, so hätte er es u. U. wirklich zustande gebracht. Eine Plauderei mit einem einigermaßen vertrauten Kommilitonen kann er unter günstigen Umständen durchaus realisieren. Nur die Tatsache, daß er wirklich Interesse an der Kommilitonin hat, macht alles viel schwieriger, weil dadurch eine offensichtlich ganz persönliche Situation entsteht, auf die bezogen er starke Bedürfnisse und Wünsche hegt. Auf die Art kann im Laufe der Zeit eine „Handlungsphobie" entstehen, wie wir es bei der Beschreibung der Schüchternheit gesehen haben.

Neben der Absicht, willentlich ein hochrangiges Verhalten auszuführen, nennt Janet andere Bedingungen, die häufig durch Umleitung zu Zwangsvorgängen führen.

Auch wenn eine Situation ein hohes Ausmaß an gezielt ausgerichteter Aufmerksamkeit verlangt, ist die Wahrscheinlichkeit eines Durchbruchs von Zwangsvorgängen groß. Man klagt dann darüber, daß man sich schlecht konzentrieren kann und daß einem statt dessen allerlei „blödes Zeug" durch den Kopf geht.

Ein Patient betrat zu einem Zeitpunkt, als er beruflich sehr angespannt war, den Konferenzraum seiner Firma. Er wußte, daß die angesetzte Besprechung sehr wichtig für seine weitere Karriere war, und hatte sich vorgenommen, sehr aufmerksam die Geschehnisse zu verfolgen und, wenn nötig, einzugreifen. Das alles strengte ihn offensichtlich so an, daß er schon Stunden vorher Kopfschmerzen hatte und Mühe, sich zu konzentrieren. Er kam absichtlich als erster, lange vor Beginn der Besprechung mit dem Ziel, sich noch einmal einen Überblick über die anstehenden Angelegenheiten zu verschaffen. Nun saß er an seinem Platz und fing an, die Möbelstücke im Raum zu zählen. Dann begann er die abgezählten Möbelstücke nach alphabetischer Reihenfolge zu ordnen, bis ein Kollege das Zimmer betrat und ihn wieder in die Wirklichkeit zurückbrachte. Er war nicht ganz entflohen, aber durch sein Hinuntergleiten in die tiefsten Etagen der Janetschen Hierarchie hatte er begonnen, sich einen Überblick zu verschaffen, der aber in einem recht merkwürdigen Verhältnis zu den realen recht aktuellen Aufgaben stand.

Anläßlich eines Bibliotheksbesuches berichtet Friedrich: Ich konnte mich nicht darauf konzentrieren, geschweige denn entscheiden, welche Bücher ich zur Prüfungsvorbereitung benötigte. Plötzlich merkte ich, daß ich dabei war, die Bücher in den Regalen zu zählen, dann zu registrieren, welche einen roten Einband hatten (meine Horrorfarbe) und dann in jedem Regal den Prozentsatz der roten Einbände auszurechnen. Ich erschrak zutiefst und fragte mich, bist du dabei, völlig zu verblöden.

Charakteristisch ist in diesem Zusammenhang der Vorgang vor der mündlichen Prüfung. Die Aufgabe, die er sich auferlegt hat, nämlich seine Antworten auf wichtige Fragen vorzuformulieren, führt zu einer ausufernden Zwangsgrübelei über immer neue Ausdrucksformen, die sich immer mehr von den Erfordernissen der zu bewältigenden Wirklichkeit loslösen und sich am Ende völlig verselbständigt haben.

Auch im Zug, auf dem Weg zur Großmutter, verspürt er ein Bedürfnis, sich auf die Situation vorzubereiten, kennt er doch die gnadenlose Art, in der sie jedes seiner Worte und seine Gesten kommentiert und sanktioniert. Auch hier entgleist die Vorbereitung in ein zwanghaftes abstraktes und nutzloses Unterfangen, fernab von jeglicher Realität. Statt die Situation, die ihn erwartete, abzuschätzen, zu werten und daraus angemessene Handlungspläne abzuleiten, sank er in der Hierarchie gleich um mehrere Stufen und nahm auf, ähnlich wie Anna: Bahnhofsgrundrisse, Möbel, Gleise, Kommoden verziert mit Nippes usw. Dadurch registrierte er das, was am weitesten von der gefürchteten Realität entfernt war, und übte dadurch eine Art Pseudokontrolle aus. Sie schien, wenn auch auf der tiefsten Ebene angesiedelt, ihm öfter eine Art Beruhigung verschafft zu haben. In diesem Falle reichte es nicht und er kam völlig aufgelöst an. Aber vielleicht hatte er dadurch Schlimmeres verhindert: Er war zumindest beschäftigt.

Ausrichtung der Aufmerksamkeit als Auslösebedingung

Auch die Ausrichtung der Aufmerksamkeit auf eine Idee oder auf einen Gedanken, die dazu führen soll, sich Klarheit darüber zu verschaffen, d. h. den Gedanken anzunehmen oder zu verwerfen, stellt eine kritische Situation dar. Sich eine feste Meinung zu bilden, sich zwischen mehreren Ansichten zu entscheiden, evtl. mit dem Ziel der Bildung einer Absicht, die zukünftiges Verhalten leiten soll, ist ein schwieriges Unterfangen, das oft nicht realisiert werden kann. Dann ist das Abgleiten in Grübeleien oft der „Ausweg". Das sehen wir an Annas morgendlichem Ritual, das anstelle einer klaren Entscheidung in einer für sie äußerst wichtigen Angelegenheit tritt, zuerst nur beiläufig und unbemerkt, aber dann verbindlich. So entsteht eine zusätzliche Pflicht, die sich verselbständigt hat. Sie läuft allerdings wieder auf einer fast mechanischen Ebene ab, wiederum eine erstarrte Pseudowirklichkeit, die es erlaubt, der komplexen Gegenwart mit ihren realen Anforderungen auszuweichen.

Oft können wir feststellen, daß in den Situationen, die zu Grübeleien geführt haben, auch Emotionen beteiligt waren. Friedrich verspürt vor seiner Prüfung mit Sicherheit so etwas wie Angst oder zumindest Aufregung, bei dem Treffen mit der Dame seiner Wahl, eine Art Interesse oder gar Freude. Doch wir ahnen auch, daß die Emotionen nicht weit entwickelt waren und sich nicht richtig entfalten konnten. Es sind unfertige Gefühle geblieben, vorsichtig, gedämpft, schon gar keine „Leidenschaften". Solche Gefühle sind auf eine solche Weise typisch für Psychastheniker, bei denen auch auf dieser Ebene fast alles abgeschwächt, unterentwickelt und unvollständig ist. Solche kleinen Gefühle setzen sich bevorzugt in Zwangsgeschehen um, wieder unter dem Einfluß einer Umleitung. Die Energie, die das entsprechende Gefühl ausstatten soll, aber nicht zur Anwendung kommt, fließt dann in dunkle Kanäle und kann zu hartnäckigen, mehr chronisch verlaufenden Phänomenen führen, wie bei Zwangsgrübeleien, oder sich mehr sakkadisch oder gar explosiv entladen, wie wir an den folgenden Beispielen feststellen werden.

2.5.2 Psychomotorische Zwangsvorgänge

Psychomotorische Zwangsvorgänge sind Tics oder Bewegungsabläufe, rudimentär oder mehr ausgeprägter Art, die keine willentlich ausgeführten Verhaltensweisen darstellen, aber dennoch nicht außerhalb des Bewußtseins ablaufen. Sie können komplexere Handlungen stören oder erschweren und der, der sie ausführt, erlebt sie als unfreiwillig und unangemessen. Sie haben auf den ersten Blick keinerlei Funktion und führen zu nichts. Charcot sagt dazu:

> Psychomotorische Tics stellen Karrikaturen von Handlungen, von natürlichen Gesten dar. Die mehr oder weniger komplexe Bewegung eines Tics ist nicht absurd und sinnlos an sich, der Tic ist absurd und sinnlos, weil er sich ohne sichtbaren Grund und ohne Motiv in einem Kontext ereignet, zu dem er nicht paßt (1888, S. 37).

Das Verhalten kann auch eine elaboriertere und systematisierte Form annehmen. Die Zwangsvorgänge dienen dann als Reaktionen gegen Empfindungen wie das Unvollständigkeitsgefühl (z. B. Kontrollen) oder stellen ein Mittel dar, um mit zwanghaften Gedanken, etwa Unreinheit oder Kontamination betreffend, umzugehen. Sie können aber auch aus einem übermäßigen, aber nicht zum Ziel führenden Bedürfnis, sich anzustrengen, heraus entstehen und stellen dann typische Umleitungsphänomene (s. S. 117) dar.

Solche psychomotorischen Zwangsprozesse können von mentalen und emotionalen Phänomenen begleitet werden. Sie sind oft in die schon geschilderten mentalen Zwangsvorgänge eingebettet und können dann interpretiert werden als rudimentäre oder symbolische „Unterstützung" der Belange, die sich in den kognitiven Prozessen äußern.

Wie solche Prozesse in eine Gesamtzwangssymptomatik eingebettet sind, will ich an zwei Beispielen illustrieren. Später wird auch deutlich, welcher moderne Stellenwert Janets Erklärung zukommt.

BEISPIELE

Rahib (Fortsetzung)

14:30 bis 15:20: Ausziehen, um zu duschen.
15:20 bis 16:20: Duschen.
16:20 bis 18:30: Abtrocknen, anziehen, kämmen.

An- und Ausziehen waren für Rahib die zeitraubensten Aktivitäten. Man kann den Zeitaufwand, den er dazu benötigte, nur verstehen, wenn man ihn dabei beobachtet hat.

Rahib macht sich fertig für die Dusche. Auszuziehen sind: zwei Socken, ein T-Shirt, eine Trainingshose. Die Unterhose wird er in der Duschkabine ausziehen, wie er es von zu Hause gewohnt ist. Rahib steht aufrecht da, regungslos. Er versucht, sich auf sein rechtes Bein zu konzentrieren. Er bewegt sich nicht. Er wartet auf den Impuls, um es bewegen zu können, 3 bis 4 Minuten. Das Bein bewegt sich etwas, gleichzeitig strecken sich die Arme etwas nach unten (Der Mann bewegt sich draußen völlig normal!). Das Bein hebt sich, er ergreift die Socke und zieht sie aus. Rahib steht da, hält die Socke mit beiden Händen bei ausgestreckten Armen vor das Gesicht. Er starrt sie an und beginnt, sie etwas zu schütteln. Dann dreht er sie so, daß er sie aus mehreren Blickwinkeln betrachten kann und fängt wieder an, sie zu schütteln. Er hält inne und versucht, sie auf den Boden zu werfen, hält sie aber dann doch fest. Er fängt wieder an, sie zu betrachten, zu schütteln. Er versucht, sie wieder wegzuwerfen. Die Hand hält sie fest. ... Rahib wirft die Socke auf die Erde und steht regungslos 2 bis 3 Minuten da. Dann versucht er, sich auf das linke Bein zu konzentrieren.

Nachdem Rahib die Trainingshose ausgezogen hat, hält er sie 4 bis 5 Minuten so, daß er hineinschauen kann. Dann schüttelt er sie, dann dreht er sie so, daß er sie unter mehreren Blickpunkten betrachten kann. Er kann sich nicht von den Innenräumen lösen. Er hält sie so, daß er zuerst in den Innenraum für das linke Bein schauen kann, dann in den des rechten Beines und so weiter. Der Gesamtvorgang dauert bis zu 15 Minuten. Manchmal, wenn es Komplikationen gibt, eine halbe bis eine dreiviertel Stunde und mehr. Dasselbe mit dem T-Shirt, v. a. in den Innenraum blicken und schütteln.

Rahib berichtet: Ich habe dabei keinerlei Gefühle, keine Angst. Ich habe keine Angst, etwas falsch zu machen. Ich warte manchmal lange auf ein inneres Signal zum Anfangen oder zum Weitermachen. Nach einem bestimmten Verhaltensabschnitt muß ich in meinem Kopf klären, ob er abgeschlossen ist. Das dauert manchmal sehr lan- ►

ge. Ich muß v. a. in die Kleider hineinschauen. Dabei habe ich das Gefühl, schlecht zu sehen, und beginne immer wieder von neuem, um es endlich beenden zu können. Wonach ich schaue? Ich weiß es nicht. Vermutlich, ob etwas da ist. Was denn? Ich weiß es nicht, etwas, vielleicht etwas, was da nicht hineingehört. Ich denke dabei an nichts Bestimmtes. Es fällt mir nur sehr schwer, ein Kleidungsstück wegzulegen oder fallenzulassen. Das Abschließen ist für mich das Schwierigste. Warum? Ich weiß es nicht. Vielleicht weil es etwas Endgültiges hat. Es gibt dann kein Zurück. Es ist dann abgeschlossen, fertig. Manchmal, aber recht selten, ärgere ich mich über den ganzen Vorgang, dann geht es besser und ich komme schneller voran.

Beim Anziehen annähernd dasselbe Muster.

Rahib steht von keinem Stuhl auf, ohne sich mehrmals umzudrehen und auf die Sitzfläche zu blicken. Er verläßt keinen Raum, ohne längere Zeit in alle Ecken zu blicken. Nach dem Frühstück schaut er lange in die Tasse, dreht sie immer wieder und versucht es aus mehreren Blickwinkeln, manchmal bis zu einer Viertelstunde. Er weiß nicht, warum. Er kann keinen Briefumschlag wegwerfen (wie viele Patienten), ohne ihn ganz auseinanderzufalten und immer wieder abwechselnd von beiden Seiten zu betrachten.

BEISPIELE

Der Hüpfer

Über den 13jährigen Jörg: Er müsse im Laufe des Tages sehr oft in einer bestimmten Reihenfolge zählen und hüpfen. Es ginge mal besser, mal schlimmer, er wisse nicht, woran das liegen würde. Seit 2 Monaten gäbe es eine feste Reihenfolge im Hüpfritual: Zählen von 1 bis 9 und dabei jedes Mal hüpfen, dann rückwärts von 9 bis 1 zählen und dabei hüpfen, dann einmal von 1 bis 5 und hüpfen. Dieser Verlauf müsse meist mehrmals wiederholt werden (ein Vielfaches von 9 oder 5). Er beendet das Ritual, wenn er irgendwann das Gefühl habe, daß es reicht oder wenn die Mutter ihm auf Aufforderung hin sage, er müsse aufhören. Häufig am Tag müsse er auch zwischendurch wippen, ohne festes Zählritual. Bei Ablenkung könne er die Rituale manchmal unterlassen. Wenn er allein sei, trete das Hüpfen und das Wippen sehr viel häufiger auf, als wenn andere anwesend seien.

Das Hüpfritual sei z. Z. das Hauptsymptom, aber neben vielen anderen Zwängen. Es trete v. a. in folgenden Situationen auf:

- morgens beim Aufstehen (wie und wann aus dem Bett kommen?),
- morgens beim Anziehen (wie, welche Reihenfolge, wie die Sachen nehmen?),
- beim Zähneputzen (wann ist es genug, richtig?),
- beim Losgehen zur Schule,
- beim Essen zu Hause,
- beim sich Hinsetzen oder Aufstehen vom Stuhl, Sessel oder vom Sofa,
- beim Hinlegen oder Aufnehmen von Dingen,
- beim Losgehen aus dem Haus,
- wenn er sein Zimmer betreten oder verlassen will,
- beim Öffnen oder Schließen von Türen, beim Durchgehen,
- beim Ein- und Auspacken der Schultasche,
- beim Hausaufgabenmachen,
- beim Schreiben, Worte nachziehen, wenn etwas „nicht richtig“ war,
- beim Lesen, wenn etwas „falsch“ war, wenn etwas „hakt“ beim Umblättern,
- in der Schule, wenn er befürchtet, aufgerufen zu werden,
- beim Abschreiben,
- beim Herausnehmen oder Weglegen von Materialien,
- „wenn ich eine Sache besonders gut machen will“,
- im Bad, beim Zähneputzen,
- beim Hineingehen ins Bad,
- beim Duschen (Shampoo aufnehmen, hinstellen),
- beim Loskommen von der Toilette, beim Spülen,
- besonders stark, wenn er allein in seinem Zimmer ist,
- beim Aufräumen,
- wenn er etwas aus dem Kleiderschrank nimmt oder hineinpackt,
- abends, beim Ausziehen, beim Hinlegen der Sachen,
- beim Ins-Bett-Gehen,
- beim „richtigen“ Hinlegen der Kissen, der Bettdecke.

Bei Tätigkeiten fühle er sich oft leer und unkonzentriert. Er wisse dann nicht, ob er sie richtig verrichte. Er sei auf diese Weise den ganzen Tag mit Handlungen beschäftigt, die er nur über Wiederholungen oder Zählrituale zu Ende bringen könne. Alles dauere dann sehr lange bei ihm. Er könne nichts einfach hinlegen oder aufnehmen, könne nicht einfach aufstehen, könne das Haus nicht verlassen, ohne bestimmte Handlungen mehrfach auszuführen oder sie durch seine Rituale zu beenden. Aus Verzweiflung darüber weine er oft und müsse dann die Mutter um Hilfe bitten, daß sie es ihm verbiete und „Stopp“ sage.

Beim Nachfragen stellen sich zusätzliche Zwangsbefürchtungen heraus. So befürchtet er, er müsse später „zum Militär gehen und dort ein Leben lang bleiben“. Nicht, weil er dazu gezwungen würde, sondern weil er selber die Entscheidung treffen „müsse“. Er verbinde damit, daß er „nichts so machen dürfe und könne, wie er es wolle“, es gäbe eine absolute Gehorsamspflicht und da habe man keine „eigenen Sachen“. Er habe auch eine steigende Angst vor dem Alleinsein, weil er wisse, daß er dann hüpfen und zählen müsse. Das zwanghafte Hüpfen habe vor anderthalb Jahren begonnen, v. a. in Situationen, in denen er sich anstrengen mußte, weil unbedingt etwas zu machen war: Schultasche packen, in der Schule Antwort geben, Zähne putzen, sich anziehen und zur Schule gehen müssen, Schulaufgaben machen, alles für ihn sehr anstrengende Tätigkeiten, auf die er sich konzentrieren müsse.

Zwangsfreiere Zeiten seien:

- Wenn Personen dabei sind, vor denen die Zwänge verheimlicht werden sollen (nur für eine begrenzte Zeit möglich),
- in Gesellschaft wie z. B. in einem Ferienlager, wenn er auf dem Weg zu etwas Angenehmem ist.

Er ruft morgens, wenn er allein zur Schule gehen muß, die Mutter und evtl. auch den Vater mehrmals im Büro an: Ich kann mich nicht anziehen, ich muß hüpfen, was soll ich tun?

Momentan mache er täglich 4 bis 5 Stunden Zwangshandlungen verschiedenster Art. Er benötige für normale Verrichtungen aufgrund der „Tics“ sehr viel Zeit und käme im Tagesablauf darum kaum vorwärts. Insbesondere täglich wiederkehrende Handlungen würden so lange dauern, daß er keine Freizeit mehr habe.

Kommentar

Nach seinem zweiten Motorradunfall war Rahib verletzt. Neben Rippenprellungen hatte er große Hautabschürfungen an Armen und Beinen. Der Vorgang des An- und Ausziehens wurde eine ganze Weile zu einer schmerzhaften Prozedur, die er mit großer Willensanstrengung und mit viel Aufmerksamkeit durchführte. Er ging dabei langsam und behutsam vor. Auch nach seiner Genesung ist dieser Vorgang der schwierigste und zeitraubenste seiner Aktivitäten geblieben, obwohl der Vorgang sich völlig gewandelt hat. Er mißt ihm eine große Bedeutung bei und meint: Das Ausziehen vor dem Duschen ist für mich die Beendigung der Nacht. Das Anziehen nach dem Duschen stellt den Beginn des Tages dar. Diese symbolische Funktion wird beibehalten, trotz der zwangsbedingten Zeitverschiebung. So geht Rahib beide Aktivitäten mit großem Ernst an, v. a. weil ihr symbolischer Charakter noch einmal religiös unterstrichen ist. In seiner Glaubensgemeinde muß man Gott am Ende der Nacht dafür danken, daß man noch einmal aufgewacht, d. h. noch am Leben ist. Zu Beginn des Tages muß man Gott um die Stärke bitten, die es erlaubt, an diesem Tag Gutes zu tun und Böses zu unterlassen. So geht er das Aus- und Anziehen mit großer innerer Anstrengung und Aufmerksamkeit an. Die Tätigkeiten sind noch einmal in ihrer Bedeutung gestiegen, weil er jetzt weiß, wie schwierig, zeitraubend und problembehaftet sie in der Regel sind.

Psychasthenisch geschädigte Menschen sind der Janetschen Auffassung zufolge stark prädisponiert für Regressionen in der Verhaltenshierarchie und damit für das Auftreten von Zwangsprozessen, hier psychomotorischer Art. Rahib verspürt keinerlei Emotionen bei dem Vorgang, noch wird er von irgendwelchen Zwangsgrübeleien, etwa über das vorangegangene Verhalten, begleitet. Er versucht nur, sich zu konzentrieren, merkt aber immer wieder, wie das sehr schwer gelingt, und das ist, seinen Angaben zufolge, der Moment, an dem ein Verhalten durchbricht, das er erlebt und wahrnimmt, ohne das Gefühl zu haben, es steuern zu können. Viele dieser Verhaltensweisen erinnern an archaische Muster ohne aktuellen Anpassungswert, wie sie von Rappaport (1989) und Süllwold (1992) beschrieben werden.

So erklären Süllwold, Herrlich & Volk (1994) Zwänge als Durchbrüche archaischer Reaktionsmuster aus älteren Gehirnarealen mit Aktivierung phylogenetisch älterer Programme, die nach Art einer Instinkthandlung ablaufen. Sie verstehen Handlungszwänge in Anlehnung an Rappaport als „unangemessene Auslösung" stammesgeschichtlich gespeicherter motorischer Programme, die unzureichend beherrschbar sind (S. 24). Diese „fixierten Softwarepakete" betreffen nach Rappaport (1989) evolutionär bedeutsame Funktionen wie „Sauberkeit, Körperpflege und Überprüfen von Ordnung und territorialen Grenzen".

Verhaltensweisen wie „das Inspizieren von Kleiderinnenräumen" und Schütteln kann man problemlos als Sichern vor Gefahren interpretieren, das Blicken in Ecken und Hohlräume als „Territorialüberwachung". Für Rahib haben sie einen imperativen Charakter, ohne daß er ein konkretes Ziel damit verbindet. Es gibt auch kein Kriterium für einen Handlungserfolg, so daß der Vorgang schwer beendet werden kann.

Derlei Verhaltensweisen, schon von Janet beschrieben, stellen ihm zufolge das Ergebnis einer Regression dar, die dadurch entsteht, daß der Kranke die Aktivitäten, die unter einer starken Anspruchshaltung geschehen sollen, aufgrund seiner psychasthenischen Schädigung nicht adäquat vollbringen kann, wobei adäquat hier heißt, zielgerichtet, zügig durchgeführt und mit Überzeugung beendet.

Unter dieser Bedingung kommt es zu einer Energieumleitung in diffuse, erschreckend primitive psychomotorische Entladungen. Man kann auch annehmen, daß die Regression bis zum Durchbruch archaischer Verhaltensmuster führt.

Welche Rolle die Anstrengung bei den Umleitungsphänomenen spielt, konnte ich sehr eindrucksvoll beobachten. Rahib hatte kaum Probleme, wenn ich ihn bat, mitten am Tag in meiner Praxis sein T-Shirt aus- und anzuziehen. Es kam dabei höchstens zu einer Andeutung der unter Ernstbedingungen so ausufernden Symptomatik, etwa zu einem kurzen Blick an die Innenseite, zu einem kurzen Schütteln usw. Die Situation war einmal dadurch anders, daß es sich nicht um die kritischen Zeitpunkte im Tagesablauf handelte. Zusätzlich stand er unter Fremdsteuerung, ein Umstand, der die Ausführung normalen Verhaltens entscheidend erleichtert.

Das Konzept der Umleitung psychischer Energie

Ich will an dieser Stelle versuchen, das Janetsche Konzept einer Umleitung psychischer Energie in einfaches, primitives Verhalten unter den Bedingungen der Psychasthenie etwas zu präzisieren und zu untermauern. Es kann als eine bemerkenswerte Antizipation des ethologischen Konzepts der Übersprunghandlung gelten.

Hauptmerkmale von Übersprunghandlungen. (Nach Tinbergen, 1949)

1. Die Übersprunghandlung stellt ein Verhalten dar, das aus den jeweiligen Zusammenhängen fällt. Sie besteht auf der Tierebene in der Regel aus einer Komponente von Verhaltensklassen wie Füttern, Selbstpflege, Reinigung und Nestbauen, wobei seltener auch andere Verhaltensweisen beobachtet werden.
2. Die Reaktion scheint fehl am Platz zu sein in dem Sinne, daß ein Beobachter in der jeweiligen Situation diejenigen Stimuli nicht findet, die sie üblicherweise auslösen.

3. Übersprunghandlungen ereignen sich nur unter ganz wenigen Bedingungen.
   Alle Situationen, in denen diese Reaktionen erfolgen, lösen offensichtlich einen von vier motivationalen Zuständen im Lebewesen aus:
   - Einen motivationalen Konflikt, d. h. einen Wettkampf zwischen verschiedenen Trieben, um die Kontrolle über das Verhalten zu gewinnen.
   - Eine Frustration, d. h. den Fall, in dem es dem Lebewesen nicht gelingt, die Endstimulation zu erlangen, die seinem Triebzustand angemessen wäre.
   - Eine Blockierung, d. h. wenn es daran gehindert wird, das Verhalten auszuführen, zu dem es motiviert ist.
   - Eine Konfrontation mit neuen Situationen.

Bindra (1959) war der erste, der darauf hinwies, daß die Situationen, die zu Übersprunghandlungen führen können, wie Konflikte, Frustrationen und Blockaden, solche sind, die bei Tieren zu höherem Aktivierungsniveau führen. Diese Beobachtung führt ihn zu der Annahme, daß Übersprunghandlungen als Ergebnis eines hohen Aktivierungsniveaus auftreten oder allgemeiner ausgedrückt, daß ein hohes Aktivierungsniveau Verhaltensweisen mit einer hohen Auftretenswahrscheinlichkeit hervorruft.

Widerspricht das nicht all dem, was wir bis jetzt über den psychischen Zustand von Patienten in den kritischen Situationen ausgesagt haben?

Wir können uns leicht darauf einigen, daß sie vor den Situationen einen erhöhten Aktivierungszustand aufweisen, weil sie meist aus Erfahrung wissen, wie schwierig es wieder für sie sein wird, und wieviel davon abhängt, daß sie die Situationen einigermaßen bewältigen. Aber dabei? Ist das typische Unvollständigkeitsgefühl beim Kontrollieren ein Indiz für einen erhöhten Aktivierungszustand? Ist der seelische Zustand Rahibs zwischen zwei Türen mit einer solchen Annahme kompatibel? Sicher nicht.

Auch Verhaltensmuster wie Selbstpflege ereignen sich normalerweise vor und nach dem Schlaf, also eher in einem schläfrigen, d. h. niedrigem Arousel-Zustand.

■ **Ein Erklärungsansatz für Übersprunghandlungen.** Delius (1970) versucht, das paradoxe Auftreten solcher Übersprunghandlungen, für die ein eher niedriges Erregungsniveau typisch ist, im Anschluß an hohe Aktivierungszustände folgendermaßen zu erklären: Wenn die auf ein Individuum einwirkende Stimulation viel Informationswert hat und das Informationsverarbeitungssystem daraufhin überladen ist, so wird dadurch automatisch ein Gegensystem in Gang gesetzt, das das Aktivierungsniveau senkt. Wenn wir also die motorischen Zwangsprozesse, mit denen wir uns beschäftigen, als Übersprunghandlungen ansehen, so muß ihr Auftreten eine Konsequenz der Aktivierung eines Arousel-reduzierenden Systems sein. Das wäre dann der Fall, wenn die Betroffenen sich vor dem Auftreten dieser Phänomene überfordert, „überladen" fühlen, was die zu sortierende Information anbelangt.

Genau das ist es, was sie berichten. Sie versuchen, sich zu konzentrieren und die Situation zu überblicken, um adäquat handeln zu können, aber sie schaffen es nicht. Wir haben viele Beispiele dafür gesehen.

Nun erinnern wir uns daran, daß Janet immer wieder behauptet hat, daß eines der Hauptmerkmale der Psychastheniker eine reduzierte Fähigkeit zur mentalen Synthese ist, und ihr konzeptuelles System nur eine reduzierte Anzahl an Informationen zu fassen vermag.

Ihr Informationsverarbeitungssystem ist also aufgrund einer Schwächung nicht in der Lage, die einzelnen Informationen zu sortieren und zu integrieren. An der Stelle sei auch noch einmal an die Auffassung von Reed (1985) erinnert. Seiner Meinung nach ist eine der wichtigsten kausalen Bedingungen in der Entwicklung von Zwängen eine mangelnde Fähigkeit zur Input-Integrierung, von ihm auch „Schematisierung" genannt. Janet sagt, daß die psychische Spannkraft nicht ausreicht, um die Aufgabe zu lösen.

So wird das System schnell überlastet mit den Folgen, daß ein Arousel-reduzierendes System aktiviert wird. So kommt es zu einer Regression in der Hierarchie, zum Auftreten „einfacher" Verhaltensweisen, wie abstrakten Zwangsgrübeleien und psychomotorischen Phänomenen, offensichtlich auch in Form von Übersprunghandlungen. Von innen gesehen treten beim Versuch, die Situation zu bewältigen, die typischen Unvollständigkeitsgefühle auf, die den Kranken verunsichern und lähmen.

Auch beim Hüpfer läßt sich eine ganz ähnliche Interpretation geben. Auch er ist, wie Rahib, sehr wohl in der Lage, das gleiche Verhalten problemlos zu realisieren, „wenn es um nichts geht" oder wenn er dabei abgelenkt ist. Versucht er es aber unter Einsatz von Anstrengung und Konzentration zu realisieren, weil es um wichtige Episoden im Tagesablauf geht, von denen der weitere Fortgang abhängt und die Konsequenzen in Form von äußerer Sanktionierung haben können, wie beim Schulaufgaben-Machen, so fühlt er sich schnell überfordert und ist gezwungen, auf allerlei „Füllsel" zu rekurrieren.

Einfache Verhaltensweisen wie Hüpfen können als Vorbereitungs- und Aktivierungsrituale angesehen werden, die auf das Handeln vorbereiten. So etwas kann man bei Sportlern vor der Ausführung des entscheidenden Wettkampfs sehr häufig beobachten. Allerdings laufen sie unter den hier geschilderten Bedingungen unfreiwillig ab, werden als befremdlich erlebt und bereiten massive Schwierigkeiten. Das Hüpfen muß also unter Kontrolle gebracht und beendet werden, damit es nicht ausufert, das kann z. B. durch das Zählen geschehen.

Wir haben es dann etwa mit folgender Sequenz zu tun:

Hohe Aktivierung – Überlastung der Kapazität aufgrund einer reduzierten Fähigkeit zur mentalen Synthese – Unmöglichkeit, adäquates „hohes" Verhalten auszuführen – Aktivierungsreduktion – Regression in der Hierarchie – Auftreten von „niederem" Verhalten bis hin zu Übersprunghandlungen und Evozierung archaischer Verhaltensprogramme – Versuch der Kontrolle durch Zählen usw. – Bei wieder gestiegener psychischer Spannkraft, Ausführen des adäquaten Verhaltens.

2.5.3 Emotionale Zwangsvorgänge

Zwanghaft sich aufdrängende emotionale Reaktionen teilt Janet ein in solche, die diffuser sind, und in solche, die einen gewissen systematisierten Charakter aufweisen. Mit den ersten, den diffusen, ist etwas gemeint, was wir heute als Panikzustände bezeichnen. Die systematisch angelegten Zustände können wir den heutigen Klassifkationen nach Phobie nennen.

Letztere teilt er in vier Gruppen ein, nach den Auslösern und der zugrundeliegenden psychischen Störung.

Körperphobien

In ihrer einfachsten Form bestehen sie in sog. Algien. Einzelne Teile der Körperoberfläche oder einzelne Organe sind – wie bei Hysterikern – so hypersensibel, daß eine einfache Berührung oder sogar ein intensiver Gedanke daran ausreicht, um intensive Reaktionen der Angst oder andere schmerzhafte Zustände auszulösen.

Alle möglichen Körperteile können betroffen sein, Areale der Haut, des Kopfes wie Augen oder Kiefer, die Brust, die Genitalorgane usw.

In anderen Fällen betrifft die phobische Reaktion die Aktion einzelner Organe wie die Herztätigkeit, die Verdauung, die Ausscheidung, Muskelbewegungen oder aber den Schluckreflex.

BEISPIELE

Einer meiner Patienten erlebte zu einer Zeit, als er schon an deutlichen agoraphobischen Reaktionen litt, folgende Episode. Er war kurz nach der Wende in den neuen Bundesländern unterwegs, um dort große Geschäfte zu tätigen, zum Wohle seiner selbst wie auch weiter Schichten der eingeborenen Bevölkerung. Nach einem besonders erfolgreichen Tag erholte er sich von seinen unternehmerischen Strapazen in seinem Auto und aß dabei mitgebrachte Würstchen. Er dachte wohlig an die eben getätigten Abschlüsse und an die bevorstehende Heimreise, da kam ihm ein Gedanke: Kann ich nicht, wenn ich schon einmal in der Pampa bin, noch schnell versuchen, dem Winsel das Hammergrundstück abzuluchsen. In diesem Moment muß er einen besonders großen Bissen von seinem Würstchen genommen haben, jedenfalls hatte er eine Sekunde lang das Gefühl, es würde nicht weiterrutschen, sondern bliebe stecken. Ein furchtbarer Schreck mit Todesangst durchzuckte ihn, und in den 2 darauffolgenden Jahren war es vorbei mit der unbefangenen Schluckerei. Er ernährte sich von Suppen, an verwegenen Tagen von Haferschleim und nahm keinen Bissen mehr außer Haus zu sich. Die 2 Mahlzeiten, die er zusammen mit seiner Mutter einnahm, wurden zu richtigen Zeremonien. Er versuchte, sich eine Stunde vorher zu entspannen, wobei der Halspartie eine besondere Aufmerksamkeit geschenkt wurde. Dann ging es zu Tisch. Die Nummer der Feuerwehr war im Apparat eingespeichert, so daß sie durch einen schnellen Druck auf die Repetiertaste aktiviert werden konnte. Die Mutter brachte den dampfenden Suppentopf, bestenfalls mit infinitesimalen Einlagen weicherer Art, und es begann der 2mal täglich ablaufende Motivierungsprozeß. „Rüdiger, iß. Du mußt etwas essen." – „Mutter, ich trau mich nicht. Ich habe solche Angst. Lieber verhungere ich." – „Rüdiger, stell dich nicht so an. Nimm den Löffel in die Hand."...

Schließlich nahm er Löffel für Löffel. Er war jedesmal dabei bestrebt, die Atmung flach zu halten, aber nicht zu sehr, und seinen, zur Sicherheit in 3 Phasen eingeteilten Akt des Schluckens durchzuführen, zur Beruhigung auf das Telefon blickend, wohl wissend, daß die Nummer der Feuerwehr durch einen einfachen Druck auf die Repetiertaste zu aktivieren sei – bei dem Gedanken, die Mutter hätte sich beim Eingeben verwählen können, allerdings jedesmal zu Tode erschreckend.

Danach war er schweißgebadet und ließ sich von seiner Mutter kalt abreiben. Dann gingen beide ins Wohnzimmer und überwachten seine Verdauung.

Objektphobien

Ausgangspunkt ist die Wahrnehmung externer Objekte und eine Störung der normalen Verhaltensabläufe im Umgang damit. Es sind damit einfache Phobien wie die Hundephobie, aber auch die Messerphobie des von aggressiven Zwangsgedanken Geplagten. In den meisten Fällen ist der Kontakt mit dem gefürchteten Objekt der Anlaß zu großer Sorge, zu Angst oder Ekelreaktionen, wenn z. B. ein Kontaminationsgedanke besteht. In vielen Fällen scheinen derlei phobische Objekte als Kristallisationspunkte für eine allgemeinere „Aktionsphobie" zu dienen. Um sie herum gruppieren sich Vermeidungstendenzen, überhaupt aktiv am Leben teilzunehmen, und sie rechtfertigen einen sozialen Rückzug, ohne daß sie als dessen Ursache angesehen werden können.

Situationsphobien

Darunter versteht Janet v. a. die Agoraphobie, ein Ausdruck, der 1879 von Westphal geprägt worden ist. Die Störung ist schon 1834 von Leuret folgendermaßen beschrieben worden:

> Manchmal geht der Patient ein halbes Jahr nicht vor die Tür. Geht er raus, dann immer nur in seiner Kutsche und immer begleitet von jemandem, der ihm im Notfall zur Seite stehen kann. Selten steigt er aus und in dem Fall muß die Begleitperson ihm ganz nah, fast auf Tuchfühlung, sein. Nie würde er einen freien Platz oder eine Brücke überqueren. Kaum daß er je eine Straße überquert. Auf einem freien Platz fühlt er sich wie inmitten der Wüste. An einem Ort, wo dem, der alles braucht, alles fehlt (S. 392).

Janet meint zur Agoraphobie (1903, S. 210): „Es sind nicht die Orte oder Situationen an sich, die die Phobie auslösen, es ist das Gefühl, sich allein, d. h. ohne physische oder moralische Unterstützung an einem Ort zu befinden, der nicht wohl vertraut ist."

Er schreibt über seinen Patienten Jean, der auch noch von diesem Übel befallen war:

Pierre Janet

„Er muß ständig zu seiner linken Seite etwas haben, worauf er sich stützen kann. So steht er immer da, die linke Hand fest an ein Möbelstück oder an einen anderen Gegenstand geklammert. Wenn ihm das fehlt, so fühlt er sich hohl auf der linken Körperseite und verspürt dort ein schreckliches Gefühl der Leere, das ihm tausend Schrecken einjagen kann. Er fürchtet nicht so sehr bestimmte Orte, aber er bekommt schreckliche Phobien, wenn er sich in einem entfernten Viertel befindet, wenn er weit ab von zu Hause ist, aber v.a. dann, wenn er weit ab von seinem Arzt ist. Aus demselben Grund hat er einen Horror vor so etwas wie einer Landpartie. Landärzte kennen diese Krankheit nicht, jammert er, ich bräuchte Stunden oder Tage, um ihnen zu erklären, woran ich leide. Was für eine entsetzliche Vorstellung: Plötzlich bekomme ich einen Anfall, der mir die Nerven zerreißt, das Phantom des Todes taucht über mir auf, mein Herz zerspringt – und ich bin weitab von jedem kompetenten Arzt. Er kann auch keinen Park aufsuchen, das erinnert ihn ans flache Land. In einem Zug stirbt er tausend Tode. Draußen fürchtet er die Weite, drinnen erstickt ihn die Enge der Räume, immer muß er gleich neben der Tür sitzen, am besten einen Arzt auf seinem Schoß."

Zu den Situationsphobien zählt Janet auch die Erythrophobie, eine soziale Phobie wie er meint, die so etwas wie ein verfestigter Rest der Tendenz der Psychastheniker zur Schüchternheit darstellt.

Zu dem Thema eine Schilderung des Schweizer Psychologen Claparede:

> Er traut sich nicht mehr, sich öffentlich zu zeigen, nicht einmal mehr, auf die Straße zu gehen. Wenn es sich um eine Frau handelt, dann traut sie sich nicht mehr, in Gegenwart eines Mannes zu bleiben. Sie hätte zuviel Angst, ihre Röte erwecke den Eindruck der Leidenschaft und würde dem anderen die Gelegenheit geben, Übles anzunehmen und sie zum Anlaß von Geklatsch zu machen. Wenn es sich um einen Mann handelt, so wird er vor allen Frauen die Flucht ergreifen. Da die Notwendigkeiten des Lebens auch den Menschen zwingen, der Angst vor dem Rotwerden hat, nicht ganz in der Isolation zu verweilen, muß er alle möglichen Tricks erfinden, um seine Behinderung zu kaschieren. Im Restaurant wird er sich hinter einer großen Zeitung verkriechen, damit keiner sein Gesicht sehen kann. Auf der Straße spannt er unabhängig vom Wetter einen Schirm auf oder er kommt daher mit einem riesigen Hut. Er

wird mit Vorliebe das Haus am Abend verlassen, besser noch, wenn die Nacht gekommen ist. Vorteilhaft ist es auch, wenn die Sonne herunterbrennt, dann meint er, habe sein Teint nichts Außergewöhnliches. Wenn man ihn überraschend anspricht, so wird er sich das Gesicht mit dem Taschentuch abwischen oder er wird sich schneuzen. Er wird so tun, als ziehe er einen Gegenstand unter einem Möbel hervor oder er wird sich ans Fenster stellen, um die Röte, die er kommen spürt, zu verbergen. Manchmal arbeitet er mit Puder, aber öfter mit Alkohol. Das letzte Mittel besteht darin, seine krankhafte Röte in der typischen des Alkoholmißbrauchs untergehen zu lassen. So wälzt er ständig in seinem Kopf alle möglichen Mittel, um mit seinem Makel fertig zu werden. Diese ewige Angst, diese ständige Unsicherheit über den Moment, der kommen wird, beeinflußt seinen ganzen Charakter und verbittert ihn. Das Leben des Erythophoben ist ein wahres Martyrium. Bei jedem Schritt hofft er nur, diese unerträgliche Existenz hinter sich zu bringen, und er verflucht das Wesen, das ihn zur Welt gebracht (1902, S. 215).

Ideenphobien

Dabei reicht eine einfache Idee oder ein Gedanke aus, um die schmerzhafte emotionale Reaktion auszulösen. Fast alle Zwangsgedanken gehen einher mit emotionalen Reaktionen, v. a. die eigenen kriminellen Tendenzen betreffend, und solchen, die sich mit der Verletzung religiöser Tabus oder Krankheiten beschäftigen.

Panik

Schließlich liefert Janet unter der Bezeichnung „diffuse emotionale Reaktionen" eine frühe Schilderung der Panikreaktion und ihrer Begleiterscheinung, die bis heute ihre Gültigkeit behalten hat.

Zu dem Thema zuerst ein eigenes Beispiel.

BEISPIELE

Thomas

Angefangen hat alles in der Lüneburger Heide. Thomas und seine Mutter hatten deren Schwester besucht, die in einem Häuschen auf dem Land lebte. Beim Autofahren hatte Thomas schon als Kind Probleme. Auch diesmal war es wieder dasselbe. Es ging ihm alles zu schnell, es war zu laut, und seine Augen wurden von den vorbeiziehenden Autos und der unruhigen Landschaft an den Rand der Erschöpfung gebracht. Es war auch sonst eine unruhige Zeit. Thomas hatte vor 6 Wochen sein Abitur mit Bravour bestanden und sollte im Anschluß daran ein Studium beginnen. Die endgültige Entscheidung für das Fach stand an. Er hatte ewig hin und her überlegt und sich dann doch halbherzig für Botanik und Zoologie entschieden. Es war nicht irgendeine Vorliebe für die Natur oder für ein Leben an der frischen Luft, die den Ausschlag gegeben hatten. Vielmehr stellte er sich seine zukünftige Arbeit eher in der Abgeschiedenheit vor, über Tabellen und Klassifikationen gebeugt, die zwar endlos erschienen, aber dennoch schlüssig und erschöpfend Ordnung und Ruhe in die quirlige Welt der Lebewesen brachten – etwas, was er sich auch für sein Leben wünschte und was er unbedingt brauchte. Pflanzen schätzte er dabei mehr als Tiere, sie waren nicht so hektisch und liefen nicht ständig herum. Er konnte sich auch nicht ernsthaft vorstellen, die beiden Fächer zu unterrichten. Dazu fehlte ihm jede Lust, das wußte er. Auftritte, gar vor einer bösartigen und uninteressierten Horde von Kindern oder Jugendlichen, stießen ihn ab. Manchmal hatte er eigenartige Phantasien über seine Zukunft. Eine Existenz ganz zurückgezogen, sich dem erschöpfenden Studium eines einfachen Wesens widmend, der Butterblume etwa. Aber er zweifelte mit Recht daran, daß diese oberflächliche Gesellschaft gewillt sei, jemanden dafür zu ernähren, daß er sich ein Leben lang mit der Butterblume beschäftigte. So verband er mit diesem Studium keine klare Vorstellung von einer Berufsperspektive, aber die Mutter hatte zugestimmt und gesagt: Wir machen das schon, ich bin ja auch noch da.

Sie hatten mit der Tante einen Spaziergang in die Heide gemacht und dabei den Hauptweg verlassen. Thomas war etwas zurückgeblieben, um sich bei der Flora umzusehen. Er tat es halbherzig, mehr aus einem diffusen Pflichtbewußtsein heraus als aus echtem Interesse, geschweige denn aus Begeisterung. Er versuchte, sich auf dieses oder jenes Pflänzlein zu konzentrieren, aber es wollte nicht so richtig gelingen. Da merkte er, daß die beiden Frauen außer Sichtweite geraten waren. Ihm wurde etwas unbehaglich zumute, aber Angst wäre nicht das richtige Wort dafür gewesen. Er verspürte eher so etwas wie ein Gefühl der Einsamkeit und der Verlassenheit. Er sah sich um und hielt Ausschau. Dabei blickte er in die leere, flache Landschaft und ihm kam ein Bild, das er vor einigen Tagen in einer Zeitschrift gesehen hatte: Die Erde als blaue Kugel, im schwarzen Kosmos. Nun kam der Gedanke: Ich stehe hier einsam auf einer Ku- ▶

gel. Was ist, wenn die Schwerkraft versagt? Wohin falle ich, wenn die Schwerkraft versagt?

Der Panikanfall entwickelte sich innerhalb weniger Sekunden und er schrie: Mutter.

„Ich war überzeugt, daß ich sterben mußte. Aber vielleicht bin ich auch gestorben. Ich spüre keinen Willen mehr in mir. Ich habe nicht das Gefühl, daß ich es bin, der zu Ihnen spricht. Ich sehe Sie wie durch einen Schleier", sagte Thomas eine Stunde später zu dem Arzt, der bloß den Kopf schüttelte und immer wieder versicherte: „Sie sind kerngesund, das ist alles bloß die Einbildung."

Thomas weigerte sich, die Heimreise mit dem Auto anzutreten. Dadurch wurde eine komplizierte Aktion notwendig, bei der Mutter und Sohn mit der Bahn nach Berlin fuhren, während die Tante alles stehen und liegen ließ, um den Wagen nachzuchauffieren. Aber Hauptsache, der Junge wird wieder gesund. Er hat uns allen einen solchen Schrecken eingejagt. Das war man von ihm nicht gewohnt.

In den darauffolgenden Tagen zog Thomas sich sehr zurück, ging nicht außer Haus und ließ sich von der Mutter verwöhnen. Sie hatte jede Menge Zeit dafür. Der verstorbene Mann hatte ihr eine recht beträchtliche Rente und auch etwas Vermögen hinterlassen, so daß sie sich ganz ihren Pflichten als Mutter widmen konnte. Sie tat es mit Hingabe, beschaffte alle Glenn-Gould-CDs, deren sie habhaft werden konnte, buk Kuchen nach alten Familienrezepten, kaufte ihm einen seidenen Morgenmantel und brachte eine heiße Schokolade nach der anderen auf sein Zimmer. Thomas rührte kaum etwas an, obwohl er normalerweise mit derlei kalorienreichen Produkten kurz gehalten wurde, weil sie angeblich der Leber schadeten.

Thomas sprach wenig, schien die Krise aber allmählich zu überwinden. Es war bloß eine Krise, ausgelöst durch Erschöpfung, hatte die Mutter entschieden: Denk positiv darüber, dann liegt darin auch eine Chance. In allem liegt eine Chance. Alles hat einen Sinn.

Am 4. Tag wollte Thomas seine endgültige Anmeldung zum Studium zur Post bringen. Schon beim Verlassen des Hauses fühlte er sich zittrig, etwas schwindlig, wie auf Watte gehend, ein höchst beunruhigender Zustand. Er versuchte, soweit wie möglich allen Passanten auszuweichen, weil sie ihn so fragend ansahen. Fängt es wieder an?

Es fing wieder an und ich will es kurz machen. Er entwickelte sehr schnell eine klassische Agoraphobie mit quasi generalisiertem Meideverhalten. Ohne die Mutter war er kaum in der Lage, die Wohnung zu verlassen. Beim Studienbeginn begleitete sie ihn jeden Tag zur Uni und holte ihn danach ab.

Das Studium ließ sich nicht gut an. Thomas, der immer ein guter und fleißiger Schüler gewesen war, entwickelte „Arbeitsstörungen“. Bei Vorlesungen wollte er sich verkriechen, mußte aber möglichst nah an der Tür sitzen. Er versuchte, sich auf den Stoff zu konzentrieren, aber es gelang ihm fast nie. Wenn die Mutter ihn abholte, fühlte er sich völlig erschöpft, hatte Kopfschmerzen und war oft dem Weinen nahe. Seminare mied er fast völlig. Den entsetzlichen Druck, auch einmal einen Beitrag zu leisten, hielt er nicht aus. Zu Hause ging es etwas besser. Er arbeitete am Computer, war aber entgegen seiner früheren Ausdauer schnell ermüdbar. Er bekam immer wieder Anflüge von Angstanfällen, manchmal richtiggehend Panikattacken.

Von der Mutter hinzugezogene Ärzte waren ratlos und diagnostizierten vor sich hin.

Hatte die Schwerkraft versagt?

Kommentar

Was geschah in der Heide? Bevor wir versuchen, darauf eine Antwort zu geben, sehen wir uns andere Episoden an, die wie bei Thomas am Anfang einer Angsterkrankung standen.

BEISPIELE

Ein 35jähriger Programmierer befand sich mit Frau und Tochter auf einem Spaziergang im Berliner Grunewald. Zu dieser Zeit hatte er beträchtliche berufliche Schwierigkeiten und mußte um seinen Arbeitsplatz bangen.

Dieses Berliner Wäldchen, mitten in der Stadt gelegen, hat wenig Ähnlichkeit mit dem Urwald Costa Ricas, aber dennoch, wenn man den Weg verlassen hat, etwa um verrottete Bierdosen zu sammeln, ist man von Bäumen umgeben, wenn auch der Tatsache bewußt, daß der nächste Getränkestand mit heißen Würstchen keine 5 Minuten entfernt ist. Die Familie, alle Exemplare wohlgenährt, verließ die Wohnung nie ohne „Proviant“. Vor allem dann nicht, wenn eine längere Unternehmung geplant war. Als der Familienvater die Keksdose öffnete, stellte er fest, daß sie leer war. Das Prekäre seiner Lage wurde ihm augenblicklich bewußt und es drängte sich ihm die Frage auf: Muß ich jetzt verhungern? Hier mitten im Wald? Er fing an zu schlottern.

Eine junge Frau stand vor der Kantine ihrer Firma. Das Verhältnis zu ihren Kolleginnen, das nie das beste gewesen war, hatte in den letzten Wochen einen Tiefpunkt erreicht. Endloses Getuschel hinter ihrem Rücken und viele kleinliche Anfeindungen. Es hatte an dem Tag als Hauptgericht Königsberger Klopse gegeben, ein nahrhaftes Produkt der deutschen Regionalküche, dessen verwegener Geschmack die meisten Mitarbeiter der Firma sehr angesprochen hatte. Sie hatte wie immer „ihren kleinen Salat" zu sich genommen und wartete auf eine Kollegin. Da bekam sie angesichts der aus der Kantine auf sie zuströmenden Menge so etwas wie einen „Röntgenblick". Sie „sah" Mägen und in jedem – die erfolgte Arbeit der Kauwerkzeuge sozusagen ausblendend – runde Königsberger Klopse. Sie lief davon, mit Mühe einen Schrei des Entsetzens unterdrückend.

Bedingungen im Vorfeld der Panik

Nicht immer haben die Ursprungssituationen einen solchen dramatischen Charakter. Sie ereignen sich in Verkehrsmitteln, in Warteschlangen, meist auf dem Hintergrund einer nachvollziehbaren, eher zufälligen vegetativen Labilisierung zu dem Zeitpunkt. Zusätzlich lassen sich im Vorfeld, wie wir wissen, fast immer „Streßmomente" auffinden, Partnerschaftsschwierigkeiten, berufliche Probleme und dergleichen mehr. Es folgt eine „vegetative Entgleisung". Sie wird auf Merkmale der jeweiligen, meist räumlichen Situationen attribuiert und die Folgen sind bekannt. Doch erklärt das alles?

Kehren wir zurück zu unserer Eingangsfrage.

Was geschah in der Heide und was hat das Erleben der Protagonisten der geschilderten Szenen gemeinsam?

Die allgemeinste Antwort lautet: Ein Mensch erfährt seine Einsamkeit. Das klingt vielleicht etwas dramatisch. Aber es gibt noch dramatischere Arten, solche Erlebnisse auszudrücken. Heidegger spricht vom Erlebnis der „Geworfenheit" und Sartre meint, daß in einem Augenblick, in dem der Mensch sich urplötzlich als schutzlos erlebt, er eine Art „existentiellen Blutsturz" erfährt. Alles, was ihm bislang Sicherheit verlieh, verläßt ihn innerhalb von Sekunden und er hat das Gefühl, sich aufzulösen.

Thomas hat nach vielem Zögern eine halbherzige Entscheidung getroffen: Botanik, der Klassifikationssysteme wegen, unter besonderer Berücksichtigung der Butterblume, der Stillen. Nun wird es ernst. Er muß hinaus in die Welt. Dort weht, das ahnt er, ein rauherer Wind als zu Hause. Prüfungen, eine nach der anderen, allein, ohne Schutz, den Ansprüchen des Lebens ausgeliefert, inmitten vieler hämisch auf ihn blickender Konkurrenten, oft besser gewappnet als er, mit mehr Muskeln und aggressiven Sprüchen auf den Lippen. Doch er muß mit seinen Waffen dagegen ankämpfen: Ernsthaftigkeit, Fleiß. Er will ein Beispiel davon geben und versucht, sich auf die Pflanzen zu konzentrieren, auf was sonst. Doch auch das ist halbherzig, es will ihm nicht gelingen. Alles ist so verschwommen vor den Augen. Er bückt sich, aber alles scheint so weit weg, so unwirklich. In den letzten Jahren mußte er sich nicht wirklich mit der Wirklichkeit auseinandersetzen. Wenn auch mit heißer Schokolade und Kuchen etwas kurz gehalten, der Leber wegen, fand die Wirklichkeit weitgehend zu Hause statt, ohne daß sie ihn über Gebühr behelligt hätte. Die Schule war kein Problem für ihn, und weiter wagte er sich kaum hinaus. Das Problem mit den jungen Damen ungelöst. Er richtete sich auf und suchte die Mutter. Sie war nicht da. Keine Mutter, bei den anderen, keine Kekse oder der entsetzliche Angriff der Klöpse.

Ein Wahrnehmungsinhalt, der wie aus dem Nichts auftaucht, wird prototypisch für die jeweilige Lebenssituation und löst eine Reaktion aus, die man im Janetschen Sinne als Ergebnis eines plötzlichen, drastischen Abfalls des mentalen Niveaus interpretieren kann. Die Reaktion ist zwar vehement, und der Betroffene erlebt sie als eine Art innere Explosion, aber in Wirklichkeit ist es eine Entladung, eine Art Urreaktion, unspezifisch in bezug auf die konkreten Bedingungen, mit denen der Betroffene konfrontiert ist.

Analysieren wir die Zeit, die einem solchen Ausbruch vorangeht, so finden wir, wie gesagt, fast immer Streßmomente, Belastungen und Konflikte. Aber wir finden auch, daß die Menschen, sie eher vermeidend, sich – wenn auch oft in einer nicht sehr effizienten Weise – damit auseinandergesetzt haben. Weder Thomas noch der existenzgefährdete Programmierer waren in der Lage, ihre jeweilige Situation zu analysieren und gezielt etwas zu unternehmen. Die junge Angestellte hat nichts Nennenswertes unternommen, um den konfliktreichen Umgang mit den Kolleginnen zu entschärfen. Die hierarchisch hochangesiedelten, dem Problem angemessenen Handlungen haben nicht stattgefunden.

Verantwortlich dafür ist das, was wir mit Janet pauschal als psychasthenische Defizite bezeichnet haben. Er beschreibt die Situation im Vorfeld folgendermaßen (1903, S. 580):

Pierre Janet

„Ein bemerkenswerter Umstand ist folgender. Jemand kann über einen längeren Zeitraum psychasthenisch geschwächt sein, ohne daß er es bemerkt. Er weicht aus und bringt nichts zum Abschluß, aber da die Umstände es noch nicht unbedingt erforderlich machen, versucht er es gar nicht in letzter Konsequenz, und dadurch wird ▶

ihm nicht bewußt, daß er seit geraumer Zeit die Fähigkeit verloren hat, wirkungsvoll zu handeln. Wann wird er merken, daß sein mentales Niveau reduziert ist? Wenn die Umstände ihn mit einer Situation konfrontieren, die einen Umgang auf einem hohen mentalen Niveau erforderlich machen würde. Je nach der Situation und den Erfordernissen kann es dann, wie wir gesehen haben, zu psychasthenischen Symptomen wie Aufmerksamkeitsstörungen, zu halbem Handeln mit Unvollständigkeitsgefühl und dergleichen mehr kommen, also zu ineffizienten Versuchen, die jeweilige Situation zu bewältigen. Fällt die psychische Spannkraft unter ein kritisches Niveau, so können Zwangsgrübeleien oder psychomotorische Entladungen auftreten. In anderen Fällen kommt es zur Entladung in Form von Angst- und Panikreaktionen."

Letztere erscheinen besonders wahrscheinlich in „Übergangssituationen", für die an sich keine deutlichen aktiven Verhaltensmuster indiziert sind. Man wartet irgendwo, man fährt irgendwohin oder man steht und merkt, daß es nicht so recht weitergeht. Hinzukommt oft ein mehr zufallsbedingter Labilitätszustand, wie eine körperliche Schwäche oder Übererregung, und dann reicht oft ein kleines Detail aus, das die aktuellen Konflikte symbolisiert, um die emotionale Entladung auszulösen: die Mutter außer Sichtweite, die leere Keksdose, die anströmenden Kolleginnen.

Derlei Emotionen stellen für Janet Phänomene dar, deren Hauptcharakter die Regression ist. In Wirklichkeit, erklärt er, handelt es sich dabei um einen Ersatz für reiferes Handeln, und diese Ersatzhandlungen erscheinen diffus, unkoordiniert, ohne Wirksamkeit, ja ohne Sinn. Sie sind offensichtlich auf einem Niveau angesiedelt, das typisch ist für „früher", sowohl auf der Ebene der individuellen Lebensgeschichte als auch auf der Ebene der Evolution der Lebewesen überhaupt.

Janet illustriert den Vorgang durch folgendes Beispiel:

BEISPIELE

Ein junges Mädchen, Anfang 20, deren Mutter verstorben ist, lebt mit ihrem Vater zusammen. Das Zusammenleben verläuft ohne größere Probleme. Der jungen Frau geht es gut und sie reagiert in allen Lebenslagen korrekt. Eines Abends, beim Zu-Tisch-Gehen, sagt der Vater mehr beiläufig: Heute geht es mir nicht so gut. Ich fühle mich müde und erschöpft. Mein rechter Arm fühlt sich so schwer und unbeweglich an. Und er fügt hinzu, eher lächelnd: Vielleicht bin ich bald völlig gelähmt. ▶

Auf den kleinen Satz reagiert das Mädchen auf eine recht dramatische Weise: Sie wird blaß, bricht in Tränen aus und fängt an zu schlottern. Sie schreit: Um Himmels willen, mein Vater, gelähmt, tot. Was soll ich bloß tun? Was soll aus mir werden? Schließlich fängt sie an, wie wild um sich zu schlagen, zerbricht Stühle und fällt schließlich um. Der Vater bringt sie zu Bett und dort verweilt sie eine ganze Woche mit Kopfschmerzen, Übelkeit und allerlei Zwangsgrübeleien.

Normalerweise hätten wir erwartet, daß das junge Mädchen aufsteht, zum Vater geht, ihm gut zuredet, evtl. einen Arzt holt usw. Aber so verhält sie sich nicht, obwohl sie dazu in der Lage wäre, wie sie es schon mehrmals unter Beweis gestellt hat. Der letzte Ausspruch des Vaters muß eine Art emotionalen Schock in ihr ausgelöst haben. Sie wurde überrascht und stand unter dem Druck, schnell reagieren und handeln zu müssen.

Janet meint dazu:

PIERRE JANET

„Jedesmal wenn wir unter Zeitdruck stehen, wenn eine besonders schwierig erscheinende Situation uns überfällt, verzichten wir auf ausgefeilte und komplizierte Verhaltensweisen. Ein solches anspruchsvolles und hochentwickeltes Verhalten ist schwer in die Wege zu leiten. Im Grunde genommen sind Erfolge dabei auch immer nur hypothetisch. Lieber reagieren wir in einem solchen Fall mit einem „älteren" Verhalten, das eine lange Tradition in der Vorgeschichte hat und gewohnheitsmäßig gut eingeschliffen ist. In einer schwierigen Situation verzichten wir besser auf Experimente und greifen auf etwas zurück, das mit Sicherheit zu einigem Erfolg führen wird. Das ist die Regression, das Zurückgreifen auf etwas Altes und Bewährtes" (1929, S. 65).

Anstelle einer Reaktion wie: Ich bin jetzt kurz vor dem Abendessen nicht darauf eingestellt, mich in eine Krankenschwester zu verwandeln, tritt eine andere Reaktion: Sich nach allen Seiten bewegen und losschreien verändert auf jeden Fall die Situation, wie auch immer. Sicher beeinflußt es auch den Vater, wie es dann ja auch geschah.

Solche Reaktionen haben wir auch bei den Protagonisten unserer Eingangsgeschichten gesehen. Auch sie haben sozusagen mit einem Schlag in den Lauf der Dinge eingegriffen, nicht gezielt zwar und auf einem niedrigen Niveau, aber immerhin haben sie etwas getan. Zu mehr waren sie nicht in der Lage.

Ursprung und Funktion der Zwangsvorgänge

Wir wissen, wie ihre Geschichten weitergehen. In der Regel manifestiert sich eine psychasthenische Entwicklung nicht darin, daß alle Lebensaktivitäten gleich stark in Mitleidenschaft gezogen sind. Sogar bei einer solch schweren Erkrankung wie der von Rahib haben wir gesehen, daß zwar bestimmte Situationen wie die morgendlichen Aktivitäten besonders betroffen sind, andere Lebensbereiche aber nahezu intakt bleiben. Auch anläßlich der Untersuchung zwanghafter Grübeleien sahen wir, daß es kritische Episoden gibt, bei denen die diversen Formen der Zwangsgeschehnisse besonders in den Vordergrund rücken.

Auch bei Phobie- und Panikpatienten sind wir gewohnt, auslösende Stimuli in Form von äußeren Gegebenheiten oder in Form von inneren Reizen wie Gedanken, Körper, Sensationen oder Gefühle zu suchen. Janet spricht von der „Spezialisierung der psychologischen Insuffizienzen" und meint damit, daß die krankhaften Phänomene sich um einzelne Situationen herumgruppieren und daß es ganz bestimmte Handlungen sind, die v. a. von den Defiziten betroffen sind. Welche sind am meisten davon betroffen?

Janet betont wie so oft, daß die schwierigsten, kompliziertesten Handlungen am meisten gestört sind. Dabei ist in erster Linie wieder das Sozialverhalten zu nennen. Die einfachsten Aktivitäten, wie essen oder sprechen, werden für einige zu unüberwindbaren Hindernissen, wenn sie in Gegenwart anderer erfolgen sollen. Andere beobachten und bewerten uns, und das, was alleine ohne Schwierigkeiten gelingt, wird dann durch viele unangenehme emotionale Begleiterscheinungen erschwert oder es wird ganz eingestellt. Friedrich zieht sich nach seiner Krise noch mehr zurück und traut sich im Umgang mit anderen, also in sozialen Konkurrenzsituationen, immer weniger zu. Vor allem schreckt er vor Situationen zurück, in denen er sich den anderen schutzlos, und d. h. für ihn ohne Begleitung einer schützenden Person wie der Mutter, ausgeliefert fühlt.

Prototypisch für eine solche innere Lage ist für Janet das Draußen, v. a. die Straße. Die Straße sei zu allen Zeiten der Menschheit das Symbol für die Einsamkeit im Konkurrenzkampf mit den anderen gewesen, weitab vom Ort der Sicherheit, von zu Hause. In der Tat beginnen ja viele Phobien mit Anfällen dort, wo man auf sich allein gestellt das Leben bewältigen, also letzten Endes sich bewähren muß. In diesem Sinn ist jede Agoraphobie auch eine Art soziale Phobie. Dort treten dann die schmerzhaften Phänomene wie Angstanfälle auf, für die man dann glaubt, fremde Hilfe in Anspruch nehmen zu müssen, und sei es nur die eines Arztes. Das agoraphobische Denken entscheidet dann für jede nur mögliche Lebenssituation, inwieweit sie mit bedrohlichen Faktoren wie Ausgeliefertsein und Schutzlossein beladen ist, und es besteht das Bestreben, als Maßnahmen dagegen Sicherheitsfaktoren einzubauen, wie etwa die Gegenwart einer beschützenden Person.

Besondere Schwierigkeiten bereiten auch andere Aktivitäten, die einen hohen Stellenwert beim sozialen Konkurrenzkampf haben wie die Berufsausübung und Vorbereitungen darauf, wie z. B. das Studium. Erfolge oder Mißerfolge dabei werden in hohem Maße herangezogen, um den sozialen Rang des einzelnen dabei zu bestimmen, und werden deshalb mit großen Anstrengungen angegangen von solchen, für die die Stellung im sozialen Gefüge besonders wichtig ist. Mit anderen Worten, sie erfordern ein besonders hohes Maß an psychischer Spannkraft. Dadurch werden sie bei psychasthenisch prädisponierten Menschen besonders störanfällig. Das Ergebnis sind häufig Arbeitsstörungen, wie sie bei allen Personen, die wir hier kennengelernt haben, auftraten. Schließlich erweist sich vieles, was bei der Identitätsbildung des einzelnen eine Rolle spielt, wie religiöse Überzeugungen und Beziehungen zu anderen usw., als besonders vulnerabel und kann zum Anlaß von diversen Formen von Symptomen werden.

Zwangsvorgänge setzen also besonders häufig anläßlich von Bedingungen ein, bei denen ein „Problem" auftaucht. Die Tochter einer Patientin hatte einen Heiratsantrag erhalten und die Mutter um Rat gefragt. Diese wußte nicht, was sie ihr sagen sollte. Statt Position zu beziehen oder der Tochter die Entscheidung zu überlassen, entwickelte sie schreckliche Ängste und fing an mit endlosen Spekulationen über die Familiengeschichte des potentiellen Schwiegersohns. Sie landete schließlich bei möglichen Erbkrankheiten von dessen Vorfahren, starb 1000 Tode bei der Erwartung erbgeschädigter Enkelkinder, unternahm eine Reise ins Fichtelgebirge, um die Lebensdaten auf den Familiengräbern zu konsultieren und daraus das Schicksal der zukünftigen Ehe zu deuten, kam aufgelöst zurück und verfiel in eine 3wöchige Krankheit, während der sie kein Wort hervorbrachte, den Hausarzt völlig ratlos machte und die hilflose Tochter an den Rand der Verzweiflung brachte.

In anderen Fällen ist der mentale Erschöpfungszustand schon präsent in dem Moment, in dem eine Aktion verlangt wird.

Flora, eine Patientin Janets, erwartet ihre Mutter aus der Provinz. Sie weiß nicht, wie sie ihr begegnen soll, weil sie sehr ambivalent ihr gegenüber ist: Sie liebt sie und fürchtet sie gleichzeitig. Sie legt sich Tage vor dem Besuch ins Bett, weil sie sich so schwach fühlt. Die Mutter verlangt immer eine strenge Ordnung in der Wohnung der Tochter. Flora liegt im Bett und ist unfähig, aufzuräumen. Sie findet, daß die Gardinen im Schlafzimmer nicht ordentlich genug hängen. Tagelang tyrannisiert sie das Dienstmädchen, die Gardinen auf und zuzuziehen. Nie geraten sie ordentlich genug. „Ich bin der Anstrengung nicht gewachsen, sie selbst in Ordnung zu bringen. Aber in Wirklichkeit will ich meine Gedanken und Gefühle in Ordnung bringen, aber es gelingt mir nicht." Die Mutter hat den Besuch längst abgesagt, Flora läutet nach dem Dienstmädchen, der Vorhänge wegen.

So tritt Druck und Anstrengung, die sich durch Agitiertheit und Aktionismus im Verhalten zeigen, an die Stelle der Leere- und Unvollständigkeitsgefühle.

Janet schreibt dazu:

Pierre Janet

„In meinen ersten Studien über diese zwanghaften Unruhezustände stand ich sehr unter dem Einfluß der Beobachtung von Unvollständigkeitsgefühlen und von der Insuffizienz des korrespondierenden Verhaltens. So neigte ich dazu, die Zwangsvorgänge direkt auf diese Symptome zurückzuführen. Heute sehe ich eine Schwierigkeit, die mich dazu zwingt, meine erste Interpretation ein wenig zu ergänzen. Die Agitiertheit hängt nicht nur von der Unvollkommenheit der Handlung ab, sondern auch von einer Anstrengung, die sich daran anknüpft und das in einer extrem übertriebenen und lang andauernden Form. Es sieht so aus, als würde die gesamte Persönlichkeit jeder versagenden Tendenz zu Hilfe eilen. Man kann sich eine große Verwaltung vorstellen, in der die Angestellten schlampig und ineffektiv arbeiten, wenn sie sich selbst überlassen sind. Die Gesamtarbeit bleibt aber einigermaßen zufriedenstellend, denn der Chef greift ständig ein und komplettiert die Taten der Angestellten. So wird es weitergehen, solange der Chef diese enorme zusätzliche Arbeit leisten kann. Die Ineffektivität der Ergebnisse, die die Kranken erzielen, und die mangelnde Geschicklichkeit ihrer Anstrengungen springen ins Auge. Sie kämpfen gegen Windmühlen an und stoßen endlos gegen eine Mauer, ohne in der Lage zu sein, ihre Aktionen zu verbessern oder den Kampf aufzugeben ... Auf die Art können diese Kranken nicht zur Ruhe kommen, nicht ausspannen" (1926, S. 152).

Auf die Art können, sozusagen aufgepfropft auf die psychasthenischen Stigmata und als grobe Maßnahme zur ihrer Korrektur, die Entgleisungen auf kognitiver, motorischer und emotionaler Ebene das Bild dominieren. Sie stellen eine Anstrengung dar und zeugen von einem Druck, der für einen Beobachter völlig im Vordergrund stehen kann.

2.6 Zwangsgedanken

Bei zwanghaften Grübeleien haben wir es mit einer Aneinanderreihung von Gedankengängen zu tun, bei denen meist irgendwelche alltäglichen Begebenheiten „bearbeitet" werden. Die Inhalte wechseln ständig, je nach Tagesereignissen, sie sind nicht von zentraler Bedeutung. Am wichtigsten sind die formalen Charakteristika, d. h. die Art, wie diese Form von Denken vonstatten geht, immer schwankend, repetitiv, permanent Themen der Entscheidungsfindung, der Absicherung und der Wiedergutmachung variierend, aber letztlich zu keinen stabilen und verläßlichen Ergebnissen führend.

Zwangsgedanken hingegen stellen ein kognitives Phänomen höherer Ordnung dar, sie sind abstrakter und elaborierter, mehr von den jeweiligen Gegebenheiten abgehoben und beziehen sich auf eine ganze Lebensperiode oder auf das ganze Leben des Betroffenen überhaupt. Der Kranke behauptet, sie würden ständig und auf eine sehr schmerzhafte Weise auf ihn einwirken und das gegen seinen Willen. Sie würden ihn dazu verleiten, allerlei Verhalten auszuführen, das er als unnütz, ja manchmal geradezu als schädlich empfinde. Sich so häufig und so eindringlich mit solchen Inhalten beschäftigen zu müssen, könne ihm nicht zuträglich sein. Der Inhalt der Zwangsgedanken und die damit einhergehenden Verhaltenstendenzen sind oft so ausgefallen, daß Janet, im Gegensatz zu den Zwangsgrübeleien, der Analyse seiner Bedeutung eine große Wichtigkeit einräumt.

Doch betrachten wir zuerst das Bild einer Erkrankung, bei der Zwangsgedanken im Vordergrund stehen, anhand eines eigenen Beispiels.

2.6.1 Falldarstellungen

BEISPIELE

Carola

Die 26jährige Patientin berichtet: Ich erinnere mich noch ganz genau an die Zugfahrt. Ich hatte eine alte Freundin besucht und der ganze Besuch war irgendwie unbefriedigend. Sie schien sich überhaupt nicht wirklich für mich zu interessieren, schwärmte nur von ihrem neuen Freund und den großen Plänen, die beide gemeinsam hatten. Auch ich war irgendwie unkonzentriert, lustlos und fühlte mich so, als wäre ich nicht ganz anwesend. Ich war auf dem Weg nach Hause und es war überhaupt eine schwere Zeit für mich. Mein Freund hatte sich nach einer 3jährigen Beziehung von mir getrennt und die Umstände der Trennung waren alles andere als schön für mich gewesen. Als Grund dafür warf er mir vor, ich sei zu langweilig und zu schwerfällig für ihn. Wenn wir mit seinen Freunden ausgingen, sagte ich nicht viel und saß meist schweigend da. Sie waren immer alle so aufgedreht, das mußte auch am Bier liegen, das sie in Unmengen in sich hineinschütteten. Ich vertrage gar nichts und Alkohol macht mich schnell so müde, daß ich fast einschlafe. Ich sei also langweilig und würde zu nichts etwas sagen. Nun, wenn ein Gespräch so schnell und hektisch verläuft, fallen mir mögliche Gesprächsbeiträge immer nur ein, wenn schon alles vorbei ist. Mit Schwerfälligkeit meinte er, ich nähme das Leben zu ernst, würde über alles tagelang grübeln und sei nicht in der Lage, spontan zu handeln und auch einmal über meinen Schatten zu springen. Er wolle sein Leben jetzt genießen und vorankommen. Dafür sei ich nicht die geeignete Partnerin. Ich war wegen der Trennung sehr traurig, dachte viel darüber nach, was ich alles falsch gemacht hatte und zweifelte mehr denn je an meinen Fähigkeiten.

Bei der Zugfahrt damals war das alles schon über ein halbes Jahr vorbei und ich hatte mich gefangen. Ich war über das Gröbste hinweg, wie man sagt, zumindest glaubte ich das. Ich war nicht mehr sehr traurig und nicht depressiv. Ich tat das, was zu tun war, aber etwas in mir hatte sich trotzdem verändert. Ich konnte mich schlecht konzentrieren, wurde sehr schnell müde und machte auch Fehler bei der Arbeit. Einmal als ich in der Kanzlei einen wichtigen Vorgang falsch eingetütet und an die falsche Adresse verschickt hatte, ließ mich der Chef kommen und sagte zu mir: „Carola, was ist bloß los mit Ihnen? Sehr oft können wir uns eine solche Panne nicht leisten. Macht Ihnen die Arbeit denn gar keinen Spaß mehr?“

Das hatte mir einen ganz schönen Schrecken eingejagt, so daß ich sehr aufpaßte, um nichts mehr falsch zu machen. Ich kontrollierte wichtige Arbeitsgänge mehrmals auf ihre Richtigkeit, hatte aber oft dabei das Gefühl, nicht sehr konzentriert zu sein. Das fing an, mir richtiggehend Angst zu machen, so daß ich mich schon damals fragte, ob ich vielleicht ein Problem hätte, ohne es zu wissen.

Aber zurück zu der Eisenbahnfahrt. 3 Tage davor hatte ich in den Lokalnachrichten erfahren, daß ein junger Mann, der ein paar Straßenzüge von unserer Wohnung entfernt lebte, sich aufgehängt hatte. Keiner wußte so recht warum, und das war besonders schrecklich. ▶

Im Haus sprach man darüber, daß er schon immer sehr zurückgezogen und eigenbrötlerisch gewesen sei. Es schien, als hätte er plötzlich den Verstand verloren.

Damals im Zug saß ich neben einem jungen Mann, der während der ganzen Fahrt Musik aus seinen Kopfhörern hörte. Kann ein junger Mann wie der da, der so unauffällig aussieht, plötzlich den Verstand verlieren, nach Hause gehen und sich aufhängen? Was muß passiert sein, damit er so etwas macht? Was muß er für ein Mensch sein? Ich suchte, ohne ihn direkt dabei anzuschauen, nach irgendwelchen auffälligen Merkmalen. Aber ich sah bloß einen jungen Mann, der im Takt der Musik wippte und dabei die Augen geschlossen hatte.

Dann kam mir der Gedanke: Könnte *ich* so etwas tun? Dieser Gedanke jagte mir zuerst einen Schrecken ein, aber dann tat ich ihn beiseite und sagte mir: Was für ein Blödsinn. Doch dann fiel mir ein, daß ich in letzter Zeit bei der Arbeit besonders dann, wenn ich mich stark anstrengen mußte oder wenn jemand in meiner Nähe war, der mich irritierte, ein merkwürdiges Gefühl verspürt hatte. So, als sei ich nicht ganz bei mir, als würde ich mechanisch handeln, ohne zu wissen, was ich tat.

Könnte ich so etwas tun, ohne es zu wollen oder weil ich die Kontrolle über meinen Willen verloren habe? Dieser Gedanke machte mir erst richtig angst. Ist denn so etwas möglich? Kann es sein, daß ich mich umbringen will, ohne es zu wissen? Selbstmord ist eine unverzeihliche Sünde, dachte ich mir. So etwas kann ich nie wollen. Außerdem macht mir das Leben wieder Spaß. Aber machte es mir wirklich Spaß? Oder vielleicht habe ich eine Gehirnkrankheit, etwa einen Tumor, oder werde geisteskrank, wie der junge Mann aus der Nachbarschaft. Kann es dann passieren, daß mein Wille mir nicht mehr gehorcht? Die Angst stieg in mir hoch. Und dann kam der allerschrecklichste Gedanke, weil es so konkret wurde: Ist es möglich, daß ich jetzt plötzlich aus dem Zug springe?

Meine Hände klammerten sich an die Armlehnen, so als wollte ich mich mit meinen Muskeln mit aller Kraft festhalten, wenn ich schon meinem Willen nicht mehr vertrauen konnte. Der Zug hielt an und ich beruhigte mich etwas, aber da stieg der junge Mann aus. Jetzt war ich allein mit mir selber, und ich wußte nicht mehr, wie ich mit mir dran war. Ich sprang wie in Panik auf, griff nach meiner Tasche und suchte mir einen Platz in einem anderen Abteil. Dort saßen ein Mann und zwei ältere Damen. Vor allem die Damen beruhigten mich etwas, weil sie lebenserfahren aussahen. Ich versuchte, die Gedanken zu verdrängen, aber es blieb ein großes Fragezeichen zurück.

Die Entwicklung, die die Dinge in den nächsten Stunden für mich nahmen, war katastrophal. Kaum war ich in der Wohnung (die Eltern waren verreist), fühlte ich mich wie magisch von den Fenstern angezogen. Ich möchte das noch einmal erklären. Ich fühlte mich damals weder besonders niedergeschlagen, noch verspürte ich das geringste Bedürfnis, mich umzubringen. Es war einzig und allein der Gedanke, ich könnte die Kontrolle über mich verlieren, der mich vor Angst lähmte. Ich verriegelte alle Fenster und hielt mich dabei, so gut es ging, irgendwo fest. Dann setzte ich mich auf mein Bett, fing an zu weinen und fragte mich: Wirst du verrückt? Verlierst du den Verstand? Auf der einen Seite schien ich bei klarem Bewußtsein zu sein, ich wußte Bescheid über alles, was mich betraf. Ich sagte es mir geradezu vor: Ich bin die Carola, bin 26 Jahre alt und arbeite in einer Rechtsanwaltskanzlei, es ist Samstag, 16:20 und ich sitze hier in der Wohnung auf meinem Bett, meine Eltern sind bei der Großmutter und kommen morgen abend zurück.

Dann hielt ich es nicht mehr aus und rief die Großmutter an. Nach einigen freundlichen Worten gab sie mir die Mutter. Ich fragte sie nach 2 Minuten: Fällt dir etwas an mir auf? Rede ich wie immer? Ich traute mich nicht, sie zu fragen, komme ich dir irgendwie verwirrt vor? Erscheine ich dir merkwürdig oder verändert? Ich traute mich schon gar nicht, sie zu bitten, früher nach Hause zu kommen. Die Mutter verstand nicht, was ich meinte und so beendeten wir das Gespräch.

Ich kochte mir einen Tee und wollte mich vor den Fernseher setzen. Die Mutter hatte den Stecker herausgezogen. Ich stand vor der Steckdose, da kam der Gedanke: Könnte ich statt des Steckers die Finger hineinstecken? Irgendwie wußte ich gleichzeitig, daß das nicht möglich war, aber ich erschrak zu Tode. Ich floh, aber der Gedanke verfolgte mich. Dann: Könnte ich 2 Stricknadeln nehmen. ... Nun wußte ich, daß ich sehr krank war.

Carola verkroch sich richtiggehend bis zur Rückkehr der Eltern und wagte sich kaum zu bewegen. Die Eltern fanden sie zitternd und in Tränen aufgelöst. Sie sagte bloß, ich bin richtig fertig, vielleicht bekomme ich eine Grippe. Am nächsten Morgen diagnostizierte der Hausarzt eine nervliche Überlastung und verschrieb ihr ein pflanzliches Beruhigungsmittel. Er schrieb sie für eine Woche krank.

Krankheitsverlauf

Die Zwangsgedanken beinhalteten in den 3 bis 4 Monaten danach die Themen Suizid und Verrücktwerden. Sie überfielen sie an Bus- ▶

haltestellen, im Bus und an offenen Fenstern. Sie versuchte, so gut es ging, keine Scheren, Messer oder andere spitze Gegenstände zu berühren. Sie konnte keine Chemikalien, kein Spülmittel anfassen, ohne von dem Gedanken terrorisiert zu werden: Könnte ich plötzlich ansetzen und austrinken? Sie hielt sich krampfhaft an jedem Treppengeländer fest, um sich nicht in die Tiefe stürzen zu müssen. Steckdosen blieben ein Problem. Sie machte einen großen Bogen darum und versuchte, dabei nicht aufzufallen.

Eines Tages stritten 2 Männer im Autobus neben ihr und einer sagte zum anderen: Häng dich doch auf. Seitdem verfolgte sie der Gedanke des Aufhängens. Sie entwickelte ein phobisches Verhalten bezüglich aller „schnur-, strick-, band- und kabelförmiger Gebilde", wie etwa Telefonkabel, elektrische Kabel von verschiedenen Geräten, Waschleinen, von der Decke hängende Kabel von Beleuchtungen und ähnlichem. Sie vermied es nicht nur, sie anzufassen, sondern wollte erst gar nicht in ihre Nähe kommen - und durfte dabei nicht auffallen. War es nicht zu vermeiden, so drückte sie ihr Kinn mit aller Kraft auf die Brust, um die Fläche des Halses möglichst klein zu machen und zu verstecken.

Sie war nur bedingt arbeitsfähig und die Kanzlei versuchte sie, so gut es ging, zu schonen. Sie kontrollierte immer mehr, und man hielt das zuerst für eine gute Einstellung zur Arbeit, obwohl sie dadurch manchmal den Gang der Dinge verzögerte. Dann wurde die Stimmung ihr gegenüber allmählich etwas ungeduldiger. Sie beteuerte immer wieder, sie werde sich fangen und versuchte alles, um die Chefs zufriedenzustellen. Ihr Verantwortungsgefühl war schon immer sehr groß gewesen, aber nun ängstigte sie der Gedanke an die Arbeit immer mehr. Sie machte freiwillig Überstunden, die man ihr nicht vergütete. Ihre Angst, die Stelle doch noch zu verlieren, stieg. Nur nichts falsch machen, nur nichts falsch machen, sagte sie sich. Neben der Arbeit lebte sie auf Sparflamme. Sie ging kaum weg, „um ihre Kräfte zu schonen". Die Kontakte zu den 2 Freundinnen, die sie noch aus der Schule kannte, waren auf ein Minimum beschränkt. Die mit dem neuem Freund schwärmte weiter bei den seltenen Telefongesprächen und die andere, die in der Nachbarschaft wohnte, hörte immer wieder: Vielleicht sehen wir uns nächste Woche. Ich muß mich noch etwas schonen.

Die Eltern verstanden nicht, was mit ihrer Tochter los war. Sie sprachen sie aber nicht darauf an. Carola hatte sie schon immer als etwas kalt und gleichgültig ihr gegenüber empfunden. ▶

Mit dem Frühling kam es zu einer Besserung ihres Zustandes. Sie ging wieder vor die Tür und begann, wieder Rad zu fahren. Die Bewegung tat ihr gut und die Gedanken an den ungewollten Suizid wurden seltener und machten ihr, wenn sie denn kamen, weniger angst. Sie öffnete von sich aus wieder die Fenster ihres Zimmer und konnte meistens wieder mit geradem Kopf an einer Schnur vorbeigehen.

Der leitende Anwalt der Sozietät hatte vor langer Zeit, also vor der Krise, Carola vorgeschlagen, eine Prüfung bei der Anwaltskammer zu absolvieren, die sie für anspruchsvollere Aufgaben qualifizieren sollte. Sie fühlte sich zwar etwas unter Druck gesetzt, hatte aber zugesagt, weil sie ehrgeizig war. Nun, da der Zeitpunkt der Anmeldung nahte, geriet sie in Entscheidungsschwierigkeiten. Auf der einen Seite wollte sie nicht klein beigeben und dadurch die Arbeitgeber und die Eltern enttäuschen, indem sie durch einen Verzicht auf die Anmeldung ihre mangelnde Leistungsfähigkeit sozusagen aktenkundig machte. Auf der anderen Seite fühlte sie sich noch nicht in Ordnung und hatte noch immer Mühe, ihre volle Konzentration längere Zeit zu halten. Nach der Arbeit war sie manchmal geradezu erschöpft, so daß sie, kaum zu Hause, für 1 bis 2 Stunden in eine Art Tiefschlaf verfiel.

Je näher der Entscheidungstermin nahte, desto stärker nahmen ihre inneren Nöte zu. Sie fühlte sich fahrig, vergeßlich, und manchmal hatte sie Mühe, in ihrem Kopf den Tag zusammenzubringen. Dann war ihr so, als würde sie „neben sich stehen“, in einer „fremden Umgebung“, die jeden Zug von Vertrautheit und Sicherheit vermissen ließ.

Glücklicherweise nahmen dadurch die Suizidängste nicht wieder zu, aber insgesamt mußte sie eine allgemeine Verschlechterung feststellen. Dadurch wurde die Entscheidung, sich zur Prüfung anzumelden, noch schwieriger. Es blieben nur noch wenige Tage. Sie fing an, darüber zu grübeln, was sie in ihrem Leben geleistet hatte und wo sie versagt hatte. Von Tag zu Tag erschien ihr die Bilanz ungünstiger. Die kleinsten Vorkommnisse, die nicht so gelaufen waren, wie sie oder andere es erwartet hatten, wurden zu Niederlagen oder zu Beweisen ihrer Unfähigkeit umgedeutet. Sie sah ihren Vater und die Mutter, die ahnungslos ihren Dingen nachgingen, an und dachte, wie oft habe ich euch schon enttäuscht. Es kam zunehmend eine Art Schuldgefühl in ihr auf, so als hätte sie ihr Leben lang alles vertan und damit das Vertrauen mißbraucht, das alle zweifellos immer wieder in sie gesetzt hatten.

▶

Carola ging es schlecht, aber sie konnte mit niemandem darüber sprechen. Am liebsten hätte sie sowohl den Eltern als auch den Chefs gesagt: Laßt mich bitte eine Weile in Ruhe. Ich fühle mich unter Druck gesetzt, etwas in nächster Zeit leisten zu müssen, was ich mir nicht zutraue. Laßt mich bitte eine Zeitlang in Ruhe. Doch den Mut dazu hätte sie niemals aufgebracht.

Sie hatte viel von ihrem mühsam wiedererlangten Selbstvertrauen verloren. Um sich etwas abzulenken und weil es ihr in der Vergangenheit oft gut getan hatte, zwang sie sich an einem Sonntagmorgen zu einer Radtour. Am nächsten Mittwoch war der letzte Termin zur Anmeldung. Schon beim Besteigen des Rades fühlte sie sich „diesig" und wie „seltsam leer".

Sie erzählt: Ich fuhr und kam etwas auf Touren, weil ich mich körperlich wieder einmal etwas fordern wollte. Ich bog um eine Ecke und hatte plötzlich das Gefühl, etwas gestreift zu haben. Ich versuchte zurückzuschauen, konnte aber nichts sehen, da ich ja um die Ecke gefahren war. Ich wurde unruhiger, fuhr langsamer und versuchte, mich zu erinnern, ob ich etwas gesehen hatte oder nicht. Hatte ich etwas gestreift, vielleicht angefahren oder sogar umgefahren? Hatte ich ein Geräusch vernommen? Ich hielt an, stieg vom Rad und inspizierte es. Es war nichts zu sehen. Ich stand da, wußte nichts Genaues und wurde in zunehmendem Maße unruhig, ja ängstlich. Zögerlich, aber auch etwas ärgerlich stieg ich aufs Rad und fuhr zurück. Es kam mir albern vor, aber ich mußte Gewißheit haben. Ich bog wieder um die Ecke und fuhr langsam in die Richtung, aus der ich gekommen war. Auf den ersten Blick war nichts Außergewöhnliches zu sehen. Bloß der Radweg am Rande des Bürgersteiges, ein paar Passanten. Keine Menschenansammlung, nichts. Aber das Gefühl des Unbehagens und der Unsicherheit wollten nicht weichen. Hätte ich etwas oder jemanden angefahren, so hätte ich es doch deutlich merken müssen. Aber es ging alles so schnell und ich fühlte mich so schusselig, so unklar im Kopf seit einigen Tagen. Ich blickte weiter angestrengt um mich und suchte nach irgend etwas, ich wußte selbst nicht wonach. Widerwillig beschloß ich, daß die Radtour damit beendet war. Ich rollte langsam nach Hause und hatte den Eindruck, etwas ruhiger zu werden. Da sah ich in meiner Straße eine Frau mit einem Kinderwagen. Das traf mich wie ein Keulenschlag. Hätte es ein Kinderwagen sein können? Ich war mit voller Geschwindigkeit um die Ecke gerast, unkonzentriert, wie so oft in letzter Zeit. Aber ich hatte nichts bemerkt. Aber konnte ich meinen Sinnen noch trauen? Wie oft hatten sie sich in letzter Zeit ►

als unzuverlässig erwiesen? Wie oft hatte ich nicht richtig gewußt, ob ich etwas wirklich getan hatte oder nicht? Ein kleines Baby in einem Kinderwagen, das Unschuldigste, das Hilfloseste, das es gibt. Und ich, unverantwortlich rasend, in einer Verfassung, in der ich mir nicht über den Weg trauen konnte. Es war gräßlich, so furchtbar hatte ich mich noch nie im Leben gefühlt. Am liebsten wäre ich wieder zurückgefahren, hätte in den Häusereingängen gesucht, die Anwohner befragt. Aber ich fühlte mich zu schwach dazu. War es nicht bloß Feigheit, die Angst davor, der Wahrheit in die Augen zu blicken? Kein Gefühl der Verantwortung! Die Augen zu und weiter! Feige und egoistisch, bis zum nächsten Mal. Bis wieder etwas passiert, durch meine Schuld? Das nächste Mal? Bis wieder etwas passiert? Durch meine Schuld? Durch meine Schuld.

Die Hölle begann von neuem. Diesmal schlimmer denn je. Die entscheidende Frage, die mich in 1000 Varianten quälte, war: Könnte ich, ohne es zu wollen, jemand anderem schlimm schaden? Hatte ich noch soviel Kontrolle über mich selber, daß ich so etwas ausschließen konnte? Verspürte ich eine Art Impuls, Böses zu tun? Konnte ich einen solchen Drang unter Kontrolle halten? Was war ich für ein Mensch, wenn mir dauernd solche schlimmen Gedanken durch den Kopf gingen? War ich schlecht, verdorben, hatte ich noch eine Spur Verantwortungsgefühl? Hatte ich schon früher Menschen geschadet und war aus lauter Verantwortungslosigkeit darüber hinweggegangen? Hatte ich es verdrängt? War nicht eben wieder so eine Situation? Was mußte ich tun, um sicherzugehen, daß nichts war? Was durfte ich überhaupt noch tun, um kein allzu großes Risiko für andere zu sein? Wie konnte ich mich absichern? Wie ging das weiter? Würde es immer schlimmer werden? Wurde ich verrückt? War ich schon verrückt? Würde das je enden? Was sollte ich bloß tun?

Carola stieg nicht mehr aufs Rad. Den Eltern erklärte sie das durch „Muskelschwäche“. Aber es kam Schlag auf Schlag:

Zu Hause Angst, Geschirr oder Glas zu zerbrechen, woran die Eltern sich verletzen könnten. Beim Warten auf den Bus Angst davor, Passanten vor den Wagen zu schubsen. Angst auf Treppen und Rolltreppen, andere zu Fall zu bringen. Angst, mit Chemikalien das Essen der Eltern zu vergiften, Angst, sie mit spitzen Gegenständen zu verletzten, Angst, auf der Straße beim Vorbeigehen kleine Kinder oder ältere Menschen zu verletzen – um nur die wichtigsten zu nennen.

Das Büro blieb zuerst einigermaßen verschont, doch dann entdeckte sie mehr zufällig hinter dem Schreibtisch eines alteingesessenen Mitarbeiters eine wenig benutzte Steckdose. Sie wußte, daß dieser Mit- ►

arbeiter, ein echter Eigenbrötler, noch einen Tauchsieder besaß, den er in einer Schublade aufbewahrte. Gelegentlich benutzte er ihn noch, um sich einen unsäglichen, übelriechenden Gesundheitstee zuzubereiten, sicher auch aus Trotz, da auch er wissen mußte, daß dieser Gegenstand gefährlich und inzwischen sicherlich verboten ist.

Der ältere Herr, kurz vor der Rente und nur mehr Gelegenheitsarbeiten ausführend, kam und ging mehr oder weniger, wann er wollte. Eines Tages, kurz nach der Entdeckung der Steckdose, fühlte sich Carola wie aus heiterem Himmel verantwortlich und mußte nachsehen, ob nicht der Tauchsieder in der Steckdose geblieben war, durchschmorte und den ganzen Betrieb in Brand zu setzten drohte. Danach war eine neue Stufe der Eskalation erreicht und das ganze Büro brannte lichterloh, nur in ihrem Kopf allerdings. Sie kontrollierte mehrmals am Tag - und durfte dabei nicht auffallen - ob nichts in der Steckdose war. Sie dachte dabei v. a. an den Tauchsieder, aber nicht nur. Sie war drauf und dran, dem Mitarbeiter als vorgezogenes Abschiedsgeschenk einen hochmodernen, nach allen Seiten gesicherten Wasserkocher zu schenken, aber dann traute sie sich doch nicht. Vor dem Nach-Hause-Gehen war es besonders arg. Sie verließ meist unter einem Vorwand als letzte den Büroraum und kontrollierte die Steckdose immer wieder und immer wieder, ohne dadurch kaum je das Gefühl zu bekommen, „fertig“ zu sein. Dann tauchte der Gedanke auf, sie selbst könne im Vorbeigehen und ohne es zu merken irgendein elektrisches Gerät, bis hin zu dem fest in der Schublade verwahrten Tauchsieder, in die Dose einstecken.

„Mein Mißtrauen mir selbst gegenüber, das mich im Alltag oft Dinge verzögern und wiederholen läßt, brachte mich sogar auf diesen verrückten Gedanken“, schrieb sie mir. „Ich muß gestehen, der wahre Grund für all das ist: Ich halte es für möglich, daß etwas in mir lauert, das nur darauf wartet, Schlimmes zu tun.“

Auch draußen wurde es noch einmal ärger. Um halbwegs die Übersicht zu behalten, fing Carola an, Notizen zu machen:

- „Sonnabend, 25.01.94: Kontrollzwang in einer Ausstellung. Angst, dort Geräte anzuschließen. Konnte nicht gehen, ohne alle Steckdosen kontrolliert zu haben.
- Abends, mußte telefonieren. Da unser Telefon defekt war, mußte ich zur Nachbarin gehen. Dort habe ich immer Angst, im Tran etwas anzurichten.
- Heute: Angst, etwas in die sich neben dem Telefon befindende Steckdose zu stecken. Nach dem Anruf Kontrolle dieser Steckdosen und zweier weiterer Steckdosen.

- Dienstag, den 17.02.97: Einkaufen im Lebensmittelladen. Beim Warten an der Kasse fällt mein Blick auf 2 Steckdosen, die ich nicht mehr kontrollieren konnte, bevor ich ging. Daraus wurde eine große Unruhe. Mit dieser Unruhe gehe ich in die Apotheke und denke dabei, wenn es hier keinen Rote-Beete-Saft zu kaufen gibt, passiert dir einmal etwas Schlimmes im Lebensmittelladen. Diesen Saft gab es wirklich nicht. Ich bekam einen großen Schreck. Diese Gedankenspiele kommen mir öfter in den Sinn. Ich kann sie mir nicht verbieten. Ich bin dann wütend und enttäuscht über mich, so als würde ich mir vornehmen, etwas Böses zu tun. Ich kann mich aus dieser Situation nicht anders lösen, als Gott um Vergebung zu bitten, was mich für einige Zeit erleichtert.
- Sonntag, 31.03.: Ein sehr ruhiger Tag. Mit einer Freundin wandern gegangen. Erst abends, als ich müde wurde, nahmen die Kontroll- und Wiederholungsticks zu. Ich traue mich nur noch selten, Dinge automatisch bzw. nebenbei zu tun. Jeder Handgriff beansprucht meine volle Aufmerksamkeit, damit ich nachher nicht in Angst verfallen muß, etwas Falsches getan zu haben.“ Ein sehr ruhiger Tag.

Kommentar

Wenn wir einen Blick in die neue Literatur über Zwangsgedanken werfen, so stellen wir fest, daß wir es mit recht einheitlichen und einfachen Vorstellungen zu tun haben.

Vorstellungen zur Genese von Zwangsgedanken

Am Anfang der Analyse (Rachman, 1993; Salkovskis et al, 1995) steht der Begriff des „einschießenden, aufdringlichen Gedankens“. In einer Anzahl von Studien (z. B. Rachman & da Silva, 1978) wurde festgestellt, daß bei 90% der Normalpopulation der jeweilige Bewußtseinsstrom gelegentlich durch einschießende Gedanken gestört wird. Solche intrusiven Gedanken werden folgendermaßen definiert: Es sind Ideen, Gedanken oder Impulse, die eindringen und aktuelle seelische Abläufe stören. Daraus folgt, daß der Betroffene sie als inakzeptabel oder sonstwie als unangenehm empfindet. Eine Analyse dieser Gedanken (Rachman & da Silva, 1978) ergibt, daß die Inhalte sich weitgehend mit denen überschneiden, die auch bei Zwangskranken auftreten.

Salkovskis et al. (1995, S. 281–282) leitet daraus folgende Schlußfolgerungen ab:

1. Dadurch wird eine empirische Basis geliefert für die Annahmen von psychologischen Theorien, die ausgehen von einer Kontinuität zwischen normalem Erleben und „Störungen", die mit ungewollt einschießenden Gedanken einhergehen. Heutzutage moderne Theorien, die biologische „Krankheiten" oder neurologische Dysfunktionen postulieren, werden dadurch überflüssig.
2. Wenn 90% der nichtklinischen Individuen „zwanghafte" einschießende Gedanken kennen, dann wird deutlich, daß das bloße Auftreten solcher Gedanken allein keine hinreichende Erklärung dafür liefert, wie psychische Probleme entstehen und aufrechterhalten bleiben. Das heißt, zur Zwangsstörung gehört mehr als das Auftreten eines bestimmten Gedankentyps.

Wann entsteht eine Zwangsstörung?

Doch dann stellt sich die Frage, wodurch kann aus einem normalen einschießenden Gedanke ein Zwangsgedanke werden?

Die Autoren gehen davon aus, daß der Unterschied zwischen normalen und zwanghaften Störgedanken nicht in der Häufigkeit oder in verschiedenartigen Formen des Auftretens liegt, sondern in der besonderen Wertung, die zwanghafte Patienten bezüglich des Auftretens und des Inhalts dieser Gedanken vornehmen. Die Tatsache allein, daß bei einigen Personen Störgedanken Stimmungsverschlechterungen bewirken, heißt also noch nicht, daß sie eine Zwangsstörung entwickeln werden. Die Konsequenz kann sehr wohl „bloß" Angst oder Niedergeschlagenheit sein.

Eine Zwangsstörung entsteht nur dann, wenn die Wertung der Gedanken so angelegt ist, daß der Betroffene daraus eine Eigenverantwortung ableitet. Sie besagt, daß er verantwortlich ist für eine mögliche Schädigung anderer zum gegenwärtigen Zeitpunkt, aber auch in der Vergangenheit und in der Zukunft.

Wenn dies der Fall ist, wird er sowohl auf der offenen als auch auf der verdeckten Verhaltensebene versuchen, die möglichen negativen Auswirkungen zu neutralisieren oder zu annullieren, und auch für die Ergebnisse dieser Versuche wird er sich verantwortlich fühlen. Damit wäre der Zwangsgedanke im eigentlichen Sinne entstanden.

Welche Personen sind für eine solche Entwicklung besonders vulnerabel? fragen die Autoren schließlich.

An der Stelle wird der Begriff eines „inflationären Verantwortungsgefühls" eingeführt. Ein übertriebenes Verantwortungsgefühl (Rachman, 1993) kann darin bestehen, daß es zu weit gefaßt wird, zu intensiv ist oder zu sehr und zu ausschließlich auf die eigene Person bezogen ist – oder in all diesen Faktoren zusammen. Ein solches überzogenes Verantwortungsgefühl kann zu den merkwürdigsten Phänomenen führen. Betroffene können richtiggehend eine Art „Beichtzwang" entwickeln und beschuldigen sich dabei der ausgefallensten Verbrechen. Sie entwickeln sehr schnell Schuldgefühle, nicht nur bezogen auf eigene Handlungen, sondern auch auf Dinge, die andere getan haben. Im Rahmen eines solchen Verantwortungssyndroms werden sie sich auch für die eigenen Gedanken und für die möglichen negativen Auswirkungen verantwortlich fühlen und alles unternehmen, um deren schädliche Folgen abzuwenden.

Schließlich stellt die kognitive Theorie der Entstehung von Zwangsgedanken Überlegungen darüber an, welche Momente etwa in der frühkindlichen Erziehung die Ausbildung eines solch übertriebenen Verantwortungsgefühls fördern können, und nennen dabei Faktoren wie

- eine sehr kritisierende Haltung der Erzieher,
- die Anleitung zur frühen Übernahme von Verantwortung usw.

Fassen wir diese Theorie der Genese von Zwangsgedanken zusammen: Danach entstehen Zwangsgedanken aus einer Kombination von externalen und internalen Faktoren. An inneren Faktoren, die die Entstehung fördern, nennen Rachman & Hodgson (1980):

- dysphorische Stimmung,
- Sensibilisierung für äußere Gefahrensignale,
- hohe moralische Standards die eigene Person betreffend.

Das Ganze, wie sie meinen, auf dem Hintergrund einer angeborenen Tendenz zu Neurotizismus.

An äußeren Faktoren betonen sie v. a. die Aussetzung an eine „streßvolle Umgebung" wie z. B. Horowitz (1975), der als erster das Auftreten von Störgedanken im Anschluß an die Darbietung emotional aufwühlender Filme untersucht hat.

Als Hauptursache der Aufrechterhaltung werten sie die Tatsache, daß Patienten inadäquate Formen der Kontrolle einsetzen, in Form von kognitiven Neutralisierungsversuchen und verhaltensmäßigem Abwehrverhalten wie passiver Vermeidung oder in Form von aktiven Vermeidungsstrategien wie Kontrollieren, Waschen usw. Alles Maßnahmen, die bestenfalls als kurzfristige „Lösungen" tauglich sind.

Diese Theorie, die eine gute Basis für einige therapeutische Interventionen liefert, läßt dennoch wichtige Fragen offen, zu deren Beantwortung einige Vorstellungen Janets zumindest erste Ansätze liefern.

Vorstellungen von Janet zur Genese von Zwangsgedanken

Er weist zuerst auf einen Faktor hin, der von großer Bedeutung ist. Einmal fällt es auf, daß trotz der Vielfalt menschlicher Lebenssituationen es nur ganz wenige fundamentale Ideen gibt, die sich in Zwangsgedanken niederschlagen. Er teilt sie in fünf Klassen ein:

- Gedanken an Gotteslästerung und andere „Sünden" wie Suizid,
- Gedanken, die schwere eigene Vergehen betreffen bis hin zu Gedanken an Kriminalität,
- Scham über die eigene Person,
- Scham über den eigenen Körper (darunter können auch Gedanken subsumiert werden, die sich um physische Unzulänglichkeiten drehen, wie bei der körperdysmorphen Störung) und schließlich
- zwanghafte Gedanken an eigene Krankheiten, wobei auch hier an die möglichen Folgen von Beschmutzung und Kontamination jeglicher Art zu denken ist.

Die eingeschränkten Inhalte dieser potentiellen Zwangsgedanken repräsentieren nicht die Vielfalt der äußeren Situationen, die einen affizieren können, sondern stellen offensichtlich das Ergebnis einer „engen Auswahl" dar.

Ein zweiter Umstand wird in den Betrachtungen oft verwischt, tritt aber ganz deutlich zutage, wenn man näher hinschaut: Alle Zwangsgedanken betreffen die eigene Person. Sie sind nicht etwa Repräsentationen von äußeren Momenten, auch wenn diese noch so gefährlich sind. Sie betreffen, noch genauer ausgedrückt, die möglichen negativen Auswirkungen eigener Handlungen oder Einstellungen. Nicht ein Wohnungsbrand bildet den Inhalt eines Zwangsgedankens, sondern ein Feuer als die Folge meines unverantwortlichen Umgangs mit Haushaltsgeräten oder Zigaretten. Nicht HI-Viren stehen im Zentrum, sondern meine Berührung mit Menschen oder Objekten, die in dieser Hinsicht als nicht einwandfrei gelten. Jeder Zwangsgedanke beinhaltet eine mögliche Kritik am eigenen Verhalten, an der eigenen Person.

Die Formierung eines Zwangsgedankens ist auch vom betroffenen Individuum aus gesehen kein passiver Prozeß, sondern sie bildet das Ergebnis einer aktiven kognitiven Arbeit, die, bei psychasthenischen Krisen, auf dem Hintergrund einer charakteristischen seelischen Verfassung erfolgt, eine Art Kristallationsschwerpunkt von zwanghaften Grübeleien. Dieser Hintergrund wird im wesentlichen bestimmt durch Unvollständigkeitsgefühle, psychische Insuffizienzen und deren Folgen im Erleben und im Verhalten. In einer Phase, in der aufgrund eines Spannkraftabfalls die Wirklichkeitswahrnehmung und die direkten hochwertigen Aktionen reduziert sind, bildet der Kranke auf einer grüblerischen, vagen und eher abgehobenen Ebene eine „Theorie" seines Innenlebens und seines Verhaltens. Sie soll eine mögliche Erklärung liefern für die Veränderungen, die er seit einiger Zeit an sich bemerkt und erlebt. Er ist in eine Krise geraten und ist verunsichert bezüglich der Gegenwart und der Zukunft. Nun stellen sich ihm Fragen und er versucht, darauf Antworten zu geben, die wiederum fast nur aus Fragen bestehen.

Eine solche zwanghafte Idee wird geformt nach Prinzipien, denen auch zwanghafte Grübeleien folgen. Da ist einmal das beständige Hinterfragen, die Suche nach den Hintergründen oder den genauen Ursachen auf eine Art, die alles wieder in Frage stellt und kaum zu irgendwelchen Schlußfolgerungen gelangt, die einigermaßen Bestand haben. So bilden sich in Form des Zwangsgedankens Themen heraus, deren mögliche Implikationen an immer mehr vergangenen, gegenwärtigen oder zukünftigen Lebenssituationen geprüft werden.

Die Entstehung eines Zwangsgedankens und seine Weiterentwicklung scheint mir eine große Ähnlichkeit mit dem Prozeß zu haben, den Stendhal bei der Entstehung der Liebe identifiziert hat: Die Kristallbildung oder Kristallisation. (Auch die Verliebtheit ist ja eine Art Zwangsgedanke, zumindest aber eine überwertige Idee.)

Stendhal schreibt dazu:

> Was geht binnen vierundzwanzig Stunden im Kopf eines Liebenden vor? Es ist dies: Wirft man in den Salzbergwerken von Salzburg einen entlaubten Zweig in die Tiefe eines verlassenen Schachts und zieht ihn nach ein paar Monaten wieder hervor, so ist er mit glänzenden Kristallen überzogen. Auch die kleinsten Äste, nicht größer als der Fuß einer Meise, sind mit zahllosen, lockeren funkelnden Diamanten bedeckt. Der kahle Zweig ist nicht wiederzuerkennen. Kristallbildung nenne ich die Tätigkeit des Geistes, der bei jedem Anlaß neue Vorzüge an der Geliebten entdeckt. So erzählt ein Reisender von der Kühle der Orangenhaine am Golf von Genua im glühenden Sommer: Welche Lust, diese Kühle mit ihr zu genießen! Oder ein Freund bricht sich auf der Jagd den Arm: Wie hold, von einer geliebten Frau gepflegt zu werden! Stets mit ihr zusammen zu sein und sie voller Liebe zu sehen – da muß man fast den Schmerz segnen! Und wenn man von dem kranken Freunde zurückkehrt, zweifelt man nicht mehr an der engelhaften Güte seiner Geliebten. Kurz, man braucht nur an einen Vorzug zu denken, um ihn sofort bei seiner Geliebten zu sehen (1982, S. 4–5).

So geht es auch bei anderen Zwangsgedanken vor sich, leider im Negativen. Einmal in die Welt gesetzt, wird der Gedanke nach und nach mit allen Lebenssituationen assoziiert, die sich nur irgendwie dazu eignen, bis er das ganze Leben zu überwuchern droht.

„Bin ich ein Verdammter, der Gott immer geschmäht hat, schmäht und schmähen wird? Habe ich schon vor 20 Jahren schlechte Gedanken auf dem Weg zur Kommunion gehabt? Ist mir beim Anblick der Hostie vorgestern ein gotteslästerlicher Gedanke durch den Kopf gegangen? Habe ich eben beim Vorbeigehen an diesem Kreuz Satan gepriesen? Werde ich in Zukunft dem Teufel meine Seele anbieten, um Vorteile zu erlangen?“

Auf die Art erfährt das Thema endlose Variationen.

Ziel und Funktion von Zwangsgedanken

In Wirklichkeit, und das betont auch Janet zu wenig, sind Zwangsgedanken fast immer in Form von Fragen gekleidet, meist an sich selbst, aber auch an andere. Ihr Ziel ist es, letztlich Sicherheit darüber zu erlangen, daß die hypothetische Ursache der eigenen Befindlichkeit *nicht* zutrifft. So fragt sich Carola: Kann es sein, daß die Art, wie ich mich jetzt im Zuge fühle – unkonzentriert, wie leer, nicht ganz da, wirklichkeitsfern und mit einem schleichenden Unbehagen – kann es sein, daß das bedeutet, daß auch ich dabei bin, die Kontrolle über mich zu verlieren und mich umbringe, wie der junge Mann neulich? In der Situation, in der sie sich befindet, besteht die naheliegendste Art sich umzubringen darin, aus dem Zug zu springen. Spüre ich ein Bedürfnis, aus dem Zug zu springen? Spüre ich sogar den Anfang eines solchen Drangs oder nicht? Der Gedanke an den Todessprung wird mit an Sicherheit grenzender Wahrscheinlichkeit beim nächsten offenen Fenster in der Wohnung wieder auftauchen und sich daran festmachen in dem Sinn, daß die unendliche Kaskade an Fragen wieder losgehen wird. Später werden Suizidgedanken vom erstbesten Seil evoziert und so geht es weiter.

Oder Fragen eines Mannes an seine Frau: Habe ich beim Vorbeigehen den Nachbarn auf eine Art gegrüßt, die ihn auf den Gedanken bringen könnte, daß ich ihn umbringen will? War mein Gesichtsausdruck und mein Verhalten nach der Schule so, als hätte ich im Physikraum Feuer gelegt? Kannst du ausschließen aus der Art, wie ich über sie spreche, daß ich meiner Mutter den Tod wünsche?

In Wirklichkeit sind die Fragen an sich selber oder andere grundsätzlich nicht zu beantworten. („Habe ich mich beschmutzt dadurch, daß ich beim Mittagessen in der Mensa mit dem rechten Hosenbein an die schmierige Theke angekommen bin oder nicht?“) Das macht den zwanghaften Prozeß des Klärenwollens und des Sichergehenmüssens so mühsam, so endlos und letzten Endes so absurd.

Typischerweise nehmen die Zwangsgedanken inhaltlich gesehen auch immer eine außerordentlich extreme Form an. Es geht nicht darum, ob ich ein Sünder bin, sondern ob ich unwiederbringlich der Verdammnis verfallen bin. Die junge Frau fragt sich nicht, ob sie auch manchmal wütend auf einen Menschen ist und ihn am liebsten zum Teufel jagen würde, sondern danach, ob sie wie eine Hexe durch die Welt jagt und auf Schritt und Tritt andere vernichtet mit allen erdenklichen Mitteln, die nur assoziativ damit verknüpft werden können. Die für andere unmittelbar sichtbare Absurdität der dabei entstehenden Gedankenverknüpfungen sind dem Kranken auch bis zu einem gewissen Grad bewußt, so daß schon Le Grand du Saule von „Verrücktheit bei klarem Verstand" gesprochen hat.

Der Zwangsgedanke ist so angelegt, daß das, was einem das Heiligste und Teuerste ist, verletzt und vernichtet zu werden droht. Man gibt sich nicht mit Kleinigkeiten ab. In welch extremer Verfassung muß ein Mensch sich befinden, um auf Erklärungen und Hypothesen zum eigenen Innenleben zu kommen, die sozusagen immer den „worst-case" repräsentieren?

In diesem Sinne sind Zwangsgedanken das Ergebnis einer aktiven kognitiven Arbeit. Sie stellen nicht einfach das Produkt einer äußeren Einwirkung dar. Es besteht eine Art Bedürfnis, immer mehr äußere Situationen und die darin enthaltenen Verhaltensmöglichkeiten als Testfall heranzuziehen, und der Zwangsgedanke, die hypothetische Erklärung für das eigene Befinden, wird dann immer wieder anhand dieses Materials durchgespielt.

Bin ich ein potentieller Selbstmörder? Wie geht's mir mit Fenstern, Seilen, Steckdosen usw.?

Bin ich ein potentieller Mörder? Läßt sich die Hypothese verwerfen bei meinem Umgang mit Spülmittel, mit Messern, mit Fahrrädern und wieder mit Steckdosen?

Die innere Befindlichkeit, so kann man vermuten, liefert den Typus der Zwangsgedanken, die zu einem bestimmten Zeitpunkt dominieren; in Wirklichkeit sind fast immer mehrere Klassen gleichzeitig am Werk. Bei einschneidenden Lebensentwicklungen kann es zum Wechsel der dominierenden Klasse kommen, wie bei Carola, deren Suizidgedanken nach einer Phase relativer Remission in Schädigungsgedanken übergehen.

Macht dieser Wechsel auf dem Hintergrund ihrer Lebensgeschichte einen Sinn?

Der emotionale Hintergrund Carolas z. Z. der Zugfahrt war vorwiegend depressiv. Sie stand noch ganz unter dem Eindruck der Trennung mit ihren demütigenden und abwertenden Begleiterscheinungen. Die grundlegenden Stimmungen waren also Niedergeschlagenheit und Trauer, obwohl sie vielleicht etwas vorschnell meinte, damals über das Gröbste hinweggekommen zu sein. Man kann sich an der Stelle des Verdachts nicht erwehren, daß beide Emotionen sich nur unvollständig entwickeln konnten, daß also der Verlust nicht richtig verarbeitet wurde, wie man heute sagen würde im Sinne einer effektiv geleisteten und abgeschlossenen Trauerarbeit. Für einen solchen Fall würde Janet die Wahrscheinlichkeit des Auftretens von „Umleitungsphänomenen" als sehr hoch ansehen. Sie stand unter dem Einfluß einer „großen Emotion", die nicht abgeschlossen war und sich im Sinne einer Reduktion der psychischen Spannkraft in vielen Bereichen auswirkte, was sie ja auch ausführlich in ihrem Bericht dokumentierte. Nun erfolgten, mehr zufällig, zwei „kleine Emotionen". Einmal die Reaktion auf die Nachricht des Suizids des jungen Mannes und zum anderen die Kränkung anläßlich des Besuchs bei der Freundin. Nun tauchte plötzlich ein Thema auf in Form eines Zwangsgedankens: Könnte es sein, daß auch ich mich infolge eines Kontrollverlustes umbringe?

Das Thema Suizid paßt natürlich zum Hintergrund Trauer und Niedergeschlagenheit, der großen Emotion. Aber erst anläßlich der kleinen Emotion kristallisierte sich eine mögliche Erklärung für ihren Zustand heraus. „Bin ich in Gefahr, mich umzubringen, mich aus dem Zug zu stürzen? Erklärt das die Art, wie ich fühle? Wie kann ich Sicherheit darüber erlangen, daß dem nicht so ist?"

Nach der Besserungsphase war sie unter ganz anderen emotionalen Bedingungen. Sie fühlte sich unter Druck gesetzt, sich für die Prüfung anzumelden und diese vorzubereiten, obwohl sie sich noch nicht dazu in der Lage sah. Den Ärger gegenüber den Eltern und Anwälten, von denen sie sich bedrängt fühlte, gestand sie sich wieder nicht ein, geschweige denn setzte sie sich dagegen zur Wehr. Wiederum war die große Emotion in ihrer Entfaltung gehemmt.

Nun folgte wieder eine „kleine Emotion", der Schreck bei der Radtour und der Gedanke, möglicherweise einen Kinderwagen angefahren zu haben. Wiederum schnappte die Zwangsvorstellung ein, innerhalb weniger Sekunden, diesmal mit dem Thema Fremdschädigung, wiederum passend zu dem nun vorherrschenden emotionalen Hintergrund: Ärger wegen des erlebten Druckes seitens der anderen.

Also wieder das Muster: Die emotionale Großwetterlage bestimmt das Thema der Zwangsgedanken, andere, mehr periphere Gefühlserscheinungen führen zum meist schlagartigen Entstehen des Zwangsgedankens und liefern die Stimuli, an denen sie sich festmachen können. Diese (Fenster, Steckdose usw.) werden dann so behandelt, als würden sie immer wieder die Zwangsgedanken mit all ihren Folgen verursachen. Aber das ist mit großer Wahrscheinlichkeit nicht so. In Wirklichkeit dienen sie nur als geeignete Aufhänger.

Aber Zwangsgedanken haben, wie mir scheint, auch noch eine andere Funktion. Auf der Suche nach einem Erklärungsansatz für einen bestimmten seelischen Zustand kommt der Kranke zu recht extremen Hypothesen. Diverse Erlebnisse liefern ihm die Chiffren, an denen er seine Hypothesen durchspielen kann. Die einfachste Erklärung für die Persistenz der Zwangsgedanken ist in erster Linie der Umstand, daß der zugrundeliegende befremdliche und defizitäre Zustand sich nicht so schnell verändert. Kann der Patient auf keine andere Art damit umgehen, d. h. vermag er nicht in einen höheren Zustand der psychischen Spannkraft zu gelangen, der ihm erlauben würde, sich wieder auf einer höheren Ebene mit seinem Leben auseinanderzusetzen, so wird er richtiggehend nach Symbolen für seine Zwangsgedanken Ausschau halten. So ist zumindest wiederum erstmals sein Erklärungsbedarf für seine Befindlichkeit gedeckt, zumindest in dem Sinne, daß er mögliche Hypothesen als Ursache dafür annehmen und durchspielen kann. Auf der einen Seite wird er zum wiederholten Male erst einmal erschrecken, wenn der Zwangsgedanke auftaucht. Auf der anderen Seite aber kann er *agieren*, auch wenn bloß auf der Symbolebene: Er kann vermeiden, annullieren, kontrollieren, eliminieren und damit etwas gegen die angenommene Ursache seiner Misere unternehmen.

In dem Moment, in dem ich die Gefahr, daß ich jemandem gravierend schaden könnte, als wahrscheinlichen Grund für meine innere Unsicherheit angenommen habe, kann ich etwas dagegen unternehmen und damit zumindest indirekt meine innere Sicherheit beeinflussen, weil ich ja in einer gewissen Art aktiv bin und weil die Symptome ja auch so „gewählt" sind, daß sie grundsätzlich kontrollierbar sind.

„Es ist viel besser, vor irgend etwas Angst zu haben", sagte mir einmal eine Patientin. Auf meine Frage, warum: „Es ist weniger beängstigend zu wissen, daß etwas Reales da ist, das mir angst macht, auch wenn es ein so schlimmer Gedanke ist, daß ich jemandem etwas antun könnte. Ohne das habe ich das Gefühl, daß ich selbst es bin, die sich auflöst. Und das ist noch viel schlimmer." Auf die Frage, ob es noch andere Vorteile habe: „Ja, ich kann etwas tun. Ich weiß, was ich machen muß, um dem, was mir angst macht, aus dem Weg zu gehen. Mich selber kann ich nicht direkt verändern oder nur auf dem Umweg, daß ich mich gegen das wehre, was mir angst macht."

Sich selber nicht umzubringen oder andere nicht umzubringen, schaffte Carola ja immer wieder, obwohl sie nicht ganz sicher sein kann, v. a., wenn es um die Vergangenheit und um die Zukunft geht. Stundenlang Haushaltsgeräte zu kontrollieren, ist ein machbares Unterfangen, wenn auch, wie fast alle Patienten erkennen, dabei nicht so sehr an den Apparaten wie am eigenen Bewußtsein hantiert wird. „In Wirklichkeit drehe ich nicht an den Hähnen, sondern an etwas in mir selber. Ich sehe ja, daß die Hähne in Ordnung sind, aber mein Gefühl sagt mir, daß etwas nicht in Ordnung ist, und so fange ich eben wieder mit den Hähnen an, denn an ihnen kann man ja wirklich drehen." Das ist der Kern der Sache.

Die Angelegenheit wird tragischerweise dadurch erschwert, daß die unbefriedigenden inneren Zustände, die auf der symbolischen Ebene des Zwanges mit den Hähnen verknüpft sind, sich auch wieder bei dem Hantieren mit den Hähnen bemerkbar machen. So hindern z. B. Aufmerksamkeitsstörungen und Unvollständigkeitsgefühle beim Agieren und Defizite im Handlungsgedächtnis, die ja die psychische Grundlage der Zwänge bilden, auch noch den Versuch, gegen sie anzugehen. Dadurch werden eventuelle positive Rückmeldungen des Agierens auf der symbolischen Ebene auf die innere Befindlichkeit zusätzlich erschwert.

Bei den Zwangsgedanken lokalisieren sich Sorge und Zweifel für eine bestimmte Zeit auf einen Punkt oder genauer gesagt auf eine Frage. Dadurch entwickelt sich eine „spezialisierte Vorsicht", die diffusem Handeln, das unabsehbare Folgen haben könnte, einen Riegel vorschiebt.

Die Kranke hat sozusagen eine Bremse eingebaut, in Form von „Vorsichtsmaßnahmen" auf eine spezifische Gefahr bezogen, an deren Vermeidung sie ihre Gedanken und ihr Tun immer wieder mißt.

BEISPIELE

Noch einmal Anna

Anna hat sich nun fast 2 Jahre bei der Mutter erholt, und die Zeit fing an knapp zu werden. Im Wintersemester wollte sie ihr Studium wieder aufnehmen. Die Mutter fragte sie mehrmals am Tag, ob sie sich dazu denn wirklich in der Lage fühle, und aus der Art, wie sie fragte, klang deutlich heraus, daß sie nicht daran glaubte. Anna fühlte sich nach wie vor etwas schwächlich, hielt aber daran fest, und das Projekt nahm langsam Form an. Sie hatte wieder angefangen, im Kleinen Pauli, Lexikon der Antike in 2 Bänden, zu lesen, sowie in diversen Lehrbüchern der lateinischen Grammatik. Sie reagierte wieder voller Unverständnis, ja mit einer gewissen Empörung auf Ausnahmen, und alles in allem konnte man darin ein Zeichen der Genesung sehen. ▶

Als der Semesterbeginn nahte, wollte Anna zur Studienberatung fahren, um die nächsten Stationen ihres Lebens zu klären. Ich fahre allein, hatte sie der Mutter fast trotzig verkündet, und die machte eine sorgenvolles Gesicht. Sie sollte recht behalten. Nach 3 Stunden kam Anna in Tränen aufgelöst nach Hause, bekam abwechselnd Schluchz- und Tobsuchtsanfälle, um schließlich für eine Stunde im Bad zu verschwinden. Danach fiel sie in eine Art Lethargie, in der sie über Stunden kaum noch fähig war, ein Wort hervorzubringen. Sie blieb in ihrem Zimmer.

Erst am anderen Morgen hatte sie genug Kraft gesammelt, um der Mutter das Erlebnis zu berichten, das sie so niedergemäht hatte. Ein widerwärtig aussehender Jüngling, ein Student sicherlich, wie an seinem dreckigen Palästinensertuch und seiner zerschlissenen, spekkigen Aktentasche ersichtlich, hatte sich im überfüllten Bus so dicht vor sie gestellt, daß sie mehrmals während der Fahrt seine Berührung ertragen mußte. Anna wurde es richtiggehend übel, und sie versuchte, auf jede nur erdenkliche Weise auszuweichen, aber vor der nächsten Station gelang es ihr nicht. Sie flüchtete aus dem Bus, hielt schließlich ein Taxi an und kauerte sich auf dem Hintersitz in eine Ecke. Der Chauffeur, um die 50, mit wilder, grauer Mähne, versuchte vergebens auf dem ganzen Heimweg, sie in sein Lebensprojekt, bestehend aus Taxifahrerei, Damenverschleiß und Studium des Mandarin einzuweihen, während Anna sich vor Ekel schüttelte und leise vor sich hin weinte.

Die Kleidung kam in die Waschmaschine und Anna hat sie dennoch nie mehr angezogen, ja nicht einmal mehr in den Schrank zu den anderen Sachen getan. Sie verschwanden in einem Korb in irgendeiner Ecke. In den darauffolgenden Tagen wusch Anna sich mehr und öfter, aber es fiel nicht sehr auf. Draußen empfand sie ein merkwürdiges Gefühl, so als spüre sie auf ihrer Haut vorbeigehende Passanten, v. a. solche, die ihr nicht einwandfrei vorkamen. Sie begann, den Blick öfters auf die Erde zu richten und wich dubiosen Stellen aus, aber das fiel nicht sehr auf.

Dann überschlugen sich die Ereignisse. „Ich glaube, ich habe Schwester Viktoria in der Stadt gesehen", sagte ihr beiläufig am Telefon eine Bekannte, die eine Zeitlang dasselbe Internat besucht hatte, und das wenige Tage nach dem Ereignis. „Erinnerst du dich an das alte Ekel?" Anna hätte am liebsten den Hörer auf die Gabel geschmissen. Sie nahm die erstbeste Gelegenheit wahr, um das Gespräch zu beenden, eilte ins Bad und duschte lange. Dann wusch sie die Hand, die den Hörer gehalten hatte, noch einmal separat. Dann wusch sie ►

noch einmal das rechte Ohr. Dann wischte sie den ganzen Telefonapparat mit lauwarmem Wasser ab, bis hinein in jede Ritze und dachte dabei keine Sekunde nach über das, was sie tat. Der Gedanke an Schwester Viktoria war so intensiv, daß sie ihn geradezu spürte in Form eines Ekels, der in der Lage war, sich auf Teilen ihres Körpers festzusetzen.

Daß das Telefon so für sie nicht mehr benutzbar war, ohne daß es einer reinigenden Behandlung unterzogen wurde, schien ihr unmittelbar evident. Sie empfand nicht die Spur eines Zweifels darüber, was zu tun war, um es von etwas zu befreien, das sie dennoch Mühe hatte zu benennen.

Am Tag darauf ging Anna einkaufen mit der Mutter und hielt dabei Ausschau nach Schwester Viktoria. Sie wußte, daß die Nonne eine leibliche Schwester in der Stadt hatte. Älter als sie und vielleicht nicht mehr in der Lage, sich selber zu versorgen. Führte dies nicht dazu, daß Viktoria sich zwangsläufig öfter in der Stadt aufhielt, um für sie in irgendeinem Lebensmittelgeschäft einzukaufen? Konnte man ausschließen, daß sie auch Kundin war in diesem Geschäft, in dem Anna sich mit der Mutter aufhielt? Anna raffte die Enden ihres Mantels zusammen, um nirgendwo anzukommen, um nichts zu berühren. Jeder Gegenstand erschien ihr plötzlich unrein, potentiell beschmutzt und kontaminiert oder wie sie das auch nennen sollte. Es ging alles sehr schnell, und Anna dachte nicht darüber nach. Die Lebensmittel, die sie aus dem Regal holte, nahm sie möglichst unauffällig von ganz hinten. So gab es eine gewisse Chance, daß sie nicht berührt worden waren. Die Mutter hätte sie so schnell und v.a. an diesem Ort nicht zu einer solchen Vorsichtsmaßnahme überreden können. So mußte sie sie zwangsläufig gewähren lassen, nahm sich aber vor, das, was die Mutter besorgt hatte, heimlich in der Küche feucht abzuwischen, so wie die Stellen, an denen die Mutter sie abgesetzt hatte. Das tat sie dann auch und wusch sich danach lange die Hände.

Aber das war nur der Anfang.

2 Stunden danach, die Mutter war außer Haus, erblickte sie zufällig ihren alten Federhalter aus der Schulzeit. Anna sah richtiggehend, obwohl es Jahre zurück lag, Viktoria mit ihren langen Spinnenfingern über den Federhalter streichen. Da waren auch noch Bücher und Hefte irgendwo, und Anna „sah" förmlich, wie Viktoria darin blätterte. Sie geriet augenblicklich in Panik. Sie zog Gummihandschuhe an und begann eine wilde Jagd durch die Wohnung. Was stammte alles noch aus der Internatszeit? Was hatte sie alles dort ▶

gehabt? Was hatte Viktoria alles angefaßt? An was war sie angekommen? Was war alles an die Gegenstände angekommen, die durch die Schwester verseucht waren? Anna stellte dieses Wort nicht mehr in Frage. Die Aufgabe schien unlösbar, aber Anna mußte handeln. Sie packte wirr durcheinander Kleidungsstücke, Schulhefte, Bücher, ein Gebetbuch, einen Rosenkranz, Toilettensachen, Ansichtskarten, Konzertprogramme und alles mögliche in den Korb, in dem schon die Kleider aus dem Bus lagen. Sie durchstreifte mehrmals die Wohnung und nahm alles mit, was ihr nicht hundertprozentig einwandfrei erschien. Sie brauchte absolute Sicherheit. Dinge, die sie jahrelang nicht beachtet und ohne die Spur eines Gefühls angefaßt, ja benutzt hatte, erschienen ihr nun mit einem Ekelpotential versehen, das ihr die Luft nahm. Die Aktion dauerte mehrere Stunden. Anna geriet in zunehmendem Maße unter Druck, weil sie die Rückkehr der Mutter zu befürchten begann. Was sollte sie ihr erklären? Wie sollte das alles weitergehen?

Anna brachte den Korb in den Keller und deckte ihn mit einer alten zerschlissenen Zeltplane, die herumlag, zu. Dann wischte sie, am Rand der Erschöpfung, alle Stellen feucht ab, an der die verseuchten Gegenstände gelegen hatten, so gut sie sich erinnern konnte. Dann wusch sie sich und mußte das Waschbecken und die Hähne reinigen und dann wusch sie schließlich wieder die Hände.

Ich habe ein paar alte Sachen aussortiert, sie sind im Keller. Versprich mir, daß du nicht darin herumkramst.

Geht es dir gut, Kind? fragte die Mutter und musterte sie aus ihren halbgeschlossenen Augen heraus.

Kommentar

Das Muster, das wir schon kennengelernt haben, wiederholt sich auch hier. Der Plan, das Studium nach 2 Jahren Pause wiederaufzunehmen, führte offensichtlich bei Anna zu einer vermehrten Anspannung, die zuerst, wie sie berichtete, mit zwanghaften Grübeleien über die Vergangenheit und die Zukunft einhergeht. Sie sinnierte viel darüber nach, was in der Vergangenheit schief gelaufen ist, und in diesem Zusammenhang v. a. über die Menschen, die ihr geschadet und sie „fertig gemacht" haben. An der Stelle tauchte mehrmals die Erinnerung an Schwester Viktoria auf, zunächst aber ohne große Konsequenzen. Sie dachte auch über die ferne Zukunft nach, über einen möglichen Beruf und über die damit verbundenen Schwierigkeiten. Charakteristisch ist, daß sie sich kaum mit der Gegenwart und der unmittelbaren Zukunft beschäftigte, also mit der Wiederaufnahme des Studiums.

Ein Versuch, sich wieder mit dem Lehrstoff zu befassen, geriet sehr halbherzig und überforderte sie schnell. Der Gegenwart mit den unmittelbar akuten Problemen weicht sie also aus und flieht in die Vergangenheit und in die Zukunft. Auch der „sozialen Frage" widmet sie keinerlei Beachtung. Offensichtlich ist das Thema zu schwierig und zu schmerzhaft für sie. Sie bleibt bei ihrer ablehnenden Haltung, v.a. ihren Kommilitonen gegenüber, die fast schon paranoide Züge trägt. Anna ist nach wie vor nicht in der Lage, sich dem sozialen Konkurrenzkampf zu stellen. Sie bleibt in der Position der Schüchternen, die jeder Situation ausweicht, in der sie „verglichen" werden könnte. Aus ihrem Selbstkonzept bleiben soziale Elemente weitgehend ausgeklammert, ihre psychische Spannkraft reicht nicht dazu aus, sich damit auseinanderzusetzen.

Auf diesem Hintergrund der Verunsicherung, der Anbahnung einer psychasthenischen Krise im Sinne Janets, erfolgt die als traumatisch erlebte, erzwungene Berührung durch einen jungen Mann, der schon durch seinen Habitus gerade das verkörpert, was Anna schon immer unter „gemein aussehend, triebunbeherrscht" verstand. Das mit der Berührung einhergehende äußerst vehemente Gefühl ist beherrscht vom Gedanken, „beschmutzt" zu sein. Zuerst bleibt es bei einer noch unbestimmten, unangenehmen Empfindung auf ihrem Körper, auf der Hand, gegen die sie aber schon die ersten „Gegenmaßnahmen" in Form von Waschungen einleitet. Die Kleidung hat sie verbannt, der junge Mann ist weg, doch das Gefühl bleibt. Aber die Idee von dem, was einen beschmutzen kann, bleibt vage und unbestimmt und damit schlecht handhabbar. Das Thema ist gegeben, doch die Ausformung bleibt unkonkret.

Anläßlich der „kleinen Emotion" beim Telefonanruf ändert sich das schlagartig. Die unverarbeiteten Emotionen der Internatszeit hatte sie schon damals bis zu einem gewissen Grad an Schwester Viktoria festgemacht. Sie war die große Peinigerin, sie hatte Anna besonders verletzt und damit einen großen Teil der darauffolgenden Misere eingeleitet. Beim Telefonanruf kristallisiert sich nun endgültig die Zwangsidee heraus: Berührung durch Schwester Viktoria als Ursache ihres Unwohlseins, ihres Ekels vor Physisch-Menschlichem, das ihr angst macht. Zum Thema ist die Chiffre gekommen.

Man mag sich an der Stelle erstaunt fragen, warum denn nun plötzlich Schwester Viktoria aus der Vergangenheit auftaucht und die dominierende Rolle bei den Zwangsgedanken und den damit einhergehenden Gefühlen wie Ekel übernimmt. Wäre es nicht „logischer" gewesen, wenn sich bei Anna die schon vorhandene Aversion, etwa vor jungen Männern (und vermutlich v.a. „jungen") verstärkt hätte und auf die Ebene des Zwangs transponiert worden wäre.

Merkmale des Zwangs

Doch wenn man genau hinsieht, findet man fast immer, daß Zwangsgedanken (auch andere als Kontaminationsgedanken) ihren Ursprung in Erinnerungen aus der Vergangenheit haben. Die Ideen werden in dem Moment, in dem sie entstehen, nicht „erfunden", sie sind in Wirklichkeit Wiederholungen von Eindrücken und Befürchtungen aus vergangenen Zeiten. Zu der Zeit, als Anna im Internat täglich mit Schwester Viktoria zu tun hatte und ihrer Willkür ausgeliefert war, war das Bestreben, dem Kontakt mit ihr so gut es ging auszuweichen, ein sinnvolles und adaptives Unterfangen. Nun aber ist der Gedanke an eine mögliche Berührung mit der Schwester ohne jede Beziehung zu der aktuellen Lebenssituation, völlig losgelöst von ihrer Wirklichkeit und hat den Charakter eines aus der Vergangenheit auftauchenden Phantoms, das objektiv gesehen gegenstandslos ist, sie aber in einem kaum vorstellbaren Maße okkupiert.

Doch das Eigentümliche des Zwangs besteht darin, daß das allgemein menschliche Thema der Angst vor anderen und vor dem Leben überhaupt sich sozusagen materialisiert. Die Berührung durch Schwester Viktoria hinterläßt eine Art materielles Substrat, das am eigenen Körper kleben bleibt, geradezu eine Art Haut-Halluzination hervorbringend. Es kann aber auch am Erdboden oder an Dingen wie Konservendosen haften und durch Berührung endlos übertragen werden, wobei es auch in „endloser Verdünnung" nichts von seiner Gefährlichkeit oder von seinem Ekelpotential verliert.

Diese Regression des zwanghaften Denkens und Empfindens von allgemein menschlichen Problemen auf die Ebene eines quasi materiellen Substrats, das sie symbolisiert, ist das bemerkenswerteste Merkmal der Weltkonstruktion von Zwanghaften. Schwester-Viktoria-Materie klebt an alten Büchern und Schulheften, am Lineal, an Handschuhen, an Mineralwasserkisten im Supermarkt. Alles das, was sie berührt haben könnte, ist davon befallen, und die Ekelmaterie ist endlos übertragbar durch einfache Berührung, bis hinein in die eigene Wohnung, in das Schlafzimmer, in den Wäscheschrank, in das eigene Bett, also bis hinein in die „Heiligtümer", die Orte der absoluten Reinheit. Die Welt draußen hat endgültig ihre Harmlosigkeit verloren, Gefahren und Ekel lauern überall. In der Konkretisierung der Zwangsidee ist das Symbol für das eigene Unglück in der Vergangenheit und der Angst vor der Zukunft geliefert. Alles ist furchtbar, aber auf der anderen Seite hat es sich geordnet, ist überschaubarer und einfacher geworden. Das alles geschieht durch eine aktive mentale Konstruktion Annas nach den Gesetzmäßigkeiten des Zwangs, nicht durch „irgendeinen Eindruck", den ein Erlebnis in ihr hinterlassen hat.

Denken wir so über die Geschehnisse, dann sind wir weit entfernt von der Vorstellung, daß „irgendwelche einschießende Gedanken" auftauchen, die negative Emotionen auslösen, zugrundeliegende „beliefs" im Sinne von Hygiene und Sauberkeit aktivieren und schließlich ein Kontrollbedürfnis, das sie zu Zwangsgedanken macht.

Überlegungen zur Zwangsentstehung von Beech & Perigault (1974)

Wenn es darum geht, eine Erklärung für einen solchen Ablauf zu liefern, so erscheinen die schon 1974 veröffentlichten Vorstellungen von Beech & Perigault weitaus plausibler. In erster Linie vertreten sie die Auffassung, daß der Stimmung eine primäre Bedeutung in der Kausalkette zukommt, die über die Zwangsbefürchtung zur Ausführung eines Zwangsrituals führt. Die Kognitionen, die einen Teil des Zwangskomplexes darstellen, werden von ihnen als ein nachträgliches Mittel angesehen, das Zwanghafte einsetzen oder konstruieren, um sich ihre subjektive Stimmungslage zu erklären. Mit anderen Worten: Das Individuum, das massive und erstmal ungerechtfertigte Stimmungsveränderungen erlebt, tendiert dazu, eine Erklärung für diese Erfahrung zu suchen. Da es in den meisten Fällen keine real existierende Ursache finden kann, wird es sich eine „Fiktion" oder eine pathologische Idee (z. B. irgendeine Ansteckungsmöglichkeit betreffend) zurechtlegen und Verhaltensweisen ausführen (wie ein Waschritual), die konsistent mit der fiktiven Idee sind. Das Modell trägt der Tatsache Rechnung, daß bei vielen Betroffenen eine Stimmungsverschlechterung über einen bestimmten Zeitraum stattgefunden hat, bis schließlich ein kritisches Niveau erreicht wurde. In diesem Augenblick wird ein bestimmtes Ereignis mehr zufällig mit der negativen Befindlichkeit verknüpft.

So enthält die Theorie zwei zentrale Elemente:

- Sie postuliert beim Zwanghaften eine Prädisposition für pathologische affektive Zustände und
- versucht, Mechanismen zu beschreiben, die, von diesen Stimmungsmomenten ausgehend, zu zwanghaften Gedanken und abwegigem Verhalten führen.

Die Autoren wiederholen damit, ohne sich darauf zu berufen, ein Kernelement der Janetschen Auffassung. Er betont den endogenen Ursprung der wenigen Themen, die in der Lage sind, als Inhalte von Zwangsideen zu fungieren, und die Funktion der Zwangsgedanken als Kristallisationspunkte von vorausgegangenem zwanghaftem Geschehen, das anläßlich einer psychasthenischen Krise entsteht. Die Bildung eines Zwangsgedankens erfolgt dann auch nach den grundlegenden Prinzipien des zwanghaften Denkens, wie Tendenz zur Symbolik, zur Extremausprägung von Ideen usw.

Dieser Ursprung der Zwangsidee läßt sich im Bereich Berührungsphobie immer wieder aufzeigen. Zur Illustrierung noch ein paar Beispiele.

BEISPIELE

Ein junger Mann erinnert sich an die Demütigung während seiner Schulzeit. Als Klassenbester, aber auch als völliger Versager beim Sport, wurde er verspottet und gequält, besonders auf dem Sportplatz mit seinem roten Sand. Anläßlich einer zufälligen Berührung mit einer Substanz, die ihn an diesen Sand erinnert, setzt sich die Idee fest: roter Sand des Sportplatzes als Inbegriff für Unglück und Gefahr. Er meidet nicht nur die Umgebung des Sportplatzes, sondern alle Menschen, die in dessen Nähe wohnen. Er hat ständig Angst davor, daß Sand durch endlose Übertragung in die Wohnung eingeschleppt werden könnte. Dadurch würden alle seine persönlichen Gegenstände kontaminiert und er könnte sie nicht mehr benutzen. So wird ein großer Teil des Tages darauf verwendet, sie unter allen Umständen rein zu halten. Der ganze Ablauf beginnt zu einer Zeit, als eine unglückliche Liebe ihn sehr gekränkt hatte, und er sich sehr viele Sorgen um seine Zukunft machte.

Bei einem Patienten wurde anläßlich eines Gesundheitschecks ein Knoten entdeckt, dessen Bösartigkeit nicht nachgewiesen war, der aber aus Sicherheitsgründen, wie der Arzt ihm riet, entfernt werden sollte. Er konnte sich nicht zu dem Eingriff entschließen, „aufgrund der vielen Probleme, die er z. Z. habe und aufgrund seines allgemeinen Schwächezustands". 3 Wochen nach der Diagnose erklärte ihm ein Bekannter, eine fluoreszierende Armbanduhr gäbe mehr Strahlung ab als von der ganzen Katastrophe von Tschernobyl freigesetzt wurde. Er erschrak vehement und entwickelte augenblicklich eine Strahlenphobie, einhergehend mit massivem aktivem und passivem Meideverhalten. Auf die Art wehrte er, ohne sich des Zusammenhangs bewußt zu sein, über 2 Jahre lang Strahlen ab, die die Wucherung seines Knotens hätten fördern können. Damit war er in der Lage, aktiv etwas für seine Gesundheit zu tun, allerdings auf der symbolischen Ebene des Zwangs, ohne sich dabei der Operation stellen zu müssen.

Zu einer Zeit großer persönlicher Schwierigkeiten, v. a. intensiver Konflikte mit der Mutter, zu der sie eine sehr enge quasi dependente Beziehung unterhielt, hatte eine meiner Patientinnen folgendes Erlebnis: Ein entfernter Bekannter war zu Besuch gekommen und berichtete von der Krebserkrankung seiner Tante. Innerhalb von Sekunden wurde „Krebsmaterie“ zum Inbegriff von „Unglück, v.a. die Mutter betreffend“. Der junge Mann, der am Tag vorher seine Tante besucht hatte, hatte diese Materie auf dem Sofa hinterlassen und an allen Stellen, die er berührt hatte. Somit bestand die erste Aktion des sich anbahnenden Zwanges darin, diese Stellen abzuwischen. Der Gedanke an eine mögliche Kontamination im medizinischen Sinne war übrigens im ganzen Zwangssystem völlig abwesend. Auf dieses Erlebnis hin hatte die Patientin jahrelang dafür zu sorgen, daß keine Krebsmaterie in die Wohnung eingeschleppt wurde. Die Sorgen um die Beziehung zur Mutter, die Angst vor dem Verlust der beschützenden Person hatten sich in einer quasi materienhaften Substanz konkretisiert. Das Thema Krebs hatte übrigens schon in der Vergangenheit eine Rolle gespielt, als bei der Mutter ein Verdacht in dieser Richtung entstanden war, der allerdings entkräftet werden konnte. Er wurde also anläßlich des Besuchers von der Tochter reaktiviert.

Wieder können wir festhalten: Ab dem Moment, in dem die Konkretisierung zum Zwangsgedanken erfolgt ist, ist es den Betroffenen möglich zu agieren, mit den vom zwanghaften Denken vorgesehenen Mitteln, wenn auch nur in Form eines endlosen Abwehrkampfes.

Das eigene Verhalten als Zentrum des Zwangsgeschehens

An dieser Stelle möchte ich auf einen Umstand bei dieser Form der Erkrankung hinweisen, der in der Literatur nicht recht deutlich wird. Im Zentrum des Zwangsgeschehens steht wiederum nicht so sehr die gefürchtete oder ekelerregende Substanz, sondern das eigene Verhalten. Das grundlegende Problem des Zwangskranken besteht ja darin, daß er vermeiden muß, durch Ungeschicklichkeit, durch Unwissen oder durch eine andere Art von persönlichem Versagen mit der Substanz in Berührung zu kommen. Gefürchtet wird kein „Unfall“, der unabhängig vom eigenem Willen wäre, sondern ein Fehler, der zu einer Berührung führt.

In diesem Zusammenhang ist es interessant festzustellen, daß bei den meisten Patienten ein „aktiver“ Kontakt, d. h. ein solcher, bei dem die Berührung durch ein aktives Verhalten erfolgt (wie z. B. den verseuchten Gegenstand in die Hand nehmen) als wesentlich unangenehmer gilt, als ein „passiver“, bei dem sie, ohne es selber herbeizuführen, bloß berührt werden.

Insofern betrifft auch dieser Zwang das eigene Verhalten und reiht sich damit in die lange Reihe der Zwangsgrübeleien ein, die sich um das Thema „eigene Unzulänglichkeit" drehen. Verhalte ich mich so, daß ich durch Berührung keine Gefahren für andere oder für mich heraufbeschwöre? Gilt eine Berührung als erfolgt und ist damit die Gefahr einer Weiterverbreitung des gefährlichen Substrats gegeben, dann lautet die Frage: Sind meine Abwehrmaßnahmen, etwa in Form von Waschen, erfolgreich genug bei der Eliminierung des gefährlichen oder ekelerregenden Stoffes?

Beim Versuch, diese Fragen zu beantworten, treten wieder all die Schwierigkeiten auf, die wir als typisch für den psychasthenischen Grundzustand kennengelernt haben:

- Schwierigkeiten der Aufmerksamkeit: Habe ich etwas berührt oder nicht? Habe ich mich an dieser Stelle ausreichend eingeseift?
- Schwierigkeiten auf der Handlungsebene: Erfolgt der Waschvorgang richtig? Habe ich das Gefühl, daß er ausreichend erfolgreich war und damit beendet werden kann?
- Schwierigkeiten des Handlungsgedächtnisses: Hat meine Abwehr überhaupt stattgefunden? Wie genau habe ich sie durchgeführt? Habe ich etwas übersehen? Ist eine neue Kontamination bei dieser oder jener Gelegenheit erfolgt?

So sind alles in allem wiederum die Unsicherheiten der Kranken zumindest z. T. gerechtfertigt. Mit den Zwangsgedanken bilden sie sich eine Art Hypothese für einen Zustand, den sie an sich feststellen und der auf der Ebene der psychasthenischen Stigmata auch auf echten Defiziten beruht.

Vor dem Ausbruch der Zwangserkrankung treten immer Phasen auf, bei denen die Kranken, im psychasthenischen Sinne, schon auffällig waren: Sie fühlten sich unsicher bis depersonalisiert, schafften vieles nicht, fingen an zu grübeln und Ängste zu entwickeln. Sehr häufig spielen sich die Hauptschwierigkeiten im Sozialbereich ab, die Stelle, an der besonders anspruchsvolles und konsequenzenreiches Verhalten erforderlich ist. Wenn dann Zwangsgedanken sozusagen als „vereinheitlichende Hypothesen" auftreten, so haben sie zum einen den Vorteil, daß sie der inneren Unordnung eine gewisse Ordnung verleihen, und darüber hinaus den Vorteil, daß sie Abwehrhandlungen ermöglichen, die zumindest auf der symbolischen Ebene, auf der das zwanghafte Denken die Gefahr konkretisiert hat, durch „Einhaltung der Vorschriften“ immer wieder ein relatives Maß an Sicherheit verleihen.

Für die „Einhaltung der Vorschriften“ sind die Kranken selber verantwortlich. Die zwanghafte Beschäftigung betrifft in Wirklichkeit das eigene Verhalten. Es gilt wiederum, Fehler zu vermeiden und sich gegen die innere Auflösungsgefahr so zu disziplinieren, daß man in der Lage ist, den endlosen Kampf immer wieder ein Stück zu bestehen. Die Krankheit erweist sich wiederum als ein Selbsttherapieversuch, allerdings auf einer tiefen symbolischen und geisterhaften Ebene, die der intakten Intelligenz ins Gesicht schlägt, die man aber gleichzeitig nicht in Frage zu stellen wagt.

Kapitel 3

Anpassungsstörung, posttraumatische Belastungsreaktion und Depression 3

3.1 Degenerierte Intentionen 166
3.2 Depressives Verhalten 170
3.3 Die Unkosten der Psyche 171
3.4 Reaktionen auf Scheitern und „Festsitzen" 173
3.5 Anpassungsstörung und posttraumatische Belastungsreaktion 176
3.6 Die Melancholie 180

Ein neueres Modell über die Entstehung und Aufrechterhaltung von Depressionen, die Theorie der „degenerierten Intentionen“ von Kuhl & Helle (1994), sucht die kritischen Bedingungen in dem Perseverieren eines motivationalen Zustandes, der der realen Lebenssituation nicht mehr entspricht.

Für Janet ist die Depression die Folge eines Erschöpfungszustandes, der durch zeitweilige übermäßige Kräfteverausgabung zustande kommt. Ein solches Kräftedefizit kann auf verschiedene Arten entstehen: Durch Festsitzen an äußeren oder inneren Hindernissen, die nicht überwunden werden, weil immer wieder alte Bewältigungsmittel, die ineffizient sind, angewandt werden. Dadurch kommt es zu einem Klebenbleiben an der Vergangenheit ganz im Sinne der Theorie von Kuhl & Helle.

Ein Spezialfall ist die nicht verarbeitete traumatische Erinnerung, die weitgehend vom bewußten Erleben abgespaltet sein kann. Durch Reaktivierung können beträchtliche innere Erregungen freigesetzt werden.

Schließlich kann das depressive Geschehen in die Melancholie übergehen, bei der katastrophisierende, entwertende und herabsetzende Kognitionen in den Vordergrund treten, einhergehend mit einer weitgehenden Lähmung der Aktivität.

3.1 Degenerierte Intentionen

In einem Beitrag über die „Motivationalen und Volitionalen Determinanten der Depression“ bekennen Kuhl & Helle (1994) sich zu der Ansicht Akiskals & McKinneys (1973), die einen neurophysiologischen Defekt als „final common pathway“ bei schweren Formen der Depression annehmen, wobei psychologische Faktoren wie negatives Denken, gelernte Hilflosigkeit, Verstärkerverlust und Trennung als potentielle Ursachen der neurophysiologischen Defizite aufgefaßt werden. Gleichzeitig weisen sie darauf hin, daß immer noch eine beträchtliche Lücke zwischen den entfernten psychologischen Determinanten und den spezifischen neurologischen Phänomenen klafft, und sie drücken ihre Unzufriedenheit über die existierenden psychologischen Modelle der Depression in drei Argumenten aus.

Bewertung psychologischer Modelle der Depression. (Nach Kuhl & Helle, 1994)

1. Keines der Modelle zeigt ein Element auf, das notwendigerweise und unausweichlich zu einer Depression führt. Viele Menschen erfahren Trennungen, Verluste und ähnliches, ohne die Traurigkeit oder die tiefe Niedergeschlagenheit zu verspüren, die typisch für den depressiven Zustand ist.
2. Sogar dann, wenn alle entfernten psychologischen Determinanten der Depression bekannt wären, würden wir gerne besser verstehen, wie sie aktuelle psychologische Prozesse beeinflussen, die in einen direkten Zusammenhang mit den neurologischen Prozessen der Depression gebracht werden können.
3. Es fällt schwer zu verstehen, wie eine Vielfalt von zeitlich entfernten psychologischen Prozessen zu den neurologischen Defiziten führen kann, die für alle Typen von Depression verantwortlich sind, ohne einen gemeinsamen psychologischen Mechanismus zu postulieren, der an der Nahtstelle zwischen Körper und Seele am Werk ist. Ein solches „missing link" hat nur dann einen großen Erklärungswert, wenn er eine überzeugende Erklärung für das liefert, was die Autoren das „Paradoxe der Depression" nennen.
   Darunter verstehen sie folgende Widersprüche (1994, S. 284–285):

- Die Depression wird meist als eine affektive Erkrankung beschrieben, weil chronische Niedergeschlagenheit im Zentrum aller Typen von Depressionen steht. Aber auf der anderen Seite sind affektive Zustände eher „kurzlebig": Die geringste Situationsänderung ist in der Regel in der Lage, die Stimmung zu verändern. Die für Depressionen typische negative Stimmung ist hingegen durch eine ungewöhnliche zeitliche Dauer und eine bemerkenswerte Stabilität über alle Einzelsituationen hinweg gekennzeichnet. Jede Hypothese über den Übergang zum „final common pathway" muß erklären, wie ein negativer Affekt in andauernde und tiefe Niedergeschlagenheit übergehen kann.
- Die Persönlichkeit depressiver Patienten wird meist als genau, ordentlich, verläßlich und verantwortungsbewußt beschrieben. Das steht in scheinbarem Widerspruch zu der Unfähigkeit Depressiver, auch nur die einfachsten Absichten in die Tat umzusetzen.
- Auf der einen Seite ist die Depression durch eine extreme emotionale und psychomotorische Verlangsamung gekennzeichnet, auf der anderen Seite herrscht eine zentralnervöse Übererregung vor.

Wie ist das miteinander zu vereinbaren?

Als ein Modell, das in der Lage sei, all diesen Schwierigkeiten gerecht zu werden, schlagen Kuhl & Helle (1994) die „Hypothese der degenerierten Intentionen" vor. Ausgehend von der Chronizität des depressiven Affekts meinen sie, in der Motivation Zustände zu finden, die in der Regel sehr dauerhaft sind und deshalb, besser als etwa kognitive, für dessen andauernden Charakter verantwortlich gemacht werden können. Es lassen sich in der Tat eine ganze Reihe von informationsverarbeitenden Mechanismen identifizieren, die die relativ große zeitliche Dauer von Wünschen und Bedürfnissen gewährleisten und die Beibehaltung aktuell aktiver Absichten fördern.

Die zentrale Hypothese Kuhls & Helles lautet demnach: Der psychologische Mechanismus, der allen Typen von Depressionen gemeinsam ist, hat mit einem oder mehreren perseverierenden motivationalen Zuständen zu tun, v. a. mit Absichten, den Elementen, die durch den höchsten Grad an Selbstverpflichtung gekennzeichnet sind. Das bedeutet, daß entfernte Bedingungen wie Trennung, Verlust und Kontrollverlust nur dann zu einer Depression führen, wenn sie mit einem perseverierenden Zustand auf der Ebene der Absichten einhergehen. Normalerweise werden unerreichbare Ziele ziemlich schnell aufgegeben, wenn eine Anzahl von Versuchen, sie zu erreichen, gescheitert ist. Kuhl & Helle (1994, S. 285–286, eigene Übersetzung) schreiben:

> Nur dann, wenn das Individuum unfähig ist, Absichten zu eliminieren oder ihre Realisierung zurückzustellen, würden wir die vorausgehenden Bedingungen vorfinden, die zu einer depressiven Störung führen. So gesehen können wir den unmittelbaren Mechanismus der Depressionsentstehung beschreiben als eine exzessive Aktivität des Systems, das das Perseverieren von Absichten fördert.

Lage- vs. Handlungsorientierung

Verschiedene experimentelle Ergebnisse führen sie zu der Annahme, daß die Überreaktion dieses Systems auf zwei Grundbedingungen zurückgeführt werden kann:

- einmal auf eine Disposition zur Lageorientierung und zum zweiten
- auf situationale Bedingungen, die eine „Degeneration" von unausgeführten Absichten hervorrufen.

Die Lageorientierung und ihr Gegenstück, die Handlungsorientierung, definieren Kuhl & Kazén (1994, S. 298, eigene Übersetzung) folgendermaßen:

> Menschen, die eine sich wiederholende und dysfunktionale Fixierung auf immer wieder dieselben Aspekte der Gegenwart, der Ver-

> gangenheit oder der Zukunft zeigen, werden lageorientiert genannt. Diejenigen hingegen, die sich als flexibel zeigen, wenn es darum geht, ihre Aufmerksamkeit auf das zu richten, was sich in einer bestimmten Situation als der angemessenste Handlungsplan erweisen könnte, nennen wir handlungsorientiert.

Demnach würde Lageorientierung auch dazu führen, daß man auf Ziele fixiert bleibt, auch wenn sie sich als unerreichbar erwiesen haben. Bei einer Disposition zu habitueller Lageorientierung kann die Auswirkung situativer Momente auf die Absichten zu deren Verfall führen. Kuhl & Helle schreiben dazu (1994, S. 286, eigene Übersetzung):

> Wir nehmen an, daß die Degeneration einer Absicht ihr Beibehalten unter bestimmten Bedingungen noch verstärken kann, z. B. wenn die Verpflichtung des Individuums ihr gegenüber extrem hoch ist oder wenn das Individuum die Degenerierung nicht merkt (obwohl ein Bewußtsein für die Absicht als solche durchaus vorhanden sein mag).

De Jong-Meyer & Engberding (1996, S. 287) fassen dieses Modell zusammen:

> Charakteristisch für Handlungsorientierung ist ein – von handlungsbezogenen Gefühlen – begleitetes Durchlaufen vollständiger Absichten bei Abschirmung gegen konkurrierende Motivationstendenzen. „Vollzählig" in dieser Konzeption bedeutet die bewußte Registrierung eines Ist-Zustandes, eines Zieles, des Weges zwischen Ist- und Ziel-Zustand und eine Bewertung des Erreichten. „Lageorientierung" dagegen ist ein übermäßiges Verharren bei einzelnen dieser Komponenten, oft, weil frühere Absichten ebenfalls nicht vollständig durchlaufen wurden und nun als „degenerierte Absichten" perseverieren. Dabei ist die Aufmerksamkeit nach innen auf den noch bestehenden Ist- oder auch Ideal-Zustand gerichtet, begleitet von sog. „handlungshemmenden" Emotionen. Überstarkes Beibehalten von Intentionen wird als Funktion situativ ausgelöster Fehlregulationen solcher mentaler Strukturen gesehen, die die Encodierung perseverierender Intention steuern und die außerdem das Arbeitsgedächtnis für andere Aktivitäten blockieren. Als entscheidende psychologische Determinante des „final common pathway" zur Depression (im Sinne von Akiskal & McKinney, 1975) wird also eine Überfunktion eines „motivationalen Beihaltesystems" gesehen, das die Perseveration unerledigter oder „degenerierter" Absichten vermittelt.

Einige Annahmen dieses Modells konnten inzwischen experimentell bestätigt werden. So haben Kuhl & Helle (1984) gezeigt, daß bei stationär aufgenommenen depressiven Patienten unrealistische Instruktionen länger beibehalten werden als bei nicht depressiven Patienten und gesunden Kontrollpersonen. Depression und habituelle Lageorientierung sind also miteinander korreliert.

Ich habe dieses Modell der Depressionsentstehung ausführlicher dargestellt, weil es eine gute Einführung in den Problembereich gibt und weil es m. E. bemerkenswerte Parallelen zu den Ansichten Janets zu diesem Thema enthält. Wenden wir uns ihnen zu.

3.2 Depressives Verhalten

Janet hat an keiner Stelle seiner Schriften so etwas wie eine konsistente Depressionstheorie hinterlassen. Er liefert zuerst in „*De l'angoisse à l'extase*" (1926) eine meisterhafte Beschreibung des depressiven Syndroms auf motorischer, kognitiver und emotionaler Ebene und bringt sie mit einigen seiner „großen Themen" in Verbindung. Das auf die Art bestimmte „depressive Verhalten" läßt sich aus drei Hauptanteilen zusammensetzen:

Die drei Hauptanteile depressiven Verhaltens nach Janet

- Da ist einmal eine Reduktion der Primärreaktionen, des hoch in der Hierarchie der psychischen Funktionen angesiedelten instrumentellen Verhaltens, das eine direkte Veränderung der Wirklichkeit intendiert und je nach der Art seiner Konsequenzen zum Erfolg oder zum Scheitern führt. Das Absinken dieses essentiellen Anteils des menschlichen Verhaltens geschieht aufgrund einer Art „Erschöpfung", und in diesem Sinne ist Depression eine pathologische Form der Müdigkeit, im Grunde genommen ein psychasthenischer Zustand. Der Depressive hat über einen bestimmten Zeitraum „mehr ausgegeben als er eingenommen hat", und seine Kräfte sind zeitweilig drastisch reduziert. Es setzt nun eine Art „Bremsung" ein, die eine immer gravierendere Form annehmen kann. So kommt es zu einer drastischen Antriebsverminderung, und alle Aktivitäten erscheinen in zunehmendem Maße schwieriger. Nur eine „analyse psychologique", also eine Verhaltensanalyse, mag beim Einzelindividuum klären, durch welches individuelle Bedingungsgeflecht die Depression zustande gekommen ist.
- Die Konsequenz der Reduktion des Primärverhaltens ist eine Proliferation der Sekundärreaktionen, im wesentlichen in Form ▶

von depressionstypischen Emotionen, von der Verdrießlichkeit über das Leerheitsgefühl bis hin zur schweren chronischen Niedergeschlagenheit. Die durch „Umleitung" entstandenen negativen affektiven Phänomene überwuchern immer mehr andere Gefühle wie Interesse, Initiative oder gar Freude. Ein Gefühl der „Entwertung aller Dinge", die bisher Verstärkerwert hatten, setzt in großem Ausmaß ein und geht einher mit zunehmenden Sinnlosigkeitsempfindungen.

- Eine dritte Komponente des depressiven Syndroms besteht in diversen Maßnahmen im Rahmen eines „Selbsttherapieversuchs" der Kranken. Auf dem Hintergrund ihrer geringen realen Leistungsfähigkeit, ihrer „Übermüdung", nehmen sie eine exzessive Schonhaltung sich selbst gegenüber ein und isolieren sich, um „Kräfte zu sparen". Sie können dabei eine Art Angst vor jeglicher Anstrengung entwickeln, die geradezu zu einer Angst vor dem Leben als solchem generalisieren kann.

Greifen wir einige dieser Themen auf.

3.3 Die Unkosten der Psyche

„Das Problem der seelischen Ausgaben, der Kosten unserer Handlungen, wird einmal eines der Hauptthemen der Psychologie und der Psychiatrie sein. Heutzutage ahnt man kaum das Problem", schreibt Janet (1923, S. 87). Der Gedanke, daß Handlungen und seelische Operationen nach ihrer Komplexität und den Bedingungen, unter denen sie erfolgen, mehr oder weniger aufwendig, d. h. kräftekonsumierend sind, ist schon im Begriff der seelischen Spannkraft angelegt sowie in der Konzeption einer Hierarchie psychischer Funktionen.

Pierre Janet

„Wir haben kaum Schwierigkeiten", meint Janet, „ein Budget für unsere Haushaltsführung aufzustellen, weil wir den Preis der Waren, die wir benötigen, einigermaßen kennen. Aber wir sind im Gegensatz dazu weit davon entfernt, einen vernünftigen Plan für unsere verhaltensmäßigen und mentalen Ausgaben aufstellen zu können, weil wir nur sehr vage Kenntnisse von deren Kosten haben" (1923, S. 88).

Auf der Ebene der normalen Abläufe sind die Verhältnisse noch einigermaßen klar. Wenn wir uns verausgabt haben, verspüren wir Müdigkeit; sie ist für uns das Signal, eine Ruhehaltung einzunehmen, d. h. die Ausgaben drastisch einzuschränken.

In einigen Fällen aber stellen wir fest, daß die Anzeichen der Müdigkeit übersehen wurden oder daß die Umstände es nicht zugelassen haben, ihnen Rechnung zu tragen. Die Folge ist eine Art „mentale Erschöpfung", die eine der großen Vorläuferbedingungen für Depressionen darstellt, ja in einem gewissen Sinn die Depression selbst ist.

Dann stellt sich erst einmal die Frage, welche Situationen und welche Handlungen zu Erschöpfung und damit zu depressiven Reaktionen führen. Welche inneren und äußeren Faktoren machen besonders anfällig dafür?

Janet meint, daß bei den meisten von uns die inneren Ressourcen so ausreichend bemessen und die äußeren Lebensbedingungen so komfortabel seien, daß die Wahrscheinlichkeit einer depressiven Überforderung relativ gering sei. Andere Menschen wiederum haben eine gewisse Vulnerabilität an sich festgestellt und haben ihr Leben so eingerichtet, daß das Risiko möglichst gering bleibt. Janet schreibt (1923, S. 87–88):

Pierre Janet

„Viele Menschen haben eine sehr schwache seelische Konstitution und wären schon längst gescheitert, wenn das Schicksal ihnen nicht ein äußerst ruhiges und bequemes Leben bereitgestellt hätte. Es gibt auch viele Personen dieser Art, die bemerkt haben, wie wenig leistungsfähig sie sind, die sich aber auf dem Hintergrund dieses Wissens ein eigenes Milieu geschaffen haben. Es ist ihnen gelungen, eine einfache und bescheidene Arbeit zu finden, die weder große Anstrengungen noch für sie gefährliche Initiativen erfordert. Die Ministerien, die großen Verwaltungen sind sehr häufig Oasen für Leute, die absolut ein geregeltes Leben benötigen. Sie unterwerfen sich den Anweisungen von Vorgesetzten, und das Ganze läuft ziemlich bequem und ohne große Verantwortung für sie ab. Sie heiraten nicht, sie haben keine Geliebten, keine Kinder und sie verkehren mit ganz wenigen anderen Menschen. Die paar, die ihnen näherkommen dürfen, sind sorgsam ausgewählt, damit niemand ihnen allzu viel Schwierigkeiten bereiten kann. Soweit es geht, leben sie allein, um keine Kompromisse eingehen zu müssen. Obwohl sie reich sein mögen, geben sie wenig aus. Sie mischen sich in nichts ein, sie greifen niemanden an und stellen sich keinem Konkurrenzkampf. Ihre Vorsicht und ihr geringes Mitteilungsbedürfnis über ihre eigenen Angelegenheiten führen dazu, daß sie sich selten einem Angriff preisgeben. Sie tun so, als würden sie nichts sehen, nichts hören, und sie vergraben ihren Kopf wie der Strauß. Wenn man sie einmal angreift, so ertragen sie es. Sie haben einen dicken Pelz und lassen sich eher Nägel in die Schulter schlagen, als einen Kampf aufzunehmen. Wenn man sie schüttelt, machen sie sich klein, kriechen in ihre Schale zurück oder entgleiten einem zwischen den Fingern. Auf die Art kann niemand sie ernsthaft erschüttern. Meist nennt man sie Egoisten oder Feiglinge, aber vielleicht sind sie ganz einfach Weise.“

Doch es gibt offensichtlich Konstellationen, bei denen die Gefahr einer gravierenden Energieverausgabung so beträchtlich ist, daß die Wahrscheinlichkeit einer Überforderungsreaktion doch recht groß wird. Sehen wir uns die wichtigsten an.

3.4 Reaktionen auf Scheitern und „Festsitzen“

PIERRE JANET

„Die Aktivitäten eines Lebewesens sind nicht indifferent oder zufällig. Es reicht nicht aus zu wissen, daß am Anfang eine Stimulation steht, man muß auch berücksichtigen, daß die Aktivitäten ausgeführt werden, um ein bestimmtes Ergebnis zu erzielen, und daß sie ein Ziel verfolgen. Um das Ziel zu erreichen, werden die Aktivitäten nach den Umständen verändert und erhalten dadurch sozusagen ihre Form. Durch die Aktion versuchen wir also, eine bestimmte periphere Stimulation zu bewahren, herbeizuführen oder zu eliminieren“ (1926, S. 246).

Gelingt dieses Unternehmen im Sinne unserer Ziele oder unserer Interessen nicht, so erleben wir einen Mißerfolg. Ein solches Erlebnis führt zu der Einleitung charakteristischer Verhaltensweisen, die als Verhaltensregulation im Anschluß an Mißerfolge bezeichnet werden können. Janet mißt ihnen eine besondere Bedeutung zu. Nach einem Mißerfolgserlebnis sind wir unter besondere Bedingungen gestellt, und ein Versuch der Anpassung an die neue Lage ist erforderlich.

Pierre Janet

„Wir können in einem solchen Fall grundsätzlich zwischen drei verschiedenen Handlungsarten wählen: Wir können das erste Verhalten ganz einfach wiederholen; wir können es wiederholen, indem wir seine Stärke, seine Dauer oder seine Struktur variieren, oder wir können die Handlung aufgeben. Das allerdings setzt voraus, daß wir auf die Befriedigung verzichten, die sie uns verschaffen sollte. Der zuletzt genannte Entschluß ist von großer Wichtigkeit. Es handelt sich dabei um einen Verzicht, der mit dem Gefühl seiner Notwendigkeit einhergeht, mit der Einsicht, daß sich etwas als unmöglich erwiesen hat. Es geht dabei also insgesamt um einen Akt, der evolutionär gesehen ziemlich jung ist. Wenn jemand von der Konstitution her etwas schwächlich veranlagt ist (im Sinne einer Disposition zur Psychasthenie, N. H.) oder wenn er durch vorangegangene Erschöpfung deprimiert ist, so kann es sein, daß er zeitweilig unfähig wird, diesen Akt zu vollziehen. Eine der merkwürdigsten Beobachtungen über die Charaktere depressiver Menschen, die ich gemacht habe, ist, daß sie sich als weitgehend unfähig erweisen, die Unmöglichkeit einer Sache einzusehen und im Anschluß daran zu verzichten. Denselben Personen fällt es auch sehr schwer, die zweite Haltung einzunehmen, die darin bestehen würde, ihr Verhalten zu modifizieren. Dazu wäre Flexibilität und Initiative die Voraussetzung und dabei haben sie Schwierigkeiten. So greifen sie fast immer auf die erste Option zurück. Sie ist die ‚älteste', die einfachste, die, die am wenigsten psychische Spannkraft voraussetzt, und so wiederholen sie einfach ihr Verhalten und agieren genauso wie bevor" (1923, S. 99).

Der gesunde Mensch erweist sich als flexibel; er lernt aus den Konsequenzen seines Handelns, verändert es oder verzichtet, wenn kein Verhalten, das ihm zur Verfügung steht, zum Ziel führt. Er unterschreitet auf die Art nicht ein gewisses Niveau an Angepaßtheit an die Wirklichkeit und behält v. a. das Gefühl für die realen Gegebenheiten. Eine große Anzahl von psychischen Störungen, meint Janet, sind in Wirklichkeit nichts anderes als die endlose Fortsetzung von Aktionen, die ihre Daseinsberechtigung verloren haben (1923, S. 101).

Das „Teufelskreis-Paradigma"

An dieser Stelle haben wir es mit einer frühen Formulierung dessen zu tun, was Mowrer (1950) später, im Anschluß an Neoanalytiker, das „neurotische Paradox" genannt hat. Er fragt: Wie kommt es dazu, daß jemand ein Verhalten beibehält, das gleichzeitig ineffizient, ja selbstzerstörerisch sein kann? Mowrers Lösungsvorschlag war das Paradigma des „vicious circle“, des in einem Teufelskreis gefangenen Verhaltens. Er versucht, das Konzept anhand folgender experimenteller Anordnung zu verdeutlichen.

Man stelle sich ein Versuchstier vor, das gelernt hat, durch Hebeldruck einen Schock abzustellen, der vom Boden des Versuchskäfigs ausgeht. Nachdem es diese Reaktion gut gelernt hat, ändert der Versuchsleiter die Bedingungen. Um die Reaktion durch Bestrafung abzubauen, erfolgt ein zusätzlicher Schock wenig später, kontingent auf die Ausführung der Reaktion, die den ersten Schock abstellt. Auf die neuen Bedingungen reagiert das Tier zwangsläufig wieder mit Hebeldruck, also gerade mit der Reaktion, die immer wieder zum nächsten Schock führt (1950, S. 449).

Ein Lebewesen in einer solchen Lage, meint Mowrer, kann nur dann diesem Teufelskreis entkommen, wenn es auf den Hebeldruck verzichtet und versuchen würde, mittels anderer Reaktionen den ersten Schock unter Kontrolle zu bringen.

Drücken wir den Tatbestand allgemeiner aus: Ob es darum geht, eine aversive Stimulation zu vermeiden, wie bei Mowrer, oder darum, sich an die Folgen einer veränderten Lebenssituation anzupassen, es kann nur dann gelingen, wenn das Lebewesen das ganze Potential seines Verhaltensrepertoires nutzt und andere Möglichkeiten ausprobiert, um die neue Lage zu bewältigen.

Dem stehen nach Kuhl die Lagezentrierung mit der Perseverierung degenerierter, d. h. letztlich gegenstandsloser Absichten und nach Janet die temporäre psychische Schwächung mit der Unmöglichkeit auf Verzicht und Reaktionsvariationen im Wege. Ein Patient Janets hat diesen Zustand einmal als „Festsitzen“ bezeichnet. An einer Stelle geht nichts mehr weiter. Die Konsequenz ist das Entstehen eines zuerst temporären Angstgefühls, das zu einer Angst vor jeglichen Aktionen schlechthin bis hin zu einer auf das ganze Leben generalisierten Ängstlichkeit werden kann. Diesen Zustand nennen wir heute generalisiertes Angstsyndrom. Die erfolglosen Bemühungen ermüden den Organismus immer mehr bis hin zur Erschöpfung und zur Depression, also letztlich zur Selbstschädigung.

3.5 Anpassungsstörung und posttraumatische Belastungsreaktion

Jemand, der festsitzt, hat es nicht geschafft, sich an eine neue Situation anzupassen. Die Weiterentwicklung seines Lebens ist aufgehalten, er steht vor einem Hindernis, das er nicht zu überschreiten vermag. Dabei erfährt er eine zunehmende Erschöpfung seiner Kräfte.

Ein solches Hindernis kann in Form von fälligen Entscheidungen auftreten, in Form der Konsequenzen eines Verlustes oder in Form eines Streßfaktors, den der Betreffende nicht in der Lage ist, aus seinem Leben zu eliminieren. Er kommt nicht weiter, weil er es immer wieder mit den alten Mitteln versucht, obwohl sie sich als ineffizient erwiesen haben, weil ihm neue Bewältigungsstrategien fehlen, weil er sich nicht zu handeln traut, der Risiken oder möglicher Nachteile wegen, oder weil ihm einfach die Kraft fehlt, überhaupt noch etwas zu unternehmen. Bei einem solchen Hindernis kann es sich auch um ein moralisches oder intellektuelles Problem handeln, dessen Lösung die Voraussetzung für ein sinnvolles und motiviertes Weiterleben wäre (sog. existentielle Krisen).

Ein solcher kräftezehrender Herd kann zu beträchtlichen „Nebenkosten" führen; neben den Kosten, die für die Bewältigung des täglichen Lebens anfallen, findet ein zusätzlicher Kräfteverschleiß statt, der zu keinen Resultaten führt und der um so gravierender wird, je länger man festsitzt. Wir würden heute von einer Anpassungsstörung sprechen.

Als eine Variante dieses Vorgangs sieht Janet die möglichen Auswirkungen einer traumatischen Erinnerung. Ein traumatisches Erlebnis entsteht dann, wenn jemand auf ein Ereignis so schlecht vorbereitet war, daß er im Anschluß daran sich nicht so gut anpassen kann, daß es ihm gelingt, die Unruhe und das Ungleichgewicht, das das Erleben verursacht hat, zu beseitigen. Fehlt es an präzisen und vornherein gut organisierten Reaktionen, so ist man gezwungen, auf alte elementare Reaktionen zurückzugreifen, die früher ausschließlich zur Verfügung standen und bis zu einem gewissen Grad wirksam waren. Sie stammen aus einer Zeit, in der höhere Handlungsmöglichkeiten sich noch nicht herausgebildet hatten.

Anläßlich des unerwarteten Ereignisses erfolgt eine schnelle Aktivierung unterer Reaktionen, auch in Form von vehementen Emotionen wie Angst, Wut usw. Diese elementaren Tendenzen sind nicht nur durch ihre geringe Effizienz in bezug auf die kritische Situation gekennzeichnet, sondern auch dadurch, daß sie große Mengen an Energie und Kraft mobilisieren und binden. Auch wenn eine reifere Anpassung gescheitert ist, wird Energie mobilisiert, um sich sozusagen auf jede Eventualität vorzubereiten. Diese Kraft, die vorher für die Bewältigung des täglichen Lebens bereitgestellt war, wird nun abgezogen und steht dafür nicht mehr zur Verfügung.

Janet schreibt (1923, S. 98–99):

PIERRE JANET

„Diese beträchtlichen Energien, die nicht gezielt eingesetzt werden können, werden nach allen Seiten umgeleitet und schaffen Unruhe bis hinein in das elementare körperliche Geschehen. Es entsteht eine Art ‚Erregungsüberschwemmung'."

Im günstigsten Fall ist jemand so gut vorbereitet auf ein gravierendes Ereignis und verfügt über ein adäquates Bewältigungsverhalten, daß es zu keiner großen Störung kommt. Er kann sich v. a. an die Veränderung seiner Lebenssituation ausreichend gut anpassen, obwohl es in manchen Fällen zu einer Umorganisation, v. a. aber zu Verzichten kommen muß. Der Kräfteverschleiß hält sich in solchem Fall in Grenzen.

In anderen Fällen verschwindet diese emotionale Störung ziemlich schnell, wenn die unerwarteten Umstände abgeklungen sind, die die Unordnung bei den Reaktionen des Organismus verursacht haben. Die Folge ist oft eine Art Erschöpfung, die im Verhältnis zu der exzessiven Kräfteverausgabung steht. Dieser Erschöpfungszustand kann gravierend genug sein, um depressive Symptome entstehen zu lassen, aber dieses Geschehen tendiert dazu, spontan zurückzugehen, weil die Ursache des exzessiven Kräfteverschleißes nicht mehr existiert.

Die Entstehung von Teufelskreisen

Im ungünstigsten Fall wird es komplizierter. Die das Gleichgewicht störenden Bedingungen verschwinden nicht aus dem Leben, auch deswegen nicht, weil die mehr oder weniger diffusen Bemühungen des Betroffenen, sie zu eliminieren, nicht ausreichend sind oder nur ganz kurzfristig eine gewisse Erleichterung verschaffen. Es kommt zum Erlebnis eines Mißerfolgs und zu einer andauernden Anpassungsstörung, weil kein Verzicht erfolgt oder eine Umorganisierung nicht gelingt. Ein besonders kräftezehrender Begleitumstand dabei ist die quasi endlose Wiederholung der emotionalen Anteile der ursprünglichen Reaktion. Dadurch entsteht ein immer größerer Erschöpfungszustand, der wiederum das höhere Verhalten beeinträchtigt und es noch ineffizienter macht. So entsteht der Teufelskreis.

Nun kann ein Prozeß einsetzen, der von der Anpassungsstörung zur posttraumatischen Belastungsreaktion führt. Janet beschreibt ihn folgendermaßen (1923, S. 100):

Pierre Janet

„Unter dem Einfluß der Erschöpfung wird das Verhalten, das den Umgang mit der traumatisierenden Situation gewährleisten soll, noch ineffizienter als zuvor. Es wird ausgesprochen inadäquat, ja pathologisch. Es verliert die Eigenschaften der reflektierten Aktion und es ist nicht mehr ausreichend mit den anderen Aktionen koordiniert. Es ist nicht mehr ein Teil des Berichtes an uns selbst über unser Leben, das wir Erinnerung nennen. Es gehört dann nicht mehr zu unserer Persönlichkeit. Kurzum, es nimmt allmählich recht seltsame Züge an, die die der automatischen Aktion sind. Es scheint dann durch irgendwelche verborgenen Mächte determiniert zu sein. Es erscheint irreal und wie unbewußt gesteuert. Auf diese Art können wir viele Übergänge beobachten zwischen emotionalen Reaktionen, die sich im Rahmen einer Anpassungsstörung bei vollem Bewußtsein immer wiederholen, und richtiggehend aus dem Unbewußten determinierten Reaktionen, die sich außerhalb des Bewußtseins und außerhalb der Erinnerung an den Ursprung endlos wiederholen."

Bei so traumatisierten Menschen ist die Lebensentwicklung zum Stillstand gekommen. Sie „kleben" an einem Hindernis fest, das sie nicht überwinden können. Die Situation, die das traumatische Ereignis geschaffen hat, verlangt eine Reaktion, einen Akt der Anpassung, etwa durch Veränderung der Welt oder durch „Regulation nach innen". Sie sind überhaupt nicht mehr dazu in der Lage, die belastende Situation zu bewältigen, und das führt zu einem noch größeren Kräfteverschleiß. Den Mechanismus der dann einsetzenden Erschöpfung zeigt Janet an einer alltäglichen Begebenheit auf (1923, S. 100):

Pierre Janet

„Ich habe einen unangenehmen Brief erhalten, der eine heikle und schwierige Antwort erforderlich macht. Ich lasse mir meine Antwort durch den Kopf gehen und in meiner Vorstellung ist sie fast fertig, aber ich habe nicht den Mut, sie gleich zu Papier zu bringen, und so lasse ich den Brief auf meinem Schreibtisch liegen. Von dem Moment an ist es mir unmöglich, mich an meinen Schreibtisch zu setzen, daran vorbeizugehen oder sogar das Zimmer zu betreten, ohne diesen Brief wahrzunehmen, seine Gegenwart zu ahnen und 100 Mal wieder damit anzufangen, an meiner Antwort herumzubasteln. Gleich zu Beginn hätte ich den Brief in 10 Minuten geschrieben. Wenn ich all die Zeit zusammenzähle, die ich damit verschwendet habe, in der Vorstellung meine Antwort zustande zu bringen, wenn ich alle meinen gescheiterten Versuche und alle Emotionen, die damit einhergingen, addiere, so kommen Stunden um Stunden einer äußerst mühseligen Arbeit zusammen. Es ist daher nicht weiter verwunderlich, daß ich nach einigen Tagen völlig erschöpft bin aufgrund dieses verdammten Briefes, den ich nicht geschrieben habe. Ähnlich verhält es sich mit der Krankheit, die durch eine traumatische Erinnerung verursacht wird. Es handelt sich dabei um nichts, was wir nicht schon kennen würden, denn es ist ein Phänomen gleich der Erschöpfung, die wir bei Individuen festgestellt haben, die sich in einer Situation befinden, die für sie zu komplex und zu schwierig ist, mit der Konsequenz, daß sie sich endlos damit herumschlagen."

In gravierenden Fällen, meint Janet, sei das traumatische Ereignis für die traumatisierten Individuen nicht mehr „bewußt". Bewußt bedeutet hier, das Ereignis in Worte fassen zu können, es als Begebenheit zu erzählen, mit Erfahrungen innerhalb der eigenen Person zu versöhnen und dadurch die Kontinuität der eigenen Geschichte wieder herzustellen. Ein Trauma kann im unterschiedlichen Ausmaß nicht bewußt bleiben. Viele traumatisierte Personen sind sich ihrer Traumatisierung zwar unterschwellig gewahr, können aber nicht darüber sprechen und vermeiden alle Anspielungen auf das Ereignis. Wenn sie damit konfrontiert werden, geraten sie in starke Angst, eine Erscheinung, die Janet „Phobie vor der traumatischen Erinnerung" nannte.

Wenn sich traumatische Erinnerungen in ihrem dispositionellen oder „schlafenden" Zustand befinden, stellen sie normalerweise kein Problem dar. Erst wenn sie aktiviert werden, üben sie ihren schädlichen Einfluß aus. Wie „Parasiten in der Seele" überwuchern sie das Bewußtsein (Charcot, 1887). Traumatische Erinnerungen existieren nie als vollständig isolierte Zustände, sie sind immer Teile *einer* „Persönlichkeit". In einer Beschreibung akut traumatisierter Soldaten bezeichnete Myers (1940) ihren traumatisierten Zustand als ihre „emotionale Persönlichkeit". Er beobachtete, daß sich dieser Zustand mit einer „scheinbar normalen Persönlichkeit" abwechselte. Er nannte sie „scheinbar normal", da sich die traumatischen Erinnerungen auch indirekt manifestieren konnten, z. B. in Form unkontrollierbarer somatischer dissoziativer Phänomene wie einer motorischen Lähmung.

Dennoch ist die traumatische Erinnerung durch eine Art Zeitlosigkeit und Unveränderlichkeit gekennzeichnet, sie hat keine soziale Funktion und kann durch auslösende Stimuli reaktiviert werden. Sie folgt dann dem Prinzip der „restitutio ad integrum", d. h. der Tendenz zur Wiederbelebung aller Elemente des Traumas, sobald auch nur eines davon aktiviert wurde (Janet, 1929).

Blank (1985) unterschied vier verschiedene Formen aktivierter traumatischer Erinnerungen bei Vietnamveteranen mit posttraumatischen Streßsyndromen:

1. Lebhafte Träume und Alpträume des traumatischen Ereignisses.
2. Träume, durch die der Träumer erwacht und im Anschluß Schwierigkeiten hat, das Gefühl des erinnerten Traumas abzuschütteln, wobei er möglicherweise motorisches Verhalten zeigt, das mit dem Trauma in einem Zusammenhang steht.
3. Bewußte Flashbacks, in denen das Subjekt lebhaft Bilder des traumatischen Ereignisses erlebt.
4. Unbewußte Flashbacks, in denen das Subjekt eine plötzliche abgetrennte Erfahrung macht, die es zu Handlungen veranlaßt, deren manifester psychischer Inhalt nur im indirekten Zusammenhang mit dem Trauma steht.

Das Konzept der Reaktivierung traumatischer Ereignisse, das von Janet formuliert wurde, ist heute allgemein anerkannt. Einig ist man sich auch über den unruhestiftenden und kräftezehrenden Charakter nicht erledigter traumatischer Ereignisse, eine frühe und wichtige Einsicht Janets.

3.6 Die Melancholie

Janet unterscheidet, als Fortführung und Komplikation des Zustands der depressiven Erschöpfung, mehrere Störungsbilder wie die Angstdepression und die psycholeptische Krise, die mit einer Steigerung psychasthenischer Symptome einhergeht.

Wichtiger erscheint in unserem Zusammenhang der Übergang zur tiefsten Form der Depression, der Melancholie.

In dem Maße, wie durch den sich fortsetzenden Kräfteschwund und die sich vertiefende Erschöpfung auch das potentiell restaurative Verhalten der Kranken weiter abnimmt, treten neue Symptome hinzu.

Während diffuse körperliche Mißempfindungen sich ausbreiten, tritt ein Phänomen in fast allen Fällen auf: ein tiefer moralischer Schmerz, eine Mischung aus Angst ohne konkreten Anlaß und

Schuldgefühle, eine Art „Seelenagonie". Versucht man, diesen schmerzhaften Zustand von seiner kognitiven Komponente her zu bestimmen, so identifiziert man drei Hauptelemente:

- katastrophisierende,
- entwertende und
- herabsetzende Gedanken.

Alle Gedanken bezogen auf Ereignisse, die den Kranken angehen, nehmen schreckliche Formen an, besonders dann, wenn sie die Zukunft betreffen, von der nur Katastrophen erwartet werden.

Schon bei leichteren Formen der Depression treten Gedanken und Einstellungen auf, die eine Entwertung von vielem bedeuten, was dem Kranken lieb und teuer war, oder von dem, was ihm Genugtuung oder Freude bereitete. Dieses Phänomen läßt sich am besten mit dem vergleichen, was Costello (1972) als „Verlust der Verstärkerwirksamkeit" bezeichnet hat. Entwertung führt dazu, daß ehemals positiv Erlebtes seine positiven Attribute aus der Sicht des Kranken verliert. „Ich finde nichts mehr angenehm, schön oder gut. Nichts bedeutet mir mehr etwas."

Bei der Herabsetzung haben die Objekte durchaus noch Qualitäten, aber eben bloß negative. „Alles ist häßlich geworden, schmutzig, vulgär, gefährlich, v.a. aber macht mich alles traurig und verzweifelt." Vor allem die eigene Person wird als abstoßend, verwerflich und nicht selten als nicht mehr lebenswert angesehen. In diesem Zusammenhang können Depressive sich der schlimmsten Verbrechen bezichtigen, bis hin zum Schuldwahn. „Ich halte es keinen Tag länger mehr aus, ich selbst zu sein", sagte mir einmal ein Patient kurz vor seinem Suizid. Als ich ihn fragte, was er so abstoßend an sich findet, sagte er: „Glauben Sie, ich habe Lust, auch nur noch eine Sekunde über mich selbst nachzudenken. Es reicht."

Was der Kranke aber v. a. herabsetzt, sind die eigenen Taten, die ihm bestenfalls als lächerlich, absurd und überflüssig, manchmal auch als Inbegriff von Schlechtigkeit und Verwerflichkeit erscheinen. Ein großer Geiger, ein in aller Welt gefeierter Künstler, sagte über sich:

BEISPIELE

„Seit 50 Jahren spiele ich nun Geige. Können Sie sich eine blödsinnigere Tätigkeit vorstellen? Auf irgendwelchen Därmen herumzukratzen! Mein Leben lang bin ich allen Menschen damit auf die Nerven gegangen. Meinen Eltern, meiner Schwester, meiner Frau und meinen Kindern. Morgens nach dem Aufstehen, wenn andere versucht haben, etwas halbwegs Sinnvolles zu unternehmen, habe ich diesen ►

blöden Holzkasten hervorgezogen und ihn mir auf die Schulter gelegt. Das muß man sich einmal vorstellen: Stundenlang darauf herumgekratzt. Ich schäme mich in den Boden für soviel Blödheit und Einfallslosigkeit. Damit ist jetzt Schluß, ein für alle Mal!"

Wenige Tage später erscheint ihm sein Beruf nicht nur absurd, sondern auch geradezu kriminell. Er bekennt: „Mein Leben lang habe ich mich durch mein Gefiedel auf Kosten der anderen ausgebreitet, habe sie ausgebeutet ohne eine Spur von Rücksicht und Verantwortung. Meine Familie mußte sich diesem Quatsch unterwerfen. Wenn meine Frau und meine Kinder mich gebraucht hätten, mußte ich üben oder fuhr schnell mal nach Paris, um irgendeinen Schwachsinn herunterzuspulen. Mein Sohn hat seine Schule nicht geschafft, weil seinem sog. Vater eine Chaconne wichtiger war. Meine Frau ist bei lebendigem Leibe verhungert, weil ich mich nicht um sie gekümmert habe. Was bin ich doch für ein Monster! Alles, was ich getan habe, war schlecht und verwerflich. Ich habe keinen Bissen in den Mund gesteckt, den ich nicht einem armen Wesen aus der Hand gerissen hätte."

Die negative Sichtweise der eigenen Situation, der Welt und der Zukunft lassen sich direkt aus der Einschätzung der eigenen Taten ableiten. Wenn die Welt um uns herum öde und leer ist, so deshalb, weil wir sie durch unsere Unfähigkeit so gemacht haben oder weil wir es, aufgrund unseres Versagens, nicht besser verdient haben. Wenn die Zukunft uns wie ein großes schwarzes Loch erscheint, so dann, weil wir nicht in der Lage sein werden, die Dinge zum Besseren zu wenden.

Auf dem Hintergrund einer extrem negativen Bewertung dessen, was wir in der Vergangenheit getan haben, wird eine gleichermaßen negative Prognose für die Zukunft gestellt: Wir werden auch dabei versagen.

Auf die Art entsteht geradezu eine stark generalisierte Angst vor dem Handeln als solchem. Die Angst lähmt nicht durch die Entwicklung von Aktivitäten, sondern eliminiert bald auch jegliches Bedürfnis überhaupt, aktiv zu werden. Gelegenheiten, bei denen ein Handlungsbedarf befürchtet wird, werden gemieden, v. a. im sozialen Kontext. Der Rückzug nimmt bald die Züge eines negativistischen Widerstandes an, gegen jegliche Aufforderung etwas zu tun. Alles kommt zum Stillstand.

Die Ablehnung der Tat als solcher kann auch auf die Taten anderer generalisieren. Alles, was die Mitmenschen unternehmen, wie sie sich abrackern und herumfuhrwerken, wird dann wie aus einer „galaktischen Perspektive" betrachtet und für lächerlich und unnütz befunden (Hoffmann, 1993). Die Abneigung gegen die „Vital-Exhibitionisten", die nicht verstehen wollen, daß alles umsonst war, ist und sein wird, kann dann geradezu in Verachtung umschlagen. Cioran fragt (1979, S. 181):

> Sollten wir vielleicht Qualen ausstehen, um eines unnützen Ausgangs des Geschehens willen, um eines letzten Festes willen, dessen Kosten von unserem Schweiß und unserem Scheitern bestritten werden? Künftiger Idioten zuliebe, die über unsere Qual frohlocken und auf unserer Asche umherhüpfen?

Teil II: Verhaltenstherapie

Janets früher Entwurf einer psychologischen Therapie: „Les Médications Psychologiques" 4

Ich beabsichtige nicht, in diesem Teil eine erschöpfende Darstellung der psychotherapeutischen Arbeiten Janets zu geben. Er hat sie im wesentlichen in dem dreibändigen Werk „*Les Médications Psychologiques*" aus dem Jahre 1919 (1142 Seiten) zusammengefaßt, dessen Aufbau ich in diesem Kapitel kurz beschreiben werde. Janet hat keine geschlossene Darstellung von Therapieansätzen zu bestimmten Störungsbildern hinterlassen. Dennoch war sein Ansatz die erste, halbwegs konsistente Psychotherapie, die sich der ungefähr um die gleiche Zeit entstandenen Psychoanalyse Freuds an die Seite stellt.

Zuerst will ich versuchen, aufzuzeigen, wie heutzutage gängige verhaltenstherapeutische Vorgehensweisen sich sinnvoll durch Maßnahmen ergänzen lassen, die sich aus Überlegungen Janets ableiten lassen (s. Kap. 5 und 6). Das will ich dann anhand von eigenen Therapien illustrieren. Ich beschränke mich dabei auf Zwangserkrankungen und Depressionen, wobei der Schwerpunkt allerdings auf Zwängen liegt. Wo einzelne Elemente direkt von Janet stammen, werde ich das angeben. Ansonsten stellen die beschriebenen Therapien das Ergebnis meiner Auseinandersetzung mit seinen Ideen dar. Zu seinen Vorschlägen zur Aktivierung von Patienten habe ich einige Texte übersetzt und zusammengefaßt (s. Kap. 6, Abschn. 6.3). Schließlich will ich versuchen, Janet als Kliniker und als Psychotherapeut kurz zu charakterisieren (s. Kap. 7).

Janets „Les Médications Psychologiques" (1919)

Die drei Bände sind eine Bearbeitung von Vorlesungen, die Janet in den Jahren 1904 bis 1907 v. a. am Collège de France sowie in Boston, Baltimore und in Lüttich gehalten hat. Seit 30 Jahren hatte er über 3500 Beobachtungsserien an verschiedenen Patienten durchgeführt und deren Krankengeschichten mit der Leidenschaft eines Sammlers, wie er sagt, zusammengetragen. Es handelte sich dabei um Patientinnen und Patienten, die alle mit der Diagnose „Psycho-Neurose“ belegt waren, also Neurastheniker, Hysteriker, Psychastheniker, Zwanghafte, Phobiker und „Zyklothyme“. Viele dieser Patienten konnte er über Jahre und Jahrzehnte beobachten. Janet war v. a. an der Evolution der Erkrankungen interessiert. Er wollte feststellen, welche Veränderungen bei den Patienten im Laufe der Zeit auftraten, und er versuchte, sie systematisch mit Lebensereignissen und deren Einflüssen auf die Betroffenen in Zusammenhang zu bringen.

Aus den Beobachtungen leitete er eine seiner wichtigsten Thesen ab: Die Beschreibung der Symptome und deren psychologische Analyse zeige, daß die diversen Störungen mehr oder weniger starke Ausprägungen einer Art seelischer Depression darstellen, die die Kräfte oder die Spannkraft der seelischen Aktivitäten verringere. Andere Symptome wiederum, wie motorisches Zwangsverhalten, können am besten als Reaktion gegen diesen Zustand, also als logische, aber letztlich unbrauchbare Selbsthilfemaßnahme angesehen werden. Die Mehrzahl der Kranken, die Janet kennengelernt hat, sind auch von ihm „therapiert“ worden, in dem Sinne, daß er diverse Beeinflussungsmöglichkeiten angewandt hat, um anschließend die unmittelbare und längerfristige Rückwirkung auf ihren Zustand zu beobachten. Die diversen therapeutischen Ansätze, deren Rechtfertigung auf dem Hintergrund der Janetschen Vorstellungen und die Registrierung der Ergebnisse bilden den Inhalt der *„Médications Psychologiques“*. Das bedeutet soviel wie „psychologische Therapien“, ein Ausdruck, der mir immer schon wesentlich angemessener erschien als „Verhaltenstherapie“. Er verstand darunter dasselbe wie wir heute: Den systematischen Versuch, die Psychologie mit dem Ziel einer Veränderung pathologischer seelischer Zustände einzusetzen.

Band I der „psychologischen Therapien“

Der erste Band ist dem gewidmet, was man „allgemeine ärztliche Führung“ nennen kann, sowie der Behandlung durch Suggestion. Nach einer Diskussion der psychologischen Grundlagen von Wunderheilungen (ein Thema, das übrigens auch damals William James stark interessierte) und der Einwirkung magischer Prozeduren auf psychische Störungen, kommt Janet zu dem frühen Versuch, „philosophische Prinzipien“ in der Gesprächsführung mit Kranken so anzuwenden, daß sich daraus eine günstige Wirkung ergibt.

Wir erinnern uns, daß sich solche Bestrebungen schon einmal im „traitement moral“ Pinels, wenn auch auf ungenügende Art und Weise, konkretisiert hatten. Der Kranke, dessen Person man wieder zur Kenntnis genommen hatte und dem ein gewisser Respekt entgegengebracht wurde, sollte „philosophisch umkonditioniert" werden. Der Geist regiert die Person, somit auch die Seele und den Körper, war der Leitgedanke. Durch Appelle an die Intelligenz, an den Verstand und an das moralische Empfinden sollte der Kranke im vollsten Sinne des Wortes zur Raison gebracht werden. Man war dabei bestrebt, die absurden und falschen Ideen, die an der Basis seiner Erkrankung lagen, durch ein wertvolleres und zuträglicheres Gedankengut zu ersetzen, mit allerhand positiven Rückwirkungen auf seine Persönlichkeitsorganisation und auf sein Verhalten.

Um diese Einwirkung noch effizienter zu gestalten, kamen Verfahren immer mehr in Mode, die im Anschluß an die Entdeckung des „tierischen Magnetismus" unter den Bezeichnungen „Suggestion" und „Hypnose" kursierten. Um ihnen eine solide, auf exakten Beobachtungen fußende Grundlage zu verleihen, griff Janet auf die Erkenntnisse zurück, die er im Zusammenhang mit seinen Untersuchungen über Hysterie und psychische Automatismen gewonnen hatte.

Band II und III der „psychologischen Therapien"

Der 2. und der 3. Band enthalten die Ansätze, die notwendig sind, um die Grenzen zu überwinden, die einer direkten Einwirkung, sei sie philosophischer oder suggestiver Art, gesetzt sind. Sie geben zwei komplementäre Behandlungsphilosophien wieder. Erinnern wir uns an den wichtigen Stellenwert, den die Bilanz psychischer Kräfte in der Krankheitslehre Janets einnimmt. Seelisch Kranke leiden oft an einer mehr oder weniger tief angesiedelten und ausgeprägten psychischen Erschöpfung. Ihre Kräftebilanz ist unter dem Einfluß konstitutioneller Faktoren und unter der Einwirkung bestimmter Lebensereignisse zu einem gegebenen Zeitpunkt ausgesprochen ungünstig: Sie geben mehr Kraft aus, als sie einnehmen, und ihre Reserven erschöpfen sich. Die psychische Spannkraft läßt nach, und ihre Krankheitssymptome bestehen teils direkt aus den Auswirkungen des Kräftemangels, teils aus Kompensationsversuchen, wie bei Zwangshandlungen oder Zwangsgedanken.

Wie kann diese Bilanz verbessert werden, fragt Janet. Grundsätzlich auf zwei Arten:

- durch Sparen oder
- durch Erhöhung der Einnahmen.

In Band II beschreibt Janet die diversen Möglichkeiten, Kräfte einzusparen, und die psychotherapeutischen Interventionen, die zu diesem Zweck eingesetzt werden können. Nach einer Schilderung seelischer Erschöpfungszustände und ihrer Konsequenzen behandelt er drei Hauptstrategien, die einen übermäßigen Kräfteverschleiß aufhalten und zu einem Wiederaufbau von Energie führen können:

- die direkte Anleitung zu einem weniger kräfteraubenden Umgang mit dem Leben,
- zeitweilige Abschirmung vor den Lebensanforderungen auch in Form von Betreuung in einer spezialisierten Klinik und
- die Liquidierung psychischer Traumata.

Sparsames Leben besteht darin, sich von vielen Anforderungen zu trennen, die für uns selber keinen Stellenwert haben, aber durch ein unreflektiertes Übernehmen der Anforderung anderer an uns aufrechterhalten werden. An der Stelle werden auch die Spuren früher Einflüsse diskutiert, die sich in einer Selbstindoktrination, etwa in Form von „irrationalen beliefs", niedergeschlagen haben und die in vielen Fällen unser Leben unnütz kompliziert machen. Vor allem auch der Umgang mit Niederlagen, die das Leben unweigerlich bereitet, ist von großer Wichtigkeit in diesem Zusammenhang. Ein Klebenbleiben an der Vergangenheit hindert die Anpassung an die Gegenwart und führt oft zu einem unnötigen Kräfteverschleiß, etwa aufgrund einer Unfähigkeit, „alte Ziele" aufzugeben, die wegen der veränderten Lebenssituation überholt oder nicht mehr realisierbar sind (s. S. 161 ff).

Dann untersucht Janet die positiven Auswirkungen und die Chancen eines zeitweiligen Rückzugs v. a. von den beruflichen und sozialen Verpflichtungen, den alle Religionen als zeitweilige Regenerationsphasen empfehlen. Wichtige Seiten sind dem Sozialverhalten der „Neurotiker" gewidmet, v. a. auch der gegenseitigen Interaktion zwischen Gesunden und Kranken und zwischen Kranken und anderen Kranken. Er beschreibt die gesellschaftlichen Spiele und Dramen, die auf diese Art entstehen und denen irgendwann, zum Vorteil aller, Einhalt geboten werden soll. In dem Zusammenhang diskutiert er auch die therapeutische Philosophie von psychiatrischen Kliniken und die Mittel, die sie bereithalten müssen, um durch zeitweilige Isolierung einen Neubeginn für erkrankte Menschen zu ermöglichen.

Schließlich widmet sich Janet dem, was anderenorts „Psychoanalyse" genannt wird. Er begründet sie theoretisch anhand seiner Studien über ins Unbewußte herabgeglittene, d. h. von der Restpersönlichkeit dissoziierte „fixe Ideen" bei Hysterikern, und anhand seiner Vorstellungen über die Nachwirkungen traumatischer Erlebnisse. Er mokiert sich dabei über die Übertreibungen der Wiener Schule, die diese an sich wichtigen Gedanken deformiert habe, etwa dadurch, daß sie nur sexuelle Traumata gelten ließe.

Die andere grundsätzliche Möglichkeit der Bilanzverbesserung besteht darin, dem Kranken beizubringen, das, was er noch besitzt, besser und wirksamer einzusetzen oder ihm neues Verhalten beizubringen, das ihn in die Lage versetzt, seine Probleme besser zu bewältigen (Band III). Wer etwas nie beherrscht hat, wer etwas verlernt hat oder wer nicht mehr in der Lage ist, es so einzusetzen, daß es zu Erfolgen führt, der muß nachlernen oder neulernen.

Nur eine ausführliche psychologische Analyse kann aufdecken, wo die Defizite sind. Das ist die Voraussetzung dafür, daß der Therapeut die notwendigen Lernprozesse einleiten kann. Die Analyse der individuellen Bedingungen jedes Einzelfalls sei wichtiger als eine wie immer geartete psychiatrische Diagnose. (Zu dem Zeitpunkt, wo ich das hier schreibe, bahnt sich in der Verhaltenstherapie ein in meinen Augen unglückseliger Trend an, der dies alles über Bord werfen will und die effizienteste und ökonomischste Vorgehensweise in der „Diagnose von Standardprogrammen" vermutet).

Schließlich unterscheidet Janet drei Verfahrensgruppen, durch die das dem Kranken zur Verfügung stehende Verhaltensrepertoire erweitert werden kann:

- die Anwendung der Prinzipien der Erziehung, also die Lerntheorien,
- die gezielte Erregungssteigerung zur Erhöhung der psychischen Spannkraft und
- die Nutzbarmachung der Therapeut-Patient-Beziehung.

Kapitel 5

Verhaltenstherapie bei Zwangserkrankungen 5

5.1 Die Anfänge einer „Zwangsbehandlung“ 194
5.2 Allgemeine Strategie und Struktur der Zwangsbehandlung 196
5.3 Therapie der psychasthenischen Grundlagen 200
5.3.1 Janets Vorschläge 200
5.4 Ein eigenes Therapieprogramm bei Psychasthenie 203
5.4.1 Training von Bewegung und Konzentration 206
5.4.2 Training von Gegenwartskonstituierung durch Situationserfassung und -analyse 208
5.4.3 Training von Gegenwartskonstituierung durch Wecken von Interesse 211
5.4.4 Training von Gegenwartskonstituierung durch Erkennen eigener Wünsche, dann Entschlußfassung und Handlung 217
5.4.5 Übungen zur Situationsanalyse und Reaktion gegen Störanfälligkeit 223
5.4.6 Übungen zur Überwindung von Depersonalisation 229
5.4.7 Maßnahmen zur Verhaltensorganisation und zur Kräfteersparnis 240
5.4.8 Training volitionaler Verhaltenssteuerung 249
5.4.9 Übung zur Dosierung von Anstrengung 264
5.4.10 Zusammenfassung: Therapie des psychasthenischen Syndroms 270
5.5 Expositionen 272
5.5.1 Was ist eine Exposition bei Zwangserkrankungen und wie wirkt sie? 274
5.5.2 Kontrollzwänge 290
5.5.3 Kontaktvermeidungszwänge 297
5.6 Zwangsgrübeleien und Zwangsgedanken 307
5.6.1 Grübeln und Denken 308
5.6.2 Zwangsgedanken 311

5.1 Die Anfänge einer „Zwangsbehandlung"

Die ersten Personen, die sich von Amts wegen mit den seelischen Nöten von Psychasthenikern und Zwangskranken zu beschäftigen hatten, waren Geistliche. Aus fast allen Religionen sind Dokumente überliefert, in denen Richtlinien für die Arbeit an diesen armen Seelen zusammengefaßt sind. Die meisten Glaubensrichtungen beinhalten Vorschriften über auszuführende Rituale etwa bei der Körperreinigung, der Speisenzubereitung und der Absolvierung von gottgefälligen Unterwerfungsritualen. Da es dabei um ernsthafte Dinge wie das weitere Schicksal der eigenen Seele geht, ist es nicht verwunderlich, daß gerade an der Stelle ein Bereich entstanden ist, in dem Zweifel, Unsicherheiten, Unvollständigkeitsgefühle, Zwangsgrübeleien und Wiedergutmachungsrituale sich bevorzugt tummeln.

Die Ausprägung der Symptomatik zu diversen Epochen wird offensichtlich sehr vom jeweiligen gesellschaftlichen und religiösen Klima geprägt. Nehmen wir z. B. Berührungsängste. So wird in der Literatur über die jüdische Religionstradition (Greenberg & Witztum, 1991) sehr häufig eine zwanghafte Beschäftigung mit der Frage des Kontaktes mit nicht koscheren Speisen behandelt, die offensichtlich als Inbegriff der Verletzung religiöser Reinheitsgebote gilt. In der hinduistischen Tradition steht bei vielen Erkrankungen der mögliche Kontakt mit Mitgliedern der Kaste der „Unberührbaren" im Vordergrund, gelten sie doch als lebendige Symbole der Beflecktheit des menschlichen Körpers, der immer wieder durch mühsame rituelle Waschungen in einen einigermaßen befriedigenden Reinheitszustand versetzt werden muß (Berkley-Hill, 1921). Im katholischen Frankreich wurden schon von Le Grand du Saule Kontaminationsbefürchtungen mit anschließenden Waschungen beschrieben, aber der Begriff der körperlichen Sauberkeit spielte dabei keine so große Rolle wie heute, wo den Praktiken der Hygiene oder den möglichen Folgen der Umweltverschmutzung ein viel größerer Stellenwert eingeräumt wird.

Vielmehr waren religiöse Skrupel und damit der Begriff eines Kontaktes mit „Sündhaftem" wesentlich häufiger. Sündhaftes konnte dabei in allen möglichen Formen auftauchen, Körper junger Frauen, quasimaterielle Substrate, die von Prostituiertensandalen auf den Pflastern der Pariser Straßen hinterlassen wurden, bis hin zum Kontakt mit einer entweihten Hostie, die ein abtrünniger Priester angefaßt haben könnte. Die Folgen derartiger Besudelungen waren dann nach denselben Prinzipien, wie wir sie kennen, etwa durch Waschungen, zu eliminieren.

Im Rahmen der katholischen Religionspraktiken nimmt die Beichte eine Sonderstellung ein: Sie ist die dramatische religiöse Zeremonie par excellence, bei der es in wenigen Augenblicken um ewige Glückseligkeit oder um Verdammnis im Feuer der Hölle geht. Es handelt sich darum, *alle* Sünden zu bekennen und *richtig* zu bereuen, davon hängt alles ab.

Der heilige Ignatius schildert seine diesbezüglichen Seelenqualen:

> Obwohl die Generalbeichte, die er (Ignatius) in Montserrat abgelegt hatte, mit großer Gewissenhaftigkeit und von Anfang bis Ende in schriftlicher Form erstellt war, schien es ihm doch manchmal so, wie wenn er bestimmte Sünden nicht gebeichtet hätte, und dann war er sehr betrübt. ... Er beichtete nochmals und war trotzdem nicht zufrieden. ... Schließlich riet ihm ein Geistlicher der Kathedrale, daß er nochmals alles aufschreiben müßte, woran er sich erinnern konnte. So verfuhr er und nachdem er gebeichtet hatte, wurde er dennoch von schrecklichen Skrupeln angefallen. Seine Zweifel wuchsen noch mehr und er war sehr niedergeschlagen. Er wußte, daß sie ihm großen Schaden zufügten und es gut wäre, sich ihrer zu entledigen, aber dennoch gelang es ihm nicht (1967, S. 31).

Ein neuer Beichtvater befahl ihm, sich nur mit solchen vergangenen Sünden zu befassen, die ihm „ganz eindeutig“ erschienen. Aber Ignatius, dem sie alle „ganz eindeutig“ erschienen, verbrachte 7 Stunden am Tag damit, auf Knien zu beten. Er kasteite sich auf jede nur erdenkliche Art, versuchte sich ständig, seiner vergangenen Sünden zu entsinnen, schweifte in Gedanken von Missetat zu Missetat und wurde das Gefühl nicht los, er müsse erneut zur Beichte.

Welche Sensibilität große Priester aufbrachten, wenn es darum ging, mit Verständnis, aber gleichzeitig mit fester Hand die ihnen anvertrauten Seelen zu lenken, zeigen Auszüge aus ihren Briefen. So schrieb Bossuet an Madame Albert de Luynes:

> Ich versichere Ihnen, meine Tochter, daß Ihre letzte Beichte ganz hervorragend und voll zufriedenstellend war. Sie brauchen sie nicht zu wiederholen oder durch eine ausgedehntere zu vervollständigen. Das wäre nicht nur unnütz, sondern Ihrem Seelenzustand ausgesprochen abträglich. Sie dürfen auch einen gewissen Gedanken, der angeblich darin besteht, daß Sie alle Ihre guten Vorsätze über Bord werfen wollen, weder Aufmerksamkeit noch gar Glauben schenken. Jedesmal, wenn er wieder auftaucht, so sagen Sie sich: Dies ist lediglich eine Versuchung, und dann gehen Sie Ihren Weg unbeirrt weiter. Ich verbiete Ihnen, sich über Ihre vergangene Beichte Sor-

> gen zu machen. Ich verbiete Ihnen, Sie ganz oder partiell zu wiederholen, vor wem auch immer. Dieses Verbot würde auch für den Fall gelten, wo Sie auf dem Sterbebett lägen. Es würde bloß Ihren Geist verwirren, und diese tiefgreifende Verwirrung würde Sie daran hindern, sich wichtigen Taten zu widmen. Entfernen Sie sich also von Ihren Skrupeln und kehren Sie statt dessen wieder zu den hohen Taten zurück, die da sind: Hingabe an Gott und Vertrauen in seine Barmherzigkeit sowie Dienst am Nächsten. Fehlt dieses Vertrauen, so gibt es nur Unsicherheiten für alle Seelen, aber besonders für so skrupulös veranlagte wie die Ihre, Madame (1654, S. 31).

Auch Fénélons Werke enthalten an vielen Stellen Ratschläge, so z. B.:

> ... gegen die Skrupel, die seit der Kindheit in Ihrem Herzen verwurzelt sind und die in den letzten Jahren zu so bedauerlichen Ereignissen geführt haben. Die Feinfühligkeit, die Ihren Skrupeln zugrunde liegen, müssen Sie gegen die Skrupel selber richten. ... Ist es denn erlaubt, unter dem Vorwand der leichtesten Verfehlung, sich in einen solchen Zustand innerer Unruhe zu versetzen?... Ein skrupelhaftes Gewissen muß man über die eigenen Grenzen hinaustreiben wie ein scheues und verletzliches Pferd. Je mehr Sie in Ihrer Skrupelhaftigkeit zögern werden, desto mehr Nahrung werden Sie ihr geben. Man muß sie beherrschen, um sie zu heilen. Je öfter Sie sie besiegen, desto mehr innere Ruhe werden Sie verspüren. Ich denke schon, daß Sie an einem dieser Tage zur Beichte gehen können, aber unter einer Bedingung. Sie müssen sich in Ihrer Beichte auf die Sünden beschränken, die sich mühelos feststellen lassen. Nachdem Sie sie dann, so gut Sie es in dem Augenblick können, gebeichtet haben, werden Sie keine Sekunde lang mehr daran denken. Die spitzfindige Art, in der Sie sich selber quälen, ist für Sie wie die verbotene Frucht aus dem Paradies. Merken Sie sich: Ihre Skrupel verschließen Gott die Tür zu Ihrer Seele (1844, S. 256–257).

5.2
Allgemeine Strategie und Struktur der Zwangsbehandlung

Hand (1995) unterscheidet grundsätzlich drei Möglichkeiten, Zwänge (aber auch Angststörungen) zu behandeln:

- durch eine Symptomtherapie,
- durch eine „Therapie am Symptom vorbei“ („Ursachentherapie“) oder

- durch die Integration einer Symptomtherapie in eine multimodale Verhaltenstherapie.

Ich halte diese Einteilung für nicht glücklich und möchte das anhand eines Beispiels verdeutlichen. Nehmen wir einen Patienten mit einem einfachen Kontrollzwang, etwa bezogen auf das Checken von Haushaltsgeräten vor dem Verlassen der Wohnung.

Welches ist seine psychische Situation?

Der Zeitraum zwischen der Absolvierung des Morgenrituals (im nicht pathologischen Sinne) und der Inangriffnahme der täglichen Aktivitäten, mit all ihren Anforderungen und Verpflichtungen, ist eine typische Übergangssituation. Es geht um den Wechsel von dem Sicherheit bietenden „Heim erster Ordnung" in die weit weniger beschützende Welt des „Draußen", mit den Risiken und den Gefahren v.a. des sozialen Konkurrenzkampfes. Um sich den anstehenden Situationen stellen zu können, ist der allmähliche Übergang in einen Zustand erhöhter psychischer Spannkraft erforderlich. Bei den Personen, die Schwierigkeiten dabei haben, zu dem Zeitpunkt diese innerliche Mobilisierung zu vollbringen, kommt es zu typischen „Kräfteumleitungen": Sie werden zögerlich, unentschlossen, erleben sich unvollständig, und v. a. fühlen sie sich nicht ausreichend vorbereitet, um den nächsten Tagesabschnitt in Angriff zu nehmen. Sie fangen an, über die möglichen Ursachen ihrer Befindlichkeit zu grübeln. Irgendwann, der Zeitpunkt läßt sich meist auf den Tag genau rekonstruieren, kommt dann die „befreiende" Hypothese: Vielleicht ist die Wohnung noch nicht in Ordnung, vielleicht habe ich etwas übersehen. Häufig ist dem eine an sich eher unwichtige Begebenheit vorausgegangen: Dem Patienten ist eine Unvorsichtigkeit, meist mit geringen Folgen, unterlaufen oder er hat von einem Unglücksfall durch Zufall erfahren. Nun hat er eine Art Chiffre für sein Unbehagen. Jetzt gibt es etwas zu tun und zwar etwas einigermaßen Einfaches, recht Überschaubares, nämlich diverse Dinge abzuchecken, die sich nach dem Gesichtspunkt der „preparedness" ganz gut dazu eignen. Auf die Art erhalten die inneren Mobilisierungsbestrebungen einen Hauch von Sinn, weiß doch jeder, wie schrecklich es ist, wenn durch eigene Schuld das ganze Viertel unter Wasser gesetzt wird oder wenn eine Stadt in Schutt und Asche versinkt.

Aber man täusche sich auch hier nicht: Eine besondere charakterlich verankerte Vorsicht oder eine überzogene Verantwortungseinstellung sind auch hier nicht die entscheidenden Motive des Handelns. Sie dienen wiederum eher als sekundäre Rationalisierungen für ein Verhalten, das von anderswo determiniert ist. Meist empfinden die

Patienten auch keine wirkliche Angst, die abzustellen wäre, geschweige denn werden sie von konkreten Katastrophenphantasien geplagt, gegen die sie anzukämpfen hätten.

Beschäftigung mit dem Symptom

Die therapeutische Beschäftigung mit dem Symptom „Kontrollieren" ist allein schon deshalb auch eine Therapie der Ursachen der Störung, weil die morgendliche Situation ein prototypischer Anlaß für das Auftreten der psychasthenischen Unsicherheiten ist und weil Kontrollen das Mittel darstellen, das sich ihm aufgedrängt hat, um sie zu bekämpfen.

Zum zweiten: Jeder, der das Verhalten beim Kontrollieren genau eruiert hat und den inneren Zustand der Patienten gut kennt, weiß, daß die Grundübel (wie sollte es auch anders sein?) sich wieder in der Kontrollsituation niederschlagen und sie stark beeinflussen. Alle Patienten berichten über Unvollständigkeitsgefühle bei ihren Kontrollen oder aber über extreme „Anstrengungen", um sie zu überwinden, die zu einem Zustand der äußersten Angespanntheit führen (Hoffmann, 1990, s. dazu auch Ecker, 1995).

In der Tat stellt dieses Phänomen einen der zentralen Tatbestände dar, der das Erleben der Kranken von dem der Gesunden in einer ähnlichen Situation unterscheidet. Den größten Fehler, den wir in der Therapie im Umgang mit diesen Patienten machen können, besteht darin, anzunehmen, wesentliche Vorgänge würden sich bei ihnen so abspielen wie bei uns. Dieser Fehler wird häufiger begangen, als man glaubt; er ist aber nur möglich auf dem Hintergrund einer zu oberflächlichen Exploration und Beobachtung. Auch die Literatur ist in diesem Zusammenhang recht aufschlußreich. So heißt es z. B. bei Salkovskis & Kirk lapidar (1996, S. 63): „Beim Kontrollzwang will der Patient sicher sein, daß er nicht für einen Schaden bei sich oder anderen verantwortlich ist." Darin erschöpft sich die Beschreibung dieser Art von Zwängen.

Erst wenn man die wirkliche innere Befindlichkeit der Patienten kennt und die ablaufenden Gesetze versteht, wird das Grundparadoxon der Kontrollsituation verständlich: Sie sehen ja, daß nach Common-sense-Kriterien die Dinge in Ordnung sind, und sie sagen es auch, aber sie haben eben nicht das Gefühl, daß sie die Vorgänge abschließen und die Situation verlassen können, um dann zu einem neuen Abschnitt überzugehen. So machen sie weiter mit für Außenstehende sinnlosen Manipulationen wie Wasserhähne auf- und abdrehen, minutenlang an einer Tür rütteln, bis sich ihr innerer Zustand halbwegs zufriedenstellend entwickelt hat oder bis äußere Anforderungen, wie Zeitdruck, dem Spuk ein Ende bereiten.

Weil die Grundursache der ganzen Störung, eine geringe psychische Spannkraft aufgrund belastender und nicht verarbeiteter Lebensereignisse, auch in die Kontrollen hineinspielt, ist die Beschäftigung mit dem Symptom Kausaltherapie oder sollte es zumindest sein. Die Unterscheidung zwischen Ursachentherapie und Symptomtherapie ist hier also gegenstandslos.

Beschäftigung mit den Ursachen

Eine andere Frage ist natürlich die, ob eine Bekämpfung der Ursachen anhand der morgendlichen Kontrollsituation ausreichend ist, um bei unserem Beispiel zu bleiben. Meiner Meinung nach ist sie es nicht, so daß ich vorschlage, die diversen kognitiven, affektiven und verhaltensmäßigen Defizite auch anhand anderer Übungen anzugehen, außerhalb der Situationen, die zu Expositionen im engeren Sinne herangezogen werden. Das ist wohl auch damit gemeint, wenn von einer Therapie am Symptom vorbei gesprochen wird. Diese Strategie setzt die Einsicht voraus, daß Zwangssymptome eine Funktion haben, etwa eine Abwehrfunktion gegen „tieferliegende Störungen", wie man es nach den hier angeführten Ansichten nur bestätigen kann. Allerdings wurde es an dieser Stelle bislang immer etwas nebulös; man dachte an „Psychosen" und dergleichen. In vielen Fällen liegen die Verhältnisse wesentlich einfacher.

- Erstmals dienen Zwänge zur Kompensation der psychasthenischen Symptome und zwar in Situationen, in denen die Lebensanforderungen eine psychische Spannkraft verlangen, zu der der Patient so schnell nicht in der Lage ist. Denn die Grundursache der Störung liegt in der Beeinträchtigung grundlegender Funktionen der Informationsverarbeitung. Äußerlich sichtbare Zwänge sind lediglich eine Manifestation derselben. Diese geschwächten Funktionen sind also wiederaufzubauen und zu stärken.
- Gleichzeitig tauchen fast immer bei Zwangskranken in den diversen Phasen der Exploration, im Gesamtverlauf der Therapie, aber auch besonders bei Expositionen anhand von kritischen Situationen, Reminiszenzen (kognitiver oder affektiver Art) an Lebenssituationen auf, die die „psychasthenischen Krisen" ausgelöst haben. Man kann geradezu von Intrusionen sprechen. Auch ihre therapeutische Bearbeitung bildet einen wichtigen Teil der Kausaltherapie, sie erfolgt nicht selten während oder kurz nach Expositionsphasen. Auch in diesem Sinne ist die Arbeit am Symptom eine „Kausaltherapie".

Eine Struktur der Zwangsbehandlung beinhaltet demnach folgende Schritte:
1. Therapie der psychasthenischen Grundlagen (in subjektiven Belastungssituationen).
2. Therapie der psychasthenischen Grundlagen und der Zwangssymptome im engeren Sinne anhand von kritischen Standardsituationen (Expositionen).
3. Bearbeitung von gefühlsmäßigen und kognitiven Faktoren, die in einem kausalen Zusammenhang mit dem Zwang stehen (meist im Zusammenhang mit den Ergebnissen der Exposition).
4. Wenn Zwangsgedanken im bislang beschriebenen Sinne vorhanden sind (s. S. 312 ff), sind zusätzliche Maßnahmen erforderlich.
5. Wiederaufbau und Stabilisierung der höheren Funktionen, die zeitweilig oder dauerhaft gestört sind.

Ich will nun die einzelnen Teile beschreiben.

5.3 Therapie der psychasthenischen Grundlagen

5.3.1 Janets Vorschläge

Man kann sich des Eindrucks nicht erwehren, daß Janets Hauptinteresse v. a. in der klinischen Beobachtung und Klassifikation der diversen Krankheitszustände lag. Böse Zungen haben sogar behauptet, er sei bei einigen Patienten sehr zurückhaltend in seiner therapeutischen Arbeit gewesen, um die natürliche Evolution der Krankheitsbilder ungestört weiter beobachten zu können (Prévost, 1973). Er hat mehrmals betont, die Entwicklung einer konsistenten und wirksamen Psychotherapie setze eine wissenschaftlich fundierte Psychologie voraus, über die er noch nicht verfüge (1903, S. 431). So sprach er von seinen „bescheidenen therapeutischen Versuchen" (1919, S. 11), wobei er immer bestrebt war, die Ergebnisse festzuhalten und offen mitzuteilen. Seine Ansichten zur Therapie der Psychasthenie sind über die mehr als 1000 Seiten der „*Médications Psychologiques*" verstreut, ein kleiner zusammenhängender Text zu dem Thema bildet den Abschluß der „*Les Obsessions et la Psychasthénie*". Ich fasse ihn kurz zusammen.

Genese psychasthenischer Merkmale

Janet beginnt mit einigen Überlegungen zur Prophylaxe der psychasthenischen Stigmata. Einmal abgesehen von hypothetischen erblichen Faktoren, sieht er die Hauptursachen der Entwicklung psychasthenischer Züge in den Erziehungspraktiken bürgerlicher und intellektuell geprägter Familien begründet und zeigt einige Richtungen auf, um die Gefahren abzuwenden.

Einmal rät er zu einer Erziehung, bei der der Förderung physischer Qualitäten eine große Bedeutung zukommt. Die Bewegung sei der natürliche Antagonist aller zwanghaften Phänomene, und er betont die Notwendigkeit, Kinder so früh wie möglich daran zu gewöhnen, ihre körperlichen Fertigkeiten wie Kraft, Schnelligkeit, Ausdauer und Geschicklichkeit zu entwickeln. Dabei sollen sie auch gezielt lernen, Risiken einzugehen und Gefahren zu überwinden. Ihre Selbständigkeit im Denken und in ihrem Verhalten dürfe nicht durch Überbehütung und Schonung verkümmern, vielmehr müßten sie dazu angeleitet werden, sich auch gefährlichen Situationen zu stellen und sie zu bewältigen. Die Erzieher sollen sie, wenn immer möglich und zu verantworten, sich selbst überlassen. Man solle sie alleine oder in Gruppen in die freie Natur lassen, sie so früh wie möglich allein reisen lassen usw. Durch eine solche früh eingeleitete Exposition an die Anforderungen der Wirklichkeit soll richtiggehend ein Training zur Entwicklung und zur Stabilisierung eines kompetenten Umgangs mit der Realität stattfinden.

Vor allem soll man sie an einen selbständigen und eigenverantwortlichen Umgang mit der sozialen Realität gewöhnen. Sie müssen sich ein Leben lang dem sozialen Wettbewerb stellen und sich dabei bewähren. Dazu befähigt ein soziales Kompetenztraining und eine Exposition an die Probleme und Schwierigkeiten des Umgangs der Menschen miteinander. Kinder sollen früh lernen, Rücksicht auf andere zu nehmen und Kompromisse zu schließen, aber auch sich zu wehren, ja für ihre Rechte zu kämpfen. Dazu tauge keine elterliche Einstellung, die versucht, ihnen alle Steine aus dem Weg zu räumen und sie abzuschirmen gegen das rauhe Klima, das manchmal in der Gesellschaft herrscht.

Schließlich wendet sich Janet gegen ein Schulsystem, das dem Auswendiglernen und dem Umgang mit abstrakten Inhalten einen zu großen Stellenwert einräumt. Auf die Art erhalte man zwar oberflächlich gebildete, zur Schöngeisterei und zur Introspektion neigende Individuen, die sich ein Leben lang in ihrer Subjektivität ausbreiten.

Die Hauptursachen aller psychasthenischen Zustände und zwanghaften Störungen ist ein Anpassungsdefizit der Menschen an die Aufgaben, die das Leben ihnen stellt. Die Folge ist eine Schwächung der mentalen Operationen, die einhergeht mit Unsicherheit und Zweifeln. In vielen Fällen muß man davon ausgehen, daß der Kranke in einer Lebenssituation steht, die zumindest zeitweilig seine objektiven Möglichkeiten der Bewältigung überfordert. Wenn es gelingt, die Menge und Komplexität der mentalen Arbeit, die er zu leisten hat, zu reduzieren, so wird er den Anforderungen besser gewachsen sein, die vereinfachte Wirklichkeit angemessen bewältigen können mit der Konsequenz, daß Umleitungsphänomene und kompensatorische Zwänge in den Hintergrund treten.

Ohne den Kranken bei seinen Isolations- und anderen Vermeidungstendenzen zu unterstützen, ist von Fall zu Fall zu entscheiden, ob nicht durch eine zeitweilige Vereinfachung des beruflichen und des Privatlebens eine regenerative Ruhephase eingelegt werden soll.

Er habe allerdings Patienten kennengelernt, die spontan, d. h. ohne daß es in der Therapie mit ihnen geplant worden war, durch einen freiwilligen Verzicht auf Belastungen und Verantwortung versucht hätten, gegen ein Gefühl der Überforderung mit all seinen typischen Symptomen zu reagieren. Leider habe er immer wieder feststellen müssen, daß eine solche Maßnahme allein kaum eine dauerhafte Besserung brächte. Nach einer kurzen Phase der Entlastung, gelegentlich mit einem deutlichen Rückgang der Symptomatik, hätten sich die Unsicherheiten und die zwanghafte Symptomatik, auch auf der reduzierten Ebene, wieder eingependelt, wenn keine anderen Therapiemaßnahmen zu einer Stabilisierung beigetragen hätten.

Psychasthenische Defizite und zwanghafte Phänomene sind relativ überdauernde Zustände, die kausal angegangen werden müssen, wenn dauerhafte Erfolge erzielt werden wollen. Es bedeutet, daß die Realitätsfunktion so aufgebaut wird, daß die Defizite verringert und die zwanghaften Kompensationsversuche dabei weitgehend überflüssig werden. Auch an der Stelle kann eine ausführliche individuelle Verhaltensanalyse aufzeigen, durch welche Lernprozesse die psychischen und sozialen Funktionen der Individuen erfolgreich zu verbessern sind. Da die Realitätsfunktion auch wesentlich von der psychischen Spannkraft abhängig ist, ist eine Erhöhung derselben ein vielversprechendes Mittel.

Eine Bedingung, die zu diesem Zweck eingesetzt werden kann, ist die Förderung der Emotionen, allerdings in ihrer klaren, distinkten und vollentwickelten Form, im Gegensatz zu vagen und auf Umleitung basierenden Pseudoemotionen.

Janet, der seine Zweifel an der Hypnotisierbarkeit von Psychasthenikern hatte, schlägt eine Art „unvollständige Hypnose“ vor. Dabei imaginiert der Patient unter Leitung des Therapeuten Szenen und versucht, die damit einhergehenden Emotionen möglichst deutlich nachzuerleben. Solche Übungen haben viel Ähnlichkeit mit den Verfahren, die wir heute als „kognitive Probe" bezeichnen (Hoffmann, 1996). Darüber hinaus ist es notwendig, dem Patienten dabei zu helfen, außerhalb der Therapiesitzung in der natürlichen Lebenslage sein emotionelles Erleben stärker zum Ausdruck zu bringen. Hier gibt es deutliche Parallelen zu neueren Ansätzen über assertives Training bei Zwangsgedanken mit aggressivem Inhalt. Janet zufolge hat der Therapeut dabei die Aufgabe, dem Kranken zu helfen, in der Übungssituation zu wirklich konkreten Emotionen zu gelangen und deren Ausdruck im täglichen Leben zu verstärken.

Wurde eingangs gesagt, daß der Kranke u. U. eine Zeit relativer Schonung bedarf, so bedeutet das nicht, daß es ihm zuträglich sei, ganz ohne Anstrengungen zu leben. Aber die Anstrengungen, die er auf sich nehmen soll, bedürfen eine Zeitlang einer besonderen Lenkung, damit dadurch die seelische Spannkraft im positiven Sinne erhöht wird und es nicht zu einer Überforderung mit nachträglichen Folgen kommt. Dabei ist nicht nur auf eine Entfaltung von Emotionen zu achten, sondern auch auf ein allmähliches Training der Aufmerksamkeit bei der Auffassung der Realität und bei den Aktionen, die darauf einwirken sollen. Ernten sie dann auch noch die Früchte ihrer Bemühungen, so können sie allmählich in die Lage versetzt werden, ihr Leben wieder auf einem höheren Niveau, mit immer weniger Störelementen, zu leben.

5.4 Ein eigenes Therapieprogramm bei Psychasthenie

Bei der Therapie des psychasthenischen Syndroms, aber auch bei einigen Patienten, die darüber hinaus als Leitsymptomatik eine Zwangssymptomatik entwickelt haben, schlage ich vor, folgende Ziele in den Vordergrund zu stellen:

Ziele in der Therapie des psychasthenischen Syndroms

1. Training elementarer Funktionen wie Bewegung und Konzentration.
2. Training der Fähigkeiten zur mentalen Synthese: Gegenwartskonstituierung durch Situationserfassen- und analyse.

3. Training der Fähigkeiten zur mentalen Synthese: Gegenwartskonstituierung durch Wecken von Interesse.
4. Training der Fähigkeiten zur mentalen Synthese: Gegenwartskonstituierung durch Erkennen eigener Wünsche, dann Entschlußfassung und Handlung.
5. Übungen zur Situationsanalyse und Reaktion gegen Störanfälligkeit.
6. Übungen zur Überwindung von Depersonalisation.
7. Maßnahmen zur Verhaltensorganisation und Kräfteersparnis.
8. Training volitionaler Verhaltenssteuerung.
9. Übungen zur Dosierung von Anstrengung.
10. Übungen zur Aktivierung „vollständiger" Handlungen (s. S. 350).
11. Übungen zur Aktivierung „vollständiger" Emotionen (s. S. 346).

Die Kombination der einzelnen Übungen und die Häufigkeit, mit der sie auszuführen sind, richtet sich nach der individuellen Ausprägung der Schwachpunkte jedes Patienten. In der Regel sind die Übungen nach Schwierigkeitsgrad gestaffelt und werden teils in Therapeutenbegleitung, teils vom Patienten alleine ausgeführt.

Im folgenden will ich am Beispiel schon beschriebener Patienten konkrete Erläuterungen zu den Therapievorschlägen geben.

Um die Defizite der Patienten zu objektivieren, wurden sie mittels der „Volitional Component Checklist" (VCC, Version 3.3.1) von Kuhl & Fuhrmann (1994) untersucht. Sie ermöglicht es, wesentliche Merkmale der „Willensschwächung" von Psychasthenikern zu erfassen und therapeutische Änderungen, v. a. auf dem volitionalen Gebiet, damit objektivierbar zu machen.

Das Augenmerk wurde v. a. auf folgende Komponenten gelegt (nach Kuhl und Fuhrmann, 1994, gekürzt wiedergegeben):

1. Komponenten volitionaler Kompetenz
   - Skala 1.1: Planen
     „Diese Skala faßt alle diejenigen Items zusammen, die im engeren Sinne planerische Kompetenz ausdrücken. Gemeint ist hier v. a. die Fähigkeit, eine Handlung in realistische Einzelschritte zu gliedern und diese in zeitlicher Folge festzulegen."
   - Skala 1.2: Initiative
     „Diese Skala konzentriert sich auf Formulierungen, die den spontanen Beginn mit einer beabsichtigten Handlung bezeichnen. Nach erfolgter Entscheidung für ein Ziel ist dies der erste wichtige Schritt der Handlungsumsetzung."

- Skala 1.3: Aufrechterhaltung
  „Die Items dieser Skala heben ab auf eine zweite zentrale Willensfunktion: Die Fähigkeit bei der Sache zu bleiben, also konzentrative Anstrengung zu bündeln in Richtung auf ein gewähltes Handlungsziel."
- Skala 1.4: Impulskontrolle
  „Dieser Begriff bezeichnet die Fähigkeit, spontanes, impulsives Handeln, aber auch damit zusammenhängende Gefühle und Gedanken unterdrücken zu können, wenn sie das Erreichen eines angestrebten Handlungsziels erschweren. ... Die Fähigkeit zur Kontrolle der eigenen Impulse ist eine ganz wesentliche Voraussetzung für erfolgreiche Selbstregulation, insofern läßt sie sich neben den Konstrukten „Initiative" und „Aufrechterhaltung" theoretisch einordnen als eine dritte volitionale Grundfunktion."
- Skala 1.5: Aktivationsregulation/-adaptation
  „Mit diesen Items soll die Fähigkeit angesprochen werden, das eigene Aktivations- und Erregungsniveau entsprechend situativer Erfordernisse zu regulieren."
- Skala 1.9: Entscheidungskontrolle
  „Diese Skala fokussiert auf die wichtige Kompetenz, Entscheidungen in flexibler, situationsangemessener Weise treffen zu können."

2. Komponenten volitionaler Effizienz
   - Skala 2.2: Beweglichkeit der Aufmerksamkeit
     „Diese Skala fokussiert ebenfalls auf Sachverhalte, die im Zusammenhang stehen mit Flexibilität und Rigidität. (Es wird dabei) eine grundsätzliche Flexibilität der Wahrnehmung betont."
   - Skala 2.4: Implizite Verweigerung
     „Die Items dieser Skala beschäftigen sich mit dem Auftreten unkontrollierbarer Gedanken, einer Symptomatik, die sich theoretisch einstufen läßt als Folge einer mangelnden Integration von Zielen in das Selbstsystem von Zielen (Kuhl & Fuhrmann, 1994). Diese Intrusionen können einerseits auf das Bewußtsein beschränkt bleiben, sich andererseits aber auch im Handeln der Person niederschlagen, etwa in der Form, das der Handelnde sich plötzlich bei einer gänzlich anderen Aktivität ertappt, als beabsichtigt."
   - Skala 2.5: Energiedefizit
     „Hierunter sind Items zusammengefaßt, die eine mögliche Ursache oder Vorausbedingung mangelhafter Initiative im Verhalten darstellen. Zentrales beschreibendes Merkmal ist eine körperliche Niedergeschlagenheit und ein Schwächegefühl, das sich unter anderem in selbstabwertenden Zweifeln äußert."

- Skala 2.7: Introjektsteuerung
  „Diese Skala fokussiert in erster Linie auf Kognitionen, die eine Furcht vor negativer sozialer Evaluation zum Ausdruck bringen. Diese negative Bewertung wird antizipiert als Folge einer Handlungsunterlassung, -unterbrechung oder einer Nichterreichung bestimmter Erfolgskriterien. Daneben ist die mehr generelle Neigung angesprochen, Einstellungen und Reaktionen vorgestellter Dritter als Beurteilungskriterium für das eigene Wollen und Handeln heranzuziehen.“

Bei vielen Patienten traten aufgrund des Trainingsprogramms signifikante Verbesserungen auf (s. z. B. Hofmann u. Hoffmann, 1998).

Balthasar

Patient Balthasar (s. S. 60), 44, Erwerbsunfähigkeitsrente seit dem 34. Lebensjahr, lebt allein. Diagnosen zu Therapiebeginn:

- Agoraphobie mit Panikerkrankung,
- zwanghafte Persönlichkeitsstörung,
- Zwangserkrankung mit den Schwerpunkten Langsamkeit sowie Kontrollen auf Verhaltens- und kognitiver Ebene.

Nach Beseitigung der Panikerkrankung und Besserung der sozialen Phobie durch klassische verhaltenstherapeutische Methoden wurde eine 6monatige Intensivphase zur Beeinflussung der diversen psychasthenischen Symptome durchgeführt.

5.4.1 Training von Bewegung und Konzentration

Im folgenden will ich einige Übungen beschreiben, die sich beim Patienten Balthasar und bei anderen als recht wirksam erwiesen haben.

BEISPIELE

Der Patient fiel auf durch die große Anspannung, die sich auch schon bei einfachen Bewegungen entwickelte, wie z. B. ein Glas an den Mund führen (auch ohne Zuschauer), Mantel anziehen oder schreiben. Wenn er aufstand und sich in Gang setzte, so machte er einen zögerlichen, ja täppischen Eindruck. Das Hantieren mit Gegenständen fiel ihm grundsätzlich schwer, sicherlich aufgrund vieler zwanghafter Unsicherheiten, aber auch schon durch die umständliche und unorganische Art, sich zu bewegen. Gymnastik und ähnliche Mittel dagegen lehnte er konsequent ab.

Eine erste Reihe von Übungen bestand darin, einfache Bewegungsabläufe durch Zeichnen auf Papier abwechselnd mit der rechten und der linken Hand zu vollziehen. Als Vorlagen dazu dienten Skizzen von Kandinsky und von Nicolas de Staël, die beide ein ausgiebiges Material hinterlassen haben, das im wesentlichen in einfachen und überschaubaren Bleistiftentwürfen zumeist abstrakter Bilder besteht. Weitere Vorlagen waren japanische Kalligraphie-Übungen.

Der Patient hatte damit am Anfang beträchtliche Schwierigkeiten. Seine Bewegungen waren äußerst kurz angesetzt, fragmentiert und ohne jeden Schwung. Er wurde bei den Übungen angeleitet, durch verbale Instruktionen und durch Modelldarbietungen, zuerst eine einfache Zeichnung zu erfassen, sich die auszuführende Bewegung vorzustellen und sie dann rasch und in einem Zug auszuführen. In dem Maße, wie das besser gelang, wurde er instruiert, die Figur auf dem Papier zu vergrößern und sie schließlich in die Luft zu zeichnen mit großen ausholenden und „runden" Bewegungen.

Eine zweite Reihe von Übungen bestand in „Blitzaufgaben", d. h. in improvisierten Bewegungsabläufen, die zuerst in den Therapiesitzungen eingeführt wurden – allerdings nach ausführlichen Erläuterungen. Er bekam unvorbereitet Instruktionen wie: Stehen Sie jetzt bitte auf, gehen Sie in die Toilette, ziehen Sie Ihr Hemd aus, falten Sie es zusammen, legen Sie es ab und ziehen Sie es wieder an und kommen Sie wieder zurück. Oder: Stehen Sie auf, setzen sie sich abwechselnd auf jeden Stuhl im Raum, machen Sie insgesamt drei Runden.

Diese Übungen wurden so lange durchgeführt, bis der Patient sich dabei einigermaßen vernünftig bewegte. Gleichzeitig wurden ihm weitere Übungen, die zu Hause und in der Umgebung auszuführen waren, zu einem vereinbarten Zeitpunkt telefonisch durchgegeben oder wurden ihm in einem verschlossenen Kuvert überreicht, das er zu öffnen hatte, wenn er sich außerhalb der Wohnung befand.

Bei diesen ersten Übungen stand ein Training der Bewegungsabläufe im Vordergrund, aber sie dienten auch als erste Maßnahmen gegen die Langsamkeit. Sie waren so gewählt, daß andere Störungen wie zwanghaftes Absichern, möglichst wenig dabei stören sollten.

Als Konzentrationsübungen wurden zuerst einfache Aufmerksamkeitsleistungen verlangt (s. S. 347 ff). So sollte er sich abwechselnd auf verschiedene Körperteile konzentrieren, sich Ziffern, Wörter oder Buchstaben vorstellen usw. Dabei war v. a. darauf zu achten, daß der Patient ein möglichst hohes Maß an Konzentration über einen bestimmten Zeitraum (z. B. 30 Sekunden) erreichte.

▶

Er hatte die letzten Jahre fast ausschließlich in seiner Wohnung verbracht bei geschlossenen Fenstern mit verstärktem Lärmschutz und bei meist zugezogenen Gardinen, weil angeblich jeder fremder Reiz ihn „völlig lähme oder ihn in einen Zustand der extremen Agitiertheit“ versetze.

So wurden dieselben Übungen bei ihm zu Hause sukzessive bei zurückgezogenen Gardinen, bei geöffneten Fenstern und schließlich draußen auf der Straße ausgeführt. Schließlich wurde ein improvisierter Durchstreichtest à la Bourdon eingeführt. Der Patient sollte in einem Artikel seiner zahlreichen Zeitungen z. B. alle „u“ und die „i“ durchstreichen, aber die nur dann, wenn drei Buchstaben davor oder danach kein „e“ erscheint. Diese Übungen sollten mehrmals, quer über den Tag verstreut, durchgeführt werden.

5.4.2 Training von Gegenwartskonstituierung durch Situationserfassung und -analyse

Die Fähigkeiten zur mentalen Synthese

Unter mentaler Synthese versteht Janet die Ausführung einer Anzahl von Operationen, die die Elemente, die zu jedem Zeitpunkt des Lebens von den Sinnesorganen und vom Gedächtnis zur Verfügung gestellt werden, zu einem einzigartigen und neuem Gesamtbild zusammenfügen. Sie stellt eine wichtige Adaptation an die sich verändernden Lebensbedingungen dar und ist eine notwendige Voraussetzung für die Koordination zielgerichteten Handelns.

Sie gewährleistet u. a. das, was Janet als „Gegenwartskonstituierung“ bezeichnet hat, ein Begriff, den ich durch Subjektkonstituierung“ ergänzen möchte. Sie vermitteln das Lebensgefühl, das man als „Sich-voll-in-der-eigenen-aktuellen-Wirklichkeit-Fühlen“ umschreiben kann. Sicherlich ist diese Empfindung bei gesunden Menschen nicht zu jedem Zeitpunkt gleich stark. Sie wird v. a. deutlich in kritischen Situationen, bei denen es „um etwas geht“, und bei dem Übergang zwischen verschiedenen Situationen, also beim Beenden der alten und beim Anfang einer neuen. Exploriert man zu Psychasthenie neigende Personen über ihre Befindlichkeit in solchen Momenten, so wird die große Bedeutung und die klinische Relevanz des Begriffs einer ungenügenden „Gegenwartskonstituierung“ erst richtig deutlich. Je nach Ausprägung der Störung sind mehr oder wenig viele Stufen der Janetschen Hierarchie der psychischen Funktionen davon betroffen. Am stärksten sind immer diejenigen beeinträchtigt, die oben angesiedelt sind, wie das zielgerichtete Handeln in der Gegenwart, v. a. im Sozialbereich.

Durchführung der Übung

Die Aufgabe besteht darin, zuerst relativ einfache, dann zunehmend komplexe Sachverhalte wie abstrakte Bilder, Fotografien oder reale Situationen mit Hilfe des Therapeuten bewußt wahrnehmen und „wirklich" erleben zu lassen. Dabei hält sich der Patient an folgende Vorgehensweise (am Beispiel eines abstrakten Bildes von Kandinsky: Berührung, 1924):

Training von Gegenwartskonstituierung durch Situationserfassen und -analyse (am Beispiel eines abstrakten Bildes)

1. Sich einen ersten Überblick verschaffen
   „Ein viereckiges Bild, höher als breit. Ein hellbrauner Hintergrund mit verschiedenfarbigen geometrischen Figuren und Linien."
2. Rasterbilden
   Der Inhalt wird in große Einheiten gegliedert und die Hauptelemente werden erfaßt: „Vom Hintergrund hebt sich in der Mitte des Bildes ein großes schwarzes Dreieck ab, das auf der Spitze steht. Daneben gibt es oben und unten zwei Kreise, der untere ist schwarz, der obere hellrosa und schwarz umrandet. Über das Dreieck sind vier gerade Linien gelegt und eine gekrümmte. Unten hebt sich neben dem großen Kreis eine Art Balken ab, auf dem sechs farbige Dreiecke auf der Spitze stehen."
3. Verstehen
   Die einzelnen Elemente werden verglichen und miteinander in Beziehung gebracht. „Das große schwarze Dreieck berührt mit seiner Spitze den schwarzen Kreis. Beide zusammen sehen aus wie ein Ausrufungszeichen und heben sich sehr stark von dem Hintergrund ab. Der kleine helle Kreis scheint neben dem oberen Rand des Dreiecks zu schweben. Die Linien über dem Dreieck haben auch etwas Leichtes und machen das Ganze weniger streng."
4. Eigene Befindlichkeit wahrnehmen und in Zusammenhang mit dem Ganzen und einzelnen Teilen bringen
   „Das tiefe Schwarz wirkt etwas bedrückend auf mich, so als würde es mich in das Bild hineinziehen. Zuerst hatte ich mich fast ▶

erschrocken. Aber der helle Kreis und die farbigen Linien lokkern doch alles auf. So bleibt bei näherer Betrachtung das Dunkle, Störende im Hintergrund. Es ist zwar da, aber es verliert nach und nach seine Bedrohlichkeit. Wenn man sich auf etwas Schönes und Lebendiges konzentriert, darf man nicht vergessen, daß trotzdem der Ernst des Lebens sozusagen im Hintergrund da ist.

5. Gegenwartskonstituierung
(Nach weiteren 5 Minuten allein mit dem Bild). „Wissen Sie, ich habe mich nie mit moderner Kunst beschäftigt, in unserer Familie hatte man für so etwas kein Verständnis. Auch in der Schule haben wir nie etwas über solche Dinge gehört. Nun habe ich mich fast eine halbe Stunde zum ersten Mal mit diesem Bild beschäftigt und es hat mich letztlich doch sehr interessiert. Am Anfang hatte ich Schwierigkeiten, mich zu konzentrieren, aber jetzt habe ich das Gefühl, daß ich die Situation sozusagen im Griff habe. Ich denke doch, ich bin einigermaßen klargekommen und ich fühle mich gar nicht so schlecht. Ich hoffe allerdings, daß Sie wissen, wozu das alles gut ist.“

Der Patient soll bei jedem Schritt eine möglichst nachhaltige und klare mentale Arbeit verrichten, um dadurch ein deutliches Erleben seiner Eindrücke zu gewährleisten. Er wird angeleitet, sich zu sagen: Ich will mich jetzt wirklich auf die Situation und das Bild konzentrieren. Bei Anzeichen von Konzentrationsmangel, von Ermüdung oder Abschweifung führt ihn der Therapeut wieder zu seiner Aufgabe zurück. Er richtet ganz bewußt seine Aufmerksamkeit wieder auf das Bild oder auf die jeweilige Situation aus. Erfahrungsgemäß bedeutet die Gegenwart anderer Personen, hier des Therapeuten, eine Erleichterung, wenn sie nicht ständig interferieren oder wenn die Angst vor anderen Menschen nicht ganz im Vordergrund steht.

Ziel der Übung ist ein starkes Erleben der aktuellen Wirklichkeit. Es beinhaltet nicht nur ein bewußtes Aufnehmen des entsprechenden Inhalts, sondern auch die vollständige Präsenz des eigenen Ich in der Situation.

In dem Maße wie der Patient die leichteren Inhalte eher abstrakter Art besser bewältigt, kann zu komplexeren Situationen übergegangen werden. So werden z. B. relativ überschaubare Örtlichkeiten, wie der Innenraum eines Postamtes oder eines Geschäfts ausge- ▶

sucht, am Anfang zusammen mit dem Therapeuten. Charakteristisch für das frühe Stadium der Übungen ist, daß der Patient nur aufnimmt und sein Erleben innerlich organisiert und festhält, ohne zu agieren und sich sozial besonders zu exponieren. Dies ist weiteren Schritten vorbehalten.

5.4.3 Training von Gegenwartskonstituierung durch Wecken von Interesse

Patienten wie Balthasar beklagen sich immer wieder darüber, daß sie wie Objekte durch die Welt laufen. Er beschreibt diese Empfindung: „Alles, was mir über den Weg läuft, macht mit mir, was es will. Der Mensch ist der Mittelpunkt seiner Welt, sagt man immer. Ich bin kaum da, geschweige denn erlebe ich mich als Mittelpunkt. Ich spüre mich fast gar nicht und habe nicht das Gefühl, die Situation im Griff zu haben, auch wenn sie noch so primitiv und einfach ist wie ein Einkauf mit Selbstbedienung. Sie wissen ja, wie dann die Parole lautet: Nur durch! Gut, daß ich den Einkaufszettel auswendig kann. Ich wäre nicht in der Lage zu entscheiden, was ich will, ja, ich schaffe es nicht einmal, etwas wirklich zu wollen."

Bei weiteren Übungen soll über das bewußte Erleben und das Verarbeiten der jeweiligen Situation hinaus die eigene Person stärker ins Spiel gebracht werden.

Denken wir daran, daß Balthasar in einer bestimmten Phase seines Lebens jegliche Aktivitäten außer Haus als „Arbeit" empfunden hatte, weil er sie als mühsam, anstrengend, ja als gefährlich erlebte. Mit einem Wort, er fühlte sich überfordert und den Anstrengungen nicht gewachsen. Trotz seiner Kompensationsstrategien wie akribische Planung davor und Rekapitulation danach jagten sie ihm einen Schrekken ein, allein schon bei dem Gedanken daran. Sein Selbstwertgefühl in bezug auf solche Unternehmungen war äußerst labil; er war überzeugt, sie mit letzter Kraft gerade noch zu schaffen, und das nur dann, wenn sie keine großen Komplikationen in Form von unerwarteten Umständen oder Begegnungen boten.

Eine solche Selbsteinschätzung ist – wie heute vielfach betont wird (s. z. B. Hannover, 1997) – nicht „universell". Man spricht hingegen von einem multiplen Selbst und impliziert damit die Vorstellung, daß das Selbst eines Menschen mehrere Konstituenten enthält. Das bedeutet, daß das Selbstbild flexibel oder dynamisch ist, statt statisch und ein für alle Mal festgelegt. Vor allem das private Selbst, das aus selbstproduzierten Stimuli besteht, die für andere nicht beobachtbar sind, wie Emotionen, Stimmungen, Körperempfindungen, Gedanken oder Selbstbewertungen, ist in hohem Maße kontextabhängig. Menschen erleben sich anders und aktivieren verschiedene Komponenten ihres Selbsterlebens je nach der Situation, in der sie sich befinden. So kommt es bei der Konfrontation mit einer Situation zu einer „automatischen Selbstkonstruktaktivierung" als Niederschlag der Erfahrungen, die bei ähnlichen Anlässen gemacht wurden. Personen neigen dann dazu, sich konform zu den Informationen zu verhalten, die das jeweilige Selbstkonstrukt enthält. Dadurch kommt es zu einer klassischen, sich selbst erfüllenden Prophezeiung.

Wie kann bei konstant gehaltener Situation dieser Teufelskreis unterbrochen werden?

Selbstkonstrukte werden nicht nur automatisch durch kontextuelle Variablen hervorgerufen, sondern können auch intentional aktiviert werden. So können z. B. veränderte persönliche Ziele in einer Situation sich dazu eignen, ein anderes Selbsterlebnis als das übliche entstehen zu lassen.

Bei unserem Patienten bedeutet das folgendes: Das Ziel seiner Unternehmungen außerhalb der Routine, v. a. der außerhäuslichen, ist, sie in einer „nur Durchhaltung" so schnell und so umstandslos wie möglich hinter sich zu bringen. Das führt zur Aktivierung eines Selbstkonstruktes, bei dem relative Inkompetenz und Überforderung wichtige Anteile bilden, die das Verhalten stark bestimmen. Damit einher gehen die üblichen Unvollständigkeitsgefühle und die Empfindung, bloß ein Objekt zu sein, die ihn sehr stark in solchen Situationen belasten. Aber er sagt auch: „Wenn ich wirklich etwas will, dann gelingt es mir auch meist." Aber er fügte gleich hinzu: „Leider will ich so selten etwas."

Die Fähigkeiten, die über eine gelungene Aufnahme der Situation hinaus den persönlichen Anteil der Gegenwartskonstituierung aufbauen sollen (Subjektkonstituierung), werden durch Übungen zum Wekken von Interesse, Wunscherkennung, Entschlußfassung und zielgerichtetem Handeln geschult. Sie sollen den Patienten in einen inneren Zustand versetzen, der nicht wie üblich durch ein passives Erdulden seiner Umgebung gekennzeichnet ist. Vielmehr soll er sie aktiv danach absuchen, inwieweit sie Ressourcen für seine Interessen, Vorlieben, Wünsche und Bedürfnisse bietet. Nach einer bewußten Aktivierung der Interessen und Wünsche sollen dann Handlungspläne generiert werden, die eine optimale Nutzung der Situationen zum eigenen Vorteil gewährleisten. In diesem Rahmen soll immer stärker eine Selbstrepräsentation hervorgerufen werden, die im Gegensatz zur üblichen von Aktivität, Kompetenz und Erfolg geprägt ist. Über eine solche verfügt der Patient auch, aber sie ist in den letzten Jahren selten zum Tragen gekommen. Auf die Art entstandene positive Erlebnisse werden dann nach und nach mit möglichst vielen Lebenssituationen assoziiert.

Durchführung der Übung

Der schematische Verlauf einer Übung ist dabei folgender (am Beispiel des Besuchs einer Bahnhofshalle in Therapeutenbegleitung).

BEISPIELE

Der Patient fühlt sich nach Betreten des Raumes wie verloren, wie nicht ganz da. Er stellt sich neben die Eingangstür an die Wand. Die Stimmung ist eher bedrückt, und es treten Fluchttendenzen auf. Der Blick bleibt zuerst vage, so daß ihm alles wie verschwommen vorkommt. Einzelne Menschen, die näher in sein Blickfeld treten, lösen nervös wirkende Orientierungsreaktionen aus. Er klagt: „Jetzt verliere ich völlig den Überblick. Es ist keine Panik mehr wie früher, aber alles kommt mir so unwirklich so, als sei ich im Kino. Aber früher im Kino wußte ich wenigstens, wo ich war und wozu. Hier überfällt mich alles, und ich weiß gar nichts. Ohne Sie wäre ich verloren."

Er geht nun vor wie bei der Übung in Abschn. 5.4.2 und verschafft sich einen Gesamtüberblick über die Situation (optisch), bildet Raster und erfaßt die große Gliederung des Raumes. Dann integriert er bewußt die Einzelelemente zu einem „neuen" Bild: „Ich befinde mich hier in der Eingangshalle des Bahnhofs Zoo. Was ich sehe, gehört alles zu einer Bahnhofshalle: der Raum mit den Schaltern und einzelne Geschäfte (Bäcker, Obstverkauf usw.). Welche Menschen sind da? Reisende mit Koffern, Wachpersonal, Gruppen, Herumstehende."

Dann nimmt er bewußt die Geräuschkulisse wahr und zerlegt sie in Einzelteile: Stimmengemurmel, Musik vom großen Fernsehschirm usw.

Dann wird er nach Absprache 15 Minuten allein gelassen. Es kommt dabei nicht so sehr auf ein passives Erleben im Sinne einer Habituation an, sondern mehr auf eine Präzisierung seiner Wahrnehmungen und Eindrücke und auf deren aktive Ordnung in seinem Bewußtsein.

Sein Kommentar danach: „Ich fühle mich nicht mehr so verlassen und habe nun einigermaßen einen Überblick. Die Kulisse hat einen Sinn bekommen, und ich sehe einzelne Elemente, die mir etwas ver- ▶

traut sind. Das Gewimmel vor meinen Augen hat sich gelegt, und ich sehe statt dessen einzelne Menschen, die alle scheinbar etwas vorhaben und etwas tun. Auch die Geräusche sind nicht mehr so erdrückend, aber sie machen mir noch Schwierigkeiten. (Der Patient wird noch einmal 5 Minuten allein gelassen, um die einzelnen Geräusche noch einmal bewußt wahrzunehmen und zu ordnen).

Subjektkonstituierung durch Wecken von Interesse

Der Patient soll nun aus der Position des zwar bewußt wahrnehmenden, aber noch immer eher passiven Zuschauers heraus eine aktivere, explorierende und teilnehmende Rolle übernehmen.

Das kann z. B. durch die Evozierung von Interesse geschehen. Izard (1994, S. 242–243) schreibt:

> Die differenzielle Emotionstheorie nimmt an, daß Interesse die vorherrschende motivierende Bedingung für das tägliche Funktionieren des normalen Menschen ist. Es tritt häufig in Kombination an und manchmal in Konflikt auf mit einem oder mehreren der anderen Affekte und es interagiert fortwährend mit perzeptiv-kognitiven Prozessen. Häufig wiederkehrende Interesse-Kognition-Interaktionen bilden die affektiv-kognitive Orientierung und Strukturen, die die konstruktive und kreative Tätigkeit des gesunden Individuums kennzeichnen. ... Interesse ist die am häufigsten erlebte positive Emotion. Es stellt eine äußerst wichtige Emotion bei der Entwicklung von Fertigkeiten, Kompetenzen und Intelligenz dar. Interesse ist die einzige Motivation, die alltägliche Arbeit in einer gesunden Weise aufrechterhalten kann.

Balthasar hat sich immer als einen interessierten Menschen verstanden. Er interessiert sich für Politik, Sport, Musik, Fernsehen und Kino – aber seit vielen Jahren meist in der Abgeschiedenheit seiner abgedunkelten Wohnung. Wenn er mit Menschen, vor denen er die erste Scheu verloren hat, näher in Kontakt kommt, so gilt er als angenehmer, gebildeter und sensibler Gesprächspartner, aber es kommt eben selten vor.

Auf der Erlebnisebene ist Interesseerregung die Empfindung, neugierig, engagiert, ja gefesselt zu sein. Sie löst den Wunsch aus, zu erforschen, in Anspruch genommen zu sein oder das Selbst durch Aufnahme neuer Informationen, die das interessierende Objekt betreffen, und durch neue Erfahrungen zu erweitern. Bei starkem Interesse fühlt sich der Mensch angeregt und belebt. Das führt in der Regel zu einer vermehrten kognitiven und motorischen Aktivität.

Das Konzept eines interessierten, engagierten und aktiven Menschen, der sich in der Situation voll präsent fühlt, ist durchaus eine Komponente von Balthasars Selbstkonzept. Das Bestreben, dieses Selbstgefühl zu aktiveren, ist ein wichtiger Aspekt der Übung.

Möglichkeiten, Interesse zu wecken

Ein gutes Mittel, Interesse zu wecken, ist die Neuheit. Aber die Möglichkeit, an etwas Neues Interesse zu gewinnen, wird meist bei psychasthenisch geschwächten Personen durch den Schrecken überlagert, der erst mal dadurch entsteht, daß etwas nicht den gewohnten Schemata entspricht, und damit die Routineabläufe stört. Jede therapeutische Heranführung an Ungewohntes hat daher äußerst behutsam zu erfolgen. Der Patient wird ausführlich auf die Übung vorbereitet, er erhält ausreichend Zeit, sich an die entsprechende Situation zu gewöhnen und sie innerlich in den Griff zu bekommen (im Sinne von den in Abschn. 5.4.2 dargestellten Übungen), bevor er anfängt, sich mit dem für ihn aus dem üblichen Rahmen fallenden Elementen zu beschäftigen.

Er hat sich in letzter Zeit darüber beklagt, Jahre seines Lebens „aus Schwäche verschlafen" zu haben. Er hatte im Rahmen der Therapie zugestanden, das Motto „nur durchhalten" zu differenzieren und zu ersetzen durch „manchmal nur durch, aber manchmal auch Augen und Ohren offen halten". Es war ihm möglich, diese differenziertere Haltung einzunehmen, weil sie ja auch einem Anteil seines Selbstkonzeptes entspricht. Darüber hinaus war die Übung ja auch als Maßnahme gegen die unangenehmen und ängstigenden „Unvollständigkeitsempfindungen" seines psychasthenischen Syndroms eingeführt worden.

Der Patient, der seit mindestens 10 Jahren eine Bahnhofshalle nicht mehr betreten hat, erhält z.B. die Aufgabe, sie systematisch nach dem auszukundschaften, was er nicht kennt und somit neu für ihn ist. Anschließend werden seine Eindrücke ausführlich mit ihm besprochen.

Bei einer anderen Übung soll er sich gezielt, wiederum im Bahnhof, mit Menschen beschäftigen. Patienten wie Balthasar haben Schwierigkeiten in der Öffentlichkeit, weil sie oft meinen, daß sich ihre innere Unsicherheit auf ihr Äußeres überträgt und andere sie dann „ertappen". Was denken die Leute über mich, fragen sie sich unentwegt und werden noch unsicherer. Wenn sie im Gesichtsfeld einer anderen Person auftauchen und dabei eine harmlose Orientierungsreaktion auslösen, halten sie das für ein gezieltes Zeichen von Aufmerksamkeit seitens des anderen, natürlich im negativen Sinne, und geben damit wiederum ihren eigenen defätistischen Gedanken Nahrung. Es ist in solchen Fällen sehr nützlich, wenn es gelingt, die Perspektive des Patienten umzukehren. Er soll sich nicht mit dem Gedanken plagen, daß andere ihn beobachten, sondern er soll andere beobachten. Er soll sich nicht ständig damit beschäftigen, was andere wohl über ihn denken mögen, sondern er soll sich seine Gedanken über die anderen machen. Dadurch kommt es zu einer Umkehr vom Objekt zum Subjekt, auch in einer anonymen Öffentlichkeit. Bei dieser Übung soll sich der Patient im Rahmen seiner Explorationsstreifzüge im Bahnhof gezielt mit Menschen beschäftigen, die ihn durch ihr Aussehen, ihre Kleidung, ihr Verhalten interessieren, ihn ungewöhnlich, mit einem Wort „neu" vorkommen. Er registriert das an ihnen, was seine Aufmerksamkeit hervorgerufen hat, beobachtet jeden über einen Zeitraum von 5 bis 10 Minuten und stellt Überlegungen über sie an: Wer mögen sie sein? Was tun sie gerade? Usw.

Bei der Übung wie bei allen anderen auch ist es nötig, daß ein höchstmöglicher Grad an innerer Wachheit aufrechterhalten wird. Beim geringsten Zeichen von Erschlaffung soll der Patient versuchen, seine seelische Spannkraft zu stärken, oder er wird vom Therapeuten dazu angeleitet, wenn dieser gegenwärtig ist. Allerdings darf eine solche Übung nie bis zur Erschöpfung forciert werden.

Nach einer solchen In-vivo-Übung muß der Patient weiter begleitet werden. Zuerst meint er: „Ich fühle mich so, als ob mein Kopf jede Sekunde platzen könnte. Ich werde Tage brauchen, um das alles so zu verarbeiten, daß ich mich wieder einkriege. Es macht mir geradezu angst, vielleicht kriege ich das alles nie mehr wieder auf die Reihe."

Ein ausführliches Gespräch soll ihm helfen, alles zu ordnen und ihn dadurch so zu entlasten, daß später keine Komplikationen auftreten. Es werden aber auch Anregungen für sein weiteres Leben gewonnen und Schlußfolgerungen für seine Sicht der Dinge gezogen.

Aktivierung persönlicher Ziele

Ein anderes wichtiges Mittel, um Interesse und die damit einhergehende konstruktive mentale und motorische Aktivität auszulösen, sind selbstentwickelte Vorstellungen von dem, was in einer bestimmten Umgebung möglich ist. Damit ist die Aktivierung persönlicher Ziele in einem situationalen Kontext angesprochen.

- Diese Aktivierung kann entweder automatisch dadurch geschehen, daß etwa Elemente, die die Situation bereithält, als Ressourcen für die Befriedigung eines relevanten persönlichen Zieles angesehen werden. Dadurch treten die einzelnen Zielvorstellungen in den Vordergrund des Bewußtseins.

- Zum anderen kann die Umgebung intentional danach abgesucht werden, inwieweit sie Mittel für etwaige Bedürfnisbefriedigung beinhaltet.

In beiden Fällen kommt es zur Aktivierung eines Selbstkonstruktes, das nicht die Struktur eines passiv seine Umgebung erleidenden Zuschauers hat, sondern die eines aktiven, seine Umgebung zur eigenen Bedürfnisbefriedigung nutzenden Menschen. Viele Untersuchungen (s. Hannover, 1997) haben gezeigt, daß eine situationale Selbstkonstruktaktivierung sich auf das Verhalten und affektive Geschehen auswirkt und zwar in dem Sinne, daß konstruktkonsistente und konstruktkonforme Affekte evoziert werden.

Die auf die Art eingeleiteten Veränderungen sind der Selbstbeobachtung zugänglich. Unser Patient beschreibt diesen Prozeß: „Sobald ich etwas wirklich will und ich die Möglichkeit sehe, etwas dafür zu tun, geht es mir schon besser. Ich gerate aus dem Nebel heraus. Ich fühle mich angenehm angespannt und aktiv, bereit zur Tat. Wenn mir dann auch noch etwas gelingt, bin ich wie verwandelt und habe wieder das Gefühl, voll dazusein, fast wie in alten Tagen." Und wieder fügte er hinzu: „Aber es geschieht viel zu selten. Meist bin ich doch wie im Tran und weiß nicht, was ich will und was mir guttut."

5.4.4 Training von Gegenwartskonstituierung durch Erkennen eigener Wünsche, dann Entschlußfassung und Handlung

Zu Beginn unserer gemeinsamen Arbeit erschien Balthasar im Winter in Sommerkleidung und meinte, es sei ihm zu umständlich, einen dicken Pullover und den Wintermantel zu reaktivieren. Auf die Frage nach seinem Befinden draußen meinte er, nicht so gut, aber wann ist einem zu kalt, so daß man etwas dagegen unternehmen muß? So etwas zu entscheiden fällt mir übrigens immer schwer. Wann habe ich soviel Hunger, daß ich etwas außerplanmäßig essen soll? Wenn ich etwas sehe, das mir Appetit macht, ist dann mein Hunger groß genug, so daß ich es kaufen darf? Wann ist der Blasendruck so groß, daß ich draußen eine Toilette aufsuchen soll?

Aspekte der Feldtheorie Kurt Lewins

Als Erklärungsmodell für solche Probleme scheinen mir einige Aspekte der Psychologie Kurt Lewins (1963) recht nützlich. Er hat in seiner Feldtheorie postuliert, daß die subjektive Repräsentation der

Umwelt zu einem bestimmten Zeitpunkt durch eine Reihe von Personeneigenschaften wie Bedürfnisse, Werte, Einstellungen und Motive beeinflußt wird. Analog wirkt auch die wahrgenommene Umwelt auf die Person. Das Wahrnehmen eines Objektes kann die Bedürfnisse und Spannungen beeinflussen. Laut Lewin muß man, um Verhalten zu verstehen, die jeweiligen Konstellationen von Personen und Umwelt kennen. Zusammen determinieren sie die Befindlichkeit und das Handeln.

Besteht ein Bedürfnis, so wird ein Bereich der Person als in einem Zustand der Spannung befindlich erlebt, wobei das Ausmaß der Spannung eine Funktion der Stärke des Bedürfnisses ist. Wird dann ein zielgerichtetes Handeln eingeleitet und kommt es zu einer Bedürfnisbefriedigung, so verschwindet die Spannung.

Die einzelnen inneren Bereiche sind in Lewins topologischer Darstellung von Grenzwänden umgeben, die sich als Barrieren und Hindernisse für das zielgerichtete Verhalten (Lokomotion) auswirken können. Die Trennwände bestimmen den „freien Bewegungsraum". Lewin definiert ihn als die Gesamtheit der Bereiche, die der Person zugänglich sind. Dieser Raum ist sowohl durch externe Faktoren (Umweltbeschränkungen) als auch durch persönliche Grenzen wie etwa mangelnde Fertigkeiten limitiert. Der freie Bewegungsraum kann also entweder eng oder recht ausgedehnt sein.

Es besteht ein Zusammenhang zwischen den dynamischen Eigenschaften der Person und denen der Umwelt. Befindet sich ein innerer Bereich in einem Spannungszustand, so nimmt ein damit korrespondierender Umweltbereich eine Valenz an. Die Valenz eines Objektes ergibt sich also aus der Tatsache, daß es ein Mittel zur Befriedigung eines Bedürfnisses darstellt. Die Art (das Vorzeichen) und die Stärke der Valenz eines Objektes hängen demnach direkt von der momentanen Bedürfnislage des Individuums ab. Wenn also ein Bedürfnis vorhanden ist, so können bestimmte Objekte, die zur Bedürfnisbefriedigung geeignet erscheinen, anziehende Eigenschaften erhalten. Es kann aber auch vorkommen, daß Bedürfnisse bestehen, aber keine Umweltobjekte zur Verfügung stehen, die zur Bedürfnisbefriedigung geeignet wären. Wenn also ein Objekt eine Valenz hat, so muß ein damit korrespondierendes Bedürfnis vorhanden sein. Existiert ein Bedürfnis, so können Valenzen in der Umwelt bestehen, sie können aber auch fehlen.

BEISPIELE

Übung zur Bedürfnisaktivierung und -konkretisierung

- An der Schwelle eines Kaufhauses hält der Patient inne und versucht, seine aktuelle Bedürfnislage zu sondieren. Es gelingt ihm, drei Wünsche zu aktivieren: etwas ungewöhnlich Feines zu essen, neuere Filmliteratur anzusehen (er war vor kurzem seit Jahren zum ersten Mal wieder im Kino) und „in allen Ehren Frauen/Mädchen anzusehen". Er entschließt sich für die Reihenfolge Essen, Film, Frauen/Mädchen.
- Er begibt sich in die Feinschmeckerabteilung (anschließend wie bei der Übung in Abschn. 5.4.2 dargestellt).
- Er versucht, das Bedürfnis möglichst prägnant zu erleben, dann zu konkretisieren: Fällt ihm etwas Spezielles ein? Was hat er früher gerne gegessen und schon lange nicht mehr? Usw.
- Er exploriert gezielt die diversen Möglichkeiten und betrachtet genau die einzelnen Angebote. Wovon fühlt er sich angezogen oder wovon abgestoßen? Er versucht, die einzelnen positiven und negativen Valenzen deutlich auf sich wirken zu lassen.
- Er trifft eine Vorauswahl unter den Speisen, die ihm am meisten zusagen: Paella, gebratener Fisch, Canelloni.
- Er faßt den Entschluß: Ich will wirklich eine Paella.
- Ungefähr 3 Minuten Habituation an die Situation und Aufrechterhalten des Wunsches nach der Speise.
- Er aktiviert die kognitive Repräsentation des Zielverhaltens: Kontrolle des Geldetats für „besondere Ausgaben". Weg zum entsprechenden Stand und Aufgeben einer Bestellung. Bitte eine Paella und ein Mineralwasser.
- Er gibt sich ein deutliches Zeichen zum Beginn der Handlung, die er ruhig, aber zügig durchführt.
- Er ißt und trinkt bei voller Konzentration. Seine Aufmerksamkeit ist flexibel, einmal nach innen gerichtet (Geschmack), aber auch nach draußen (Betrachtung der Umgebung usw.).
- Abschließender Kommentar der erfolgreich bewältigten Situation und Beendigung.
- Er stellt wieder voll Beziehung zur Außenwelt her mit ihren neuen Anreizen und seinen jetzigen Interessen und Strebungen.

Eine gezielte Übung im Evozieren und Konkretisieren von Bedürfnissen verfolgt im Rahmen einer Psychasthenietherapie mehrere Ziele: Es stellt einmal eine höhere psychische Leistung im Janetschen Sinne dar, die durch Irradiation (s. S. 333) zu einer allgemeinen Erhöhung des seelischen Niveaus führt, ein Effekt, den Patienten regelmäßig bestätigen. Das Erreichen des Ausmaßes an psychischer Spannkraft, das allerdings die Voraussetzung dafür bildet, bedarf bei vielen Patienten eines gezielten Trainings, weil sie sie erfahrungsgemäß selten und nur unvollständig zustande bringen.

Differenzierung des innerpsychischen Raumes

Die positiven Effekte können auch in der Lewinschen Terminologie ausgedrückt werden:

Es geht um eine Differenzierung sowohl des intrapsychischen Raumes (hier in bezug auf Bedürfnisse) als auch des damit korrespondierenden Lebensraumes.

Zum Begriff der Differenzierung schreibt Lewin (1963, S. 143–144):

> Der Satz, wonach das Individuum im Laufe seiner Entwicklung zunehmend differenzierter wird, kann zwei Bedeutungen haben. Es kann bedeuten, daß die Variabilität des Verhaltens zunimmt, d. h. die Gesamtheit aller bei einer gegebenen Altersstufe beobachtbaren Verhaltensweisen wird weniger homogen. In diesem Fall bedeutet der Ausdruck Differenzierung ... „Spezialisierung" und „Individualisierung". Zunehmende Differenzierung bedeutet aber auch, daß die Anzahl der Teile der Person, die eine relativ unabhängige Funktion haben, zunimmt, d. h. daß sich ihr Unabhängigkeitsgrad vergrößert. ... Heute weiß man, daß die Entwicklung des Menschen neben der zunehmenden Differenzierung auch eine zunehmende Integration einschließt, derzufolge sich die Einheitlichkeit der Person erhöht. Da diese beiden Prozesse gleichzeitig auftreten, kann die Integration offensichtlich nicht der umgekehrte Prozeß der Differenzierung sein. Sie eliminiert die Differenzierung nicht, sie ist auch keine Entdifferenzierung. Vielmehr setzt die Integration Differenzierung voraus.

Differenziert sich der innerpsychische Raum, hier in bezug auf Wünsche und Bedürfnisse, so lockert sich der „innere Einheitsbrei, den ich in mir verspüre", wie ein Patient es einmal ausgedrückt hat. Dadurch daß Bedürfnisse und Wünsche unterschieden werden können, werden sie einzeln bewußter erlebbar und die innere Spannung, die ja das Indiz für ein Bedürfnis ist, läßt sich besser konkret den einzelnen Bedürfnissen zuordnen.

Parallel zur Differenzierung des innerpsychischen Raumes kommt es zur Integration oder Organisierung von Einzelteilen. Sie führt dazu, daß Bedürfnisstrukturen und Verhaltenseinheiten durch die Führung oder die Steuerung einer lenkenden Absicht oder einer Leitidee zustande kommen. Wäre das nicht der Fall, würde die Entwicklung des Verhaltens lediglich zu einer Zunahme seiner Variabilität führen, und man müßte erwarten, daß das Verhalten eines Individuums mehr und mehr chaotisch und schließlich mehr und mehr beziehungslos würde. Dies ist, neben dem „Einheitsbrei", ein Erleben, über das psychasthenisch geschädigte Personen oft berichten. Sie haben das Gefühl, wie Automaten zu agieren, nicht „Herr im eigenen Haus" zu sein und je nach den Umständen dies oder jenes tun zu müssen. Leitende Ideen, deren Zusammenspiel erst das Bewußtsein zu einem sinnvollen Ganzen macht, sind nicht deutlich wahrnehmbar oder sie sind zumeist so schlecht integriert, daß das Selbst in zusammenhangslose Teile zu verfallen scheint. So erleben sie ihr Ich als schwach, inkohärent und unvollständig. Ihr Verhalten erscheint ihnen immer wieder als Ad-hoc-Notlösung für eine drängende Situation. Danach kehrt immer wieder innere Leere ein.

Die soziale Konsequenz davon ist z. B. oft ein Gefühl der Entfremdung in Gegenwart anderer Menschen. Sie werden gemieden. Die oft vorhandene Schüchternheit kann sich bis zu gravierenden sozialen Ängsten steigern. Die unfreiwillige Isolation, die folgt, verstärkt das Gefühl, sinn- und beziehungslos am Leben vorbeizugehen.

Balthasar, dessen „nur durch" Haltung u. a. eine Folge einer solchen negativen sozialen Entwicklung war, verspürte im Lauf der Therapie ein Bedürfnis nach einem stärkeren Gefühl des Eingebettetseins in menschliche Beziehungen. Er wollte ein stärkeres „Gemeinschaftsgefühl" erzielen, ohne zu wissen, daß er damit den Zentralbegriff der Adlerschen Gesundheitslehre getroffen hatte. In den therapeutischen Gesprächen gelangte er zu der Einsicht, daß seine mangelnde Ausgefülltheit in diesem Bereich eine Erklärung für viele Spannungen und Defiziterlebnisse, aber auch für häufig auftretende negative Gefühle, wie Trauer, Einsamkeit, Zukunftsängste und Resignation, bildete. Diese Gefühle allerdings ließ er nur rudimentär zu.

Eine Reihe von therapeutischen Schritten, die anschließend eingeleitet wurden, standen alle unter der Leitidee: Verringerung der sozialen Distanz zu anderen Menschen. War er bislang, als Folge seiner Erkrankung, selten über physiologische- und Sicherheitsbedürfnisse hinausgekommen bei der Art, wie er lebte, so sollte eine neue Leitidee, nämlich die der Erfüllung seiner Liebesbedürfnisse im weitesten Sinne, in den Vordergrund treten.

Langfristig verlangt ein solches Anliegen naturgemäß den Aufbau persönlicher, einen gewissen Grad an freundschaftlicher oder partnerschaftlicher Intimität gewährleistende Beziehungen. Doch bei einem dermaßen einsamen und zurückgezogen lebenden Menschen wie Balthasar kann man nicht davon ausgehen, daß die dafür notwendige Einstellung oder die dafür notwendigen Fertigkeiten vorausgesetzt werden können. Vielmehr ist es notwendig, an der Basis anzusetzen und mit relativ leichten, überschaubaren therapeutischen Übungen zu beginnen.

BEISPIELE

Operationalisierung des Therapieziels „Erhöhung des Gemeinschaftsgefühls" am Beispiel Balthasar

Neben der Wiederaufnahme des Kontaktes zu einigen früheren Bekannten, die er von zu Hause aus telefonisch erledigen konnte, und dem Sortieren von alten Unterlagen wie Briefen und Fotos wurde mit ihm abgesprochen, daß er v.a. draußen das Ziel „Annäherung an Menschen zur Förderung des Gemeinschaftsgefühls" ständig im Auge behalten sollte, auch wenn es sich dabei nur um kurze und relativ oberflächliche Begegnungen handeln konnte. Sein Anliegen wurde mit ihm in folgende zu realisierende Unterziele differenziert:

- Längere Zeit, je nach den Umständen, Menschen beobachten, die ihm attraktiv oder anderswie interessant erschienen. Zusätzlich sollte er Überlegungen über sie anstellen.
- Sich in öffentlichen Verkehrsmitteln gezielt in die Nähe solcher Personen setzen oder stellen, um auszuprobieren, welche räumliche Distanz er problemlos aushält. Gezielte Versuche, die körperliche Distanz zu verringern, auch in „Extremsituationen" wie überfüllten Bussen usw.
- Bewußte Kontaktaufnahme zu Personen wie Verkäufer(innen), Schaffner usw. In dem Zusammenhang bewußte Realisierung der üblichen Kriterien bei angemessenem Kontaktverhalten wie In-die-Augen-Schauen, deutliche Stimme beim Sprechen usw. Anschließend sollte er seine stärksten Eindrücke auf sich wirken lassen, aber nicht im Stil seiner üblichen, absichernden Rekapitulation.
- Neuentdecken und Beobachten menschlicher Betätigungsfelder, denen er bislang keine Aufmerksamkeit geschenkt hat, wie das Beobachten von Menschen bei der Arbeit (z. B. Politessen, Autobusfahrer, Straßenreiniger usw.) oder bei ungewohnten Aktivitäten (Betrieb in einem Wettbüro, in einer Kantine usw.).
- Im Lauf der Zeit war er auch bereit, sich extremeren Situationen zu stellen, die er bislang immer vermieden hatte, wie ein längerer Aufenthalt in einem Krankenhaus oder der Besuch eines Fried-

hofs. Von solchen Unternehmungen berichtet er: Sie hätten ihm zunächst Angst gemacht, dann aber doch am stärksten berührt („Ich bin langsam aufgetaut, weil ich das Gefühl hatte, wieder Anschluß an das wirkliche Leben zu bekommen.")

Ich möchte noch einmal darauf hinweisen, daß es bei solchen Übungen nicht ausreicht, daß der Patient sie „mit letzter Kraft" hinter sich bringt und dann abbricht. Dann hätte er lediglich eine Art Mutprobe absolviert, von der keine großen, positiven Konsequenzen zu erwarten wären. Die Intensität und die Qualität sind es, die hier ausschlaggebend sind, aber auch die Schlußfolgerungen, die der Patient aus seinen neuen Eindrücken für seine Lebensauffassung und -führung zieht.

Die Ausdehnung der Übungen zu Förderung der mentalen Synthese auf intensivere Aktionen im Sozialbereich stellt bei jeder Psychasthenietherapie einen wichtigen Schritt dar. Sie dient auch der Aktivierung höherer Bedürfnisse und ihrer Integration unter lebensbestimmende Leitlinien. Dadurch wird eine Subjektbildung gefördert, die nach und nach den Patienten eine größere Leistungsfähigkeit und ein besseres Lebensgefühl verschafft.

5.4.5 Übungen zur Situationsanalyse und Reaktion gegen Störanfälligkeit

Die inneren Modelle, die unsere Handlungsabläufe darstellen, bezeichnet Hacker (1976) als Aktionsprogramme. Wenn Handlungen auf die Art durch innere Modelle gesteuert werden, dann bedeutet das nicht, daß für jede Handlung ein eigenes Aktionsprogramm gespeichert sein muß. Dadurch würden unlösbare Probleme auftreten: Die Speicherkapazität des menschlichen Gedächtnisses wäre bei weitem überfordert.

Wir haben es vielmehr mit einem hierarchischen Modell zu tun, nach dem einzelne Einheiten ineinander verschachtelt sind und „nach oben hin" immer allgemeiner werden. Spezifische Details werden dann generiert, wenn sie „dran" sind, d. h. wenn ihr Einsatz zeitlich und räumlich notwendig ist. Dabei wird ihre Erzeugung wiederum durch übergeordnete Einheiten gesteuert.

Wir haben es also mit einem System von hierarchisch ineinander verschachtelten Einheiten zu tun, bei denen die „hohen" allgemeinen gegenüber den „unteren" Steuerungs-, Kontroll- und Überwachungsfunktion haben.

Dieses Prinzip der Zusammenfassung vieler kleiner Einheiten zu übergeordneten, die bei Bedarf weiter aufgespalten werden können, ist als „Superierung“ (Frank, 1964) bekannt. Volpert (1974) spricht von Motorik- bzw. Handlungssuperzeichen dann, wenn ein Signal einer höheren Ebene die Ausdifferenzierung von Einheiten niederer Ordnung in Gang setzen kann.

Häufig sind aber ein Begriff oder eine Regel vorhanden, ohne daß sich damit Handlungen bzw. Operationen verbinden. Der Begriff geht sozusagen „ins Leere“. Einen solchen nicht superierten Begriff nennt Volpert in Absetzung vom Superzeichen ein Globalzeichen.

Ziel einer Therapie von Personen, deren Aktionen sich als besonders störanfällig erweisen, sollte es also sein, für mögliche Störfälle ausreichend allgemein formulierte Regeln erlernen zu lassen, die die wichtigsten zu erwartenden Störfälle abdecken. Diese Regeln müssen allerdings superiert werden, d. h. sie müssen mit konkreten aktivierbaren Aktionsplänen und konkreten Einsatzbedingungen der Pläne verbunden werden.

Im Störfall hat dann der Patient die Aufgabe, das, was aus dem Rahmen fällt, zu analysieren, die entsprechenden Regeln und die damit verbundenen Handlungspläne zuerst kognitiv zu evozieren und dann in die Tat umzusetzen. Am Ende erfolgt eine Prüfung der Ergebnisse, und es ergibt sich dann das Signal zur Beendigung der Ausnahmemaßnahmen und zur Weiterführung des ursprünglichen Planes oder aber die Notwendigkeit einer Neueinschätzung der Situation.

Diese besondere Strategie im Umgang mit Störfaktoren ist dann anzuwenden, wenn bei Verhaltensweisen, die auf der sensumotorischen und perzeptiv-begrifflichen Regulationsebene des Handelns (s. S. 63) stattfinden, außergewöhnliche Bedingungen auftreten, die praktisch von einem Moment zum anderen besondere Leistungen verlangen. Führen sie nicht zum Ziel, wird der Verhaltensfluß fast völlig durch unkoordinierte und ziellose Reaktionen auf der untersten Ebene wie Angstreaktionen, motorische Übersprunghandlungen usw. unterbrochen.

Sehen wir uns einen solchen Verlauf anhand eines konkreten Beispiels an.

BEISPIELE

Balthasar auf dem Weg zur S-Bahn. Er will wie immer auf die Minute pünktlich dort ankommen, weil er sich heute vorgenommen hat, den Zug um 14:51 Uhr zu nehmen. Als er die Treppe zum Bahnsteig hinuntersteigen will (14:47 Uhr), spricht ihn ein junge Frau an: „Können Sie mir bitte weiterhelfen? Ich möchte zum Ku'damm. Wissen Sie, wie ich da fahren muß? Ich bin fremd in der Stadt.“ ▶

Ein solches Ereignis warf Balthasar viele Jahre lang aus der Bahn. Er beschreibt seine Reaktionen: „Ich bleibe wie gelähmt stehen und in mir ist bloß Leere. Es geht nicht mehr weiter. Ich kann keinen Gedanken fassen und spüre, wie eine Art Panik in mir hochsteigt. Ich sage gar nichts oder höre, wie ich ein unverständliches Zeug stammele. Ich werde hektisch und muß dann völlig lächerlich wirken, so als sei ich körperlich schwer behindert oder geistig verwirrt. Das bin ich ja auch. Ich glaube, es ist die Schnelligkeit, mit der mich ein solches Ereignis trifft, die mich in einen solchen Zustand versetzt. Meist merke ich dann wenig später, daß ich irgendwie herausgekommen bin, oft weiß ich nicht einmal wie. Ich bin auch gar nicht darauf eingestellt, daß etwas Unvorhergesehenes passiert, nach dem Motto: So etwas darf nicht sein. So fasse ich es als Katastrophe auf, und mein erster Gedanke ist: Jetzt ist es aus."

Janet hat immer wieder darauf hingewiesen, daß das Neue an sich, v.a. dann, wenn es plötzlich eintritt, für Psychastheniker etwas Vernichtendes darstellt (s. S. 60). Unser Patient gibt hier eine eindrucksvolle Schilderung seines Zustandes in einem solchen Fall.

Etablieren einer inneren Regulationsgrundlage

Versuchen wir zu verstehen, wie eine solche Reaktion zustande kommt, so ist die allgemeinste Erklärung dafür, daß dem Patienten weitgehend die innere Regulationsgrundlage fehlt für Situationen, die aus dem Rahmen fallen. Unter Regulationsgrundlage sind die Kognitionen zu verstehen, die dem Umgang mit einer Situation als Grundlage dienen. Wenn sie fehlt, so können auch keine handlungsorientierten Reaktionsprogramme existieren.

Balthasar ist nicht nur nicht darauf eingestellt, daß Störungen auftreten können, ja er schließt sie, in einer etwas infantil anmutenden Trotzhaltung, geradezu aus: Es darf nicht sein.

Nun hat er ja schon oft erfahren, daß Störungen trotz alledem auftreten, aber er bezeichnet sie dann als Katastrophen. Katastrophen sind eben Katastrophen, sie sind geradezu dadurch definiert, daß man sich ihnen gegenüber nicht verhalten kann. Da sie naturgemäß auch nicht antizipiert werden können, bleibt die Art der Ereignisse, die sie darstellen, im dunkeln. Es ist dann auch nicht möglich, sich prophylaktisch mit ihnen auseinanderzusetzen, weil auch nach ihrem Eintreffen der innere Abstand dazu völlig fehlt. So ist es nicht möglich, sich strategisch damit auseinanderzusetzen und ein angemessenes inneres Problemverhalten einzuüben. So trifft ihn jedes unerwartete Ereignis wie ein Blitz aus heiterem Himmel. Und das Erlebnis seiner Hilflosigkeit raubt ihm für Tage jeden Lebensmut. Ein solch wirres und ungerichtetes Verhalten, wie wir es bei unseren Patienten feststellen können, ist dann zu erwarten, wenn folgende Bedingungen gegeben sind:

- Die als Unterbrechung auftretenden Elemente werden intellektuell überhaupt nicht konsistent eingeschätzt.
- Es fehlt jegliche Zielsetzung im Umgang damit.
- Infolgedessen sind keine Regeln bzw. Heuristiken zur Bewältigung gegeben (weder allgemeiner, strategischer noch situationsbezogener, praktischer Art).
- Das Auftreten von Störungen wird nicht als bis zu einem gewissen Grad wahrscheinlich hingenommen, infolgedessen werden auch keine Hinweisreize wahrgenommen, aus denen man auf das Auftreten einer Störung schließen könnte.
- Die Folge ist, daß der Patient von Problem zu Problem stolpert und jedes Mal aufs Neue traumatisiert ist.

Daraus ergeben sich die Lernziele und die einzelnen Übungsschritte:

1. Als „philosophischer Unterbau" der Regulationsgrundlage werden drei allgemeine Regeln etabliert:
   - Störungen treten erfahrungsgemäß von Zeit zu Zeit auf.
   - Sie stellen ein Problem dar, aber kaum je eine Katastrophe. Sie sind so gut wie nie lebensbedrohlich.
   - Ich kann in den meisten Fällen damit umgehen und lernen, immer besser damit zurechtzukommen.
2. Es werden Hinweisreize für das Einleiten des folgenden Ablaufs etabliert. In den meisten Fällen werden sie (noch) darin bestehen, daß der Patient auf irgendeine Art erschrickt.
   Der Ausdruck „Schrecken" wird meistens, aber zu Unrecht, als Indiz dafür angenommen, daß sich etwas „Schreckliches" ereignen wird. Das ist im täglichen Leben selten der Fall. Der Ausdruck „Überraschung" ist dabei eher der Situation angemessen. Im ersten Moment einer Überraschung scheint der Geist leer zu sein. Es ist, als ob die normalen Gedankenprozesse einen Moment lang stillstehen. Man verspürt auch eine körperliche Reaktion. Izard (1994, S. 313–314) schreibt dazu: „Es ist ein wenig, wie wenn man einen leichten elektrischen Schlag bekommt: Die Muskeln ziehen sich blitzschnell zusammen, und man kann das Kribbeln der elektrischen Aktivität beinahe fühlen, die in den Nerven auftritt und einen zusammenfahren läßt. Im Augenblick der Überraschung weiß man nicht genau, wie man reagieren soll. Man empfindet eine ge-

wisse Unsicherheit, die durch das plötzliche unerwartete Ereignis verursacht ist."

Trotz ihres plötzlichen Charakters ist die Überraschung keine schädliche Reaktion. Sie hat vielmehr eine positive Funktion. Sie macht das Nervensystem von vorhandener Aktivität frei, die die Anpassung an eine plötzliche Veränderung in unserer Umgebung behindern könnte. Tomkins (1962) hat Überraschung treffend das „Kanalreinigungsgefühl" genannt. Es reinigt die Nervenbahnen für neue und andere Aktivität.

Aus diesen Überlegungen wird zusammen mit dem Patienten die Regel abgeleitet:

- Ein Schrecken zeigt bloß an, daß etwas Überraschendes eingetreten ist. Als erstes frage ich mich: Was ist wirklich los?

Je mehr Fortschritte der Patient in der Bewältigung neuer Situationen macht und je weniger beängstigend sie für ihn werden, desto stärker wird er für frühe Anzeichen unerwarteter Ereignisse sensibilisiert („Die S-Bahn ist sehr voll heute. Mal sehen, wie das wird.") und kann sich auf wahrscheinliche Vorkommnisse vorbereiten.

3. Die Überraschung ist für den Patienten ein Signal für eine kognitive Neuorientierung. Bislang war er auf der Ebene eines quasi automatisch ablaufenden Handlungsablaufs auf dem Weg zur S-Bahn. Er hatte sich dabei höchstens zu orientieren, um in die Richtung Straße abzubiegen oder jemandem auszuweichen. Nun ist eine Einschätzung eines überraschend hinzugetretenen Elementes (der Frau samt ihrem Anliegen) erforderlich.

   Er beginnt damit, daß er in Gedanken die Situation möglichst objektiv beschreibt: Ich bin auf dem Weg zur S-Bahn. Eine junge Frau hat mich angesprochen und mich nach dem Weg zum Ku'damm gefragt. Ich bin stehengeblieben.

   Der Patient bleibt bei dieser Beschreibung, bis er die Überzeugung gewinnt, daß sie klar und eindeutig die Situation wiedergibt.
4. Er schätzt das „Konfliktpotential" der Situation ein: Unvorhergesehene Ereignisse passieren gelegentlich und dies ist eins davon. Gibt es jetzt für mich ein Problem und wenn ja, welches? Ich möchte so schnell wie möglich zur S-Bahn, um den Zug von 14:51 Uhr noch zu erreichen. Die Frau möchte eine Auskunft von mir und, wenn ich mich darauf einlasse, kostet das Zeit. Wahrscheinlich fährt mir der Zug davon. Kurzum, der Patient aktiviert seinen ursprünglichen Handlungsplan und charakterisiert den Störcharakter des Ereignisses.
5. Er stellt fest, daß die Störung zu einem inneren Konflikt geführt hat und führt sich dessen Einzelkomponenten vor Augen: Auf der

einen Seite hatte ich mir vorgenommen, einen bestimmten Zug zu erreichen. Ich bin ein genauer Mensch und habe ein Anrecht darauf, meinen ursprünglichen Plan durchzuziehen nach dem Motto: Nur durch. Auf der anderen Seite hat eine unerwartete menschliche Begegnung stattgefunden. Ich bin an sich auch ein höflicher und hilfsbereiter Mensch. Darüber hinaus habe ich mir vorgenommen, Gelegenheiten zu Kontakten wahrzunehmen und zu nutzen. Was ist wichtiger und was soll ich tun?
Die innere Situation ist dadurch gekennzeichnet, daß zwei Regeln sich widersprechen. Beide implizieren Handlungspläne, die miteinander unvereinbar sind. Er muß zu einer Entscheidung und zu einem Entschluß kommen.
6. „Ich entscheide mich für die ‚menschliche' Komponente. Ich muß unbedingt meine Kontakte zu Menschen intensivieren. Wenn ich einen Zug später nehme, so hat das keine gravierenden Konsequenzen. Ich will wirklich kurz mit der Dame reden."
7. Er wendet sich voll der Alternative zu, zu der er sich entschieden hat. Er sieht die Frau an und fängt an, mit ihr zu reden.
8. Er beendet die Situation und konzentriert sich wieder auf seinen ursprünglichen Plan. Eventuell auftretende „Residualstörungen" wie der Gedanke: Hätte ich nicht doch gleich weitergehen sollen? Ich kriege den Zug sicher nicht mehr usw., beendet er durch Verweis auf seinen Entschluß und lobt sich für seine neue Flexibilität. Dann konzentriert er sich wieder voll auf die Außenwelt.

Dieser Ablauf, der in einem sokratischen Dialog zusammen mit dem Patienten erarbeitet wird, mag auf den ersten Blick genauso trivial wie umständlich erscheinen. Man darf aber nicht übersehen, daß ich die ganze Zeit die Behandlung von Patienten schildere, die erfahrungsgemäß gravierende, ja geradezu unüberwindliche Schwierigkeiten haben, solche Abläufe zu bewältigen.

Die eben geschilderte Vorgehensweise stellt eine recht allgemeine Heuristik dar, deren Tragfähigkeit und Nutzen beim Einsatz der Patient in diversen Situationen erproben kann.

Die kognitive Probe

Das geschieht zu Beginn in Übungen nach dem Modell der „kognitiven Probe". Der Therapeut schildert einen konkreten Störungsfall und weist auf die einzelnen Phasen der Bewältigungsstrategie hin. Der Patient visualisiert die einzelnen Schritte und gibt laut seinen entsprechenden inneren Monolog wieder. Er wird je nach Bedarf konkretisiert oder verbessert. Auf die Art werden bestimmte situationale Hinweisreize superiert, d. h. mit spezifischen inneren und äußeren Handlungsplänen versehen.

Die letzte Erprobung der Strategie und die Einübung ihrer Ausführung geschieht im alltäglichen Leben bei einschlägigen Situationen. Die Schwierigkeiten bei der Ausführung werden laufend in der Therapie begleitet.

Ein Problem dabei besteht zumindest am Anfang in der Zeit, die der Patient benötigt, um auf die Art vorzugehen. Man hört oft den Einwand: Ich kann doch nicht so lange überlegen; was denken die anderen über mich; usw. Dabei wird der erforderliche Zeitaufwand von den Patienten regelmäßig überschätzt. Am Anfang, wenn er wirklich noch relativ groß ist, kann der Patient beschwichtigende Maßnahmen einsetzen, wie z. B. zu seinem Gegenüber sagen: Einen Moment, da muß ich kurz überlegen; usw.

Vor allem aber muß er die Einsicht gewinnen, daß er sich die Zeit nehmen soll, weil er sich in einer Lernphase befindet, und das bei einem Problem, das für ihn sehr wichtig ist. Nun kann er das zum ersten Mal ganz konkret angehen.

Globale Einsichten, Vorsätze und Regeln sind häufig nicht unmittelbar handlungsrelevant, weil mit ihnen keine konkreten Aktionspläne so eng verbunden sind, daß die entsprechenden Handlungen relativ mühelos generiert und ausgeführt werden können. Störeinflüsse können sich dann voll auswirken und, wie Betroffene klagen, das Leben zur Hölle machen.

5.4.6 Übungen zur Überwindung von Depersonalisation

Ein Mensch wie Frank (s. S. 69), dessen merkwürdiges Verhalten für andere kaum noch nachvollziehbar ist, dokumentiert in extremer Form, was es bedeutet, sich in seinem Inneren leer zu fühlen, sich selber abhanden gekommen zu sein oder die eigene Person verloren zu haben, wie viele Patienten es in verschiedenen Variationen ausdrükken.

Wenn wir uns fragen, was genau verlorengegangen ist, so sollten wir uns an die Unterscheidung Janets zwischen Primär- und Sekundärreaktionen erinnern (s. S. 72 ff).

Primärreaktionen sind solche, die als Antwort auf eine externale Stimulation hin erfolgen. Sekundärreaktionen hingegen sind seelische Phänomene, die keines äußeren Auslösers bedürfen. Sie entstehen infolge von Primärreaktionen und sind dann deren Nachfolgereaktionen. Zum anderen bilden sie sozusagen die Resonanz der Primärreaktionen im Bewußtsein. Dann sind sie es, die dem psychischen Geschehen die Farbe, die Individualität und den erlebten Wirklichkeitsgehalt verleihen.

Dieselbe Reaktion, die Psychastheniker problemlos als Primärreaktionen ausführen können („Nehmen Sie bitte Platz. Wären Sie so freundlich, mir ihre Notizen von der letzten Woche zu geben.“) stokken und kommen nicht zur Ausführung, wenn sie aus eigenem Antrieb, als Sekundärreaktion, erfolgen sollen („Ich weiß, nachdem ich mich hingesetzt habe, sollte ich Ihnen die Notizen überreichen. Ich habe es nicht getan. Ich fühlte mich innerlich so leer, so als sei ich noch nicht ganz angekommen. Es klingt blöd, aber ich hatte nicht das Gefühl, daß ich schon da bin. Ich verspürte nicht den geringsten Impuls, Ihnen die Papiere zu geben. Ich saß einfach da und fühlte gar nichts.“).

Grundlegende kompensatorische Strategien bei Psychasthenie/Zwang

In einer solchen seelischen Verfassung befindet sich Frank, dessen Kommentar ich eben wiedergegeben habe, offensichtlich auch dann, wenn er für ihn „komplexere“ Unternehmungen durchführen soll, wie einen Besuch bei seiner Freundin (s. S. 69). Es handelt sich dabei um Unternehmungen, die ein relativ gut abgestimmtes Koordinieren sehr vieler Einzelfunktionen (emotional, kognitiv usw.) erfordert und nur in Störfällen volle Bewußtheit zur Neuregulation.

Er fühlt sich dabei innerlich leer, depersonalisiert eben. Vor allem zwischen zwei Verhaltensabschnitten fehlt die Evidenz, daß ein Teil abgeschlossen ist, so daß sich der nächste daranreihen kann. Das Gefühl, daß etwas abgeschlossen, ordnungsgemäß absolviert ist, muß aktiv, oft mühsam hergestellt werden. Diese innere Orientierungslosigkeit legt es nahe, sich äußere Orientierungsmarken zu suchen, um sich an ihnen sozusagen vorwärtszuangeln. Haustüren, Flur, Wände, die als die richtigen identifiziert werden müssen, Briefkästen, die gezählt werden, sogar die Intaktheit des eigenen Spiegelbildes muß geprüft und für richtig befunden werden („Ich muß ja funktionieren, ich muß ja leben, da kann ich mir keine Experimente leisten“).

Das alles geschieht mit dem Ziel, die innere Leere durch ein Wirklichkeitsgefühl zu ersetzen. Das Ersetzen einer defizitären inneren Orientierung über Kontrolle äußerlicher Momente stellt eine der grundlegenden kompensatorischen Strategien im Bereich Psychasthenie/Zwang dar. Wir werden noch andere Beispiele sehen.

Therapieziel bei Depersonalisationszuständen

Ziel der Therapie von Depersonalisationszuständen ist demnach ein Wiederaufbau von Prozessen, an denen Sekundärreaktionen beteiligt sind, um das Verhalten wieder in erlebnismäßigen Kontext einzubauen, der seinen vollen Wirklichkeitsgehalt wiederherstellt.

Beginnen wir mit einem einfachen Beispiel.

BEISPIELE

Frank verläßt das Haus und schließt die Wohnungstür ab. Wie so häufig, beschwert er sich, dabei nichts „rechtes zu empfinden". Er spürt sich weder vor der Tür noch wenn er sie zugemacht hat, noch beim Abschließen, noch wenn er schließlich im Hausflur davor steht. Alles ist so vage und unbefriedigend, daß er nicht das Gefühl hat, einen Verhaltensabschnitt ordnungsgemäß absolviert zu haben, so daß das Leben organisch weitergehen kann.

Nehmen wir einen anderen Ablauf:

Frank steht in der Wohnung vor seiner Wohnungstür. Es ist Samstag, 14:30 Uhr. Er sieht sich die Tür an und bemerkt wieder den rissigen braunen Farbanstrich, der am unteren Teil fast ganz abgeblättert ist. Ich muß sie dringend streichen, wie so manches in der Wohnung, sagt er sich. Spätestens im Frühjahr werde ich mich daranmachen. Die Freundin hat versprochen, ihm dabei zu helfen. Das kann vielleicht ganz nett werden, trotz der Plackerei. Er wird jetzt die Wohnung verlassen, um zu ihr zu fahren. Gegen 15:15 Uhr wird er bei ihr sein und er freut sich darauf. Letzten Samstag war das Treffen etwas mißlungen wegen des Streits über die nächsten Ferien. Heute werden wir alles Notwendige in Ruhe klären, nimmt er sich vor und auch sie nicht ständig zu unterbrechen, um sich durchzusetzen. Er geht auf die Tür zu, legt die Hand auf die Klinke und öffnet sie mit einer beherzten Bewegung. Er hat seinen Feierabend mehr als verdient. Er hat seit 9 Uhr an der Vorbereitung seiner nächsten Klausur geschuftet und ist gut vorangekommen. Er ist stolz auf sich, aber auch froh, jetzt endlich aus dem Haus zu kommen. Die Sonne scheint und er freut sich auf den Spaziergang, den sie später machen werden. Nur raus hier! Er schließt die Tür, fast wirft er sie zu. Nun schließt er ab, 2mal, rund und energisch. So, zu. Er nimmt die Stufen fast im Laufschritt. Draußen ist es hell, nicht wie in dem vergammelten Hausflur. Vor morgen früh muß er ihn nicht mehr sehen.

Diese etwas idyllisch anmutende Schilderung des „Frank im Glück" zeigt dennoch, worauf es ankommt: Neben der Hauptaktion, die darin besteht, die Wohnung zu verlassen und sich auf den Weg zur Freundin zu machen, ereignen sich in seinem Bewußtsein eine Fülle von Phänomenen: Verhaltenspläne und Absichten werden aktualisiert, es tauchen Erinnerungen und Assoziationen auf, Gefühle werden evoziert und wahrgenommen. Mit all dem geht ein hoher Aktivations- und Wachheitsgrad einher, ohne zu Unruhe und zu „Umleitungen" zu führen. Ein voll bewußt durchlebter Verhaltensabschnitt bietet anstandslos die Signale zum Beginn des nächsten.

In der Janetschen Terminologie kann man sagen, daß die ganze Sequenz auf einem viel höheren Niveau der psychischen Funktionen stattfindet als der erste.

Das gilt es zu trainieren.

Eine solche Übung macht es selbstverständlich nicht erforderlich, daß man dafür immer einen gutgelaunten Patienten zur Verfügung haben muß, dessen agiler Geist auf das behendeste hin und her schweift und der vor Tatendrang nur so strotzt.

Es geht vielmehr darum, daß Lebenssituationen stärker und vollständiger erlebt werden und daß eine große innere Offenheit besteht für den Widerhall, den sie im Bewußtsein hervorrufen. Dadurch wird das eigene Verhalten wieder in seinem somatischen, gedanklichen und affektiven Kontext wahrgenommen. Was die kognitiven und affektiven Komponenten anbelangt, so muß es sich dabei nicht ausschließlich um positive Gefühle oder Emotionen handeln. Die gesteigerte Qualität der ganzen Aktion wird dadurch gefördert, daß alle Gedanken und Gefühle bewußter wahrgenommen werden, so daß die Verhaltensabläufe wiederum eine nicht zwanghafte, persönlich gefärbte Note erhalten.

Durchführung der Übungen

Die ersten Übungen werden wiederum in Gegenwart des Therapeuten durchgeführt. Er hat dabei folgende Aufgaben:

Übung zur Überwindung von Depersonalisation

- Vor der Absolvierung einer Aktivität (z. B. einem Einkauf) läßt der Therapeut den Patienten (halblaut) seine Absichten und seinen Verhaltensplan verbalisieren. Der Start erfolgt erst dann, wenn der Patient sich als ausreichend psychisch präsent empfindet.

- Während des gesamten weiteren Verlaufs verzichtet der Patient auf seine üblichen zwanghaften Absicherungen wie Abzählen von Gegenständen, Checken von Orientierungspunkten usw.
- Statt dessen hat er die Aufgabe, sich voll auf die natürlichen Eindrücke zu konzentrieren, die sich darbieten, wie auf Wetter und Licht, Farbeindrücke, Geräusche, vorbeigehende Menschen, Schaufenster usw.
- Er verbalisiert seine Empfindungen, Erinnerungen und Phantasien und wird dabei vom Therapeuten durch Fragen und Anregungen unterstützt, v. a. dann, wenn er stockt oder Ansätze zu zwanghaften Grübeleien („Bin ich richtig um die Ecke gekommen?") äußert.
- Wenn er über stärkere, ihm unüberwindlich erscheinende Umleitungsphänomene wie Depersonalisation klagt, wird die Übung unterbrochen. Der Patient wird dann dazu angeleitet, sich innerlich wieder voll zu mobilisieren. Dann wird die Übung wieder aufgenommen.
- Die psychische Spannkraft und das Auftreten von Sekundärreaktionen wird besonders an den erfahrungsgemäß kritischen Stellen wie Übergängen zwischen verschiedenen Verhaltenseinheiten oder verschiedenen Orten im Auge behalten.
- Nach und nach fordert der Therapeut den Patienten auf, immer größere Strecken seines Weges allein zu gehen. Schließlich absolviert er ganze Aktivitäten allein, d. h. ohne Stimulierung durch den Therapeuten. Ein wichtiger Schwerpunkt bleibt dabei immer auf der Förderung der Sekundärprozesse.

Ursache der Depersonalisationsempfindung

Der psychasthenisch geschwächte Patient leidet an einem gravierenden Kompetenzdefizit, das sich am überzeugendsten als zeitweiser Abfall der psychischen Spannkraft verstehen läßt. Die Ursache seiner Depersonalisationsempfindung und seines Unvollständigkeitsgefühls ist eine mangelhafte mentale Synthese auf der Funktionsebene. Die zwanghaften Bewältigungsmechanismen, die er als Reaktion und Kompensation dagegen entwickelt hat, erleichtern ihm kurzfristig sein Vorhaben. Er schafft künstliche Orientierungsmarken, die sich aber langfristig stark dysfunktional auswirken. Das ist v. a. dann der Fall, wenn seine aktuellen situationalen Bewältigungsversuche chronifizieren, d. h. wenn daraus ein zwanghafter Bewältigungsstil wird, der nach und nach alles überwuchert. Individualität verleihende Sekundärreaktionen treten dann immer mehr in den Hintergrund. Die Selbsthilfe mutiert zur chronischen Selbstbehinderung und das Leben verarmt immer mehr, innerlich wie äußerlich.

Vom Patienten aus gesehen wird seine Vorgehensweise allerdings für unverzichtbar gehalten. Diese extreme defensive Form des Selbstkonzeptes (Ich kann nicht anders) und der Lebensführung lenkt Beobachter leicht von den zentralen Defiziten ab. Bei einer ausschließlichen Konzentration des Therapeuten auf die bloße Eliminierung des kompensatorischen Verhaltens („Reaktionsverhinderung") oder dann, wenn der Wiederaufbau einer normalen psychischen Funktion mehr oder weniger dem Zufall überlassen wird („Reaktionsmanagement"), kann die entscheidende Möglichkeit, das Problem kausal zu behandeln, verschenkt werden.

In der Therapie sollte der Patient gleich zu Beginn darauf hingewiesen werden, daß der Schwerpunkt darin besteht, die normalen Funktionen wieder aufzubauen.

Wichtige Aspekte in der Therapie

Bei solchen Übungen, wie ich sie eben skizziert habe, hat es sich als nützlich erwiesen, den Patienten von vornherein als Mittel gegen die Wirkung seines defensiven Selbstkonzeptes ein positives Gegenstück zu vermitteln. Gemeint ist damit ein Selbstbild der Kompetenz und der Sicherheit, das der Patient in konkreten Übungen „testen oder ausprobieren" soll. Laux & Weber (1993) haben vorgeschlagen, von einer Bewältigungsstrategie der Extension des Selbstkonzeptes oder kurz der Selbstextension zu sprechen (vgl. auch: „Fixed-Role-Therapy" von Kelly, 1955 und „Idealisiertes Selbstbild", Susskind, 1970, s. dazu Hautzinger et al, 1992).

Ich verfahre so, daß der Patient nach einer ausführlichen gemeinsamen Erarbeitung einer sehr sekundärreaktionsbetonten Rolle im Umgang mit Alltagssituationen diese zuerst in Imaginationsübungen praktiziert. Dann überträgt er sie zunehmend in seine alltäglichen Aktivitäten, zuerst mit Therapeutenunterstützung, dann zunehmend selbständig.

Patienten mit Depersonalisationserscheinungen beklagen sich häufig über fehlende Evidenz oder über mangelhafte Wirklichkeitsgefühle und berichten dabei über Erlebnisse, die für andere recht merkwürdig klingen.

So vermeidet Frank es, in einen Spiegel zu blicken. Er meint: „Ich bekomme so schwer das Gefühl, nicht „drinnen geblieben" zu sein. Richtig aus dem Spiegel herauszukommen, ist so schwierig. Das Gefühl, daß ein Teil von mir drinnen geblieben sein könnte, ist so unheimlich. Ich muß dann immer wieder versuchen, ganz herauszukommen, und die Zeit vergeht“ (s. S. 236ff).

Dieses Erlebnis, das in vielen Variationen auftritt (z. B. aus dem Bett heraus, aus dem Zimmer, aus dem Baugerüst heraus) ist bei Patienten keineswegs selten.

Janet schildert den Fall eines Kollegen, Bernard-Leroys:

Pierre Janet

„Es handelt sich um eine 51jährige Frau, die nach und nach krank wurde, aufgrund langanhaltender emotionaler Zustände, die sie nicht bewältigen konnte. Sie ist ständig agitiert und führt komplizierte und merkwürdig Bewegungen aus. Sie tastet ihre Hand, ihren Arm und ihren Hals ab. Sie knöpft sich die Bluse auf, um sich die Brüste abzufühlen. Sie klappert mit den Zähnen, zieht an den Haaren und an den Ohrläppchen. Sie behauptet, nichts mehr zu spüren, oder zumindest, sich nicht mehr so zu spüren wie vor ihrer Erkrankung. Sie kann sich nicht dagegen wehren, ständig zu verifizieren, ob alles noch vorhanden ist. Gelegentlich kommt es richtiggehend zu Überprüfungsanfällen, anläßlich derer für Außenstehende bloß ein extrem agitiertes und scheinbar sinnloses Verhalten sichtbar ist. Sie klagt, ich muß mich ständig abtasten. Dabei spüre ich nichts, wenn ich es tue. Wenn ich mich kämme, spüre ich meine Haare nicht, und wenn ich mich wasche, bleiben mir meine Hände fremd. Wenn ich jemanden küsse, so ist es, als hätte ich keine Lippen. Wie traurig ist es doch, am Leben zu sein und trotzdem die lieben Menschen, die um einen sind, nicht mehr zu sehen. Ich sehe nicht mehr wie einst und ich höre nicht mehr auf die gleiche Art. Es scheint mir, daß ich das Geräusch meiner Schritte nicht mehr höre, und das irritiert mich unsäglich beim Gehen. Und ich erinnere mich an nichts mehr, ich weiß nichts mehr, ich habe überhaupt keine Gefühle mehr“ (1919, S. 315–316).

Janet fügt hinzu: In Wirklichkeit leidet sie an keinem wie immer gearteten Sensibilitätsverlust. Wenn man sie befragt, so verfügt sie sehr wohl über ein völlig normales Erinnerungsvermögen. Auch ihre Emotionen sind intakt.

Im Extremfall können solche Empfindungen bis hin zum Totalverlust der eigenen Person gehen. Jemand schreibt:

BEISPIELE

„Ich verstehe das Leben und die Welt nicht mehr. Mich selber verstehe ich auch nicht mehr. Ich bin mir meiner selbst überhaupt nicht mehr bewußt. Ich habe den Eindruck, daß ich nur mehr aus einer fleischlichen Hülle bestehe, daß meine Seele sich von dem Körper getrennt hat. Ich frage mich, ob es mich überhaupt noch auf eine Art gibt. Ich bilde mir ein, überhaupt nicht mehr auf dieser Erde zu existieren. Wenn es mich überhaupt noch gibt, dann muß es in einer anderen Welt sein. Es will mir nicht in den Kopf, daß meine Familie noch am Leben ist. Dieser Zustand scheint seit ewigen Zeiten dazusein und ich halte ihn kaum noch aus. Wie lange geht das schon so? Ich weiß es nicht. Diese grauenvollen Zustände sind nicht immer gleich stark. Wenn sie aber voll über mich herfallen, dann habe ich das starke Bedürfnis, daß jemand mich anfaßt, mich streichelt, um mir zu zeigen, daß ich mich noch wohl fühlen kann. Wenn es nicht gelingt, dann mache ich innerlich allen Vorwürfe, daß es ihnen wieder nicht gelingt, mich davon zu überzeugen, daß ich noch am Leben bin."

Die Schreiberin berichtet weiter, daß sie in ihrer Verzweiflung oft zu Selbststimulation bis hin zu selbst zugefügten Verletzungen greife, um sich endlich zu spüren.

Kehren wir zu Frank zurück.

Sein Bewußtsein ist keineswegs durchgehend getrübt, wenn wir darunter die Fähigkeit verstehen, die uns umgebende Wirklichkeit angemessen zu registrieren. Er leidet auch an keiner formalen Denkstörung, und seine Intelligenz verfügt über eine normale Kritik- und Urteilsfähigkeit. Mit einem Wort: Er leidet eben nicht an einer Psychose. Das hindert ihn nicht daran, Bedenken zu äußern, ob er denn, nach einem Blick in den Spiegel, ganz herausgekommen sei, oder ob etwas „darin geblieben sein könnte". Eine Stunde zuvor hat er Mathematikaufgaben gelöst.

Was haben solche Erlebnisse zu bedeuten?

Wiederum sind es die Patienten selber, die den Schlüssel zum Verständnis dieses Phänomens liefern, wenn man sie angemessen befragt und ihnen zuhört.

BEISPIELE

Frank und der Spiegel

„Ich habe mich eben angezogen, um das Haus zu verlassen, und will einen letzten Blick in den Spiegel werfen. Alles in Ordnung, aber ▶

dann fängt es an. Ich bleibe wie angewurzelt stehen und kann nicht weg. Was ist es? Es fehlt etwas. Ich schaffe es nicht, mich einheitlich, ganzheitlich zu spüren. Es fehlt etwas."

Er befindet sich, wie so oft, bei einem kritischen Zwischenschritt – „only the in-betweens are difficult" – erklärte Rahib. Darüber ist die Zwischensituation eine, die ihn von der Privatheit der eigenen Wohnung sozusagen ins öffentliche Leben führen soll, das viel höhere, v.a. soziale Anforderungen mit sich bringt.

Jetzt steht er da: „Unter dem Einfluß dieser Gefühle fange ich an, mich zu fragen, kann es sein, daß etwas nicht abgeschlossen ist, habe ich etwas nicht ganz oder richtig gemacht? Manchmal versuche ich dann, zu ‚rekonstruieren', aber fällt mir meist kein mögliches Versäumnis ein. Das Gefühl bleibt. Ich erreiche mich selber nicht auf eine zufriedenstellende Art und Weise. Es fehlt etwas. Dann wird mir bewußt, daß ich ja vor dem Spiegel stehe. Dann kommt mir der Gedanke, vielleicht bist du nicht ganz aus dem Spiegel herausgekommen. Ich muß gestehen, daß ich mir in einem solchen Augenblick kaum vor Augen führe, wie hirnrissig dieser Gedanke ist. Ja, ich habe sogar erlebt, daß beim nächsten Mal vor dem Spiegel der Gedanke mir ganz schnell und ganz automatisch gekommen ist. Was soll ich tun? Ich versuche, ganz richtig aus dem Spiegel herauszukommen, respektive, das Gefühl dafür zu bekommen. Was soll ich auch anderes tun?"

Angesichts der Empfindungen der mangelnden Integrität oder der fehlenden Vollständigkeit der eigenen Person, um die es hier geht, ist der Intellekt völlig hilflos. Sie sind einer rationalen Analyse nicht zugänglich.

So tauchen als Erklärungsversuche symbolische und magische Bilder für Mangelerlebnisse auf, die typisch für zwanghaftes Denken sind: Nicht mehr über den eigenen Körper zu verfügen, irgendwo festsitzen und nicht herauskommen, ein anderer zu sein als früher, als lebendiger Toter herumzuirren.

Solche Vorstellungen, von denen es in den Märchen nur so wimmelt, bilden die Chiffre für Erlebnisse, die schwer in der Alltagssprache ausdrückbar sind. Wir alle kennen höchstens Rudimente solcher Empfindungen, wie beim Déjà-vu-Erlebnis und erschrecken schon genug, wenn uns so etwas widerfährt.

Typisch für das zwanghafte Denken (s. S. 311 ff) ist aber auch die permanent einhergehende Tendenz, Unsicherheit durch Verifizieren zu überwinden und das Unheimliche oder Bedrohliche ungeschehen zu machen. Die aufgetauchten Bilder haben in dem Zusammenhang einen großen Vorteil: Sie legen Handlungen nahe, die wiederum auf der symbolisch-magischen Ebene geeignet erscheinen, sich Sicherheit zu verschaffen und das Übel abzustellen. Frank versucht, richtig und ganz aus dem Spiegel herauszukommen. In anderen Situationen sieht er nach, ob etwas von ihm im Bett zurückgeblieben ist, und stellt dann nach einiger Zeit erleichtert fest, daß dem nicht so ist. Auch wenn sie noch so absurd erscheinen, so erlauben diese Mittel dennoch, etwas gegen das extreme Erlebnis des eigenen inneren Mangels zu unternehmen.

Man muß wohl zur Kenntnis nehmen, daß diese merkwürdig erscheinenden Mittel wirklich bis zu einem gewissen Grad erfolgreich sind. Nach solchen Handlungen hören die Zustände, wie Patienten berichten, oft wirklich auf oder sie werden zumindest so gemildert, daß sie die Situation abbrechen und weitermachen können (wenn sie es nicht aus reinem Zeitdruck heraus tun). Eine mögliche Erklärung dafür wäre, daß durch irgendeine Form von Aktivität die psychische Spannkraft so weit ansteigt, daß die Umleitungsphänomene zeitweilig aufhören.

Doch im Kern bilden solche symbolischen Problemdefinitionen und die Reaktionen, die sie nahelegen, keine befriedigende Strategie. Auch hier verlangt eine Kausaltherapie einen angemessenen Wiederaufbau höherer Funktionen und der sie begleitenden Sekundärreaktionen. Neben Übungen wie denen, die ich eingangs beschrieben habe und die man als „psychastheniezentrierte Exposition" bezeichnen kann, erscheinen mir andere unterstützende Maßnahmen von einiger Bedeutung.

Unterstützende Therapiemaßnahmen bei Depersonalisationsempfindungen

Wie wir festgestellt haben, lebt der Psychastheniker aufgrund seiner inneren Defizite in einer radikal verarmten Welt, in der die Dinge immer mehr zu bloßen „Manipulanda" werden, die kontrolliert, verifiziert und anderswie zwanghaft manipuliert werden und dabei nach und nach diejenigen Attribute verlieren, die im Normalfall den größten Teil ihres Erlebniswertes ausmachen. Ich habe vorgeschlagen, daß ein wichtiges Ziel in einem solchen Fall darin bestehen sollte, dem Patienten dabei zu helfen, die Aura der ihn umgebenden Umwelt wieder allmählich in sich zum Leben zu erwecken.

Dieses Ziel läßt sich auch in anderen Übungen verfolgen. Es geht darum, systematisch die Sekundärprozesse in Form von Assoziationen, Erinnerungen, Empfindungen und Phantasien um ganz alltägliche Dinge herum zu aktivieren.

Aktivierung von Sekundärprozessen

- Ich gebe z. B. dem Patienten eine Liste mit Objekten (Fahrrad, Kugelschreiber, Apfelsinen, Auto, Schreibtisch usw.), und er hat die Aufgabe, zu jedem persönliche Erinnerungen, Überlegungen, sinnliche Erfahrungen, Phantasien usw. zu aktivieren und laut auszusprechen (nicht unter 15 Minuten Beschäftigung mit jeder Sache). Man kann ihn auch auf die Art geradezu seine persönliche Geschichte, v. a. die emotionale im Umgang damit, rekonstruieren lassen.
- Dasselbe geschieht auch mit Standardsituationen und Orten, wie elterliche Wohnung, Schuleintritt, erste Liebe, Erfolge und Mißerfolge im Beruf usw. Wie immer werden die Übungen zuerst mit Hilfe des Therapeuten durchgeführt, dann können sie als Hausaufgaben aufgegeben werden.
- Alle möglichen Übungen, auch aus dem Bereich der Kreativitätsforschung, sind in diesem Zusammenhang einsetzbar, wobei es allerdings wiederum v. a. auf die Erlebnisqualität der Arbeit ankommt und nicht so sehr auf „Ergebnisse“ im Schnelldurchgang. Die wichtigsten Indikatoren dafür sind die innere Beteiligung und die Fähigkeit, v. a. den emotionalen Gehalt der einzelnen Erlebnisse freizumachen.
- Besonders nützlich sind die gut durchdachten zur „euthymen Therapie“ (Lutz, 1996), bei der die systematische Aufmerksamkeitsfokussierung und das Arrangieren der Umwelt zur Förderung positiver Emotionen im Vordergrund stehen.
- Auch körperzentrierte Arbeit kann von Nutzen sein, ohne daß das implizieren würde, daß die Patienten (etwa aufgrund von neurologischen Defekten) grundsätzlich in ihrer Körpersensibilität gestört wären. Gut einsetzen lassen sich in dieser Beziehung einzelne Übungen nach der Methode von Moshe Feldenkrais. Die Methode stellt „einen Weg dar, um über das Erforschen und Verändern von individuellen Bewegungs- und Verhaltensmustern einen besseren Zugang zu sich selbst zu bekommen. … Dadurch soll das Körpergefühl verbessert werden und das Körperschema erweitert“ (Wilhelm, 1996).

5.4.7 Maßnahmen zur Verhaltensorganisation und zur Kräfteersparnis

BEISPIELE

Der erschöpfte Patient

Der 46jährige Patient (s. S. 53), seit anderthalb Jahren krankgeschrieben, berichtet: Er sei kaum noch in der Lage, seinen Alltag zu bewältigen. Er leide schon lebenslang unter Antriebsschwäche und benötige viel mehr Zeit zur Erledigung der einfachsten Handlungen als andere Menschen. Er müsse alles stets genau machen, sonst kriege er nichts auf die Reihe. Trotz seiner Vorsichtsmaßnahmen verzettele er sich oft und verliere den Überblick. Bei Alltagshandlungen würden häufig weit verzweigte Störgedanken bzw. Grübeleien auftreten. Das, was zu tun sei, dann geordnet in seinem Kopf festzuhalten, führe zu einer gedankenmäßigen Belastung und manchmal geradezu zu Überbelastung. Besondere Schwierigkeiten würden ihm „Schlafanfälle" bereiten, die er regelmäßig bekomme, wenn er anstrengende Tätigkeiten erledigt habe.

Bericht des Therapeuten (Zahrnt, 1997)

Nach mühsamer Exploration ergibt sich, daß der Patient für die morgendlichen Aktivitäten wie Aufstehen, Waschen, Frühstück machen und zu sich nehmen, Fußgymnastik und Anziehen etwa 5 Stunden benötigt. Hierzu bemerkt er, daß in diesen Situationen nicht so sehr ein „weißes Gedankenrauschen", sondern ein Gedankenchaos herrscht. Er kann die Gedanken aber im Moment nicht präzisieren.

Für die kommende Woche soll er versuchen, sie an einem oder zwei Vormittagen zu protokollieren. Hierzu bemerkt er, daß ihm das sicherlich schwer fallen wird.

Eine Auswertung der begleitenden Gedanken ergibt, daß sich etwa 5% der Gedanken auf die aktuellen Aktivitäten und 95% auf die Sorgen, Ängste und Gedanken über die Zukunft beziehen. Über die unangenehmen Gedanken möchte der Patient nicht gerne sprechen, da er befürchtet, darunter zusammenzubrechen.

Der Patient berichtet auch, daß er sich in der Therapiestunde oder beim Einkauf relativ gut konzentrieren könne, es würden auch weniger störende oder abschweifende Gedanken auftreten. Wenn die Situation aber beendet sei, würde er unter verstärktem Gedankenstreß stehen, was er auch als „Dösigkeit“ bezeichnet. Manchmal schlafe er dann ein, ohne irgendwas dagegen unternehmen zu können.

Der Patient hat auch wieder am vergangenen Freitag protokolliert, wobei er v. a. zwischen 6 und 7:30 Uhr eine starke Gedankenfülle wie eine „Sektflasche“ bemerkt hat. Früher im Berufsleben habe er diese Gedankenschwemme immer positiv umsetzen können. Es waren immer mehr Ideen da, als er abwickeln konnte, jetzt aber bleiben fast alle Ideen ewig unausgeführt. „Es ist leichter, elektronische Schalterungen zu bauen und zu überprüfen, als Stullen zu schmieren. Es törnt mich nicht an. Es fehlt mir die Energie.“

Bezüglich der Aktivitäten fragt der Therapeut, ob die Situationen eher nach „das Nächste ist zu schwierig“ oder „das Alte ist nicht fertig“ zu kategorisieren seien. Der Patient meint, beides treffe gleichermaßen zu.

Der Patient fügt hinzu: „Die Gedanken kommen und wollen gedacht werden.“ Weiter sei ihm aufgefallen, daß er sich gern Gedanken über alle möglichen Abläufe mache und versuche, diesen einen Sinn zu geben. „Wenn sie einen Sinn haben und nicht zu schwierig sind, dann geht es. Am meisten gleite ich bei Routinetätigkeiten ab, wobei es auch eine Rolle spielen mag, daß ich weiß, daß ich nachher draußen im Leben antreten muß. Autofahren z. B., sei nicht so schwierig, da die Gedanken keine zusätzliche Zeit benötigten. Zu Hause hingegen, wenn er Essen machen müsse, würden sich die Gedanken in den Vordergrund schieben, v. a.: „Man sollte..., man könnte..., man müsse...“ Dann würde er nicht handeln. Im Auto laufen die Gedanken und Handlungen parallel ab, zu Hause hemmen die Gedanken die Handlungen: Verknüpfungen von Denken und Handlungen setzen aus, wenn ich mir selbst überlassen bin. Bei der Arbeit war es besser, wenn sie nicht zu anstrengend war. Wenn er von der Arbeit nach Hause gekommen sei, habe er aber meist erst einmal geschlafen. Auf der Arbeit habe es immer einen Zusammenhang mit anderen gegeben, er habe einen Stellenwert gehabt. Dies würde dazu führen, daß er leichter zum Handeln kommt. „Weil es einen Sinn hatte, hat es mir Spaß gemacht und ich wurde dadurch wacher.“

Der Patient erläutert noch einmal das vom Therapeuten beobachtete Verhalten. Er schiebe viele Sachen ineinander, denn wenn er alles nacheinander machen würde, würde es noch viel länger dauern. Er zerlege alles nach durchdachtem Plan in Teilhandlungen. Der Therapeut weist darauf hin, daß er sich beide Schuhe sehr schnell mit Doppelschleife zugebunden habe. Der Patient erläutert, dies sei nur eine klitzekleine Teilhandlung im gesamten Schuhanziehen gewesen. ▶

Das Zerlegen in Teilhandlungen habe er sich schon in der Kindheit angewöhnt, nur so sei er überhaupt in der Lage, etwas zu Ende zu führen. Würde er Handlungen hintereinander ausführen, so müsse er sich dafür unheimlich stark künstlich hochputschen. Deshalb trinke er auch so häufig einen Schluck Kaffee, denn nur dadurch rege er seinen Kreislauf so an, daß er zum nächsten Handlungsablauf in der Lage sei. „Das Zerlegen in die Teilhandlungen ist meine Maßnahme, um die Dinge überhaupt erledigen zu können. Nur so kann ich erledigen, was die Menschen von mir erwarten. Wenn ich das hintereinander mache, bekomme ich die Dinge überhaupt nicht hin."

Der Patient berichtet über eine äußerst schwierige Episode: Er hat einen Brief vom Hausverwalter im Briefkasten liegen sehen. „Dies war ein einziger Störgedanke für die nächsten 4 bis 5 Tage. Er hat alles andere blockiert, bis ich ihn in der Nacht zum Sonntag aufgemacht und gelesen habe. Erst dann habe ich wieder konkrete und konstruktive Gedanken fassen können. Der Therapeut weist darauf hin, daß das Liegenlassen des Briefes im Briefkasten eigentlich zu dauernden Störgedanken geführt hat, was der Patient bestätigt. Infolgedessen habe er die anderen Aufgaben (Planung, positive Aktivitäten usw.) nicht angehen können, weil der Kopf durch den Brief besetzt war.

Der Patient interpretiert den Vorgang so: „Hätte ich den Brief am Mittwoch gleich, nachdem ich ihn gesehen habe, gelesen, so hätte er mich thematisch so beschäftigt, daß ich meine Alltagshandlungen nicht hätte durchführen können. Nach außen hin hätte ich dann wie ein Trottel ausgesehen. Hätte ich thematisch unvorbereitet am Mittwoch den Brief geöffnet, so wäre ich in Panik geraten. Also habe ich mir diese Zusammenhänge genau vor Augen geführt, mir alles andere vom Hals gehalten und mich innerlich darauf vorbereitet. Was ich zur Vorbereitung tun konnte, habe ich getan. Jetzt konnte ich mir den Brief am Samstag anschauen. Ich habe den Samstag ausgewählt, weil ich an dem Tag nicht viel tun mußte. So durfte ich, überwältigt von den Fakten, die der Brief enthielt, ermüden und einschlafen. (Der Inhalt des Briefs war ohne jeden Belang, N. H.). Am Sonntag erwachte ich und war in der Lage, alles in konstruktive Gedanken umzusetzen. Anders wäre es nicht gegangen: Weil ich mir den Brief an Tagen, wo viel zu tun war, nicht zugemutet habe, aber gleichzeitig während dieser Tage mir meine Situation in allen Details ins Bewußtsein gerufen habe, war ich am Samstag innerlich genug vorbereitet, den Brief zu öffnen."

Die Ansicht des Therapeuten, daß das, was der Patient zur Lösung des Problems erläutert, das Problem selbst ist, kann der Patient nicht nachvollziehen.

Das innere Modell des Patienten

Aus den Schilderungen des Patienten und den Beobachtungen des Therapeuten wird deutlich, daß der Patient im Umgang mit den Dingen des täglichen Lebens eine Strategie verfolgt, die zwar aus der Not geboren ist, aber so angelegt ist, daß sie sich als extrem günstig auswirkt.

Die inneren Prämissen seiner Vorgehensweise (wenn man so will seines Krankheits- und Bewältigungsmodells) sind folgende:

- Ich leide an einer lebenslangen Antriebsschwäche, gegen die ich definitiv nichts unternehmen kann.
- Müdigkeit bis hin zur Erschöpfung überfällt mich unweigerlich zu bestimmten Zeitpunkten.
- Je mehr ich mich (auch innerlich) anstrenge, desto wahrscheinlicher kommt sie.
- Im Grunde genommen würde ich zeitlebens einen äußeren „Taktgeber" brauchen (die Rolle, die die verstorbene Mutter gespielt hat). Wenn ich verbindliche Signale von außen bekomme, brauche ich mich nicht so anzustrengen.
- Wenn ich mir selber den Takt geben soll, um doch ein Minimum zustande zu bringen, bevor mich die Erschöpfung lähmt, muß ich eine Reihe von Vorsichtsmaßnahmen einhalten.
- Ich muß mir überaus viel Zeit nehmen, sonst überanstrenge ich mich. Das Gedankenchaos, etwa in Form von Sorgen, Ängsten um die Zukunft usw., kann ich nicht bekämpfen, weil es zu anstrengend für mich wäre. Ich muß es einfach über mich ergehen lassen. („Die Gedanken wollen gedacht werden".)
- Ich darf mich überhaupt nicht absichtlich mit bestimmten Themen oder Gedanken konfrontieren, weil ich sonst nicht mehr dazu komme, auch nur die lebenswichtigsten Dinge zu verrichten.
- Ich darf Aktivitäten nicht spontan oder am Stück ausführen. Vielmehr muß ich überlegen, wie ich sie zerlegen und dann wieder neu organisieren kann, sonst überschaue ich sie nicht und komme dadurch ständig aus dem Takt.

Das innere Modell des Patienten kann unter dem Aspekt der Bewältigung seiner (psychasthenischen) inneren Befindlichkeit verstanden werden.

Vier Formen der Bewältigungsintention. (Nach Laux & Weber, 1993)

1. Emotionsregulation
   Sie ist unterteilt in die Regulation jener fünf Komponenten, die die Emotion überhaupt konstituieren, nämlich
   - physiologische Erregung,
   - Handlungsimpulse,
   - kognitive Situationsbewertung,
   - expressive Reaktionen und
   - die subjektive Komponente, das Gefühl.
2. Situationsregulation
   Dieser werden vier Zielkategorien zugeordnet:
   - aktive Änderung der Situation,
   - sich daran anpassen,
   - Erhaltung des Status quo ante („bloß keine Veränderung") und
   - Vermeidung.
3. Selbstregulation
   Sie bezieht sich zum einen auf das Selbstkonzept oder die Selbstschemata, d. h. auf die interne Repräsentation der eigenen Person, zum anderen auf die Bewertung, die Einstellung gegenüber dem Selbstkonzept, d. h. auf das Selbstgefühl.
4. Regulation von Interaktion/Beziehungen
   Hierzu zählt v. a. die Regulation der kurzfristigen, d. h. auf die aktuelle Situation bezogene Interaktion. Dazu gehört z. B. Feedback geben und das Bestreben, das Verhalten der anderen zu beeinflussen, v. a. in Form von Appellen an die Interaktionspartner, bestimmte Dinge zu tun oder zu lassen.

Bezieht man sich auf diese Taxonomie der Bewältigungsaktionen, so stehen beim Patienten vier Mechanismen deutlich im Vordergrund (s. auch oben):

Bezüglich der *Emotionsregulation* ist er v.a. bemüht, seinen körperlichen Zustand zu regulieren, weil er ihm absolute Priorität einräumt. Es geht um jeden Preis darum, Müdigkeit und Erschöpfung abzumildern und hinauszuschieben.

Situationsregulation findet kaum noch statt und wenn, dann nur in der Form, daß der Patient sein Verhalten nach idiosynkratischen Kriterien neu „organisiert". Jede Auseinandersetzung mit schwierigen Situation, mit Problemen oder unangenehmen Gedanken wird soweit als möglich vermieden, um keine Erschöpfung zu riskieren.

Sein *Selbstwertgefühl* hält der Patient dadurch aufrecht, daß er sich als Opfer von Lebensbedingungen ansieht, die sich gegen ihn verschworen hätten, bis hin zu der Mutter, die ihn „verlassen“ hat.

In der *Interaktionsregulation* ist der Patient sehr darauf bedacht, sein Leiden anderen gegenüber zum Ausdruck zu bringen, um dadurch Anforderungen an ihn zu minimieren und um eine allumfassende Hilfestellung zu erlangen.

Wenn wir den Niederschlag dieser Bewältigungstrategien in dem Versuch des Patienten, sein alltägliches Leben in den Griff zu kriegen, näher unter die Lupe nehmen, so können wir feststellen, daß sie fehlschlagen. Sein Ziel, durch Vereinfachung des Lebens Kräfte zu sparen, schlägt in das Gegenteil um, und die Effekte sind äußerst belastend. Anstatt Zuständen der Niedergeschlagenheit (auch der Niedergeschlagenheit im physischen Sinne) aus dem Weg zu gehen, pendelt der Patient zwischen Phasen der Inaktivität, einhergehend mit Deprimiertheit und Erschöpfung, und solchen einher, die durch einen extrem hohen inneren Druck und eine starke Anspannung gekennzeichnet sind. (Ich brauche hoffentlich nicht darauf hinzuweisen, daß eine solche innere Anspannung nicht das geringste mit psychischer Spannkraft im Janetschen Sinne zu tun hat, ja gerade das Gegenteil davon ist.)

Die allgemeinste Charakterisierung des Patientenverhaltens, wie wir es kennengelernt haben, ist, daß es mit einer viel zu großen Anstrengung vonstatten geht. Er weiß, auf dem Hintergrund der Erfahrungen mit seinen psychasthenischen Defiziten, wie schwierig es für ihn ist zu handeln. Die Art, wie er versucht, diese Defizite zu kompensieren, um notwendige Aktionen einzuleiten und zu Ende zu führen, geht aber mit einer so großen Anstrengung einher, daß es zu Umleitungsphänomenen und Zwangsvorgängen kommt, die seine Situation beträchtlich verschlechtern, statt sie zu verbessern.

Krankheitsverlauf des Patienten

Wenn wir seine Krankengeschichte rekonstruieren, so stellen wir einen Verlauf fest, der häufig anzutreffen ist:

- Zu Beginn seiner Entwicklung finden wir die üblichen psychasthenischen Vorläuferkennzeichen wie Schüchternheit, Zögerlichkeit, Unentschlossenheit, die er sehr früh durch „Ernsthaftigkeit und Genauigkeit in jeglicher Angelegenheit“ und extreme Absicherungstendenzen zu kompensieren sucht.
- Dann erfolgt, anläßlich beruflicher und privater krisenhafter Entwicklungen, eine 6wöchige Phase, in der er quasi apathisch war und sich nicht bewegte.

- Danach beschwerte er sich ständig darüber, über keine Energie mehr zu verfügen, daß ihm alles viel zu anstrengend sei und daß er nichts mehr auf die Reihe bekomme. Erschöpfungsanfälle traten auf und er nahm immer stärker die Hilfe der Mutter in Anspruch. Er beklagte sich auch immer mehr darüber, daß er nichts mehr empfinde, v. a. keine Gefühle mehr.
- Schließlich fing er an, seinen Zustand wieder auf seine Art zu kompensieren. Die jetzige Phase steht ganz unter dem Einfluß der Anstrengung, die ihm auch bei der geringsten Tätigkeit anzusehen ist. Unvollständigkeitsgefühle sind etwas in den Hintergrund getreten. Man ist geneigt zu sagen, sie seien durch ein permanentes Gefühl des inneren Drucks und durch ständige Sorgen ersetzt worden.

Die ihn nun kennzeichnende Anstrengung tritt jetzt v. a. dann auf, wenn es darum geht, sich auf eine Aktion vorzubereiten, aber auch während ihrer Ausführung. Vor allem hat er auch große Schwierigkeiten, sie abzuschließen.

Seine zweifelhaften Vorkehrungen haben alle zum Ziel, sein Handeln effizient und ökonomisch zu gestalten. Die merkwürdigen Verrenkungen, die er in diesem Zusammenhang ausführt (wie Zerlegen von Handlungen), folgen den Gesetzmäßigkeiten zwanghaften Handelns und Denkens. Der Patient ist dennoch davon überzeugt, daß sie eine Erleichterung darstellen, kognitiv wie energetisch. In diesem Zusammenhang vertritt er z. B. eine Theorie, die besagt, daß er die ihm zur Verfügung stehende Antriebsenergie dadurch vermehren kann, daß er eine Handlung in viele Einzelschritte zerlegt. „Je kleiner sie sind, desto kleiner ist das dafür benötigte Quantum Energie, das ich verbrauche. Das spüre ich dann kaum, und es kann nicht so leicht zur Ermüdung kommen. Durch Ineinanderverschachteln der einzelnen Teile diverser Tätigkeiten (z. B. rechten Schuh zu zwei Drittel anziehen, Kaffeekanne mit Wasser füllen, aber dann stehenlassen, rechten Schuh stehenlassen, einen Teller aus dem Schrank nehmen usw.) gelingt es mir, die von mir geschaffene Übersicht zu behalten. In Wirklichkeit sieht man dem Patienten dabei eine enorme Spannung an, es dauert alles eine Ewigkeit, und danach sackt er völlig ab.

Eine bessere Verhaltensorganisation, auch mit dem Ziel einer wirklichen Kräfteersparnis, wird anhand von typischen Lebenssituationen, wie der Zeit nach dem Aufstehen, geübt.

Therapiekonzept zur besseren Verhaltensorganisation und Kräfteersparnis

Auf dem Hintergrund der In-vivo-Beobachtungen wird zusammen mit dem Patienten eine Liste der zu verrichtenden Aktivitäten erstellt. Eine sinnvolle organische Reihenfolge der einzelnen Aktivitäten wird festgelegt. Es ist der ausdrückliche Wunsch des Patienten, nach einem feststehenden Plan vorzugehen, weil er sich in seiner momentanen Verfassung keine großen Variationen und Improvisationen zutraut.

- Der Patient übt zu Hause, zu einem beliebigen Tageszeitpunkt, zusammen mit dem Therapeuten die sachgemäße, natürliche Handhabung der Tätigkeiten, wie Schuhe anziehen, Tisch decken, Speisen aus dem Kühlschrank nehmen usw. Jede Verschachtelung von Handlungen ist untersagt. Überflüssige Vorsichtsmaßnahmen gegen „Überbelastung und Erschöpfung" werden aus dem Programm gestrichen (z. B. Kühlschrank auf, Butter entnehmen, Kühlschrank zu, Butter auf den Tisch, Kühlschrank auf, Marmelade entnehmen, Kühlschrank zu, Marmelade auf den Tisch usw. – „um nicht zu schwer tragen zu müssen"). Da die psychische Verfassung des Patienten aufgrund der Gegenwart des Therapeuten erfahrungsgemäß anders ist als bei seinem morgendlichen Alleingang, handelt es sich dabei um eine Art „Trockenübung", bei der lediglich die Bewegungsabläufe der Handlungen festgelegt und geübt werden.
  Eine durchschnittlich angemessen erscheinende Zeit für den Gesamtvorgang wird durch Übereinkunft festgelegt (45 Minuten statt bis zu 5 Stunden).
  Zwischen einzelnen Abschnitten werden kurze Pausen eingelegt, die der Patient dazu benutzen soll, sich für das schon Geschaffte zu verstärken und sich auf die nächsten Schritte innerlich vorzubereiten.
  Es ist bei dieser Vorgehensweise unausweichlich, daß der morgendliche Ablauf v. a. zu Beginn mehr den Charakter einer Übung und Arbeit erhält, als den einer entspannten Einstimmung auf den Tag. Dieses Element soll mehr und mehr in den Vordergrund rücken in dem Maße, wie der Patient Fortschritte macht und wie dadurch die akribisch festgelegte korsettierende Prozedur aufgelockert werden kann.
- Es ist wichtig, daß innerhalb des Gesamtablaufs die Einzelaktionen noch einmal klar betont werden. Es darf nicht zu einem diffusen, schlecht strukturierten „Verhaltensfluß" kommen, der bei dem Patienten erfahrungsgemäß schlecht fließen würde und sehr schlecht in ein verschwommenes umständliches Getue münden würde.
  So soll sich der Patient klare und eindeutige Signale (halblaut) zu Beginn, aber v. a. auch zu Beendigung der einzelnen Verhaltens-

schritte geben. Bei Problemen („Wie kann ich sicher sein, daß der Kühlschrank zu ist?“) werden gemeinsame Kriterien abgesprochen (Tür schließen, einmal dagegen drücken, so zu“, s. S. 295ff). Bei der Ausführung soll auf eine zügige Durchführung und auf einen energischen, aber nicht gespannten Bewegungsablauf Wert gelegt werden.

- Bezüglich der Gedankenintrusionen, die nicht den Ablauf als solchen betreffen (konkrete Sorgen usw.), werden folgende Übereinkünfte getroffen: Der Patient soll sie nicht „stoppen“, sondern „vertagen“. Dies geschieht in zwei Schritten: Als letzter Schritt seines morgendlichen Ablaufs wird er die wichtigsten stichwortartig auf einen (kleinen) Zettel notieren, bei einer maximalen Zeitdauer von 3 Minuten. Die inhaltliche Bearbeitung der entsprechenden Themen wird nach den üblichen therapeutischen Prinzipien 2mal wöchentlich erfolgen.
  Dem Patienten wird zu Beginn erläutert, daß der Hauptschwerpunkt auf dem Aufbau des Verhaltens liegen wird und daß das Wichtigste dabei seine innere Verfassung zum Zeitpunkt der Ausführung ist. Gelingt ihm das Fernhalten der Störgedanken nicht zufriedenstellend, so bedeutet das keine Katastrophe: Er soll immer wieder versuchen, sich auf seine Tätigkeiten zu konzentrieren.
- In dem Maße wie das „weiße Gedankenrauschen“ zurücktritt, soll der Patient sich für natürliche Empfindungen, d. h. für nicht zwanghafte Sekundärreaktionen sensibilisieren. So soll er z.B. sein Frühstück möglichst abwechslungsreich gestalten und sich auf den Anblick und den Geschmack der Speisen konzentrieren. Bei der Fußgymnastik soll er sich mit den körperlichen Empfindungen, beim Anziehen mit der Auswahl der Kleider beschäftigen.
- Einzelne Verhaltensabschnitte, v.a. solche, die dem Patienten schwierig erscheinen, oder solche, die ihm bei der Ausführung Probleme bereiten, können nach der Methode der kognitiven Probe in der Vorstellung geübt werden.
- Am Anfang steht ein kompletter Durchgang mit Therapeutenanwesenheit am Morgen. Die nächsten Tage werden telefonisch begleitet. Der Patient ruft den Therapeuten zu einem festgesetzten Zeitpunkt an, bevor er beginnt. Es folgt ein kurzes, einstimmendes Gespräch, in dem der Patient noch einmal die wichtigsten Prinzipien verbalisiert. Der nächste Anruf erfolgt nach der Beendigung.
  Solche Kurztelefonate haben oft eine erstaunlich aktivierende Wirkung („Ich wußte ja die ganze Zeit, daß sie irgendwo da waren, obwohl Sie mir nicht direkt helfen konnten“). Eine solche Hilfe muß allerdings sukzessive ausgeblendet werden: Etwa 5mal hintereinan-

der die oben geschilderte Prozedur, dann nur mehr ein Anruf am Ende, dann nur an jedem 2. Tag usw.

- Nach dem Notieren der Störgedanken und der finalen Selbstverstärkung hat der Patient ein Anrecht auf eine halbstündige Pause. Er soll sie aber möglichst aktiv gestalten, z. B. durch Musik hören, frische Luft am Fenster einatmen usw. Er kann sich auch für ein kurzes, maximal 10minütiges Nickerchen (mit Wecker) entscheiden, das er allerdings streng von seinen unfreiwilligen Erschöpfungseskapaden unterscheiden soll.

5.4.8 Training volitionaler Verhaltenssteuerung

Eine Auswertung der Literatur zur Therapie der zwanghaften Langsamkeit zeigt enttäuschende Ergebnisse (Rachman & Hodgson, 1980; Veal, 1993). Die Methode der Wahl ist seit Rachman (1974) eine Kombination von operanten Verfahren. Sie besteht einmal in der Darbietung von Hilfsstimuli („prompting"), die die Aufmerksamkeit auf die zu absolvierenden Tätigkeiten ausrichten sollen. Zum anderen werden der Zeitrahmen und weitgehend der Rhythmus der Handlungen vorgegeben („pacing") und evtl. am Modell demonstriert („modeling"). Schließlich wird das Zielverhalten selektiv verstärkt, bis es weitgehend die eingangs aufgestellten Erfolgskriterien erfüllt („shaping"). So wird die Zeit, die für eine bestimmte Tätigkeit zur Verfügung steht, graduell reduziert. Bei diesem Ansatz ist zumindest zu Beginn die Anwesenheit des Therapeuten unerläßlich.

Bewertung bisheriger Therapieansätze bei zwanghafter Langsamkeit

Es treten bei der Therapie mehrere gravierende Probleme auf (Rachman, 1974; Veal, 1993):

- Es tritt ziemlich bald bei den Übungen ein Leistungsplateau auf, das schwer zu überwinden ist.
- Es muß praktisch jede Verhaltenssequenz, die verbessert werden soll, separat geübt werden, da die Übertragung auf andere Aktivitäten praktisch gleich null ist.
- Die Leistung der Patienten wird rapide schlechter, wenn sie sich selber überlassen sind.
- Schon erzielte Erfolge gehen schnell verloren, wenn die Patienten unter dem Einfluß streßvoller Ereignisse stehen.
- Es gibt eine relativ große Anzahl von Patienten, die die vorgeschlagene Prozedur verweigern, und von Aussteigern („drop-outs").

In seinem Kommentar zu den Therapieergebnissen und den im Laufe der Behandlung auftretenden Schwierigkeiten äußert Veal (1993) die Vermutung, daß man vielleicht, neben der Behandlung der Langsamkeit als solcher, mehr Augenmerk auf die ihr zugrundeliegenden Faktoren legen müßte. Er verlangt in dem Zusammenhang eine detaillierte Verhaltensanalyse, um die Gründe der Langsamkeit besser zu erfassen, die von Fall zu Fall verschieden sein können.

Er vermutet, daß es sich dabei um verdeckte Rituale und Zwangsgrübeleien handeln könne sowie um Perfektionismusbestrebungen, letztere v. a. bei Patienten mit zwanghaften Persönlichkeitsstörungen.

Als zusätzliche therapeutische Mittel schlägt er vor, je nach den Ergebnissen der vertieften Analyse, Verfahren wie die Habituation an zwanghafte Gedanken und Grübeleien mittels Endlosband (Salkovskis & Kirk, 1989) und Expositionen, bei denen eine Gewöhnung an Unordnung erfolgen soll.

Ich habe versucht zu zeigen (s. S. 80 ff), daß die Verhältnisse bei der zwanghaften Langsamkeit weitaus komplizierter sind, als sie üblicherweise dargestellt werden, und will nun den therapeutischen Ansatz, der sich daraus ergibt, an einem Beispiel aufzeigen.

Kehren wir zu Rahib (s. S. 76) zurück.

Zu den wesentlichen Veränderungen, die seit dem Beginn seiner Erkrankung eingetreten sind, meinte er: „Ich bin nicht mehr der, der ich war. Manchmal fühle ich mich innerlich wie tot. Ich habe keine Ziele mehr im Leben. Ich versuche auch nicht mehr, wirklich gegen meine Krankheit anzukämpfen. Ich habe keinen Willen mehr."

Bei den meisten Falldarstellungen in der Literatur wird über die Tatsache der Langsamkeit, v. a. bei intimen Tätigkeiten wie Aufstehen, Körperpflege hinaus, kaum etwas über die psychische Verfassung der Betroffenen ausgesagt. Es wird lediglich angeführt, daß viele Patienten eine Erziehung hatten, bei der Kritik wegen der Nichterfüllung der (meist sehr hochgesteckten) elterlichen Normen eine große Rolle gespielt hat. Es wird auch gelegentlich darauf hingewiesen, daß die Patienten schon sehr früh dazu neigten, eine soziale Außenseiterrolle einzunehmen, auf dem Hintergrund von Schüchternheit und starker Empfindlichkeit im zwischenmenschlichen Umgang. So gut wie alle Patienten, die schwer erkrankt sind, fallen sie sehr schnell aus dem Berufsleben heraus und sind ab einer gewissen Dauer der Erkrankung so gut wie total sozial isoliert (s. z. B. Rachman & Hodgson, 1980).

Clark et al. (1982) spekulieren, daß die Langsamkeit mit ihren interaktionellen Folgen eine Zeitlang die Funktion haben könnte, die Dependenz der Patienten gegenüber anderen aufrechtzuerhalten (s. dazu auch Hoffmann, 1994). Rachman & Hodgson (1980) schließlich meinen, das ganze Krankheitsbild könnte ein unbewußt angelegtes Manöver darstellen, das die sozialen Vermeidungstendenzen der Betroffenen stützt.

Doch dieselben Autoren begnügen sich dann mit einem Therapieansatz, der alle diese Faktoren ausklammert und lediglich eine Art Training in Schnelligkeit anhand isolierter Verhaltenssequenzen darstellt. Berücksichtigt man, auf dem Hintergrund einer psychastheniezentrierten Betrachtungsweise, die komplexe psychische Situation eines Patienten wie Rahib, so erscheint dieser Ansatz zu kurz gegriffen. Das ist sicherlich der Fall bezüglich der Grundlagen, auf denen die Störung sich aufgebaut hat, als auch bezüglich der Auswirkungen, die sie im Laufe der Zeit auf den Patienten hatte. So erscheinen zusätzliche Therapiemaßnahmen als dringend geboten.

Therapiekonzept bei zwanghafter Langsamkeit

Rahibs Therapie (Dauer 3 Monate, 74 Kontakte) hatte die folgenden Schwerpunkte.

Psychische Wiederbelebung

Angesichts des inneren Zustandes des Patienten zu Beginn erscheint dieser Ausdruck kaum übertrieben. In den ersten 3 Wochen wurden tägliche Therapiesitzungen darauf verwandt, das emotionale Leben des Patienten allmählich zu aktivieren, seine Beziehungen zu anderen zu analysieren und für ihn wieder erfahrbar zu machen. Schließlich ging es darum, seine Zukunftsperspektive, die völlig kollabiert war, wieder aufzubauen.

▪ **Emotionale Aktivierung.** Nach einer kurzen Kontaktaufnahme von 1 bis 2 Sitzungen, im konventionellen therapeutischen Setting (ich kannte die Problemlage des Patienten grob aus ausführlichen Schilderungen der Schwester), erklärte ich ihm, daß er sich zuerst in seiner neuen Umgebung orientieren müsse und daß wir deshalb die nächsten Therapiesitzungen im Rahmen von „Ausflügen" in verschiedene Teile Berlins durchführen würden, während er ansonsten seinen üblichen Tagesablauf beibehalten solle.

Bekannte Strukturen bieten zwar Sicherheit, behindern aber auch die Individuation oder genauer in diesem Fall, die Wiederbelebung einer Persönlichkeit, die jahrelang in einem „todähnlichem" Schlaf lag, wie Rahib es ausdrückte. Hätte ich den Patienten in einen Sessel gesetzt und mich ihm gegenüber, so wäre er bloß wieder in der Situation gewesen, die er von den „Konsultationen" seiner Psychiaterin zu

Hause kannte. Der 3monatige Ortswechsel zusammen mit der unkonventionellen Gestaltung der ersten therapeutischen Kontakte stellte sicher eine der Situationen dar, in denen, wie Maslow sagt (1989, S. 79), „der Mensch keine andere Wahl hat, als das Maß an Emotionen, Gedanken und Handlungen selbst zu erzeugen, das eine neuartige Situation von ihm erfordert." Es entsteht eine Art „Instabilitätslage", die im günstigen Fall Spontaneität fördert und den Weg frei macht für neue Entwicklungsmöglichkeiten.

Inhaltlich gesehen ging es bei unseren Gesprächen (draußen und drinnen) zunächst um eine biographische Rekonstruktion. In seinem Aufsatz über „Biographie in der Verhaltenstherapie" betont Fiedler (1997, S. 10) als eines der Ziele einer Arbeit am Lebenslauf des Patienten „Patientenschulung im Verstehen der eigenen Biographie" und schreibt dazu:

> Die explorativ-strukturierte (biographische) Problemanalyse zielt darauf, daß die leidende Person die Fähigkeit wiedererlangt, über sich und die eigene Leidensgeschichte zu sprechen und sich auszudrücken. ... Dieses Sprechen impliziert ... bereits für sich therapeutische Funktionen. ... Im weiteren Verlauf der Behandlung kommt dann jedoch als weiteres therapeutisches Ziel hinzu, daß die bisherigen subjektiven Theorien der Patienten ... um vorhandene psychologische Kenntnisse über die spezifischen psychischen Probleme und Störungen der Patienten angereichert werden. ... Als solche dient Patientenschulung zwar vorrangig der Begründung von Zielen und Strategien der weiteren Behandlung. Gleichzeitig soll sie jedoch auch die subjektive Sicherheit der Betroffenen im Umgang mit den eigenen Problemen erhöhen. ... Sie kann gleichzeitig entscheidend dazu beitragen, daß Patienten ihr bisheriges Leben und ihre Biographie besser verstehen, indem nämlich ihre Einsicht in die eigenen persönlichen Schwachstellen wie in die bestehenden persönlichen Möglichkeiten gezielt angereichert und vertieft werden.

Rahib hatte keinerlei Vorstellungen davon, wie seine Krankheit zustande gekommen sein könnte und worin sie bestand. Er hatte nur von seiner Ärztin den Ausdruck „Psychose" gehört und assoziierte damit so etwas wie „Unfähigkeit für alle Zeiten, seinen Mann zu stehen", und „Dorftrottel auf Lebzeiten". Als zeitlichen Bezugspunkt zu ihrem Beginn kannte er nur seinen zweiten Motorradunfall und die körperliche und die psychische Krise, die dadurch ausgelöst wurden. Ich schlug ihm eine Theorie vor, die, kurz ausgedrückt, besagte, daß die physischen Schäden durch die ärztliche Behandlung damals völlig geheilt worden seien, die psychische Krise, als Äquivalent dazu, aber noch nicht. Die Vorstellung, daß seine momentane psychische Verfassung lediglich die Folge eines „Unfalls“ sei, entlastete ihn sehr. Zur Untermauerung dieser neuen Sichtweise war ich bemüht, zusammen mit ihm die positiven, „normalen“ Anteile seines bisherigen Lebens herauszuarbeiten und in den Vordergrund zu stellen.

Damit trafen wir einen Teil seines Selbstbildes, an dem er krampfhaft festzuhalten versuchte. „Alles in allem würde ich sagen, daß ich vor dem Beginn meines Problems ein ganz normaler junger Mann war, kein Held, aber auch kein Schwächling“, hatte er geschrieben. Doch mußte er im Laufe der Zeit erleben, daß diese Selbstbewertung immer mehr in den Hintergrund trat und von Ratlosigkeit und Hoffnungslosigkeit überlagert wurde. Das Bild eines „seelischen Unfalls“, dessen Folgen genauso rehabilitierbar und heilbar sind wie körperlicher Schaden, erlaubte ihm wiederum, stärker an diese Betrachtungsweise der eigenen Person zu glauben.

Er hatte auch geschrieben: „In Wirklichkeit bin ich eine emotionale und sensible Person, die sehr viel Wert auf Familienleben legt.“ Wir gingen sein Leben durch, v. a. auch unter dem Aspekt seiner Emotionalität: Welche Gefühle hatte er bei welcher Gelegenheit erlebt, welche Rolle hatten Liebe, Zuneigung, Mitleid, Interesse und Wut, aber auch Trauer, Angst, Niedergeschlagenheit und anderes im Laufe seines Daseins gespielt? Für am wichtigsten hielt er die Beziehung zu Gott, zu den Eltern, zu seiner Tochter und zu seiner Frau. Welche Gefühle hatten sie im Laufe der Jahre in ihm wachgerufen, wie war er ihnen begegnet im Guten wie im weniger Guten?

Um es nicht bei einer bloß gedankenmäßigen Reproduktion des Materials zu belassen, versuchte ich bei jeder Gelegenheit, Rahib dazu zu bewegen, die Situation möglichst intensiv nachzuerleben und sich die Emotionen zu vergegenwärtigen. Er sollte auch versuchen, sie möglichst klar mir gegenüber auszudrücken (nach Janet ist der Ausdruck eines Gefühls ein integraler Bestandteil davon).

Ausdruckstraining von Gefühlen. Besonders nützlich erscheinen mir in diesem Zusammenhang nach wie vor einige Anregungen von Salter (1950) zum Ausdruckstraining von Gefühlen. Zuerst erzählt der Patient eine Geschichte in seinen eigenen Worten. Als nächsten Schritt schildert er bei den entsprechenden Teilen seine Gefühle, wie er sie damals erlebt hat. Er wird dabei vom Therapeuten durch Nachfragen unterstützt, bis die Gefühlsdimensionen klar hervortreten. Dann wird er dazu angeleitet, jedes Gefühl durch Mimik, Gestik und Stimme so auszudrücken, als würde er die Episode noch einmal durchleben. Ich habe zum Schluß eine „Besinnungszeit“ von etwa 15 Minuten angesetzt, in der der Patient seine Eindrücke, Gedanken, Assoziationen, Emotionen und Phantasien der eben bearbeiteten Szene auf sich wirken lassen soll, ohne dabei in Grübeleien zu verfallen.

Rahib stellte fest, daß auch nach den Sitzungen, d. h. nach der Rückkehr in den Alltag, das „Spiel“ nicht abgeschlossen war. Einige Themen beschäftigten ihn weiter, Bilder oder Szenen aus der Vergangenheit tauchten auf, und er bekam, wie er meinte, einen besseren Kontakt zu seinem früheren Leben. Wenn er wollte, konnte er dieses Material in der nächsten Sitzung zur Sprache bringen. Er gab auch an, nach und nach die Wirklichkeit außerhalb der Therapiesitzungen auch anders zu empfinden. Er habe mehr Eindrücke, die in Erinnerung blieben, mehr Assoziationen usw. Alles in allem werde die Umwelt reicher, wirke mehr auf ihn, und gefühlsmäßige Assoziationen tauchten vermehrt auf. „Ich schaue mehr auf die Farbe der Autos und vergleiche die grauen Häuser mit der üppigen und farbenfrohen Landschaft, in der ich lebe. Gestern habe ich ein Auto wie das gesehen, dem ich ausweichen wollte, als ich meinen zweiten Unfall hatte. Mich überkam eine große Traurigkeit und ich war dem Weinen nahe. Aber da dachte ich: Gott wird mir helfen, und es kehrte wieder etwas Ruhe und Zuversicht ein.“

Moreno hat den Begriff „Surplus Reality“, die er im Psychodrama fördern will, geprägt und versteht darunter eine neue, erweiterte Erfahrung der Wirklichkeit. Diese innere Realität beinhaltet das, was über die äußere Welt und über unsere Handlungen darin hinausgeht und was davon übrigbleibt. Es handelt sich dabei um eine Anreicherung und Bearbeitung dessen, was davon übrigbleibt. Dieses Konzept kommt dem sehr nahe, was Janet unter Sekundärreaktionen versteht. Ein wichtiger Teil der Surplus Reality ist aber nicht nur das, was sich ereignet hat und heute ereignet, sondern auch das, was sich hätte ereignen sollen. Rahib war sehr erstaunt, als ich ihn bat, Szenen aus seinem Leben zu erfinden und nach dem Salterschen Prinzip durchzuarbeiten, die sich in letzter Zeit ereignet hätten, wenn er nicht erkrankt wäre. Solche Szenen (z. B. der Geburtstag seiner Tochter vor 3 Monaten oder ein Arbeitstag im brühheißen letzten Sommer) repräsentieren Hoffnungen und Wünsche, unerledigte psychische Geschäfte, die manchmal viel realer erlebt werden als wirkliche alltägliche Ereignisse (Shearon, 1996). Zusätzlich können sie ganz oder teilweise in die Zukunft projiziert werden und bekommen dann den Charakter von „Zeitprojektion von positiven Verstärkern“ (Hoffmann, 1996).

Parallel dazu wurden mit Rahib Übungen abgesprochen, wie sie in den Abschnitten 5.4.1 bis 5.4.6 dargestellt wurden.

▪ **Zukunftsperspektive.** Rahibs Grundgefühl war das der Isolation und der Einsamkeit. Isolation läßt sich in dreifacher Hinsicht begreifen.

Interpersonelle Isolation. Einmal als interpersonelle Isolation, die sich auf die Distanz bezieht, die ein Mensch zwischen sich und anderen Personen verspürt, die ihm wichtig sind. Das korrespondierende Gefühl ist das der Einsamkeit. Es tritt dann auf, wenn ein elementares Bedürfnis, das nach einer befriedigenden Interaktion mit anderen weitgehend unerfüllt bleibt. Nach Untersuchungen auf dem Hintergrund der attributionalen Theorie des Verhalten von Weiner (1994) wird Einsamkeit als eigenes soziales Versagen erlebt (Gordon, 1976; Stein & Bayley, 1973). Obwohl Rahib inmitten seiner Familie (Ehefrau und Kind, Eltern und diverse Verwandte) wohnte, fühlte er sich „wie eine Insel inmitten der Insel, auf der ich lebe". Und das unabänderlich, auf Dauer und durch eigene Schwäche und Versagen. Er war nach wie vor in der Lage, die Bemühungen seiner Verwandten, die Zuneigungsbezeugungen seiner Frau und seiner kleinen Tochter wahrzunehmen, aber gefühlsmäßig erreichten sie ihn nicht mehr. „Ich habe sie so enttäuscht, daß ich mich innerlich immer mehr verkriechen muß, um mich nicht so schämen zu müssen." In der Scham fühlt man sich minderwertig, dem Leben nicht gewachsen und muß sich deshalb vor anderen, aber auch vor sich selber verbergen. Vor allem auf dem Hintergrund seiner kulturellen Tradition hatte er als Mann spätestens in dem Moment einen totalen Gesichtsverlust erlitten, als er bei wiedergenesener, d. h. geheilter, intakter Physis nicht in der Lage war, an den üblichen Bezeugungen der Manneskraft wie Cricketspielen und an der Ecke stehen und Biertrinken teilzunehmen. So lag er denn auf seinem Bett, schaute in sich und sah nichts.

Intrapsychische Isolation. Der Begriff Isolation kann sich auch auf den intrapsychischen Zustand beziehen. Ein Teil des Selbst, in diesem Fall die Auswirkungen der Krankheit, ist vom Rest so isoliert, daß er in keinem inneren Modell der eigenen Individualität Platz findet. Etwas war in ihm, das alles dominierte, das die Ursache aller seiner Probleme war und dabei völlig unverständlich blieb. Auch die Ärzte konnten ihm nicht erklären, was los war. Wie damit umgehen? So hatte sich das Unheimliche in ihm festgesetzt und schloß von vornherein jeden Gedanken an Kontrolle darüber aus.

Antonovsky (1979) hat als Grundlage der seelischen Gesundheit eine innere Empfindung analysiert, die er „Kohärenzgefühl" nennt. Er versteht darunter eine globale Orientierung, die ausdrückt, in welchem Maße man ein inneres Gefühl von Vertrauen hat, das die Welt in einem und die Außenwelt ausreichend vorhersehbar sind, und daß sich die Dinge auf diesem Hintergrund mit großer Wahrscheinlichkeit ausreichend gut entwickeln werden. Dieses Gefühl besaß Rahib auch nicht andeutungsweise.

Existentielle Isolation. Schließlich kann aus der Isolation eine existentielle werden. Das Gefühl der Distanz zu anderen Menschen und die Fremdheit eines Teils der eigenen Person kulminieren in einer Entfremdung von der eigenen Existenz. Das Ich steht dann beziehungslos in der es umgebenden Welt. Losgelöst von der Vergangenheit entbehrt es jeglicher Evidenz. Die Zukunft ist abgesagt, alle Straßen münden in schwarze Verwesung.

Rahib hatte früher manchmal amerikanische Romane gelesen (aber in letzter Zeit überhaupt nicht mehr). Ich gab ihm eine Textstelle aus „Look homeward angel. A story of the buried life" von Thomas Wolfe:

> Wenn er allein im verdunkelten Zimmer lag und das Sonnenlicht in Bohlen durch die Spalten der Fensterläden fiel, überkam ihn klaftertief das Gefühl der Einsamkeit und der Trauer. Er sah sein Leben vor sich wie einen Weg durch düsteren Wald; er wußte, daß er immer einsam sein würde. In diesem kleinen Rundschädel befangen, in dieses geheimnishafte, pochende Herz gesperrt, würde sein Leben immer einsame Wege gehen. Verloren! Er verstand, daß die Menschen einander fremd sind; daß keiner je um den anderen weiß; daß wir aus der Haft der mütterlichen Wamme entlassen werden, ohne der Mutter Angesicht zu kennen; daß wir als Fremdlinge an ihre Brust gelegt werden ... daß wir nie aus dem Gefängnis des Wesens ausbrechen können, gleichviel wessen Arm uns umfängt, wessen Mund uns küßt, wessen Herz uns erwärmt, nie, nie, nie, nie, nie.

So ist es, sagte Rahib und dann: Was nun?

Der Versuch, jemandem dabei zu helfen, eine Zukunftsperspektive aufzubauen, der über bloße Tages- oder Wochenplanungen hinausgeht, muß eine Reihe von Voraussetzungen erfüllen. Eine Perspektive muß, um motivierend und tragfähig zu sein, mindestens folgende Eigenschaften haben:

- Sie muß auf persönliche Werte begründet sein.
- Sie muß realistisch sein, d. h. der Leistungsfähigkeit des Betroffenen und den Ressourcen seiner Umwelt Rechnung tragen.
- Sie muß aufgegliedert sein nach kurzfristigen, mittelfristigen und langfristigen Zielen.

- Die zu erreichenden Ziele müssen aktuell innerlich präsent sein, d. h. sie sollen auf aktuellen Wünschen begründet und sinnlich ausreichend in Form von Bildern, Symbolen oder Gegenständen so repräsentiert sein, daß sie einen ständigen Einfluß auf die kognitiven, affektiven Prozesse und auf das Verhalten ausüben.
- Die Erreichung der Ziele muß im wesentlichen kontrollierbar sein, d. h. durch Schritte zu erreichen, die der Patient selber ausführen kann.
- Die ersten Schritte müssen so gewählt sein, daß sie gleich angegangen werden können.

Die Erarbeitung einer Perspektive schafft einen beträchtlichen Gegensatz zwischen der Wahrnehmung der aktuellen Situation und der Erreichung der Ziele. Die auf die Art geschaffene kognitive Dissonanz oder inkonsistente Strukturen (um es in der Festingerschen oder Heiderschen Terminologie auszudrücken) kann als Ausgangspunkt für eine Veränderung im positiven Sinne dienen.

Rahibs Hauptwerte waren seine Verpflichtung Gott gegenüber, etwas aus seinem Leben zu machen, sowie die Verantwortung für seine Familie. Durch Operationalisierung dieser Werte, wurden konkrete Ziele auf Verhaltensebene abgeleitet, aus denen wir gemeinsam ein Skript erarbeiteten, daß wir „Eine typische Woche im Leben Rahibs im Mai 1996“ nannten (ein halbes Jahr nach Beendingung der Therapie).

Auf eine Sache konnten wir uns leicht einigen. Es würde alles mit dem Aufstehen beginnen.

Volitionale Verhaltenssteuerung

In dem Vorwort zu seinem Buch „Emotion und Volition“ schreibt Sokolowski (1993, S. 6):

> Durch die Unterscheidung zweier unterscheidbarer Steuerungslagen beim zielgerichteten Handeln gerät ein altes Dogma der Motivationspsychologie ins Wanken. Dies Dogma besagt, daß *alles* zielgerichtete Verhalten motiviert ist. Wir sind jedoch mit der Tatsache konfrontiert, daß ungünstige Motivations- oder Emotionslagen zum Zweck der Zielerreichung überwunden werden können. Um gesetzte langfristige Ziele zu erreichen, tun wir auch Dinge, die wir nicht gerne machen. Wir handeln dann gegen eine aktuell angelegte Motivation. Um solche gesetzten Ziele zu erreichen, ist es vonnöten, im Augenblick der passenden Gelegenheit die dazu notwendigen Tätigkeiten volitional, d. h. bewußt und willkürlich, in Gang zu bringen; umgangs-

sprachlich ausgedrückt, „muß man sich selbst erst dazu motivieren". Daraus ist abzuleiten, daß zielgerichtetes Verhalten entweder *motivational* oder *volitional* gesteuert werden kann.

Willenshandlungen oder „beherrschte Handlungen" wie Lewin (1962) sie treffend genannt hat, sind dann erforderlich, wenn gegen die eigene Emotions- oder Motivationslage und die daraus erwachsenden Handlungstendenzen gehandelt werden muß. Diese wirken dann als „innere Hemmungen". Wir kennen alle Situationen, für die wir uns etwas vorgenommen haben, aber zum Zeitpunkt, der für die Ausführung vorgesehen war, uns mit einer „inneren Lage" konfrontiert sehen, die alle unsere gutgemeinten, auf Einsicht basierenden oder sonstwie motivierten Pläne über den Haufen wirft. Wir fühlen uns dann müde, lustlos, unfähig zu jeder Anstrengung oder voller Widerwillen. Wir sehen plötzlich überhaupt nicht mehr ein, wozu es gut sein soll, das zu tun, wofür wir uns mit soviel Einsicht in die Richtigkeit eigener oder fremder Argumente entschieden haben. Unsere Motivation zeigt in dem Augenblick in eine andere Richtung. Im günstigsten Fall steht ein Alternativprojekt im Vordergrund, das uns attraktiver erscheint. Dann findet ein „Kampf der Motive" statt, für den die Karten neu gemischt sind. Im ungünstigen Falle, etwa in der Depression oder bei einer Erkrankung wie der Rahibs, fühlen wir uns völlig außerstande, überhaupt zu handeln und gleiten in die niedere Welt der Zwangsgrübelei, der Erschöpfung oder der Resignation ab.

(Ich werde in meiner Arbeit als Ausbilder der Verhaltenstherapie ständig mit intelligenten und engagierten Kollegen konfrontiert, die an „Arbeitsstörungen" leiden, wenn es darum geht, Therapieanträge oder Abschlußberichte zu schreiben und dabei so oft ins Hintertreffen gelangen, daß sie zu einem bestimmten Zeitpunkt das, was noch zu tun ist, kaum noch überblicken und an den Rand der Verzweiflung geraten. Wenn ich sie dann bitte, eine Verhaltensanalyse ihrer Schwierigkeiten zu erstellen, so berichten fast alle, das Hauptproblem bestünde darin, daß in dem Moment, wo sie sich hinsetzen und anfangen wollen, sie „keine Lust dazu verspüren würden, ja schlimmer noch, eine Art Hemmung in Form von Widerwille". Wenn ich sie dann frage, woher sie das Märchen hätten, daß Arbeit etwas mit Lust zu tun haben *müsse*, oder mehr spaßhaft, ob sie nicht wissen, daß die Überwindung innerer Widerstände zwangsläufig am Anfang jeder Kulturarbeit stünde, so sind sie erst einmal etwas erstaunt.)

Arbeit unter dem Einfluß einer konkordierenden Motivation im Moment der Ausführung der Tätigkeit ist eine schöne Sache, die bis hin zu Glücksgefühlen wie beim sog. „Flow-Erlebnis" führen kann.

Volitionale Verhaltenssteuerung ist immer dann nötig, wenn die Tätigkeit zur Erreichung eines gesetzten Zieles keine oder zu wenig motivationale Unterstützung hat. Es kann sein, daß überhaupt keine Motivation für ein bestimmtes Projekt besteht, das wir z. B. unter starkem Außendruck ausführen sollen. Es kann aber auch sein, daß die Motivation zwar grundsätzlich vorhanden ist, aber aus einer Reihe von Umständen heraus im entscheidenden Moment nicht ausreichend zum Tragen kommt.

Die wesentlichen Unterschiede zwischen den beiden Formen der Handlungssteuerung liegen im phänomenalen Erleben. Sokolowski schreibt (1993, S. 120):

> Volitionale Steuerung setzt notwendig Bewußtheit der genauen Gelegenheits- und Tätigkeitsbestimmung voraus, geht mit willkürlichen Kontroll-Vorgängen einher, die als anstrengend erlebt werden, und jedes äußere, neu hinzutretende Hindernis führt zu erneut notwendigen Kognitions-Kontrollen – neben den für die Hindernisbewältigung notwendigen, bewußten, problembezogenen Reflexionen und Handlungsentscheidungen.

Motivational gesteuertes Handeln geht synchron mit der angeregten Emotion. Das Handeln entspricht ihrer Richtung und Intensität. Es liegt, wie Sokolowski es ausdrückt, auf dem „emotionalen Leitstrahl". Volitionale Kontrolle hingegen setzt eine „Entscheidung zur Unlust" voraus (Lindworski, 1923). Die Handlung soll erfolgen trotz konträrer Emotions- und Motivationslage.

Nun ist es häufig so, daß sowohl motivationale als auch volitionale Faktoren beim Zustandekommen von Handlungen eine Rolle spielen. Über dieses Zusammenspiel schreibt Sokolowski (1993, S. 123):

> Das wichtigste Anliegen der modernen Volitionspsychologie war, das „Handlungsloch" zu schließen (Heckhausen, 1981) – gemeint waren die z. T. schwachen Verhaltensvorhersagen der motivationspychologischen Konstrukte wie Motive, Erwartungen oder Attributionen. Aus diesem Grund wurde vom Ansatz Kuhls (1983) ausgehend, der zwischen Selektions- und Handlungsmotivation unterscheidet, der Motivationsprozeß vor der Handlungsausführung in zwei Phasen unterteilt: In eine motivationale, bei der das Abwägen zwischen alternativen Zielen stattfindet und die mit der Intentionsbildung abschließt („Rubicon" Übertritt), und in eine volitionale, in der für die Intentionsumsetzung notwendige Handlungsvorbereitungen (Gelegenheits- und Tätigkeitsbestimmung) getroffen werden und die mit dem Handlungsbeginn abschließt. Es folgen dann noch die volitionale Handlungausführung und die motivationale Bewertung danach.

Therapiekonzept zum Aufbau volitionaler Verhaltenssteuerung

Bislang habe ich die therapeutische Arbeit beschrieben, die notwendig war, um Rahib durch Verhaltens- und Emotionsaktivierung in einen besseren psychischen Allgemeinzustand zu versetzen. Darüber hinaus begann er wieder, eine Perspektive aufzubauen. Dann wurde er mit den allerersten Schritten konfrontiert, die zwangsläufig am Anfang stehen müssen.

Ich möchte nun an einem Beispiel die Therapie schildern, die den Aufbau einer volitionalen Verhaltenssteuerung in der für ihn kritischsten Situation, der des Aufstehens, fördert.

Das morgendliche Aufstehen

Rahib beschreibt auf Nachfrage seine genaue Verfassung.

BEISPIELE

„In dem Moment, wo ich wach werde (gegen 9 Uhr), geht es mir wohl wie den meisten Menschen. Ich bin noch nicht ganz wach. Ich döse langsam vor mich hin und merke, daß mein Kopf allmählich anfängt zu arbeiten. Dann taucht der Gedanke auf, ich muß aufstehen, aber gleichzeitig spüre ich ein Gefühl, das mir sagt, ich will nicht. So geht es eine ganze Zeit (ungefähr bis 9:30 Uhr).

Ich weiß ja, daß ich aufstehen muß und letzten Endes auch werde, denn die Tage, an denen ich überhaupt nicht aus dem Bett komme, sind doch relativ selten.

Nun fange ich an, auf ein klares und eindeutiges inneres Signal zu warten, auf eine Art innere Stimme, die mir deutlich und unmißverständlich sagt, jetzt stehst du auf. Auf der einen Seite warte ich darauf, auf der anderen Seite, das muß ich zugeben, spielt sich so etwas ab wie der Wunsch, hoffentlich kommt es noch nicht. Wenn die innere Stimme zu lange auf sich warten läßt (bis zu einer Stunde) setzt sich mein schlechtes Gewissen durch und ich fange zumindest mit Vorbereitungen für das Aufstehen an (s. S. 78: Arm vor die Augen, Bettrand abchecken; 10:30 bis 11:30 Uhr).

Irgendwann, wenn ich das alles abgeschlossen habe, kommt dann eine Art Signal und ich springe aus dem Bett. Dann hebe ich das Kopfkissen auf und sage: danke, lieber Gott.

Ich fragte ihn, was danke, lieber Gott, bedeute. Er meinte nach einigem Zögern: Danke, daß du mir noch einmal einen Tag geschenkt hast, daß ich noch am Leben und wachgeworden bin.

Dann fragte ich ihn, womit man Gott denn in einer solchen Situation nicht nur in Worten, sondern auch in Taten danken könne. Er gab zu: Dadurch, daß ich aufstehe und etwas Sinnvolles aus dem Tag mache. Schließlich wollte ich wissen, wann denn der beste Zeitpunkt sei, um Gott für einen neu geschenkten Tag zu danken, und wir konnten uns darauf einigen, daß der beste Moment der sei, an dem man die Augen geöffnet habe und feststelle, daß ein neuer Tag angebrochen und man selber noch am Leben sei.

Ich hatte Rahib davon überzeugen können, daß es für ihn einfacher sei, zumindest in der nächsten Zeit, die alte zwanghafte Prozedur radikal durch eine ganz neue zu ersetzen, als nur an der alten herumzuwerkeln, um sie zu verkürzen, zu vereinfachen usw.

Wir einigten uns auf folgende Vorgehensweise:

1. Auf das Läuten eines sehr lauten Weckers hören und ihn nach ungefähr 10 bis 15 Sekunden abstellen.
2. „Danke, lieber Gott“ (das ganze Gebet wird halblaut ausgesprochen); der Blick richtet sich auf das Kruzifix, das sowohl in Berlin als auch bei ihm daheim im Bett gut zu sehen ist (ungefähr 10 Sekunden).
3. „Daß du mir einen neuen Tag geschenkt hast“; der Blick richtet sich auf das Fenster und das hereinfallende Licht (ungefähr 10 Sekunden).
4. „Daß ich noch am Leben bin“; Aneinanderpressen der Handflächen, bis er sehr deutlich die Muskeln in den Armen und den Schultern spürt (etwa 10 Sekunden).
5. „Und wachgeworden bin“; Recken und Strecken (etwa 10 Sekunden).
6. „Und als Dank dafür will ich den Tag sinnvoll nutzen“; Gedanken an sein Kind, die Ehefrau und die Eltern und an ihre Genesungswünsche vor seiner Abreise (10 bis 20 Sekunden).
7. „Und aufstehen – jetzt“; er springt aus dem Bett.
8. Er macht sich auf der Stelle auf den Weg zur Toilette und wäscht als erstes kurz sein Gesicht.

Eine solche Prozedur versucht, die wesentlichen Momente, die eine volitionale Verhaltenskontrolle begünstigen, ins Spiel zu bringen. Es geht im Grunde genommen darum, eine unlustvolle Tätigkeit ausführen zu lassen, und dazu gehören folgende Faktoren.

Faktoren einer volitionalen Verhaltenssteuerung am Beispiel des Aufstehens

- Vor dem Aufstehen:
  - Eine Entscheidung zu der Handlung im Vorfeld unter dem Einfluß dafürsprechender Motive und die Ableitung einer Absicht, sie auch auszuführen.
  - Ein klarer Entschluß mit Selbstverpflichtung: Ich will wirklich morgen früh kurz nach 9:00 Uhr aufstehen. Dieser Entschluß wird vor dem Schlafengehen halblaut wiederholt.
  - Das Erstellen eines klaren und eindeutigen Handlungsplanes. Die einzelnen Sequenzen sind genau festgelegt und die Absolvierung der einen als diskriminativer Stimulus für die Einleitung der anderen.
  - Das Ermöglichen einer Umweltkontrolle wie Stellen des Weckers, Freilassen des Fensters usw.
- Beim Aufstehen (s. dazu Kuhl, 1987):
  - Eine bewußte Enkodierungskontrolle durch gezieltes Lenken der Aufmerksamkeit auf handlungsfördernde Reize der Außenwelt (Kruzifix, Licht usw.), auch zur Abschirmung gegen irrelevante oder handlungsstörende Gedanken.
  - Eine Aufmerksamkeitskontrolle, d. h. die Aufmerksamkeit wird beim Handeln auf den Ablauf als solchen gerichtet, auch zur Abschirmung gegenüber störenden Gedanken.
  - Eine Motivationskontrolle: Die Vergegenwärtigung der positiven Folgen einer erfolgreichen Handlung wird z. B. durch die bewußte Lenkung der Aufmerksamkeit auf diejenigen gerichtet, gegenüber denen man sich verpflichtet fühlt.

Rahib hatte immer wieder behauptet: „Wenn ich in Bewegung bin, geht es". Und das zu Recht. In Wirklichkeit war er, wie die meisten Patienten, nicht besonders langsam in seinen Bewegungen. Die Probleme tauchten „dazwischen" auf, beim Abschließen eines einzelnen Segments und beim Ingangsetzen des dann folgenden.

Eine der Hauptregeln der „lösungszentrierten Kurztherapie" (de Shazer, 1997) lautet: Wenn etwas funktioniert, sollte man da ansetzen. Rahib sollte also an dem motorischen Akt, an der Bewegung, ansetzen. William James empfiehlt, um eine schwierige Handlung in Gang zu setzen: „Laß jeden Gedanke fallen. Konzentriere dich schlicht und einfach auf die Bewegung, ganz ungebremst und hemmungslos, und siehe da, es passiert" (1890, S. 52).

Etwas mit seinem *Körper* tun, um das in die Tat umzusetzen, was er sich und anderen versprochen hatte, das war die Leitidee der Übung, die ihn in Bewegung bringen sollte. An jedem der kritischen Abschnitte wie Aufstehen, ein Zimmer verlassen, das nächste betreten usw. (normalerweise blieb er regelmäßig an der Stelle stehen).

Beim Aufstehen erhielt er folgende Hilfestellungen:

- Am Anfang war ich zugegen. Nach dem Läuten des Weckers trat ich an sein Bett, bei „jetzt", ergriff ich seinen Arm und zog ihn heraus.
- Wenn er aufrecht vor dem Bett stand, brachte ich ihn durch Anstoßen des Rückens in Bewegung, genauso wie beim Übergang von einem Zimmer in das andere, während er zu sich halblaut „go" sagte (seine Frau sollte, wenn nötig, die erste Zeit bei ihm zu Hause dasselbe tun).
- Beim nächsten Schritt war ich noch morgens gegenwärtig, verzichtete aber auf die „brachiale" Hilfestellung, damit er sich allein durch seine selbst gegebenen Befehle in Bewegung setzen konnte.
- Blieb er zwischen zwei Abschnitten stehen und drohte dabei in seine Zwangsgrübeleien („Ist das Vorangegangene fertig?") zu gleiten oder fing er wieder an, auf innere Signale zum Handeln im alten Sinne zu warten, so sollte er sich statt dessen auf den Körperteil konzentrieren (Arm, Bein usw.), der als nächster dran war. Ihm sollte er das klare und deutliche Signal geben, sich in Bewegung zu setzen. Dieses In-Bewegung-Setzen eines Körperteils ohne große vorherige Überlegungen wurde immer wieder geübt in vivo und in der Vorstellung nach den Prinzipien des mentalen Trainings.
- Nachdem das Aufstehen einigermaßen gut funktionierte, wurden nach und nach andere Verhaltensabschnitte nach denselben Prinzipien geübt. Es fand ein deutlicher Übertragungseffekt statt, der aber nicht so groß war, daß man nicht auch andere Sequenzen hätte üben müssen.
- Im nächsten Schritt rief mich Rahib nach Absolvierung seiner gesamten Morgenaktivitäten (etwa 1 Stunde) an. Ich befand mich in einer Telefonzelle drei Straßen von der Wohnung entfernt. Dann kam er, und wir gingen in die Stadt.
- Zuletzt rief er mich in meiner Praxis an.
- Dann jeden zweiten Tag usw.

Es kam in der Therapie Rahibs zu vielen Schwierigkeiten und auch zu Rückfällen, aber insgesamt verlief sie erfolgreich. Wieder zu Hause, absolvierte er ein kurzes „Rehabilitationsprogramm" von 3 Monaten, bei dem er sich um Waisenkinder kümmerte. Er ist nun seit anderthalb Jahren in der Verwaltung seiner Heimatstadt tätig. Ich bin nicht der schnellste, schrieb er mir, aber ich kann sogar wieder manchmal Cricket spielen und – wie ich hoffe – an der Ecke stehen und Bier trinken.

5.4.9 Übung zur Dosierung von Anstrengung

Der Hüpfer und seine „Tics"

Wenn der 13jährige Jörg (s. S. 113) versucht, wichtige Episoden des Tagesablaufs, wie Schulaufgaben machen, anzugehen, so fühlt er sich im Vorfeld schon überfordert und gerät schnell in eine große Anspannung, v.a. dann, wenn er versucht, sich zu konzentrieren. Zu Beginn der Störung fühlte er sich vor solchen Tätigkeiten wie abwesend und leer. Seine Bemühungen, sich dennoch so zu konzentrieren, daß er eine Chance hätte, sie fertigzubringen, schlugen ziemlich bald in eine Angespanntheit um, aus der heraus dann die „Tics" wie Rituale auch in Form des Hüpfens enstanden. (Aus einem solchen Zustand heraus können auch andere Formen von Zwangsvorgängen, wie Zwangsgrübeleien oder Angst- und Panikanfälle entstehen.) Oft trifft man auch auf eine Kombination dieser Phänomene.

Kehren wir noch einmal zu Janets Interpretation der motorischen Zwangsvorgänge zurück.

Er sieht v. a. darin, in Anschluß an Charcot, eine Art Karikatur von und Surrogat für natürlich adaptive Bewegungen, denen sie sich symbolisch annähern. Es ginge nicht darum, sie nach den Muskelpartien zu klassifizieren, die daran beteiligt sind, sondern nach den natürlichen Gesten und Handlungen, die sie „darstellen". Sie sind aber nie vollständig und ohne wirkliche Effizienz.

Er schreibt:

Pierre Janet

„A. S. hatte die Gewohnheit, sich nach jeder Mahlzeit zum Erbrechen zu bringen, indem sie sich zwei Finger ganz tief in den Hals steckte, obwohl sie das selber für unangebracht, ekelhaft und sogar für gefährlich hielt. Soweit handelte es sich mit Sicherheit nicht um einen Tic, sondern um einen Impuls, der im Zusammenhang stand mit ihrer Scham vor dem eigenen Körper und mit ihrer geradezu hypochondrischen Angst zuzunehmen. Zum Tic wurde es dann, als sie nach jeder Mahlzeit nur noch einige rudimentäre vereinfachte, ►

> als zwanghaft erlebte Bewegungen ausführte. Sie mußte rülpsen und würgen, kurzum, einige kleine unvollständige Bewegungen ausführen, die für die frühere Reaktion standen."

Trotz ihres rudimentären Charakters müssen solche motorischen Zwangsvorgänge oft mit großer Präzision ausgeführt werden, wenn sie ihre intrapsychische Funktion erfüllen sollen. Zum symbolischen Gehalt der Bewegungsabläufe (sie resümieren eine Idee und drücken sie aus) tritt der Perfektionismus bei der Ausführung.

> **Pierre Janet**
>
> „Jean glaubt, immer von sexuellen Gelüsten heimgesucht zu werden, und sogar das kleinste Vergnügen scheint ihm eine Art Abbild der sexuellen Befriedigung zu sein. Nun hatte er es eines Tages schön gefunden, sich an der Nase zu kratzen. Dieses Vergnügen hatte ihn um so mehr beeindruckt, als es ihn an eine Empfindung erinnerte, die aus der alten Zeit seiner Selbstbefriedigung stammte: Er war meist dabei zugange, indem er sich ein Taschentuch an die Nase drückte, das einer der Zofen des Hauses gehört hatte. Von daher ist es nicht verwunderlich, daß sich eine symbolische Gedankenverbindung etabliert hatte zwischen dem Gedanken, sich an der Nase zu kratzen und dem an sexuelle Befriedigung. Das Symbol ersetzt also nun den Impuls zur Masturbation und wird genauso gefürchtet wie dieser. Derselbe Kranke benötigt ständig einen moralischen Halt. Er symbolisiert dieses Bedürfnis, indem er permanent den rechten Arm halb auf der Höhe seines Kopfes hält, als ruhe er auf etwas, das höher ist als er selber. Ich kann das nicht abstellen, meinte er, ich muß immer das Gefühl haben, daß ich jemand neben mir habe, der stärker ist als ich...".

Ein weiteres Phänomen ist sehr beeindruckend. Bei anderen Kranken werden die Bewegungsabläufe vielfältiger, stärker und gleichzeitig diffuser. Solche motorischen Zwangsvorgänge bilden nach Janet ein Pendant zu diffusen kognitiven Zwangsvorgängen wie Grübeleien.

Er spricht geradezu von Anstrengungskrisen. Der Kranke ist unzufrieden mit seinem Verhalten, er will es verbessern und schließt darauf, daß er dafür das tun muß, was auch normale Menschen tun, um sich zu verändern: sie strengen sich an. Den Kranken allerdings gelingt das nicht auf diese simple Art und Weise.

Pierre Janet

„V. Y. ... strengt sich schrecklich an, um perfekte Bewegungen auszuführen; aber das beeindruckendste Beispiel dieser Störung ist Claire. Diese Kranke vollführt mehrmals am Tag entsetzliche Verrenkungen, die von vielen Ärzten für hysterische Anfälle gehalten wurden, aber meiner Meinung nach nicht die geringste Ähnlichkeit damit haben. Es handelt sich um willentlich oder quasi willentlich ausgeführte Verrenkungen. Wenn sie denkt, daß sie etwas Wichtiges vollbringen muß, oder wenn sie meint, daß sie etwas schlecht gemacht hat, fängt sie damit an. Wenn sie glaubt, daß ihre Zwangsgedanken aufgetreten sind oder auftreten werden, denkt sie, daß sie etwas unternehmen muß, um die Bilder zu verscheuchen. Das, was sie glaubt, unternehmen zu müssen, nennt sie Anstrengung. Diese Anstrengungen haben einen fundamental moralischen Charakter. Am Anfang saß sie da, den Kopf in den Händen und die Augen nach oben gerichtet. Sie grübelte. Aber bald war sie überzeugt, daß das nicht genug war. Moralische Anstrengungen müssen sich in stärkeren körperlichen Anstrengungen niederschlagen. Schließlich führte das dazu, daß sie die Gewohnheit angenommen hatte, völlig unkoordinierte Bewegungen der Arme und der Beine auszuführen, bis sie schweißgebadet war und in allen Muskeln Schmerzen hatte ...

Die Kranke bildet sich ein, daß körperliche Bewegungen parallel zu den Bewegungen ihrer Gedanken funktionieren müßten: „Wenn eine Idee ganz tief in mir sitzt, dann muß ich den Kopf sehr tief senken, um sie zu suchen und zu finden. Wenn ich an etwas Erhabenes denke, so muß ich nach oben schauen und ich fühle dann, wie mein Wille und mein Körper sich nach oben bewegen, um es zu erreichen." Man merkt hier, wie Anstrengung und Symbolik sich vermischen, und man kann an die Bemerkung von Ribot über die Analogie zwischen der moralischen und körperlichen Anstrengung denken: „Das Gefühl der Anstrengung, das wir verspüren, wenn wir unseren Weg durch eine Masse verworrener und obskurer Ideen suchen, ist nur eine abgeschwächte Form des Gefühls, das wir haben, wenn wir unseren Weg durch einen dichten und dunklen Wald suchen."

Verdeutlichen wir uns noch einmal die Verhältnisse.

An die Stelle von Unvollständigkeitsgefühl und innerer Leerheit ist Anspannung getreten, und die soll nun durch ritualisierte Vorbereitungen auf das wirkliche Handeln soweit abgebaut werden, daß dieses möglich wird. Sehen wir uns an, wie die Situation bei unserem jungen Patienten aussieht. Ich zitiere aus dem Bericht der Therapeutin (Deitschun, 1997).

BEISPIELE

Zur Verdeutlichung der Symptomatik hier die Verhaltensbeschreibung eines „großen Tics“ beim Hausaufgabenmachen, Dauer mehrere Stunden. Beim Auspacken der Schulmappe besteht bereits eine hohe Erwartungsspannung:

- Kognitiv: Ich muß gleich meine Schulmappe auspacken.
- Motorisch: Schnelle Hin- und Herbewegungen, Tasche „mehrmals richtig hinstellen“, Hefte mehrmals richtig hinlegen, Federmappe 1 auf bestimmte Art herausnehmen, hinlegen, keine Beulen, o.k., Federmappe 2 wie 1, dann in bestimmte Lage zu 1 bringen, sonst muß der Vorgang mehrmals wiederholt werden (in bestimmter ritueller Abfolge, 3mal, 4mal, 7mal).
- Physiologisch/emotional: Unruhe, inneres Spannungsgefühl.
- Kognitiv: Das ist noch nicht richtig. Es muß wie gestern liegen. Ich komme nicht vorwärts. Ich werde nicht rechtzeitig fertig…
- Motorisch: Bewegungen nehmen zu.
- Physiologisch: Spannung nimmt zu. Verzweiflung nimmt zu.
- Motorisch: Noch mal das jeweilige Ritual durchmachen.

Das Ritual wird beendet, wenn die Spannung als subjektiv ausreichend reduziert erlebt wird („Nun kann ich richtig anfangen.“). Manchmal wird es auch durch (selbst)aggressive Handlungen oder durch bewußtes Einleiten von Außenkontrollen beendet. Er bittet dann die Mutter, dafür zu sorgen, daß er aufhört. Normalerweise macht er aber seine Tics so lange, bis er das „richtige“ Gefühl bekommt. Dann kann er sich losreißen, aber der nächste „Haken“ kommt sofort.

Wir haben eine Liste mit 14 Schritten „normales Hausaufgabenverhalten“ erarbeitet, die sich Jörg vor Beginn des Auspackens der Mappe laut vorliest:

1. Mappe einmal auf den Tisch stellen.
2. Einmal anfassen.
3. Mappe einmal aufmachen (egal, ob ich dagegen komme).
4. Sachen einmal rausholen.
5. Beide Federtaschen einmal nacheinander rausholen und einmal auf den Tisch legen (egal, in welcher Reihenfolge und egal, wieviel Dellen sie haben).
6. Schulsachen einmal rausholen.
7. Im Buch einmal die richtige Stelle aufschlagen.

8. Texte nur einmal lesen.
9. Heft einmal aufschlagen und anfangen zu schreiben (nicht nachschreiben, nicht ausmalen).
10. Sachen einmal wegräumen und einmal auf einen Haufen legen (egal wohin).
11. Bei einem neuen Fach: Anfang (s. oben ab Nr. 6).
12. Hausaufgaben fertig: Sachen einmal zusammenpacken und aufräumen.
13. Schulsachen einmal in die Mappe packen (egal, in welcher Reihenfolge sie kommen).
14. Nach einem Fach etwa 10 Minuten Pause.

Mit dieser Liste ist allerdings nur eine grobe Richtung vorgegeben. Die meisten kleineren Situationen der Unsicherheit konnten wegen ihrer Vielzahl gar nicht aufgelistet werden.
Das Hausaufgabenmachen sollte durch folgende Prozedur eingeleitet werden:

Vor dem Beginn betritt Jörg sein Zimmer und setzt sich auf seinen Lieblingsplatz, das Bett, statt wie üblich hektisch umherzuhüpfen. Er gewöhnt sich allmählich an die Situation: Ich bin jetzt in meinem Zimmer und werde meine Hausaufgaben machen. Ich spüre das übliche Zucken in den Beinen. Der alte Chef (eine der Metaphern, die in der Therapie für den Zwang gefunden wurden) will mich wieder herumkommandieren. Jetzt will ich ihn bei seinen bösen Taten beobachten. Er konzentriert sich auf die Empfindungen in den Beinen ... Ich gehe nicht zum Militär, also lasse ich mich auch nicht herumkommandieren ... Du kannst meine Beine zucken lassen, soviel du willst, jetzt bin ich der Chef ... Er bleibt bei diesem Gedanken ... und stellt sich vor, wie sein Körper immer größer, stärker und mächtiger wird und der alte Chef bis zu einem unscheinbaren Gnom schrumpft. ... Er wartet, bis die Unruhe v. a. in den Beinen nachläßt. ...

Er steht auf, geht langsam zum Schreibtisch und setzt sich hin. ... So, kleiner böser Zwerg, jetzt sind die Arme und die Hände dran. Fang schon an, ich will dir zeigen, wer der Boß ist. Er legt die Arme auf den Tisch und konzentriert sich darauf, statt sie wie vorher immer herumwirbeln und in den Sachen kramen zu lassen. ... So, jetzt beginnt der Boß, seine Hausaufgaben zu machen. ... Was ist zu tun? Er liest sich die einzelnen Schritte von der Liste halblaut vor. ... Und jetzt fange ich an.

Insbesondere das Auspacken der Mappe und der Beginn der Arbeiten stellen sich als schwierig heraus. Als Unterstützung für sich soll er handlungsbegleitende Selbstgespräche führen. Das mache ich ihm zuerst einmal vor, damit er ein Modell dafür bekommt. So soll er zu sich selbst z. B. sagen: Ich lege den Radiergummi erst einmal hin, egal wie, dann mache ich weiter, schlage das Buch auf, lese den Satz einmal, habe den Text verstanden und mache weiter. Ich bekomme ein unangenehmes Gefühl, so als sei etwas nicht in Ordnung, so als solle ich etwas nachschreiben, nein, das Spiel kenne ich, ich mache einfach weiter und konzentriere mich auf das nächste Wort.

Nach einiger Zeit gelingt das annähernd normale Verhalten schon sehr gut. Jörg gewinnt viel Zeit und kann die Erfahrung machen, daß „nichts Schlimmes" passiert, wenn er die Tics weitgehend unterläßt. Allerdings muß hier berücksichtigt werden, daß die Ausgangsspannung wegen meiner Anwesenheit schon zu Beginn geringer war, als in Situationen, in denen Jörg allein ist. Die erreichte Spannungsreduktion kann aber als Ansatzpunkt genommen werden, um die Veränderungsmotivation zu verstärken.

Im nächsten Schritt weilt die Therapeutin in der Wohnung, aber nicht in Jörgs Zimmer. Dann erwartet sie ihn in der benachbarten Konditorei. Die Zeit nach dem Aufgabenmachen wird genutzt, um Probleme zu besprechen und Jörg massiv für seine Fortschritte zu loben.

Auch andere Verhaltensschritte werden nach denselben Prinzipien geübt.

Die Therapeutin berichtet über die Erfolge: Die Stimmung nach den Sommerferien ist deutlich besser. Jörg selbst wird lockerer und erzählt viel von seinen Ergebnissen. Die Tics stehen nicht mehr im Mittelpunkt seiner Aufmerksamkeit. Er und seine Eltern würden weniger darüber reden, und alle würden sich weit weniger darüber aufregen müssen. Jörg kann auch von anderen konkreten Erfolgserlebnissen berichten, mit deutlich weniger Zeitaufwand und Hüpfereien führe er folgende Situationen durch: Das Aufstehen, das Zähneputzen, das Betreten oder Verlassen des Zimmers usw.

Wir einigen uns, daß er nun nicht mehr streng nach Listen arbeiten muß, er solle anfangen, ein bißchen zu experimentieren, sich dabei aber streng an die Prinzipien halten. Jörg meint, er müsse sich nicht mehr so anstrengen und könne schon viele Sachen mit halber Kraft ausführen.

Das Hauptprinzip der therapeutischen Intervention besteht darin, bei der Durchführung allmählich und auf natürliche Weise (Vorbereitungsphase) eine psychische Spannkraft zu etablieren, die weitaus höher ist als vor der Intervention. Es gilt dadurch, den üblichen Verlauf zu verhindern: Einsetzen einer kontraproduktiven exzessiven Anspannungshaltung und die daraus resultierenden psychomotorischen und anderen Zwangsvorgänge, die wiederum die übermäßige Verkrampfung abreagieren sollen.

Darüber hinaus ist es wichtig, daß möglichst viele, v.a. soziale Handlungen, auf einem immer höheren Niveau erfolgen (s. S. 339ff).

5.4.10 Zusammenfassung: Therapie des psychasthenischen Syndroms

Die vorgeschlagenen Interventionen sollen Anregungen sein, die in individualisierten Therapieplänen, mit anderen individuums- und störungszentrierten Plänen, eingearbeitet werden müssen.

Es erweist sich als günstig, in nicht sozialen Situationen (bei denen die Bestrafungsangst geringer ist) Selbstregulationsfähigkeit zu erwerben und zu üben (so z.B. in häuslichen Alltagsverrichtungen oder bei vorgegebenen Materialien usw.). Die Anforderungen sollten auch zunächst einfach, überschaubar, gleichbleibend und vertraut sein, bevor zu komplexeren, neuartigen und sich verändernden Situationen übergegangen wird.

Es ist auch meist vorteilhaft, daß sich der Patient erst als „Herr im Hause" fühlen kann und grundlegende Fähigkeiten zur angemessenen Selbstkontrolle und -steuerung erwirbt. Das heißt, zuerst soll die Top-down-Steuerung funktionstüchtiger gemacht werden (s. Interventionen unter Aufbau volitionaler Steuerung in Abschn. 5.4.8). Damit stehen ihm wieder energiegünstig abrufbare Handlungspläne zur Verfügung. Die kann er später in Abhängigkeit von wieder zugänglichen Gefühlen und Bedürfnissen (d. h. Buttom-up-Reizen) subjektiv sinnvoll und nützlich einbinden.

Es darf aber nicht vergessen werden, daß Zwangshandlungen einen hohen Automatisiertheitsgrad erreicht haben, zu einer sehr festen Gewohnheit geworden sind und nur im prozeduralen Gedächtnis gespeichert sind. Unter dem prozeduralen Gedächtnis versteht man einen Speicher für erlernte motorische Fertigkeiten, die vorrangig nicht bewußtseinspflichtig und -fähig sind, im Gegensatz zum bewußtseinsfähigen semantischen Gedächtnisspeicher. Das bedeutet, daß zwangshandlungsbezogene motorische Expositionsübungen zusätzlich eingesetzt werden müssen und ein allgemeines Training der Selbstregulationsfähigkeiten (wie in Tabelle 5.1 beschrieben) zur Symptomeliminierung nicht ausreichend ist.

Tabelle 5.1. Vorschläge für Interventionen beim psychasthenischen Syndrom

Mögliche Defizite	Mögliche therapeutische Maßnahmen
Kognition und Volition (mit schwachem Realitäts- und Selbstkontakt) Aufmerksamkeit/Orientierung, übermäßig suchen, sinnlos zerlegend und zerknüpfend	Maßnahmen zur Gegenwartskonstituierung • Zuerst Überblick, dann Raster von sinngebenden Einheiten bilden unter Berücksichtigung des eigenen Erlebens • Etablierung von Hinweisreizen, innere, z. B. Gefühl der Überraschung äußere, z. B. markante Orientierungspunkte
Ausrichten auf Ziele fehlt, sinnvolle Handlungspläne fehlen (mangelnde Regulationsgrundlage)	• Einen sinnvollen Grobplan erstellen mit übergeordneten Zielen, daraus Teilziele ableiten mit einzelnen zielführenden Teilhandlungen, verbunden zu einem sinnvollen Ganzen • Passende Selbstinstruktionen für eventuelle Schwierigkeiten einplanen
Zu langes Kosten-Nutzen-Abwägen einzelner Verhaltensmöglichkeiten Entschluß hinausgezögert	• Anfängliches Forcieren von Handlungen (Grübeln dadurch unterdrückbar) • Explizite Vornahmen bilden vor der Handlungsaufnahme, kurz vor Handlungsbeginn verbalisieren: „Ich will"
Ausführung von Handlungen unkonzentriert, unharmonisch	• Bewegungsabläufe trainieren (in konzentrierter Weise), Verbalisieren der ausgeführten Teilhandlung
Beendigung schwer möglich (Ziel unklar oder fehlt)	• Vor der Handlung Beendigungskriterien festlegen und ggf. vorher Verbalisierung des Ergebnisses
Spannkraft (zu hoher oder zu niedriger Energieeinsatz aufgrund geringen Selbstvertrauens und impliziter Verweigerung)	• Aktivierungsübungen (einschließlich Anregung zu kreativen Aufgaben; auf Überforderungserscheinungen achten) • Anfangs Hilfen zur Strukturierung vom Alltag, den Alltagsereignissen/eigenen Tätigkeiten einen Sinn geben (s. unten zu „Bedürfnissen") • Therapie in sehr übersichtlicher, transparenter Weise strukturieren
Aus den oben genannten Defiziten resultierende Gefühle der Unfreiheit, des eigenen Ungenügens und des Verlustes volitionaler Selbststeuerung beeinträchtigen die Herstellung einer mentalen Synthese. Daraus resultiert ein Gefühl der Unvollständigkeit und des Verlorenseins	• Geborgenheit, Sicherheit und Vertrauen und am Anfang steuernder Therapeut (funktioniert als „Hilfs-Ich")

Tabelle 5.1 (Fortsetzung)

Mögliche Defizite	Mögliche therapeutische Maßnahmen
Gefühle Angst und Aggression sind künstlich gebunden und ein natürlicher Zugang dazu fehlt weitgehend (Gefühlsverunsicherung)	Schrittweise die Wahrnehmung auf Gefühle lenken (Ausleben, Neuintegration) • Gegenwartsbezogen • Vergangenheitsbezogen (kritische Lebensereignisse, Kindheit)
Geringes Selbstvertrauen, Mutlosigkeit, Verlorensein, Unfreiheit, Unvollständigkeitsgefühl (ergibt sich aus den oben genannten Defiziten) Bedürfnisse (einschließlich Wünsche und Interessen)	Durch therapeutische Maßnahmen zum Wiederaufbau der gestörten Funktionen (s. oben)
Funktionslust (Handlungsbedürfnis) abgeschwächt, eigene Wünsche nicht benennbar bis hin, daß eigene innere Mangelzustände nicht konkret erkannt und benannt werden	• Suchen und Aufrechterhalten von Wünschen • Einleiten von Handlung zur Befriedigung • Auswirkungen von Erfolgen besprechen

5.5 Expositionen

Das Kernstück aller auf Psychasthenie basierenden Erkrankungen ist nach Janet ein relativer Verlust der Realitätsfunktion, d.h. der Fähigkeit, v.a. die soziale Wirklichkeit angemessen aufzunehmen, zu einem Gesamtbild zu verarbeiten, das auch die persönlichen Komponenten enthält (mentale Synthese) und im Sinne der eigenen Ziele und Interessen darauf einzuwirken. Er schreibt (1919, S. 38):

PIERRE JANET

„Was die zahlreichen Störungen anbelangt, die man mit Namen belegt hat wie Abulien, extreme Skrupelhaftigkeit, Zwangsgedanken mit Fremdschädigungs- oder Versündigungscharakter, Berührungsängste usw., so werden wir problemlos einsehen, daß es dabei in Wirklichkeit um tiefgreifende Störungen unseres Handelns geht. Man muß die Patienten schrittweise dazu erziehen, sich in kritischen Lebenssituationen wieder angemessen zu verhalten und diejenigen Handlungen auszuführen, die sie verlernt haben oder vor denen sie sich fürchten mit der Folge, daß alle die oben genannten Phänomene auftreten. Wenn man den Patienten das erläutert, so verstehen sie sehr wohl, daß man sie dazu anleiten wird, sich den Situationen zu stellen und mit den Objekten umzugehen, die ihnen angst machen. Obwohl sie immer wieder behaupten, die Absurdität ihrer Befürchtungen einzusehen, fehlt ihnen am Anfang der Mut, sich der Wirklichkeit zu stellen."

Janet betont immer wieder, daß im Laufe der Therapie ein großer Teil der Arbeit im natürlichen Lebensraum der Patienten stattfinden muß, soll das Übel an der Wurzel gepackt werden. Gespräche mit dem Therapeuten in den klassischen Sitzungen reichten nicht aus, die Hauptarbeit müsse zwischen diesen Sitzungen „draußen" stattfinden.

Aber er warnt auch vor den Schwierigkeiten dieses Unterfangens: Überläßt man besonders am Anfang den Kranken sich selber, so wird er nicht zum Ziel kommen. Er wird sich in bestimmten Situationen genauso „ungeschickt" verhalten wie eh und je. Es wird ihm in den meisten Fällen kaum gelingen, sich der Situation angemessen zu verhalten und dauerhafte Lerneffekte zu erzielen.

Warum ist das so?

Aus zwei Gründen. Einmal kennt der Kranke die Natur seiner Störung nicht genug und weiß nicht genau, wie er sich verhalten muß, um sie mit Gewinn zu bestehen. Es fällt ihm schwer zu verstehen, daß alle seine Symptome daherrühren, daß er ein bestimmtes angemessenes Verhalten in kritischen Lebenssituationen nicht realisieren kann, und er weiß nicht genau, um welches Verhalten es sich dabei handelt und wie es ausgeführt werden muß.

Aber sogar wenn es ihm gelänge, seine Defizite zu erkennen, so wüßte er nicht, wie er vorgehen muß, um sie zu beheben. Er kennt den Mechanismus nicht, der der Handlung, die er lernen will, zugrunde liegt. Er ist nicht in der Lage, sie in Einzelteile zu zerlegen. Er vermag es nicht, die nützlichen Komponenten jede für sich zu üben, die unnützen oder störenden zu eliminieren, und v.a. weiß er nicht, in welchen Zustand der psychischen Spannkraft er gelangen muß, damit es zu dauerhaften Lernerfolgen kommt. Alles, was der Patient, sich selber überlassen, zustande bringen würde, wäre eine mehr zufällige Art zu lernen, aus einer unkoordinierten Agitiertheit heraus. Um auf die Art ein nützliches Ergebnis zu erzielen, ist ein enormer Zeitaufwand nötig und darüber hinaus ein riesiger Kräfteaufwand. Es erfordert auch eine riesige Entfaltung von Aufmerksamkeit und von Anstrengung, um sozusagen im Vorbeigehen ein Stück eigenen Verhaltens zu registrieren, das sich als nützlich erwiesen hat und das dann auch noch auf Dauer ins Verhaltensrepertoire eingefügt werden muß.

Ein anderes Problem beim Lernen im natürlichen Lebensraum ist, daß die dazu erforderliche Arbeit von Patienten eine Menge Kraft und viel Ausdauer verlangt. Nun hat er in der Regel diese Kraft nicht zur Verfügung und schon gar nicht die Ausdauer. Er vermag es nicht, von sich aus eine innere Haltung einzunehmen, die durch eine ausreichend hohe psychische Spannkraft gekennzeichnet ist. Sogar wenn er sie erreichen würde, hätte er große Schwierigkeiten, sie ausreichend lange aufrechtzuerhalten. Unter diesen Umständen würden die Patienten sich oft darauf beschränken, aus einer extremen Anstrengung heraus kurzfristige Agitiertheitsanfälle zu produzieren, die sie immer mehr erschöpfen würden, ohne daß daraus auch nur das geringste positive Ergebnis resultieren würde. Janet schlußfolgert aus diesen Überlegungen:

Pierre Janet

„Unter Berücksichtigung all dieser Umstände ist die therapeutische Arbeit, zumindest am Anfang, nur dann erfolgversprechend, wenn dem Patienten jemand zur Seite steht, der ihn anleitet. Er weist ihn genau auf dasjenige Verhalten hin, das gelernt werden soll und dadurch, daß er den Lernvorgang lenkt, senkt er auch die ‚Kosten', die der Patient aufbringen muß."

Diese Begründung der Notwendigkeit von In-vivo-Arbeit und der Notwendigkeit einer fundierten, durchdachten und präzisen Anleitung dazu (ob nun der Therapeut physisch präsent ist oder nicht) ist überzeugend und zeigte schon 1919 einen therapeutischen Weg auf, den die Verhaltenstherapeuten sozusagen wiederentdeckt haben.

5.5.1 Was ist eine Exposition bei Zwangserkrankungen und wie wirkt sie?

Klassisches Modell

Ich will nun versuchen, die Implikationen einiger Janetscher und eigener Ideen für die Gestaltung von Expositionen bei Zwangskranken anhand eigener therapeutischer Beispiele zu illustrieren.

Um den heutigen Stand wiederzugeben, zitiere ich ausführlich Hand (1995, S. 15), dem wir die differenzierteste Schilderung des Prozesses, wie er aktuell verstanden wird, verdanken. Er schreibt:

> Die weitaus am häufigsten angewandte und effektivste Symptom-Intervention bei der Behandlung von Zwängen ist die Exposition des Patienten zu (bzw. seine Konfrontation mit) den die Zwangssymptomatik auslösenden externen (Exposition in vivo) oder internen

(Exposition in sensu) Reizen. ... Ist die Reaktion ausgelöst, so wird der Umgang mit derselben, bis zu deren Abklingen, systematisch geübt. Das gesamte Verfahren wird am besten als „Expositions-Reaktions-Management" (ERM) zusammengefaßt.
Während der Exposition in vivo oder in sensu wird in der Regel einer der folgenden beiden Prozesse ausgelöst:

a) Es entwickelt sich, erwartungsentsprechend, eine hohe emotionale Erregung.
b) Es entwickelt sich, entgegen der Erwartung des Patienten, keine hohe emotionale Erregung, der Patient befindet sich lediglich in einem Zustand innerer Anspannung mit einer gewissen Erwartungsangst, daß es doch zu dem Auftreten der befürchteten Reaktionen kommt.

Zu a): In der Regel tritt die erwartete Angst ein. Für den Patienten überraschend kann aber auch Ärger und schließlich Aggression oder auch zunehmende depressive Verstimmung eintreten. Unabhängig davon, welche Emotion konkret produziert wurde, wird der Patient angeleitet, nunmehr die damit einhergehenden Kognitionen bewußt wahrzunehmen und kontinuierlich mit seinen ursprünglichen Erwartungen/Kognitionen zu vergleichen (Realitätstestung). Typischerweise fällt nach einer gewissen Zeit (Minuten bis Stunden) die emotionale Erregung deutlich wieder ab, und der durch die Exposition erreichte Zustand ist subjektiv wesentlich weniger unangenehm, als ursprünglich befürchtet wurde (korrektive emotionale Erfahrung mit nachfolgender, überwiegend eigenständiger „kognitiver Umstrukturierung" des Patienten hinsichtlich der Beurteilung der Auslösersituation und der eigenen Bewältigungskapazität). Gelegentlich führt die Exploration der begleitenden Kognitionen, insbesondere bei unerwarteten Emotionen, den Patienten in einem katharsisähnlichen Prozeß zu neuen Erkenntnissen hinsichtlich der (Mit)ursachen für seine Beschwerden – mit entsprechenden therapeutischen Konsequenzen. ...
Bei der Exposition in vivo gegenüber externen Auslösereizen lernt der Patient also zu erkennen, daß letztlich nicht dieser äußere Auslöserreiz (z. B. „verkeimte" Gegenstände), sondern die durch diesen ausgelöste Reaktion (innere Unruhe, Anspannung, Angst) der „eigentliche" Reiz ist, dessen Ursache möglichst zu klären bzw. dessen Bewältigung zu erlernen ist.

Veränderter Expositionsansatz

1. Dramen als Einheit des menschlichen Erlebens

In seiner viel zu wenig bekannten „Kritik der klassischen Psychologie“ (1929, dt. 1974) schreibt George Politzer:

> Die Erfahrung, die uns die Psychologie anbietet, ist aus Prozessen zusammengesetzt, die nicht die Form unseres alltäglichen Handelns haben. Man sagt uns nämlich: Vorstellungen haben sich assoziiert, Neigungen sind erwacht, Triebe sind entfesselt worden. Statt menschliche Ereignisse finden wir Prozesse, die, wie man erklärt, einer Wirklichkeit sui generis entnommen worden sind. Statt des menschlichen „Dramas“ (Politzers Begriff für unsere alltäglichen Erlebnisse, N. H.) finden wir ein anderes, das von unbekannten Figuren gespielt wird, die uns nicht ähneln, nämlich von Vorstellungen, Bildern, Trieben.
>
> „Ich bin heute früh aufgestanden, um einen Spaziergang im Wald zu machen. Ich habe den Förster getroffen, der mir gesagt hat: Der Wald von Vincennes hat seit drei Jahren ein erheblich anderes Ansehen angenommen. Bald wird es wie mitten in Paris sein.“ Jeder kann sich mit diesem Bericht identifizieren. Aber die Berichte der Psychologie sind keine Geschichten von Personen, sondern von Dingen. Eine Vorstellung hat sich gestern in Kontiguität mit einer anderen Vorstellung befunden. Sie ist heute ins Bewußtsein zurückgekommen und hat die anderen mit sich gebracht. Niemand kann sich mit der Szene, die hier gespielt worden ist, identifizieren. Die Begriffe des Berichtes haben keine menschliche Bedeutung mehr.

Politzers Kritik der Psychologie mag uns in ihrer Radikalität übertrieben erscheinen, und die Versuchung ist groß, zur Tagesordnung überzugehen und weiter so zu verfahren wie immer, weil es ja auch gute Gründe dafür gibt. Auch in diesem Buch wird von Psychasthenie, von mentaler Synthese, von Zwangsgedanken und von degenerierten Intentionen gesprochen.

Doch der rationale Kern von Politzers Darlegungen scheint mir im folgenden zu bestehen. Wir können sehr wohl auf einer bestimmten Ebene mit Termini operieren, wie Löschung oder Habituation. Sie wird z. B. von Reinecker folgendermaßen definiert (1992, S. 349): „Die Abnahme einer Reaktionsbereitschaft als Folge einer kontinuierlichen Darbietung von Stimuli.“ Doch wir dürfen nicht übersehen, und bei der Gestaltung der Therapie außer acht lassen, was sich bei Patienten in Wirklichkeit abspielt, während sie, wie wir meinen, habituieren oder auch nicht. Ich möchte dies an zwei kleinen Beispielen aufzeigen.

BEISPIELE

Ein Patient, 36, mit Kontaminationsängsten und -ekel und Waschzwängen, subjektiver Gefahrenstoff: krebserregendes Katzenstreu, sitzt 2 Stunden aufrecht im Baderaum auf einer psychiatrischen Station, beide Arme bis zu den Ellbogen in 2 Säcken mit Katzenstreu, er soll habituieren. Seine damalige innere Situation hat er mir (sehr verkürzt, wie man vermuten kann) folgendermaßen geschildert: „Nun saß ich da und dachte mir, na gut, da mußt du durch. Obwohl mir das Zeug verdammt unsympathisch war und auch ein bißchen ekelig vorkam (es juckte geradezu), war es auszuhalten. Ich dachte bloß, hoffentlich kommt niemand herein, die müßten mich ja für bescheuert halten. Angst hatte ich nicht, schon gar nicht vor Krebs. Ich bin ja hier bei Ärzten, die sind ja da, um zu heilen und nicht um mich in Lebensgefahr zu bringen. Außerdem ist dieses Katzenstreu sicher ein anderes als das, womit damals (vor 3 Jahren) die Katze meiner Freundin versorgt wurde. Ich fing an, mich total zu langweilen und dachte, hoffentlich ist alles bald vorbei."

Bei dem nächsten Besuch in seiner Wohnung, am Tag nach der Prozedur, berührte er wie eh und je die Türklinke mit dem kleinen Finger der linken Hand, nachdem er 6 Lagen Papiertaschentücher um die Hand gewickelt hatte und wusch sie danach 6mal.

Als er ein dreiviertel Jahr danach im Rahmen einer ambulanten Therapie zum ersten Mal die Türklinke normal anfaßte, die Hand längere Zeit darauf liegen ließ und sich hinterher nicht wusch, waren folgende Gedanken vorausgegangen: „Jetzt stehe ich wieder vor dieser verdammten Tür. Ich erinnere mich noch genau daran, wie meine damalige Freundin sie anfaßte, nachdem sie den Käfig mit der kranken Katze abgestellt hatte. Die Katze hatte sich auf dem Weg übergeben und unter sich gemacht, gelblich und widerlich. Mir wird heute noch übel, wenn ich daran denke. (Das Ganze fand in einer Zeit ständiger Streitereien kurz vor der Trennung statt). Jetzt kann ich denselben Zirkus wie immer veranstalten mit den Papiertüchern und so. Das ödet mich schon an. Zehnmal bin ich mit dem Therapeuten vor dieser verdammten Tür gestanden und sollte sie mal anfassen, mal nicht, mal ganz, dann wieder nur mit einem Finger. Muß ich denn immer noch so an der Vergangenheit kleben und den ganzen elenden Zwang mit mir herumschleppen? Die Katze ist tot, die Freundin in Amerika, und ich spiele hier noch immer den Hampelmann. Ich will jetzt nach Hause verdammt, und werde sie jetzt öffnen wie vor diesem ganzen Alptraum."

Gibt der Begriff „Habituation" als solcher genug wieder von diesen beiden Dramen im Politzerschen Sinne, in denen das wahre Erleben des Patienten besteht? Als ganze Wesen, mit ihrer ganzen Person auf dem Hintergrund ihrer Geschichte, mitten in ihrem Leben denken, fühlen, hoffen und handeln Menschen und werden nie damit aufhören, es zu tun, egal, wie verkürzt wir einen ihrer jeweiligen Lebensauszüge benennen. Auch in der Therapie wird das nicht anders sein, und wir dürfen auf keinen Fall den Kontakt zu ihren „wahren Dramen" verlieren.

Nicht durch eine „kontinuierliche Darbietung von Stimuli, die zu einer Abnahme der Reaktionsbereitschaft führt", lernen Patienten wieder, sich normal im Katzenstreu führenden Supermarkt oder an ihrer Wohnungstür zu verhalten, sondern dadurch, daß sie in konkreten Lebensepisoden ihre Gegenwart neu konstituieren und daraus ein neues Verhalten ableiten. Nur auf dieser Ebene können wir auch ihre Schwierigkeiten wirklich verstehen: „Meine Wohnung wimmelt nur so von symbolischen Spuren meiner unglücklichen Vergangenheit, und jedes Mal fühle ich mich gezwungen, einen großen Bogen darum zu machen oder sie mit Spülmitteln so zu behandeln, daß ich gerade noch eine Zeitlang darin zu existieren vermag. Auf die Art habe ich ein wenig die Sicherheit, etwas gegen mein inneres Gefühlschaos machen zu können."

Solange der Patient seine Gegenwart so konstituiert, wird er sich immer wieder gleich verhalten. Nicht das passive Erleiden von konstruierten Wirkprozessen wie Löschung oder Habituation vermag das zu verändern, sondern eine neue Herangehensweise an das Leben anläßlich von konkreten sinnvoll ausgesuchten Lebensepisoden, den sog. Expositionen.

2. Zwischenmenschliche Faktoren

Sehr instruktiv ist in diesem Zusammenhang eine Analyse von Situationen, die zu partiellen „Spontanremissionen" führen.

Ellen Weiß z. B. (Hoffmann & Weiß, 1983) hätte seit dem Beginn ihrer Erkrankung um nichts in der Welt Wörter wie Tod, Sterben oder den Satz „Ich habe Angst" ausgesprochen, aus der Sorge heraus, dadurch nicht wiedergutzumachendes Unheil heraufzubeschwören. Auch ihre Fähigkeit, mit der Welt in Berührung zu kommen, wurde zunehmend eingeschränkt. Ein Beispiel (S. 42):

BEISPIELE

„Bei ihrem letzten Besuch hatte Frau S. (die nach einem Krebsleiden zum obersten Symbol des Unheils geworden war, N. H.) wegen eines ihr bemerkenswert erscheinenden Artikels ein Exemplar der Zeitschrift ‚Der Spiegel' mitgebracht. Anläßlich dieses Besuchs berichtete sie auch von ihrer Krankheit. Nach ihrem Tod hatte ich nun Angst vor der Zeitschrift ‚Der Spiegel'. Meiner Meinung nach ‚durfte' ich kein Exemplar dieses Blattes mehr berühren. Das ließ sich oft nur schwer vermeiden und führte mitunter zu großen Schwierigkeiten. Einmal mußte ich lange unbewegt in einem Bahnabteil sitzen, weil jemand dicht neben meinem Platz einen ‚Spiegel' auf die Bank gelegt hatte. ... Im Jahr 1971 hatte ich während einer Unterhaltung mit einem behandelnden Arzt plötzlich das Empfinden, den Satz ‚Ich habe Angst' ohne besondere Gefährdung aussprechen zu können. Ich tat es, empfand dabei kein Unbehagen, hatte eher ein befreiendes Gefühl und wiederholte kurz darauf den Satz in irgendeinem Zusammenhang. Als mir diese für mich kaum faßbare Handlung gelungen war, sprach ich Wörter wie Tod, Sterben usw. aus.

Nachdem ich den Arzt verlassen hatte, kam mir der Gedanke, nunmehr auch den ‚Spiegel' anzufassen. An einem Zeitungskiosk angelangt, berührte ich vorsichtig ein an der Seitenwand angebrachtes Exemplar. Dabei bestand ein merkwürdiges Gefühl, vergleichbar etwa dem eines Kranken, der nach langer Bettlägerigkeit zum ersten Mal wieder laufen und es selbst noch kaum fassen kann. Die früher bei unvermeidbaren Berührungen des ‚Spiegels' stets aufgekommene erdrückende Angst blieb aus (S. 34–35)."

Wie kam es nun zu dieser Remission?

Sie gab mir folgende Erklärung: „Obwohl ich beim Arzt mit keinem Wort meine Zwänge erwähnt hatte, kam er mir sehr menschlich und kompetent vor. In irgendeinem fremden Zusammenhang gebrauchte er das Wort ‚Sterben'. Zuerst erschrak ich und dachte, daß der das einfach so aussprechen kann. Dann tauchte der Gedanke auf, ob das Unglück bringt, aber in der Sekunde erschien mir diese Frage geradezu lächerlich und ich dachte, Unsinn, das ist ein vernünftiger Mann, der als Arzt kranken Menschen hilft. Seine Taten sind das Entscheidende, nicht daß er irgendein Wort ausspricht, auch noch dann, wenn er einen guten Grund dazu hat. Dann überkam mich der Gedanke. Gilt das nicht auch für mich? Warum soll es bei mir anders sein? Plötzlich erschien mir dieser Teil meines Zwangs wie ein sinnloser Kerker. Gut, das sind keine schönen Wörter, und man spricht sie in keiner Kultur so gerne aus, aber ich brauche nur ein wenig Mut, um mich aus meinem Kerker zu befreien. Ja, ich verspürte geradezu eine Art Lust, ein solches Wort als befreiende Tat auszusprechen, obwohl das in dem Zusammenhang doch recht merkwürdig ist.

Auf dem Weg nach Hause sah ich den ‚Spiegel' und dachte, das ist das gleiche, und faßte ihn an. Diese Wunderheilung hat sich bis auf den heutigen Tag gehalten. Leider ist sie damals nicht weiter fortgeschritten, weil trotz dieses erfreulichen Erlebnisses mein Leben doch noch voller Trübnis und Kummer war. Lange Zeit befiel mich geradezu eine Art Wehmut, weil ich ‚den Weg' erfahren hatte, ihn aber noch nicht gehen konnte."

Hilft es uns sehr viel weiter, wenn wir, um die Patientin zu verstehen, das Ganze als einen Fall von Modellernen und von „Heilung durch reziproke Hemmung" ansehen? Das war es sicherlich auf einer bestimmten Ebene. Doch wenn wir zu kurz denken und den Patienten mit irgendwelchen Therapiesituationen konfrontieren, in der Hoffnung, daß „Modellernen" oder „reziproke Hemmung" stattfinden soll, so überlassen wir es mehr oder weniger dem Zufall, was sich auf der Ebene ihres Erlebens abspielen wird (s. Katzenstreukonfrontation). Das bedeutet, daß wir bei der Strukturierung von potentiellen, heilsamen Erfahrungen viel mehr über sie wissen müssen und viel näher an ihrem Erleben bleiben müssen, als dies oft geschieht.

Also wiederum ein wichtiger Hinweis für eine therapeutische Arbeit (und damit auch für eine Gestaltung von Expositionsübungen), nicht in abgehobenen, künstlich arrangierten Situationen mit „Reizüberflutung", sondern in einem sinnvollen Lebenskontext, damit diejenigen Prozesse ablaufen können, die zu wirklichen Veränderungen führen.

In diesem Zusammenhang erscheint mir auch die Arbeit von Victor Meyer (1979) sehr aufschlußreich. Er ist der erste Verhaltenstherapeut, der systematisch Expositionen bei Zwangskranken arrangiert hat. Er nannte seinen Ansatz „apotreptische Therapie", ein Ausdruck der auf griechisch so viel wie „ausreden oder abschrecken" heißt. Es ging darum, die Patienten zu konfrontieren und sie gleichzeitig dazu zu bewegen, ihr übliches aktives und passives Meideverhalten zu unterlassen.

Wie ging Meyer vor?

Er schreibt:

Die Behandlung selbst bestand darin, daß der Patient in seinen wachen Stunden ständig vom Pflegepersonal beobachtet wurde, das wiederum Anweisung hatte, jede Art von Ritualen zu verhindern. Schwestern und Patienten wurden über die Prinzipien aufgeklärt, die dem Behandlungsverfahren zugrunde liegen. Das ritualistische Verhalten wurde auf verschiedene Weisen verhindert, z. B. dadurch, daß der Patient in andere Aktivitäten verwickelt wurde, durch Diskussionen, manchmal durch Überredung und sehr selten – und immer nur mit der Zustimmung des Patienten – durch sanfte körperliche Gewalt. In Fällen, in denen die Rituale nichts anderes als die Wiederholung einer normalen und notwendigen Aktivität waren, mußte beurteilt werden, was als abnorm anzusehen ist. Der Therapeut sah Patienten und Mitarbeiterstab tagtäglich bei gemeinsamen Sitzungen von etwa 30 Minuten Dauer (Meyer et al., 1979, S. 36–37).

Eine solche Vorgehensweise ist nicht möglich, ohne daß intensive Kontakte auf allen Ebenen zwischen Patienten und Therapeutenstab ablaufen. Das bedeutet aber, daß das Zwangsverhalten in einen interaktionellen Kontext eingebettet ist, in dem ständig menschliche „Dramen" aller Art ablaufen. So hat mir ein Patient Meyers berichtet, daß er die Situation gut in den Griff bekam, nachdem ihm eine Schwester zugeteilt worden war, die ihm sehr gefiel, und daß er einen schrecklichen Rückfall „baute", nachdem sie seine (dezenten) Zuneigungsbekundungen etwas brüsk abgewehrt hatte. Ist das bloß „Exposition mit Reaktionsverhinderung" oder ist es mehr?

Es reicht auch nicht, an der Stelle das, was ich zeigen will, abzutun mit dem Argument: Wir wissen seit eh und je, daß bei jeder Form von Psychotherapie die Patient-Therapeut-Beziehung eine wichtige Rolle spielt. So gesehen ist das alles trivial.

Es geht vielmehr darum, daß wir sowohl die krankmachenden als auch die heilenden Prozesse viel genauer eruieren und ausmachen müssen, als wir das tun, wenn wir sie in der heute uns geläufigen (wenn auch wissenschaftlich klingenden), doch zu allgemeinen und den Kern des menschlichen Erlebens nicht treffenden Sprache konzipieren. Nur so können wir auch bei Expositionen die Erfahrungssituation optimieren.

3. Neue Expositionen

Janet hat mehrmals darauf hingewiesen, daß bei Zwangskranken äußere Situationen und Objekte sowie die Empfindungen, die sie auslösen, nicht das Kernproblem der Erkrankung darstellen. Ihr zugrunde liegt, seiner Ansicht nach, eine tiefgreifende Störung der Willensfunktion in dem Sinne, daß der Kranke sich seiner eigenen Handlungen nicht mehr sicher sein kann. Die eigentliche Obsession bezieht sich auf Fragen wie:

- Habe ich dies oder jenes getan oder könnte es sein, daß ich dies oder jenes tue, und wenn ja, was muß ich unternehmen, damit es nicht passiert?
- Habe ich diese Ungeheuerlichkeit wirklich gedacht, und wenn ja, kann ich etwas tun oder denken, um es wiedergutzumachen?
- Und schließlich, wenn ich dies gemacht habe, habe ich es dann auch richtig gemacht?

Bestimmte Objekte oder Situationen werden durch einen Prozeß der Gedankenassoziationen (oder der Konditionierung) zu den „Prüfsteinen", an denen der Patient zu scheitern droht aufgrund seiner vermeintlichen Fehlerhaftigkeit oder Unvollkommenheit, bzw. er muß sich immer wieder beweisen, daß er nichts Böses getan hat, und verhindern, daß er es tun könnte.

Beschäftigen wir uns noch einmal mit dem armen Jean und seinem Schicksal.

Pierre Janet

„Jean ist, wie wir wissen, besessen von der Furcht, er könne masturbieren. Alles, aber auch alles erinnert ihn daran. Die Nase z. B. scheint ihm in Beziehung zu den Geschlechtsorganen zu stehen, weil deren Gerüche erregend sind. So ist er außerstande, einen Zwicker zu tragen, ‚vielleicht kann es sein, daß mich das erregt' (Janet, 1919, S. 78–79).

Er kann sich nicht mehr schneuzen und nicht mehr urinieren, weil beides auf ihn denselben Effekt haben könnte wie eine Masturbation.

Wir wissen schon, daß seine auf Geschlechtlichkeit beziehenden Skrupel sich besonders in Gestalt von zwei Frauen aus seiner Umgebung niedergeschlagen haben. Alles, was ihn an die eine oder andere erinnern kann, stürzt ihn in einen wahren Delir, und man ist immer wieder erstaunt über die Subtilität seiner Assoziationen. Er kann bestimmte Stiefel nicht mehr anziehen, weil er einmal bemerkt hat, daß sie die Nummer 49 trugen. Nun, eine der entsprechenden Damen war 49, als die Obsession begann. Er hat eine wahre Panik vor der Zahl 58, weil die andere Dame 1858 geboren ist. Er kann keine Briefe mehr schreiben, weil Briefe schreiben ihn an ein Postamt denken läßt, wo er diese Person gesehen hat. Er kann sich nicht mehr in sein Bett legen, weil das Bett so aufgestellt ist, daß der Kopf in die Richtung der Provinz zeigt, in der eine dieser Damen sich aufhält. Er kann nur mehr essen, wenn er am Tisch so sitzt, daß er seinen Rücken dem Montmartre zuwendet, wo er die ►

Bekanntschaft der anderen gemacht hat. Er fürchtet sich vor allen Namen, die mit ‚A' anfangen, denn diese Namen erinnern ihn an den Vornamen einer der Damen. Nehmen wir eine andere konkrete Episode: Man serviert ihm einen Kuchen, der ihm so gut schmeckt, daß er unglücklicherweise nach seinem Namen fragt. Die Mutter antwortet, es ist eine Charlotte. Jean bricht zusammen: Er hat Charlotte verschluckt. Er hat ihren Kopf in seinem Magen. Er hat sie im Blut und alle seine erotischen Ideen werden geradezu frenetisch durch die immerwährende Gegenwart Charlottes in seinem Körper.

Aber diese Manie der Assoziation kann sich noch steigern. Jeder Buchstabe läßt ihn schließlich an eine der zwei Personen denken. Jede Frau, jedes feminine Toilettenobjekt und sogar die Gegenwart seiner armen Mutter reicht, um eine Krise auszulösen. Auch jeglicher Gedanke an eine Verfehlung führt zu demselben Ergebnis. Es reicht, gehört zu haben, daß der Tod eines bestimmten Politikers nicht ganz mustergültig war, schon kann er den Elyseepalast nicht mehr sehen, die Abgeordnetenkammer, nichts mehr, was auch nur im entferntesten mit Politik zu tun hat. Sieht er eine Zeitung an einem Kiosk, schon ist er bei Verfehlung und bei all seinen Zwangsgrübeleien über die beiden Frauen, die ihn richtiggehend verfolgen.

Gedankenassoziationen folgen nicht immer dem direkten Weg. Sie können die merkwürdigsten Umwege gehen und die Form von Kaskaden annehmen. Er ist schrecklich gequält, weil er in seiner Tasche ein Verzeichnis der Vorlesungen mit sich führt, die in Paris abgehalten werden. Das erscheint auf den ersten Blick nicht sehr verfänglich, aber darin sind auch die Zeiten, an denen M. D. einen Kurs abhält. Nun, Charlotte hat einmal einen Kurs von M. D. besucht, als sie vor 3 Jahren nach Paris kam. Bald passiert ihm eine Sache, die eine gewisse Ähnlichkeit mit dem Verzehr des Kuchens hat, aber noch komplizierter ist. Jean hat 1000 Qualen, weil:

1. Er hat Brot gegessen,
2. dieses Brot kommt von einem bestimmten Bäcker,
3. dieser Bäcker wurde seiner Mutter von einem Freund empfohlen,
4. dessen Frau vor einiger Zeit an einem bestimmten Tag gestorben ist,
5. dieser Tag hatte genau dasselbe Datum des Tages,
6. an dem zum ersten Mal seine Zwangsgrübeleien und Qualen über Charlotte angefangen hatte.

Unter diesen Umständen kann man sich fragen, ob es noch ein Objekt gibt auf der Welt, das Jean anschauen kann ohne irgendeine Assoziation an seine Obsession, er könne anfangen zu masturbieren.

Was für Expositionen würden wir verschreiben?

Soll er vor dem Elyseepalast hocken, bis er einschläft, oder eine Charlotte nach der anderen herunterwürgen, oder soll sein Kammerdiener, der spätere Erfinder des Endlosbandes, ihm stundenlang vorsagen: Denkst du schon wieder ans Onanieren, Jean, du alte Sau?

Oder soll er in relevanten Lebenssituationen erfahren, daß sein Wille ausreichend intakt ist und er sich genug auf sein Verhalten verlassen kann, daß er in der Lage ist, sie zu bewältigen.

Jean handelte mit Aktien, wenn seine Krankheit ihm Zeit dazu ließ. Nachdem er sich auf Anraten Janets und nach der entsprechenden Vorbereitung eines Tages an die Börse gequält hatte und einen ganzen Vormittag dort verbrachte, machte er eine für ihn sensationelle Erfahrung: Er hatte nicht plötzlich, kurz vor dem „fixing", seine Hose aufgeknöpft und so vor der ganzen Welt dokumentiert, daß Fleischeslust ihm mehr bedeutet als der Kurswert der Saint Gobain-Aktien! Danach ging es ihm eine ganze Weile deutlich besser.

Expositionssituationen haben solche zu sein, bei denen der Patient die Zuverlässigkeit seiner Absichten und Handlungen erproben kann, bei der er erfährt, daß er ausreichend Herr im eigenen Hause ist und sein Leben meistern kann. Auch dann, wenn er mit Symbolen der Krankheit oder des Todes in Berührung kommt, die aus der Tiefe seiner Geschichte stammen und seine aktuelle Verunsicherung repräsentieren, bricht er nicht zusammen. Auch hier wiederum geht es um eine neue mentale Synthese, um eine Konstruktion einer Wirklichkeit, in der er Subjekt ist.

4. Gegenwarts- und Subjektkonstituierung

Das führt uns zu der Frage, *wie* der Patient bei Expositionen handeln muß, damit er die Oberhand gewinnt und behält. Die Frage nach der psychischen Verfassung, in der Expositionen zu absolvieren sind, wird in der verhaltenstherapeutischen Literatur nicht gestellt.

Das hat damit zu tun, daß man auch zu wenig reflektiert, wie Patienten sich dabei fühlen, wenn sie mit ihren üblichen zwanghaften Unternehmungen befaßt sind. Dabei berichtet z. B. jeder Checker über seine Unvollständigkeitsgefühle, die ihm die eigene Person und die Umgebung so unfertig und unbefriedigend erscheinen lassen, so daß er kaum eine Handlung absolvieren kann, die ihm abgeschlossen und damit vertrauenswürdig erfolgreich erscheint (Hoffmann, 1990, s. auch Ecker, 1995).

Die andere Seite der Medaille sind die dann oft vom Patienten eingeleiteten Kompensationsversuche. In einer Haltung der Überanstrengung und der Hypervigilanz fixiert er seine Aufmerksamkeit ständig auf irgendwelche Einzelaspekte der Situation, allerdings ohne stringenten Plan. Er irrt dann von Detail zu Detail und erlangt dadurch erst recht keine Übersicht, die ihn handlungsfähig machen würde.

Nur dann, wenn es dem Patienten auch gelingt, im Rahmen von Expositionen seine Wirklichkeit anders, d. h. klar, präzise und glaubwürdiger zu erleben, ist er auch in der Lage, die Handlungen auszuführen, die ihn verläßlich zu seinen jeweiligen Zielen führen.

Hier muß man wiederum an den Begriff „Subjektkonstituierung" denken. Die innere Haltung, die der Patient bei Expositionen fördern und erlernen muß, ist die von jemandem, der mitten in einer konkreten, für ihn überschaubaren Realität steht. Davor aber muß er sie mental so organisiert und strukturiert haben, daß er sie subjektiv beherrscht und durch aktives, reflektiertes (nicht reflektorisches) Handeln managen kann. Diese anzustrebende Haltung schlägt sich schon in der Art der ausgeführten Bewegungen nieder. Die Bewegungen des Zwangskranken, etwa beim Kontrollieren oder beim Waschen, sind oft abnorm untergliedert, weil sie fälschlicherweise davon ausgehen, sie dann besser überblicken zu können. Sie sind zögerlich wie tastend oder aber aus der Anstrengung heraus fahrig. Verändern diese Bewegungen sich nicht, so ist es für den Patienten außerordentlich schwierig, die innere Haltung zu erlangen, die es ihm erlaubt, anders mit der Situation umzugehen. Man muß also mit einem Patienten richtiggehend trainieren, *wie* er z. B. eine Tür abschließt, d. h. welche Anzahl von Verhaltenseinheiten ein solcher als normal anzusehender Vorgang enthält und wie diese ausgeführt werden. Solche auf den ersten Blick trivial erscheinenden Dinge dem Zufall zu überlassen, kann leicht zu der unübersichtlichen, hektischen Situation führen, von der Janet eingangs gesprochen hat und bei der die Lernbedingungen wirklich nicht optimal sind.

5. Biographische Bedeutung der Expositionssituationen

Gisela Röper schreibt:

> Eine um die entwicklungspsychologische Perspektive erweiterte Verhaltenstherapie arbeitet mit der Beziehung zwischen Symptomatologie und Lebensgeschichte. Die vorbereitende Atmosphäre in der Ursprungsfamilie wird aufgespürt, mögliche traumatische Ereignisse werden zum Thema der Therapie gemacht, deren Inhalte in Verbindung mit den Symptomen gebracht und umgekehrt die Wurzeln oder Inhalte von Symptomen gesucht. Entwicklungsstufen der Patienten in der Anfangsphase und im Verlauf der Entstehung, des Ausbruchs der Symptome und des Beginns der Therapie werden beachtet und Hilfestellung in Umbruch- und Veränderungsphasen der Selbst- und Weltsicht werden angeboten. ... Eine um die entwicklungspsychologische Perspektive erweiterte Verhaltenstherapie schlage ich keinesfalls als eine für alle Patienten notwendige Vorgehensweise vor (1992, S. 65).

Damit bin ich nicht ganz einverstanden. Das Patientenverhalten, hier v. a. unter Einbeziehung der Symptomatik, ist ein Residuum der Vergangenheit. Es ist eine Resultante ihrer Lerneinflüsse (z. B. Modelle) und Traumatisierungen sowie vom Patienten initiierten Kompensationsversuchen dafür. Bei jeder Konfrontation mit einer kritischen Lebenssituation, die zwangsfördernd ist, erlebt der Patient seine übliche Vorgehensweise als unbefriedigend, störend oder demütigend, ja sogar als „dissoziert", d. h. als nicht zu ihm gehörig (Hofmann & Hoffmann, 1998). In einigen Fällen hat er mehr oder weniger resigniert und akzeptiert seine Zwänge als eine Art „Naturnotwendigkeit", gegen die er kaum noch ankämpft („Ich verrichte halt auch diese Arbeit wie meine berufliche", pflegte Ellen Weiß zu sagen).

Meist verspürt er aber, v. a. zu Beginn der Erkrankung, ein Bedürfnis, sich von den Symptomen zu befreien, aber dieses Bedürfnis bleibt diffus, abstrakt und v. a. fast ohne Konsequenzen in der Ernstsituation. Das hat auch seine Ursache darin, daß die schwachen Veränderungsbestrebungen und die daraus resultierenden halbherzigen Vorsätze von keiner unterstützenden Emotion begleitet werden. Die Emotionen der Zwangskranken sind „verklumpt", schwer voneinander unterscheidbar und werden nicht als sinnvoll in historisch-biographische Zusammenhänge eingebettet erlebt (Hofmann & Hoffmann, 1998).

Sie sind untauglich als Grundlage für eine realitätsangemessene Neuorientierung, wenn der Patient aktuell in seinem Leben agieren muß. Er ist dann unfähig, die innere und äußere Wirklichkeit so neu zu synthetisieren und daraus neue, zwangsfreie Handlungen abzuleiten, die seiner aktuellen Bedürfnislage gerechter werden. Seine Wirklichkeitsfunktion ist defizitär. So ist er denn auch darauf angewiesen, die Reflexe der Vergangenheit zu wiederholen.

An der Stelle setzen Expositionen an. Sie konfrontieren den Patienten mit prototypischen Lebenssituationen wie Einkaufen in einem Supermarkt, Verlassen der Wohnung, Umgang mit einem Kind usw.

BEISPIELE

Ich schlage, wenn immer möglich, dem Patienten folgende Sichtweise vor: „Sie werden jetzt mit einer Situation konfrontiert, die Ihnen Schwierigkeiten bereitet. Der erste Schritt soll darin bestehen festzustellen, welche Gedanken und Gefühle und Verhaltenstendenzen auftreten. Ganz wichtig ist, daß Sie versuchen, die Elemente ihrer Befindlichkeit und der äußeren Situation zu erfassen, die in der Vergangenheit eine wichtige Rolle in Ihrem Leben gespielt haben."

Eine Patientin war unfähig, die für uns harmlosen Dinge wie verbogene Büroklammern, Schmierpapier usw. wegzuwerfen, v.a. unter dem Einfluß starker animistischer Tendenzen („Das arme Stückchen Papier, so traurig, so gebeugt, soll weggeworfen werden. Es hätte dann nur ein kurzes Leben gehabt und läge dann inmitten von Unrat usw.").

Bei einer Exposition, die lediglich darin bestand, solche Objekte anzusehen, anzufassen usw. erinnerte sie sich an Szenen wie: Ich sitze in meinem Zimmer in der Ecke und klammere mich an mein Spielzeug. Ich fühle mich in dem riesigen Haus am Waldrand so ängstlich, allein und traurig. Keiner hat wieder einmal Zeit für mich gehabt und wenn, dann nur, um zu kritisieren und Anforderungen zu stellen. Ich klammere mich an mein Spielzeug, spreche mit einem kleinen Bären und weine dabei.

In einer gleich darauf angesetzten neuen Exposition mit denselben Objekten, aber auch mit altem Spielzeug und mit Photos aus ihrer Kindheit, sollte sie sich noch tiefer in diesen Teil ihrer Lebensgeschichte versenken, mit all seinen Gedanken, Gefühlen, Hoffnungen usw. Nun tauchen zusätzlich zur Traurigkeit konkurrierende Emotionen auf wie Trotz, Auflehnung oder Wut bis hin zu Todeswünschen gegen die Eltern, die wiederum starke Schuldgefühle auslösten.

In einer weiteren Sequenz sollte die Patientin erproben, inwieweit sie schon in der Lage sei, symbolisch, mit Gefühlen aus der Vergangenheit besetzte, aber in Wirklichkeit heute ganz alltägliche Dinge wie ein Stück Papier *nach ihrer aktuellen Wirklichkeit* zu behandeln, ▶

d. h. letzten Endes auch wegzuwerfen. Ihre Emotionen wie Wut wiederum wurden mit ihrem Zwangsgedanken, als Ärztin Patienten zu vergiften, in Zusammenhang gebracht, und wir planten neue Expositionen auf ihrer Station unter diesem Aspekt.

So wird systematisch der Versuch unternommen, Expositionen als Konfrontationen mit Szenen zu deuten, die eine Geschichte haben und prototypisch für kritische Lebensentwicklungen sind, auch wenn sie auf den ersten Blick als ganz banale Episoden wie Büro aufräumen oder Arbeit auf einer Krankenstation erscheinen. Auf diese Art ist das „Auftauchen", wie Hand (1995) schreibt, von Emotionen, Gedanken, Wünschen aus der Vergangenheit keineswegs verwunderlich, sondern geradezu vorprogrammiert und kann systematisch therapeutisch genutzt werden.

Ziele der Exposition

Trotz ihres Erfahrungs- oder symbolischen Gehalts, die Vergangenheit betreffend, sind die Szenen, mit denen der Patient exponiert wird, auch ein Teil seiner aktuellen Wirklichkeit. Vieles hat sich im Laufe der Jahre verändert. Vieles in seinem Leben ist der Patient momentan dabei zu verändern, auch mit Hilfe der Therapie. Er hat eine Veränderungsmotivation und kann darüber hinaus volitionale Steuerung zur Verhaltenskontrolle einsetzen.

Er ist nun in einer ganz konkreten Lebenssituation; er steht z. B. am Morgen vor dem Elektroherd und erlebt, was die Situation für ihn bedeutet und was sie in ihm auslöst. Seine nächste Aufgabe ist es, das bisher leitende Zwangssystem sukzessive zu externalisieren, d. h. sich davon zu distanzieren. So kann er zu einer neuen Synthese der Situation als einen Teil seiner *aktuellen* Wirklichkeit gelangen und daraus neue Handlungen innerlich erproben und in die Tat umsetzen.

Inneres Probehandeln, Verhaltensexperimente („Wie ist es, wenn ich es so anfasse, wenn ich es anders anfasse usw."), Dialoge mit den Störelementen des Zwanges u.a. sind die Mittel dieser Auseinandersetzung und Neuorientierung (s. S. 300 ff).

In diesem Sinne dient die Exposition v. a. der Konkretisierung des Zwanges und seiner Diktate und gleichzeitig als ein konkretes Übungsfeld für neue Synthese und neues Handeln.

Als Ellen Weiß zum ersten Mal wieder das Wort Tod aussprechen konnte, hatte ihr eine menschliche Begegnung ein Stück innere Freiheit wiedergegeben. Der Patient in der Exposition muß sich diese Freiheit mühsamer wieder erobern durch viel Umdenken und Versuche.

Ziele der Exposition

1. Sie dient der Behandlung der Grundstörung und ist, wenn sie gewissen Kriterien genügt, allerdings auch kausale Therapie.
2. Es wird eine neue mentale Synthese und daraus resultierendes wirklichkeitsadäquates Alltagsverhalten eingeübt.
3. Es findet eine Art existentielle Umorientierung statt, in der der Patient von der Vergangenheit und ihren Reflexen auf die Gegenwart und die Zukunft mit all ihren Entwicklungsmöglichkeiten ausgerichtet wird.

Fichte meint, das Böse sei das in unserem Leben, das von der Wachheit des wollenden Denkens verlassen wurde. Demnach wäre das Gute auch das, was von ihr zurückerobert wird.

Ziele einer multimodalen Psychastheniebehandlung

Janet ist immer wieder davon ausgegangen, daß eine angemessene Behandlung von Psychasthenikern, ob sie nun kompensatorisch eine Zwangssymptomatik entwickelt haben oder nicht, „multimodal" zu sein hat, in dem Sinne, in dem auch Hand (1995) den Terminus gebraucht.

- Als Hauptziel sieht er den Aufbau oder den Wiederaufbau derjenigen höheren psychischen Funktionen an, die dauernd oder zeitweilig gestört sind.
- Ein zweites wichtiges Anliegen ist für ihn eine Förderung des emotionalen Geschehens. Klare und eindeutig erlebte Gefühle sowie die Fähigkeit, sie auszudrücken, spielen eine wichtige positive Rolle bei der Vollständigkeit des psychischen Erlebens und bei der Regulation des Verhaltens.
- Er führt zusätzlich eine ganze Palette nützlicher Maßnahmen an, so die Korrektur partnerschaftlicher Beziehungen, die kausal oder als Sekundärschaden mit der Zwangssymptomatik in Zusammenhang stehen, eine Verbesserung der Fähigkeit auszuruhen, sich zu entspannen und den Tagesablauf angemessen zu organisieren.
- Dann ist er natürlich der Meinung, daß eine grundlegende Korrektur der gestörten psychischen Funktionen erfolgen muß, die im Rahmen des Psychastheniesyndroms defizitär sind.
- Schließlich empfiehlt er eine Analyse der philosophischen Grundlagen der Lebensansicht der Betroffenen mit dem Ziel einer Eliminierung chronischer pathogener Elemente.

- Doch das Kernstück jeder Therapie bleibt die direkte Auseinandersetzung mit denjenigen intrapsychischen Bedingungen, die im Zusammenspiel mit äußeren Momenten die Zwangssymptomatik hervorrufen.

Ich will nun versuchen, einige Implikationen meiner etwas veränderten Expositionsphilosophie anhand von ein paar Beispielen aufzuzeigen. Ich beabsichtige dabei nicht, vollständige Therapien zu schildern.

5.5.2 Kontrollzwänge

An sich stellen Kontrollen eine unabdingbare Komponente jeder Handlung dar. Man kann generell folgende Handlungsphasen unterscheiden:

- Schaffen einer Orientierungsgrundlage
  In der der ersten Phase geht es darum, eine vorläufige Vorstellung von der Aufgabe (d. h. davon, was zu tun ist) und vom Handlungsablauf zu gewinnen. Zusätzlich ist es notwendig, die Merkzeichen zu ermitteln, nach denen sich die gegebene Handlung richtig vollziehen läßt. Ein Beispiel: Es geht darum, 3 Platten eines Elektroherds abzustellen. Man dreht jeweils an den korrespondierenden Knöpfen, bis die schwarzen Punkte parallel zur Null stehen. Wir gehen von der Arbeitshypothese aus, daß, wenn dies geschehen ist, der Herd ausgeschaltet ist, und denken diesbezüglich nicht in Wahrscheinlichkeiten.
  Eine solche Orientierungsgrundlage kann mehr oder weniger vollständig sein, sie kann planmäßig oder spontan, mehr oder weniger bewußt ausgebildet werden.
- Der eigentliche Handlungsverlauf
  Das innere Modell der Aufgabe und die Orientierungsgrundlage stellen an sich noch keine Handlung dar. Die Handlung selbst beginnt mit dem ersten Versuch, sie zu vollziehen.
- Die Kontrollhandlung
  Jede menschliche Handlung bildet sich nach einem inneren Modell und muß nicht nur vollzogen, sondern auch geprüft werden. Im Prinzip handelt es sich um zwei Elemente ein und derselben Tätigkeit. Äußerlich treten die beiden Elemente jedoch ziemlich selbständig zutage.

Die Inhalte einer Kontrollhandlung sind völlig deutlich, wenn diese neu entwickelt wird. Bei einigen Kontrollen von Arbeitsergebnissen bleibt eine Manipulation zu jedem späteren Zeitpunkt unerläßlich, bei anderen reicht schließlich eine Art „Augenmaß", allerdings nach einem Verkürzungsprozeß.

Ein Mittel zur Etablierung und Stabilisierung adäquater Kontrollhandlungen kann einmal die Übertragung auf die Ebene der „äußeren Sprache" sein. Der Kontrollierende dokumentiert die einzelnen Schritte und deren Ergebnisse sprachlich einem außenstehenden Experten.

Die nächste Stufe ist die „äußere Sprache für sich". Dabei ist der Experte weggefallen und die Funktion der Sprache hat sich verändert. Vom Kommunikationsmittel ist sie zu einem Bestandteil des Denkprozesses geworden, der den Vorgang steuert.

Dann wandelt sich eine gut angeeignete und quasi-automatisierte Kontrolle von der „äußeren Sprache für sich" zur „inneren Sprache".

Schließlich kann die Kontrolle zu einer Art „ideellen Handlung" (im Sinne Galperins) werden, bei der der ursprüngliche konkrete Gehalt kaum noch zum Vorschein kommt. In dieser äußerst verkürzten Form wird das Bewußtsein des gegenständlichen Inhaltes zu einer Art „Gefühl" für den richtigen oder falschen Ablauf des Prozesses.

Kranke, die an einer Störung leiden, die sich in zu häufigen und unangemessen ablaufenden Kontrollen äußert, erweisen sich als unfähig, nach einem Gedanken oder einer Handlung „haltzumachen". Sie fühlen sich gezwungen, jeweils noch „etwas" hinzuzufügen, und das immer wieder, ohne Ende und völlig rastlos. Meist fehlt eine angemessene Orientierungsgrundlage, es fehlen die Orientierungsmarken oder sie wechseln ständig. Die Handlungen sind diffus und unorganisiert oder aber starr-unflexibel, und es mangelt v.a. an Beendigungskriterien. Das psychische Erleben ist unvollständig oder, als Kompensationsversuch dafür, äußerst angespannt. Die Aufmerksamkeit ist dann überaktiviert, und als Motiv des nicht enden wollenden Herumirrens in der Situation wird ein diffuses Gefühl genannt, daß alles noch nicht „richtig" sei.

Sehen wir uns einen Patienten mit dieser Störung an.

BEISPIELE

D. ist das einzige Kind seiner Eltern. Bereits 3 Monate nach der Geburt haben sie sich getrennt, da der Vater eine neue Partnerin kennengelernt hatte. D. blieb zunächst kurzfristig bei seiner Mutter, wechselte aber dann in der Folgezeit zu den Großeltern mütterlicherseits. Sie seien sehr ängstlich gewesen. Sie hätten sich ständig Sorgen gemacht, daß ihm etwas passieren könne. In seinem späteren Leben bei Vater und Stiefmutter war die Erziehung dahingehend lei- ▶

stungsbetont, als er sehr viele Pflichten im Haushalt und die Verantwortung für die jüngeren Stiefbrüder übernehmen mußte. Das Gefühl einer leichten ständigen Überforderung sei ihm deshalb schon seit Kindheit und Jugend bekannt. Er hatte sehr wenig Zeit, auf die eigene Befindlichkeit zu achten, und mußte ständig Rücksicht nehmen. Ein weiterer wesentlicher Faktor der Entstehungsbedingungen der Störung scheint die Tatsache zu sein, daß der Patient in seiner Jugendzeit das Gefühl hatte, auch räumlich keinen Privatbereich zu haben. Sein Zimmer konnte ständig von den Brüdern durchwühlt und verändert werden. Er konnte keine „kleinen Geheimnisse" haben und war außerstande, sich gegen diese Übergriffe zu wehren. Außerdem hatte er ständig das Gefühl, daß er ausschließlich durch Erbringung von Leistungen die Zuneigung und die Anerkennung der Eltern erlangen konnte.

Die Zwangsymptomatik trat etwa vor einem Jahr auf, nachdem der Patient den Arbeitsplatz gewechselt hatte. An seinem neuen Arbeitsplatz hatte er das Gefühl, daß es unmöglich sei, gleichzeitig qualitativ wie auch quantitativ ausreichende Leistungen zu erbringen. Trotz aller Leistungsbereitschaft war es unmöglich, und dies bedeutete eine enorme Belastung für ihn. Die Symptomatik spielte sich hauptsächlich im häuslichen und in geringerem Maße auch am Arbeitsplatz ab. Dabei hat sie von vorneherein den Charakter eines symbolischen Schutzes der eigenen Person, der persönlichen Integrität und des Intimbereiches.

Verhaltensbeobachtungen und Selbstbeobachtungen des Patienten ergeben u. a. folgende Situationen, bei denen der Zwang im Vordergrund steht.

Morgentoilette

Der Patient berichtet, daß er seine Morgentoilette immer nach dem gleichen Schema vollzieht, und zwar: Zuerst Zähne putzen, dann duschen, dann raucht er eine Zigarette. Er kämmt sich die Haare und rasiert sich. Nach Beendigung der Morgentoilette befällt den Patienten ein unsicheres Gefühl, der Drang, sich zu vergewissern, daß er auch alles ordentlich erledigt hat: „Habe ich auch an alles gedacht? Habe ich nichts vergessen? Habe ich alles richtig gemacht?" Er kehrt dann zurück ins Badezimmer, berührt die Zahnbürste, um sich zu vergewissern, daß sie auch wirklich naß ist und er sich die Zähne geputzt hat. Dann faßt er sich in das Gesicht, um sich zu vergewissern, daß er sich rasiert hat, kontrolliert seine Haare und kämmt sie noch einmal durch. Diese Vorgänge erfolgen mit einer großen Anstrengungshaltung, die sich sowohl körperlich wie auch emotional manifestiert. Im Verlauf der Kontrollen sinkt sie. Der Patient ist etwas beruhigt und verläßt das Badezimmer, um sich dem weiteren Tagesgeschehen zuzuwenden. Kurze Zeit später überfällt ihn jedoch ein neues Unsicherheitsgefühl mit dem Gedanken: Ist auch wirklich alles erledigt? Körperlich empfindet er dann meist ein Herzrasen, innere Unruhe und den Drang, erneut ins Badezimmer zurückzukehren. Wenn er zurückkehrt, zählt er dann meist laut alle Vorgänge noch einmal auf: Zähne geputzt, geduscht, Haare gekämmt, Gesicht rasiert usw. Beim Aufzählen zählt er die einzelnen Punkte auch an seinen Fingern ab. Während dieses Vorgangs sinkt dann wieder die emotionale Anspannung und die körperliche Erregung. Diese Kontrollvorgänge wiederholen sich dann noch bis zu 3mal, bis es der Patient schafft, sich wirklich dem weiteren Tagesgeschehen zuzuwenden. An sog. „stressigeren" Tagen, an denen der Patient viele Termine und Verpflichtungen hat, geschehen die Kontrollvorgänge häufiger, bis zu 7mal, als an „ruhigeren" Tagen. Meist nimmt der Vorgang über eine Stunde in Anspruch.

Kontrolle des Anrufbeantworters

Der Patient macht sich beim Abhören eine Liste der Leute, die er zurückrufen muß. Das schafft er normalerweise aber nicht innerhalb eines Tages. Hat er jemanden zurückgerufen, wird ein Haken hinter den Namen gemacht. Der Zettel liegt stets auf einem Tisch und wird mehrfach täglich angeschaut. Hierbei wird nicht nur kontrolliert, wen er noch anrufen muß, sondern er versucht, sich auch stets an die schon geführten Telefongespräche zu erinnern und den Inhalt zu rekonstruieren, um sich zu vergewissern, daß der Anruf auch tatsächlich stattgefunden hat.

Putzen des Bades

Wenn der Patient sein Bad putzt, dann muß er es „richtig" machen. So putzt er z. B. die Toilettenschüssel und das Waschbecken und geht, nach jedem geputzten Gegenstand, noch einmal mit dem Finger über jede kleine Stelle und kontrolliert, ob sie auch wirklich „geputzt" ist. Hat er etwa 2 bis 3 Teile geputzt, so setzt er sich zur Erholung ins Wohnzimmer und raucht eine Zigarette. Bald kommen Zweifel, ob er die Gegenstände auch wirklich geputzt hat. Er kehrt daraufhin wieder zurück, um erst noch einmal mit Blicken die ge- ▶

putzten Gegenstände zu kontrollieren. Meist reicht das nicht, und es beginnt eine neue „Fingerkontrolle". Das Ausmaß der Sauberkeit im konventionellen Sinne ist beim Putzen und bei den Kontrollen sekundär. Es geht lediglich darum, ob der Vorgang „richtig" vollzogen wurde im Sinne des Zwangssystems des Patienten.

Dann geht die Putzprozedur weiter: Badezimmermatte ausbürsten, Spiegelschrank reinigen usw. Wiederholt werden Pausen eingelegt, die sich wie oben beschrieben abspielen.

Ganz zum Schluß wird noch einmal jeder einzelne Gegenstand angeschaut, diese Kontrollen werden noch 2- bis 3mal durchgeführt. Neulich hat das Putzen ihres kleinen Badezimmers, wie er sagt, 3 Stunden in Anspruch genommen.

Kontrolle des Dienstplans

Wird ein neuer Dienstplan am Arbeitsplatz erstellt, so entfernt ihn der Patient von der Wand und schreibt ihn ab. Anschließend kontrolliert er ihn einmal, was er sinnvoll findet, doch im Anschluß daran vergleicht er ihn noch 6- bis 7mal mit seinen Aufzeichnungen, das nimmt 10 bis 15 Minuten in Anspruch. Zu Hause wird der Dienstplan für die einzelnen Tage in sein Notizbuch übertragen. Hiernach erfolgen in der Regel wieder 6 bis 7 Kontrollen, die in der Regel eine halbe Stunde dauern (Kucharzyk, 1997).

Exposition bei Kontrollzwängen

Ich möchte nun die typische Struktur einer Exposition anhand der Morgentoilettensituation darstellen.

Vorbereitung

Jeder Patient hat 4 Fragen, auf die er vom Therapeuten eine Antwort erwartet:
- Woran leide ich?
- Warum habe ich dieses Problem?
- Gibt es Hilfe und worin besteht sie?
- Können Sie persönlich mir helfen?

Diese Fragen sind im Vorfeld jeder Exposition erschöpfend zu klären. Der Patient muß einmal in der Lage sein, die Natur seiner Symptomatik richtig einzuschätzen. Es handelt sich um einen aus innerer Not heraus entstandenen „Problemlöseversuch", der kurzfristig eine gewisse Erleichterung bietet, aber längerfristig dem Patienten sich selber entfremdet und versklavt. Es ist also bestenfalls eine Art Zwischenlösung, die in der Therapie durch angemessenere natürliche Maßnahmen ersetzt wird. Darüber hinaus werden die „Grundübel", die die Zwänge erst in Gang gesetzt haben, in der Therapie so gut wie möglich behoben.

Wichtig ist auch eine angemessene Einordnung des Zwangs in die Biographie. In einer Situation, in der der Patient sich subjektiv überfordert fühlte, lassen sich die ersten zwanghaften Kompensations- und Selbstschutzmaßnahmen nachweisen.

Es ist sehr hilfreich, erklären wir dem Patienten, wenn es in Zukunft gelingt, eine innere Auflehnung des Patienten gegen die unmenschlichen Diktate des Zwangs zu erreichen, d. h. ihn immer stärker zu externalisieren, wie der Patient an der Haustür es vorgemacht hat (s. S. 77). Zu diesem Zweck können auch Maßnahmen wie „Streitgespräche" mit dem Zwang hilfreich sein.

Anschließend werden die therapeutischen Prinzipien erläutert.

Etablierung einer Regulationsgrundlage für das Patientenverhalten

Dabei sind typische Fragen zu klären:

- Was ist der Sinn der Toilettenprozedur?
- Welchen Stellenwert hat sie innerhalb des Tagesablaufs?
- Was ist zu tun und in welcher Reihenfolge?
- Wie führt der Patient üblicherweise die einzelnen Handlungen durch?
  Lassen sich irgendwelche überflüssigen Momente wie exzessive Zergliederung, irrelevante Einschübe usw. identifizieren? (Bei komplexeren und schwer zwanghaften Handlungen ist u. U. eine Beobachtung in vivo notwendig, um versteckte, vom Patienten automatisch ausgeführte zwanghafte Anteile zu identifizieren.)
- Wie sind die einzelnen Handlungen in Zukunft durchzuführen?
  (In schwierigen Fällen ist es geboten, Modelldarbietungen und Übungen nach der kognitiven Probe dazwischenzuschalten.)
- In welcher psychischen Verfassung soll der Patient die nächsten In-vivo-Übungen absolvieren?
  (Unter Umständen muß die Erreichung eines angemessenen Bewußtseinszustandes in Vorübungen (s. Abschn. 5.4.1 bis 5.4.9) geübt werden.)

Eigentliche Exposition in vivo

Sie vollzieht sich in einer Reihe von Schritten.

Die erste Übung findet in Therapeutenbegleitung statt. Der Patient vergegenwärtigt sich vor der Badezimmertür die Situation, ihren Zweck und die einzelnen Handlungen, die zu absolvieren sind. Das Entscheidende dabei ist, daß er einen hohen Grad an psychischer Spannkraft erreicht: Er hat ein deutliches Bild seiner Umgebung, eine klare Vorstellung von dem, was zu tun ist, und er fühlt sich als Herr der Lage. Das alles realisiert er im Dialog mit dem Therapeuten, der Anregungen gibt und Fragen stellt.

Nun betritt der Patient das Badezimmer und überblickt noch einmal die Situation. Er vergegenwärtigt sich die erste Handlung und gibt sich ein klares Signal zum Beginn. Er ist bemüht, bei der ganzen Prozedur denselben Grad an mentaler Wachheit aufrechtzuerhalten. Schließlich gibt er sich ein deutliches Signal zur Beendigung und kommentiert innerlich den erfolgreichen Ablauf.

Nach dem Ablauf werden am Anfang mit großer Wahrscheinlichkeit die üblichen Zweifel des Patienten auftauchen, die zu den Kontrollen und den Wiederholungen geführt haben. An der Stelle ist es besonders wichtig, daß er ein klares Erleben seiner aktuellen Gegenwart dem Grübelgemisch entgegensetzt. Dabei ist der Dialog mit dem Therapeuten, der ein Modell für die Bewältigung der Situation gibt, eine große Hilfe. Der ganze Schritt erfolgt also zuerst in der Regel im Dialog mit dem Therapeuten (je nach der Tätigkeit, um die es geht, wird sich der Therapeut räumlich mehr im Hintergrund halten).

Bei seinen verbalen Äußerungen ist es wichtig, daß der Patient eine klare Ich-bezogene Sprache führt. Nicht: Man sollte, man müßte, sondern, jetzt mache ich dies und stelle jenes fest. Als nächstes werde ich usw.

Auch das ist eine wichtige Maßnahme zur Subjektkonstituierung. Über den ganzen Ablauf hinweg ist es unerläßlich, daß der Patient nicht in die Situation „hineinfällt" oder hineingezogen wird, sondern eine deutliche Distanz behält: Er ist der Mittelpunkt und handelt nach seinem Plan.

Beim nächsten Schritt ist der Therapeut evtl. noch in der Wohnung, aber deutlicher im Hintergrund. Der Patient agiert mit „halblauter äußerer kommentierender" Sprache.

Schließlich besteht die Außenlenkung nur noch in einer mehr symbolischen Form, wie in einem Anruf beim Therapeuten vor und nach der Prozedur. Auch solche Maßnahmen werden in dem Maße ausgeblendet, wie die Innenleitung besser funktioniert.

Bei der Exposition hat zunächst das Üben der Selbststeuerung Priorität vor dem intensiven Erleben und Weiterverarbeiten gefühlsmäßiger oder kognitiver Komponenten des Zwangs. Bei anderen Formen kann das durchaus umgekehrt sein.

Oberstes Ziel bleibt die Vorbereitung, Durchführung und Auswertung der vom Zwang zu befreienden Handlungen auf einem hohen psychischen Niveau, d. h. als Ergebnis einer neuen subjektzentrierten mentalen Synthese.

5.5.3 Kontaktvermeidungszwänge

Die brutalste Form des Einsetzens von zwanghaften Vorstellungen, die jemanden ein Leben lang beschäftigen, ja terrorisieren können, kennen wir aus Geschichten von Kranken, die an dem Zwang leiden, unter allen Umständen die Berührung mit bestimmen Menschen oder Objekten zu vermeiden. Der grundlegende Affekt dabei ist Ekel, weniger Angst, meist eine Mischung von beiden. Dann treten die beiden Affekte in einer typischen Reihenfolge auf: Es besteht oft panische Angst vor der Möglichkeit einer Berührung. Erfolgt sie, dann tritt Ekel auf, der auch nachher anhält, bis er mit einschlägigen Mitteln beseitigt ist.

Die Furcht vor realen Gefahren wie Krankheit in Folge von Ansteckkung scheint eher sekundär zu sein; oft hat man den Eindruck, daß der Kranke sich ihrer bedient, um seinen Widerwillen einigermaßen „rational“ zu begründen, vor sich und vor anderen.

Bleiben wir kurz beim Ekel. Das Ekelhafte an sich wird immer durch organische Stoffe hervorgerufen. Ekeln wir uns vor Dingen, dann nur, weil wir schmecken, riechen, spüren oder vermuten, daß etwas Lebendiges (oder etwas Lebendiges auf dem Weg der Verwesung) vorher mit ihnen in Kontakt gekommen und haftengeblieben ist.

In dem Moment, in dem der Ekel entstanden ist, überwältigt oder „packt“ er den Menschen voll und ganz. Das Bewußtsein vermag dann nur schwer andere Empfindungen festzuhalten. Es folgt eine Reaktion, die stark mit Zorn versetzt ist und die Intention verfolgt, das Eklige unmittelbar zu beseitigen. Eine der zentralen subjektiv erlebten Eigenschaften von Ekelerregendem ist, daß es haftenbleibt, ja das Gefühl allein, daß etwas an einem haftengeblieben ist, kann schon ein Vorstadium von Ekel auslösen, sogar dann, wenn wir nicht wissen, worum es sich handelt. Sartre (1943) spricht in seiner „Psychoanalyse der Dinge“ vom Klebrigen, vom Glibbrigen und vom Glitschigen und meint, unser Widerwille dagegen sei nur dann verständlich, wenn wir an die „moralischen Qualitäten" denken, die assoziativ damit verbunden sind.

Das Gefühl, daß Ekliges an Dingen, aber v. a. auch an unserem Körper und besonders an den Händen klebenbleibt, erklärt auch die diesbezüglichen „Gesetzmäßigkeiten" zwanghaften Denkens, die bei der Krankheit eine wichtige Rolle spielen: Die „Ekelmaterie" ist durch Berührung endlos übertragbar und verliert auch in „endloser Verdünnung" nicht ihr Ekelpotential. Damit werden auch die für den Zwangskranken „naturgegebenen" Mittel deutlich, die geeignet sind, um Ekliges zu eliminieren, es sind Waschen und Wischen.

In der Zwangserkrankung wird das Widerwillige und Angstmachende, im Gegensatz zum normalen Ekelgefühl, immer zuerst am menschlichen Körper getragen und von ihm etwa an Kleidung oder an andere Dinge weiterverbreitet. Auch wenn das subjektive Denken sich um Bakterien oder Viren dreht, so werden sie dennoch vom Menschen weitergeben etwa an Geldscheine, Türklinken usw. In dem Zusammenhang ist das Beispiel des Patienten mit Ekel/Angst vor Katzenstreu aufschlußreich. Das Katzenstreu, das ihm am meisten Ekel verursacht, war jenes, das von der Freundin (in seiner Vorstellung) an seine Möbel und ähnliches weitergegeben worden war. In einem Supermarkt ekelte er sich kaum vor einem prall mit Katzenstreu gefüllten Beutel, der im Regal stand, sondern vielmehr vor dem, mit dem ein Verkäufer (wieder in seiner Vorstellung), etwa nach Streifen des Beutels, die Theke verseucht haben könnte.

Auch bei Ekel vor Hundekot z. B. ist nicht der primäre Kontakt des Kranken damit das Schlimmste, sondern die Spur davon, die von einem anderen Menschen weiterverbreitet wurde oder von ihm selber z. B. in die Wohnung eingeschleppt wurde.

Bei Zwangskranken können auch „ideelle" Substanzen ein identisches Ekel- oder Gefahrenpotential erlangen wie materielle. „Todesmaterie" ist das, was an den Händen klebt, wenn sie eine Todesanzeige in der Zeitung berührt haben. „Vateriges" ist das, was ein Paket verseucht hat, das der Vater hätte anfassen können (Hoffmann, 1994).

Ekliges ist also eine direkte Emanation von Menschen, wie Ausscheidungen, Absonderungen oder Schmutz, der an ihrem Körper oder an ihren Kleidern haftet. Zusätzlich gibt es alle möglichen ekligen Stoffe, die sie verbreiten und mit denen sie die Welt des Kranken verseuchen bis hin zu seinen „Heiligtümern der absoluten Reinheit" wie Bett, Wäsche oder Schlafzimmer.

Die innere Distanz zu ekelerregenden Vorstellungen kann sehr verschieden sein. So hat z. B. eine Patientin (eine voll praktizierende

Ärztin) einen Ekel davor, sie könne durch Sperma, das von Männern wie Frauen ausgehen kann, an den Dingen haftenbleibt und auf dem üblichen Weg weiter verbreitet wird, ungewollt schwanger werden. Die innere Distanz zu diesem Gedanken variiert sehr stark von Situation zu Situation und liegt von Fall zu Fall auf einem Kontinuum zwischen der den Zwangskranken immer wieder unterstellten Meinung: „Ich weiß ja, daß es Quatsch ist, aber... „ und dem Quasi-Wahn. Die beste Bezeichnung ist in vielen Fällen die einer „überwertigen Idee".

Patienten mit einer Angststörung befürchten, daß ihnen etwas passiert, wie ein äußeres Unglück oder ein Versagen des eigenen Körpers, wie bei der Panikerkrankung. Zwangskranke mit Kontaktvermeidungszwängen befürchten, daß sie selber etwas tun, nämlich Ekelerregendes berühren und weiterverbreiten. Es geht also dabei wiederum um eine tiefgreifende Verunsicherung bezüglich der eigenen Handlungen, bei der Möglichkeit eines Kontaktes, aber auch bei den Abwehrmaßnahmen, die dagegen eingesetzt werden.

Falldarstellung: Anna und Viktoria

Schwester Viktoria war für Anna zu einer überwertigen Idee geworden. Zuerst, auf dem Hintergrund unverarbeiteter Kränkungen und Demütigungen aus der Internatszeit, war sie die ganze Zeit über eine schlechte Erinnerung gewesen. Jemand, an den sie nicht gern dachte, und jemand, den sie unter keinen Umständen hätte treffen wollen. Dann tauchte Viktoria ganz plötzlich, in zeitlichem Zusammenfallen mit zwei Erlebnissen, die Ekel und Abscheu auslösten (die Bus- und die Taxifahrt) mit unglaublicher Wucht in ihrem Leben auf und bemächtigte sich ihrer sozusagen im Handstreich.

Als Anna nach vielem Hin und Her eine Therapie aufsuchte, war sie kaum in der Lage, den Namen Viktoria auszusprechen.

BEISPIELE

„Ich las neulich in einem Buch, da tauchte anläßlich eines Gedankensprungs der Name in meinem Kopf auf. Ich legte das Buch angewidert weg und hatte das Gefühl, daß meine Hände nicht mehr sauber waren. Ich mußte sie augenblicklich waschen. Das Buch habe ich bis zum heutigen Tag nicht mehr angerührt", berichtete sie. Und: „Sie ist der Inbegriff des Ekels für mich geworden. Ich habe ja keine Ahnung, wie sie heute aussieht, und kann sie mir nicht einmal vorstellen." Ich bat sie, es zu versuchen. Nach vielem Zögern mit voll Widerwillen verzerrtem Gesichtsausdruck saß sie vor mir, und es hatte den Anschein, als würde sie zwischendurch würgen. ▶

Dann sagte sie: „Blaß, hager, schwarz, mit gepreßtem Mund und langen knöchernen Fingern. Sie taucht plötzlich auf und starrt einen mit gnadenlosem Blick an.“ Sie fing an zu weinen.

Ihre damalige Situation war ganz einfach: Der Gedanke an die Schwester brachte sie aus jeglicher Fassung. Sie hatte ständig Angst, sie könne ihr irgendwo in der Stadt begegnen. Alles, was die Schwester nachweislich angefaßt hatte oder hätte anfassen können, löste richtiggehend einen Ekelanfall aus, weil es „verseucht“ war. In einem geringeren Grad galt die ganze Stadt als verseucht, weil Anna nie ganz sicher sein konnte, daß Viktoria nichts „hinterlassen“ hatte. Oder jemand, der mit ihr in Kontakt gewesen war. Durch all das mußte sich Anna jeden Tag aufs neue ihren Weg bahnen. So gut wie jede ihrer Gesten war festgelegt. Der Zwang bestimmte lückenlos über sie. Wie selbstverständlich und ohne Spur einer Widerrede ihrerseits.

Anna hatte jede „therapeutische Gewaltkur“, die sie aus dem Fernsehen zu kennen glaubte, von vornherein abgelehnt. „So etwas würde ich nicht überleben.“ Eine solche Strategie wäre auch für mich nicht in Frage gekommen.

Sie machte von Beginn der Therapie an einen sehr motivierten, aber gleichzeitig einen distanziert-mißtrauischen Eindruck. Die Mutter, mit der wir gemeinsam gesprochen hatten, war voller guter Dinge, blieb aber skeptisch.

Die Therapie hatte in der nächsten Zeit die folgenden Schwerpunkte.

Expositionen mit dem Ziel einer „Veröffentlichung des Zwangs“, einer Denkflexibilisierung und einer Erweiterung des inneren Probierraumes

Mit der Patientin wurde abgesprochen, daß es nötig sei, zu Beginn genau zu untersuchen, wie die überwertige Idee „Schwester Viktoria“ ihre Erlebnisweise beeinflusse.

Wenn Anna z. B. allein durch die Stadt ging, war sie ganz in ihrer Privatwelt gefangen, in der das Zwangssystem die zentrale Rolle spielte. Mein erstes Anliegen bei Expositionen war es, sie aus dieser Zurückgeworfenheit auf sich selber herauszuholen und ihre zwanghaften Empfindungen und Reaktionsweisen in eine zwischenmenschliche Interaktion einzubetten. Das geschah auch mit dem Ziel einer Erweiterung ihrer bislang völlig festgelegten Denkens- und Verhaltensweisen. Bei gemeinsamen Unternehmungen (Einkauf, Lokalbesuch usw.) sollte sie ständig im Dialog mit mir bleiben, über das, was sie bewegte. Ich begnügte mich in den meisten Fällen damit, Fragen zu stellen:

BEISPIELE

Beispiel: Lokalbesuch

A:	Ich möchte mich sehr ungern hinsetzen.
TH:	Warum nicht? Was denken Sie dabei?
A:	Der Stuhl erscheint mir nicht einwandfrei.
TH:	Was heißt das?
A:	Ich weiß nicht, es ist so ein Gefühl.
TH:	Was hat Ihr Gefühl mit dem Stuhl zu tun?
A:	Ich weiß nicht, es ist der Gedanke, daß sie hiergewesen sein könnte.
TH:	Was löst also Ihr Gefühl aus? Der Gedanke oder der Stuhl?
A:	Der Gedanke. Aber ich mag mich trotzdem nicht hinsetzen.
TH:	Wollen Sie noch ein wenig stehenbleiben? Wir haben Zeit.
A:	Die Leute werden mich für verrückt halten.
TH:	Sind Sie es?
A:	Nein. Aber ich bleibe trotzdem stehen.
TH:	Können Sie sich *vorstellen*, sich hinzusetzen.
A:	Schwer.
TH:	Bleiben Sie bei der Vorstellung? Wie geht es Ihnen dabei?
A:	Zuerst nicht gut. Aber es wäre sicher eine Erleichterung, es hinter mich zu bringen.
TH:	Können Sie diese Erleichterung spüren?
A:	Ja, einigermaßen, aber es würde mich Überwindung kosten.
TH:	Warum?
A:	Weil ich mit nichts in Berührung kommen darf, was verseucht sein könnte.
TH:	Warum ist das so?
A:	Eigentlich weiß ich es nicht.
TH:	Ist das nicht bemerkenswert? Sie wissen es nicht und halten sich trotzdem sklavisch daran. Was hat das zu bedeuten? Usw.

Auf die Art wird Anna allmählich dazu gebracht, dem Therapeuten, und damit sich selber, den Zwang erläutern zu müssen, und wird angeleitet, die in der Zwangserkrankung „verbotene“ Warum-eigentlich-Frage zu stellen (Hofmann & Hoffmann, 1998). Auch die absolut starren, automatischen Denk- und Verhaltensregeln werden, wenn auch nur probeweise, an verschiedenen Stellen differenziert und manchmal sogar überschritten. Dadurch entsteht eine erste Distanzierung vom Zwang.

Exposition als Konkretisierungsmaßnahme

Nach mehreren Expositionen vom eben beschriebenen Typus war mir daran gelegen, Anna dazu zu bringen, ihre zwanghaften Gedanken und das daraus resultierende Meideverhalten zu konkretisieren. Noch immer wurde kein Druck auf sie ausgeübt, die zwangsbedingten Einschränkungen systematisch zu überwinden. Doch sie sollte an jeder Stelle, an der zwanghafte Gedanken und Gefühle auftraten, wiederum den Therapeuten und damit sich selber gegenüber diese Gedanken so konkretisieren, daß eine „ganze" Geschichte daraus wurde. Schreckte sie z. B. vor einem Supermarkt zurück mit dem üblichen unkonkreten Gedankenfetzen: Es könnte ja sein, daß Viktoria..., so wurde es nicht dabei belassen. Sie mußte versuchen, das, was ihr Ekel und Angst verursachte, in allen Details zu rekonstruieren („Wie könnte es gewesen sein?") unter der unnachgiebigen Anleitung des Therapeuten:

- Woher kannte die Schwester dieses Geschäft?
- Wie oft war sie schon da?
- Welche Personen waren da, die Kontakt zu ihr hatten?
- Wann war Viktoria zum letzten Mal da?
- Was wollte sie?
- Wie war ihr Weg im Laden gewesen?
- Was wollte sie einkaufen?
- Aus welchem Grund? Usw.

Am Anfang meinte Anna immer wieder, sie könne solche Details ja nicht wissen, ja sie wisse nicht einmal, ob und überhaupt..., aber die Regel blieb bestehen: Keine automatischen Reaktionen in Situationen, ohne zumindest Überlegungen darüber anzustellen, was sie rechtfertigen könnte. Im Laufe der Zeit glaubte Anna den „Geschichten", die sie erzählen mußte, immer weniger und äußerte das auch. Trotzdem mußte sie gleich danach die nächste „erfinden".

Der Zwang spielt sich im Vagen, Nebulösen ab, in einer Art Geisterwelt, auf die mit großem emotionalem Aufwand reagiert wird, ohne daß die Betroffenen sich Rechenschaft darüber abgeben, worum es wirklich *konkret* geht.

Das zwanghafte Verhalten immer wieder begründen zu müssen, ist auch bei Expositionen eine ganz entscheidende therapeutische Maßnahme.

Expositionen zur Etablierung von alternativen „concerns"

In einer konkreten Lebenssituation ist der Mensch einer unüberschaubaren Fülle von Informationen ausgesetzt, die zu einem Gesamtbild der Wirklichkeit zusammengesetzt werden müssen, mittels der mentalen Synthese, von der Janet so häufig spricht.

Frijda (1984) hat ein Modell des Informationsverarbeitungsvorgangs vorgestellt, daß in unserem Zusammenhang relevant ist.

Er geht davon aus, daß ein informationsverarbeitendes System, das innerhalb einer komplexen Umwelt regulierungsfähig sein will, über interne Maßstäbe zur Beurteilung von Situationen – er spricht von „concerns“ – verfügen sollte. Damit meint er Dispositionen, die interne und externe situative Konstellationen als wünschenswert oder nicht wünschenswert zu beurteilen imstande sind. Gehm (1991, S. 89) erläutert:

> Ein informationsverarbeitendes System, das eine Vielzahl solcher concerns aufweist, hat im wesentlichen mit dem Problem zu tun, daß es viele Dinge möchte, und dies häufig gleichzeitig, dabei aber andererseits nur eine begrenzte Anzahl von Dingen tun kann.

Um unterschiedliche „concerns“ (vielleicht kann man den Begriff am besten mit Anliegen übersetzen) miteinander vermitteln zu können, besitzen informationsverarbeitende Systeme nach Frijda & Swagermann (1987) eine Reihe von Eigenschaften. Sie unterscheiden:
- Mechanismen zur Aufdeckung der Relevanz der jeweiligen Situation hinsichtlich der Befriedigung von „concerns“;
- Handlungsfähigkeit;
- den möglichen Rückgriff auf ein Repertoire von angepaßten Handlungsmustern;
- eine Wissensbasis, in der Zusammenhänge zwischen Handlungen und dadurch evozierten Änderungen gespeichert werden;
- die Fähigkeit, die Abfolge der Verfolgung verschiedener Ziele flexibel zu gestalten, also u. U. die Erreichung eines Ziels zugunsten eines anderen hintenanzustellen.

In dieser zuletzt genannten Situation befindet sich die Zwangskranke. Ihr Haupt-, wenn auch „fremdbestimmtes“ Anliegen, ist in so gut wie jeder Lebenssituation die Vermeidung der negativen Affekte, die durch Konfrontation und v. a. durch Berührung mit verseuchten Menschen und Gegenständen entstehen. Darüber hinaus hat sie die normalen Wünsche und Bedürfnisse eines jeden Menschen, aber sie treten mit zunehmender Dauer der Erkrankung immer mehr in den Hintergrund, und der Zwangsgedanke gewinnt absolute Priorität. So mit eigenen Wünschen und Bedürfnissen ausgestattet, fühlt sich die Patientin fremdbestimmt in dem Sinne, daß die Motive des Zwangs sich ihr in einer Weise aufdrängen, die ihr den Eindruck vermitteln, ihr eigenes Leben nicht mehr leben zu können.

Interessenevozierung bei Expositionen

Um eine innere „Konkurrenzsituation“ zum zwangsgeleiteten System vor Expositionssituationen aufzubauen, habe ich sie mit der Patientin systematisch unter dem Aspekt eines anderen leitenden Anliegens allein durchgespielt, unter Anlehnung an einige Punkte des Frijdaschen Schemas.

So z. B.: Ein Besuch an der Universität mit dem Ziel, sich möglichst viele später benötigte Informationen zu verschaffen unter „vorgestellter“ totaler Ausklammerung des Zwangs. Die Situation wurde unter allen Aspekten in der Vorstellung zuerst konstruiert und dann eingeübt. Bei der In-vivo-Exposition mußte die Patientin nun versuchen, ihr „normales“ Anliegen soweit wie möglich zu realisieren. Sie berichtete, daß das zwanghafte Wahrnehmungs- und Bewertungssystem von Details („Wie sauber ist dieser Prospekt?“) dadurch relativiert wurde, daß es ihr schon gelang, es *auch* unter einem anderen Aspekt zu sehen. Daraus ergaben sich schon differenziertere mentale Synthesen, mit anderen Verhaltenstendenzen. Bei diesen sollte Anna von Fall zu Fall entscheiden, inwieweit sie sich in der Lage sah, sie zum Tragen zu bringen.

Gehm (1991, S. 92) schreibt über eine solche komplexe Situation:

> Als Ergebnis all dieser vielfach vernetzten Prozesse resultieren offenes Verhalten, physiologische Veränderungen und Änderungen in der Bereitschaft, bestimmte Aktionen durchzuführen, die gleichzeitig als Prioritäten innerhalb eines Systems mit multiplen Handlungszielen anzusehen sind, sowie Veränderungen in der Einschätzung der Handlungskontrolle und ein bestimmtes emotionales Erleben.

Durch die bislang geschilderten Expositionsübungen (die teils in meiner Begleitung, teils allein durchgeführt wurden) sollte Anna in die Lage versetzt werden, sich immer mehr von den kognitiven und emotionalen Relikten der Vergangenheit zu distanzieren. Das sollte dazu führen, daß eine vorwiegend zwangsgeleitete Auffassung von Situationen immer mehr in den Hintergrund trat, weil zunehmend aktuelle und zukunftsorientierte Gesichtspunkte das Erleben bestimmten. Wie schon gesagt, handelte es sich dabei nicht um passive Prozesse wie Habituation oder dergleichen, sondern um eine neue mentale Synthese und damit um die Konstruktion einer anderen Wirklichkeit.

Emotionsexpositionen

Jeder, der klassische Expositionen mit Zwangskranken durchführt, v.a. wenn sie von vornherein als Auseinandersetzung mit den negativen Einflüssen und Traumatisierungen der Vergangenheit ausgeführt werden, erfährt, daß davor, dabei und v. a. danach starke Gefühle, verbunden mit Erinnerungen und Assoziationen, auftreten. Sie bedürfen einer besonderen Beachtung. Diese Arbeit wurde während der gesamten Therapie von Anna parallel zu den Expositionen durchgeführt, meist anhand des Materials, das bei den Konfrontationen auftrat.

In dem Zusammenhang wird sehr häufig der Begriff Katharsis genannt. Janet spricht von „Liquidierung" (s. S. 190) und versteht darunter das letzte Stadium einer Reihe von Reaktionen auf eine alte Lebenssituation. Um in Harmonie mit Neuem zu gelangen, sind noch einmal Veränderungen der sich um die alten Vorgänge drehenden Kognitionen und Emotionen notwendig. Er schreibt:

Pierre Janet

„Einem bestimmten Ereignis, das sich in einer schmerzhaften Erinnerung niedergeschlagen hat und uns auch heute noch bewegt, müssen wir seinen besonderen Platz in unserer Lebensgeschichte zuweisen" (1919, S. 261).

Aber das ist nicht alles. Damit die Verhaltenstendenzen, die es ausgelöst hat, endgültig zum Stillstand kommen, muß „abgerüstet" werden. Das heißt, die Kräfte, die dafür frei gemacht wurden und noch immer bereit liegen (etwa in Form von „degenerierten Intentionen"), müssen zerstreut oder anderswie verwertet werden. Janet spricht dabei von „Entladung" (1919, S. 277).

Der Versuch, eine bestimmte Lebensepisode, die so gravierende negative Folgen hat, innerlich assimilieren zu lassen, ist ein schwieriges Unterfangen, bei dem es erstmal darum geht, die Platitüden „positiven Denkens" (es wird schon zu etwas gut sein) zu vermeiden. Ein wichtiger Punkt dabei ist eine realistische kognitive Einbettung der entsprechenden Gefühle als Grundlage für eine realitätsangemessene Neuorientierung.

Beispiele

Anna hatte z. B. früher eine sehr innige Beziehung zu ihrem Federhalter gehabt, an dem sie fast animistisch gehangen hatte. Er war dann mit einem Schlag durch die Assoziation mit Viktorias Fingern nicht nur entwertet, sondern geradezu zu einem Horrorobjekt geworden. ▶

In Gegenwart des Objektes rekonstruierten wir ihre affektive Geschichte im Umgang damit. Anna sollte alle Erinnerungen reaktivieren, die ihren Umgang mit ihm geprägt hatten, in den „schönen Zeiten". Es wurde eine lange Liste, die wir intensiv durcharbeiteten. Dann untersuchten wir die bis auf den heutigen Tag andauernde „böse Phase" in seinem Dasein als Symbol für die Kränkungen durch Schwester Viktoria auf die gleiche Art.

Sollte das das letzte Wort sein? Anna wurde angeleitet, sein weiteres Schicksal nach ihrer Heilung zu imaginieren. Wohin würde sie ihn überall mitnehmen? Wobei sollte er ihr behilflich sein? Was würde sie in 6 Monaten, in 1 Jahr, in 5 Jahren alles mit ihm schreiben?

Annas Leben, das war die Botschaft, wird nicht mit ihrer Zwangserkrankung aufhören. Diese war lediglich eine, wenn auch schmerzhafte Episode. Je mehr sie ihren Zwang als eine zu überwindende Phase ansehen und dafür all ihr Kräfte mobilisieren würde, desto schneller würden die „schönen Zeiten" wieder anfangen.

So exponierte sie sich auch mit vielen Dingen, Orten und Situationen, die in der Vergangenheit für sie wichtig gewesen waren, und das Ziel dabei war immer eine Emotionsevozierung und -exposition. Allerdings war auch hier Konkretheit das oberste Gebot:

- Was hatte sie damit oder dort erlebt?
- Was war wirklich abgelaufen?
- Standen die negativen emotionalen Konsequenzen dazu in einem angemessenen Verhältnis?

Anna sollte im Laufe der Therapie öfter ihre jeweiligen Gefühle dem Zwang gegenüber ausdrücken und Bilder dafür finden.
Nach der Arbeit mit dem Federhalter meinte sie: „Ich habe den Zwang wie so häufig wieder als einen aus einem schwarzen, glitschigen Material bestehenden Vorhang erlebt, der mich von allen Seiten umgibt. Ich hatte wie immer schreckliche Angst davor, aber gestern habe ich ihn zur Seite gezogen. Er war naß und ekelig, und als ich durchging, blieben Fetzen davon an mir kleben, aber ich bin durchgegangen."

Es waren in der Tat viele eklige Teile, und wir mußten sie der Reihe nach von ihr abziehen, aber in dem Maße, wie sie sich davon befreite, wurde ihre Welt wieder bunter.

Doch denken wir daran, welche Fülle an anderen Problemen Anna vor und neben ihrem Zwang hatte und bei denen sie auch Hilfe benötigte.

Janet schreibt (1903, S. 34):

PIERRE JANET

„Vergessen wir nicht, daß die Kranke, die wir behandeln, bevor sie eine Zwangssymptomatik entwickelt hat, seit langer Zeit an allem gezweifelt hat, willensschwach und äußerst beeindruckbar, kurzum, eine Psychasthenikerin war."

Und: „Auch wenn es uns gelingt, dieses oder jenes Zwangssymptom zu eliminieren, so hinterlassen wir doch jemand in einer äußerst gefährlichen inneren Verfassung mit dem Risiko, daß bei ungünstigen Lebenssituationen andere Zwangsgedanken und entsprechende Handlungen anstelle derer treten, von denen wir die Patienten befreit haben. Damit wären wir als Therapeuten zu einer wahren Sisyphosarbeit verurteilt, sollten wir nur immer wieder die Symptome behandeln. Gleichzeitig mit dem ‚lokalen Unfall', den das Zwangssymptom darstellt, müssen wir deshalb den Allgemeinzustand der psychischen Funktionen verbessern, der für die Einzelphänomene verantwortlich ist" (1903, S. 195).

5.6 Zwangsgrübeleien und Zwangsgedanken

Die entscheidenden Merkmale von Zwangsgrübeleien sind folgende:

Es entwickeln sich ständig Gedanken ohne wirklichen Wert und ohne Beziehung zum Handeln. Sie erreichen nie ein Stadium, in dem sie dem Betroffenen das Gefühl der Sicherheit über einen bestimmten Sachverhalt geben. Sie drehen sich um alles Mögliche, um die Vergangenheit, um die Zukunft, um Phantasiegebilde und um Vorgestelltes, aber eines vermögen sie nicht, ein so klares und deutliches Bild der Gegenwart zu vermitteln, das jemanden in die Lage versetzen würde zu handeln.

Die Aufmerksamkeit ist nicht genug auf das aktuelle Leben gerichtet, es geht um Peripheres. Das kognitive Geschehen hat kein klares Ziel, keine Richtung und kommt nicht zum Abschluß, zum Ergebnis, geschweige resultiert daraus eine Tat. Es handelt sich um eine Umleitung der mentalen Arbeit in eine Aktivität niederen Ranges, die auf einer schwachen Stufe der psychischen Spannkraft erfolgt. Da wo eine gezielte, aber nicht krampfhafte Aufmerksamkeitsleistung oder eine Handlung erforderlich wäre, die man aber nicht beherrscht oder sich nicht zutraut, gleitet alles ab in ein fruchtloses und lästiges Gedankenkarussell.

Vor allem auch Emotionen, die sich nicht adäquat entwickeln und nicht an ihren Endpunkt gelangen, führen dazu. Die mit der Wahrnehmung der eigenen Unzulänglichkeit einhergehenden Depersonalisations- und Unvollständigkeitsgefühle sind die direkten Vorläufer der nutzlosen Versuchung, sich Sicherheit zu verschaffen, die auf der Ebene des Zwangsgrübelns und anderer motorischer und emotionaler Zwangsvorgänge vor sich gehen.

5.6.1 Grübeln und Denken

In der verhaltenstherapeutischen Literatur wird zur Therapie von zwanghaften Grübeleien nicht viel mehr vorgeschlagen als „Gedankenstopp" und die „Ausformung alternativer Gedanken" (Reinecker, 1991, S. 82), ohne daß diese näher spezifiziert würden.

Ich vermute, alle nützlichen Verfahren bei diesem Problem haben als oberstes Prinzip, dem Patienten den Unterschied zwischen Grübeln und Denken beizubringen und ihn im letzteren zu üben.

Funktion von Grübeln und Denken

Worin Grübeln besteht, haben wir gesehen. Es will etwas, erreicht es aber nicht. Auch Denken hat eine Funktion. Es ist ein Mittel zur Gewinnung richtiger Erkenntnisse über die objektive Welt und ist in vielen Fällen eine Vorbereitung auf eine Einwirkung auf Teile derselben im Sinne eigener Interessen. In diesem Fall sprechen wir auch von Ziel-Mittel-Denken oder von Problemlösen.

Analysieren wir solche Vorgänge wie Grübeln, so fällt ein wichtiges Merkmal auf. Es handelt sich dabei um ein „Denken", das „nicht auf den Punkt" kommt. In der Denkpsychologie (Seidel, 1976) gibt es den Begriff des „kritischen Punktes".

Der kritische Punkt im Problemlöseprozeß ist dann erreicht, wenn das Problem so formuliert ist, daß eine Lösung – unter den gegebenen objektiven und subjektiven Umständen – möglich ist.

Newell & Simon (1973, S. 416) geben ein Beispiel eines solchen zielgerichteten Denkvorgangs:

> Ich will meinen Sohn in den Kindergarten bringen. Was ist der Unterschied zwischen dem, was ich will, und dem, was ich habe? Ein Unterschied der Entfernung. Was verändert die Entfernung? Mein Auto. Mein Auto springt nicht an. Was ist nötig, damit es anspringt? Eine neue Batterie. Wo gibt es neue Batterien? In der Autoreparaturwerkstatt. Ich möchte, daß die Werkstatt mir eine neue Batterie einsetzt, aber die Werkstatt weiß nicht, daß ich eine brau-

che. Worin besteht die Schwierigkeit? In der Kommunikation. Was ermöglicht Kommunikation? Ein Telefon.

Daraus ergibt sich folgende Handlungskette: Ich telefoniere, um mit der Werkstatt zu sprechen und eine neue Batterie zu erhalten, um mit dem Auto fahren zu können und schließlich meinen Sohn in den Kindergarten zu bringen. Denken heißt also letztlich hier nichts anderes als zielgerichtet Ordnung schaffen, um dann, auf dem Hintergrund dieser neuen Basis, zu handeln.

Bei einem zwanghaften Grübler sähe das hingegen etwa folgendermaßen aus:

BEISPIELE

„Ich sollte meinen Sohn in den Kindergarten bringen. Er muß unbedingt dorthin, obwohl ich lange nicht davon überzeugt war. Ich habe mir Sorgen darüber gemacht, was ihm alles dort passieren könnte. Wie mache ich das bloß jetzt? Mein Auto springt nicht an. Das ist immer so: Ich bin ein Pechvogel. Ist es wirklich Pech? Ist es nicht meine Schuld? Bin ich nicht richtig mit dem Auto umgegangen? Ich bin so zerstreut in letzter Zeit, kann mich so schlecht konzentrieren. Neulich hätte ich fast statt der Apfelsaftflasche die mit Biospülmittel angesetzt. Wird das denn nie besser? In einer solchen Verfassung würde ich die Prüfung im März nie schaffen. Wie bringe ich ihn bloß in den Kindergarten? Er muß dorthin, ich habe den Kindergartenbesuch viel zu lange abgelehnt. Könnte es sein, daß ich das Auto, ohne es zu merken, sabotiert habe, vielleicht um doch, wenn auch unbewußt, meinen Kopf durchzusetzen? Meine Frau war ja von Anfang an dafür. Wenn ich wirklich ihre Pläne zunichte machen will, so ist das im Grunde genommen ganz schlimm. Was bin ich bloß für ein Mensch. Auf der einen Seite..."

In einem solchen Prozeß wird nicht zielgerichtet Ordnung geschaffen und dann gehandelt, sondern der Betroffene versucht ständig, ohne viel Erfolg allerdings, seine innere Befindlichkeit zu regulieren. Auch an der Stelle fällt uns wieder die Kuhlsche Unterscheidung zwischen Handlungs- bzw. Lageorientiertheit ein.

Therapeutische Strategien bei Zwangsgrübeln

Eine therapeutische Möglichkeit besteht darin, typische Grübelsequenzen auf Band aufnehmen oder besser noch schriftlich festhalten zu lassen, um dann mit ihnen das Elaborat so zu bearbeiten, daß sich daraus halbwegs handlungsbezogene konsistente Überlegungen zu dem zur Debatte stehenden Thema ergeben. Dabei wird abgekürzt, präzisiert, Unnötiges gestrichen usw. Der Patient übt dann, die neue Herangehensweise in zunehmendem Maße in den Alltag zu übertragen.

In vielen Fällen des Alltagslebens haben wir es nicht mit solchen „geschlossenen Problemen" zu tun, bei denen das Ziel von vornherein klar ist, sondern mit offenen, bei denen am Anfang erst eine eindeutige Zielfindung und -definition erfolgen muß. Zuerst soll also das Ziel fixiert werden, dann die Mittel zu seiner Erreichung.

Auch ein solcher Prozeß kann mit Patienten geübt werden anhand von eigenem Material oder von Vorgaben. Es führt nicht nur zur Klärung der eigenen Bedürfnislage, sondern auch zur Etablierung konkreter, ausgearbeiteter Handlungspläne (s. Abschn. 5.4.4), die dann mit einem Minimum an zwanghaften Entgleisungen in die Tat umgesetzt werden.

Deutliches, bewußt erlebtes Handeln ist auch der beste Garant gegen „retrospektives Grübeln", im Rahmen dessen endlos versucht wird, zu rekonstruieren, ob man etwas wirklich getan hat, ob man es richtig getan hat, ob man statt 3 Uhr nicht 13 Uhr gesagt hat, ob man statt dem Nachbarn zum Geburtstag zu gratulieren, ihm nicht den Schädel eingeschlagen hat („Wie fühlt sich meine Hand an, ist sie nicht leicht gerötet, wann kann man überhaupt von gerötet sprechen, kann ich ganz sicher sein, daß ich nicht farbenblind bin, gibt es mich überhaupt und wenn ja, warum nicht...")

Bewußtes Einstimmen in eine Handlung, sie klar vorstrukturieren, ihre Durchführung innerlich angemessen kommentieren, um sie dann eindeutig zu beenden und den Vollzug zu kodieren, das sind die Stadien eines solchen, dann gut erinnerbaren Prozesses. Dazu benötigt der Patient mit häufigem Zwangsgrübeln Anleitung und Übung.

Wichtig dabei ist v. a. auch die Art, wie Bewegungen ausgeführt werden. Organisch, nicht hektisch oder zögerlich-verschleppt, auch nicht zwanghaft-fragmentiert und aus zu vielen idiosynkratisch organisierten Teilen bestehend – solche Bewegungen müssen immer wieder geübt werden.

Am Anfang sollten auch wichtige, besonders kritische Sequenzen besser „individualisiert" werden. So z. B.: „Jetzt nehme ich mein Medikament. Es ist das richtige. Eine Tablette. Der Zeitpunkt stimmt auch. So, jetzt schlucke ich es. Durch das Fenster scheint die Sonne. Als ich sie gestern genommen habe, regnete es. So, erledigt."

BEISPIELE

Rekapitulieren, wie Balthasar (s. S. 61) es nannte, war auch für ihn ein Mittel, um sich abzusichern und nichts Wichtiges von dem, was der Tag gebracht hatte, zu übersehen. So rekonstruierte er zu Hause 1 bis 2 Stunden lang jede Begebenheit und v. a. die seltenen Gespräche, die er geführt hatte, z. B. mit der Friedhofsgärtnerin: „Wo standen wir, wie waren die akustischen Verhältnisse, konnte ich alles verstehen? Wer hat angefangen zu sprechen? Was war ihr erster Satz? Hat sie guten Tag oder schönen guten Tag gesagt? Ich denke, daß sie guten Tag gesagt hat. Warum nicht schönen guten Tag? War sie verärgert? Am Ende gar über mich? Habe ich beim letzten Mal, etwas gesagt, daß sie gekränkt haben könnte? ..."

Statt dessen übten wir „hochkommen lassen". Die Grundlage war: „Sie sind ein sensibler Mensch, dessen Gedächtnis gut genug funktioniert? Wenn etwas abläuft, das für Sie wichtig ist, so werden Sie sich daran erinnern. Setzen Sie sich am Abend ein wenig hin, entspannen Sie und fragen Sie sich: Gab es heute etwas Bemerkenswertes oder besonders Wichtiges? Sie können sich darauf verlassen, daß Dinge, die sie berührt haben, dann von selber hochkommen. Dann können Sie jeweils beschließen, was Sie damit anfangen."

Zur Demonstration hatte ich zwei ungewöhnliche Äußerungen getan, auf einen Zettel geschrieben und diesen beim nächsten Mal überreicht mit der Frage, ob sie „hochgekommen" seien. Es war der Fall, und er zeigte sich sehr beeindruckt von der neuen Verläßlichkeit seines Kopfes.

Alles in allem ist der natürliche Antagonist des zwanghaften Grübelns die zielgerichtete, gut durchdachte und mit Wirklichkeitsgefühl ausgeführte Tat.

5.6.2 Zwangsgedanken

Zwangsgedanken sind in Wirklichkeit Fragen, die der Kranke an sich selber (und sekundär auch an andere, zur eigenen Beruhigung) richtet. Sie entstehen auf dem Hintergrund von Selbstzweifeln und Unvollständigkeitsgefühlen. Das Erleben der eigenen Person und der Wirklichkeit ist so diffus, daß er nie ganz sicher sein kann, daß sowohl der eigene Wille als auch die eigenen Taten sich nach den Prinzipien richten, denen er sich verpflichtet fühlt. Stellt er sich deren mögliche Überschreitung vor, so geschieht das in Form ganz extrem verwerflicher Taten. Deshalb muß er immer versuchen, sicherzugehen, daß er nichts dergleichen begangen hat oder begehen wird. Auf die Art entstehen endlose kognitive oder motorische Kontrollen und symbolisch-magische Beschwörungen, Annullierungen oder Wiedergutmachungsversuche. So kann er bis hin zu der Frage gelangen, ob er überhaupt der Mensch ist, für den er sich immer gehalten hat.

Bei einem Zwangsgedanken hat sich das zwanghafte Grübeln, das sich inhaltlich um dieselben Themen dreht, zu einer Art „fixen Idee" kondensiert, die für die allgemeinen Selbstzweifel steht und an der der Patient immer wieder versucht „sich zu beweisen", in dem Sinne, daß er das nicht will oder getan hat, was der schreckliche Gedanke ihm suggeriert.

Zwangsgedanken entstehen in der Regel in belastenden Situationen und greifen dann meist ein Thema auf, das in der Vergangenheit schon angeklungen ist. Oft wechseln sich die Themen im Laufe der Erkrankung ab, beziehen sich aber immer auf denselben Prüfstein der Integrität der Person und sind nach derselben Struktur aufgebaut.

Alle Zwangsgedanken haben gemeinsam, daß sie ein Thema vorgeben, das aber wenig ausformuliert ist. Der Gedanke an sich ist recht abstrakt und verhaltensfern; Bedingungen der Ausführung werden nicht spezifiziert und bleiben im vagen. Der Kranke erschrickt vor einem Gedanken, wird an allen Ecken und Enden angsteinflößend daran erinnert, unternimmt alles Mögliche dagegen, aber fragt sich so gut wie nie: Worum geht es denn eigentlich wirklich?

An der Stelle ergeben sich gute Ansatzpunkte für die Therapie. Zu den üblichen Verfahren, die in der verhaltenstherapeutischen Literatur beschrieben werden (für eine Übersicht s. Reinecker, 1991; Salkovskis, 1995) mache ich folgende ergänzende Vorschläge.

Zwangsgedanken konkretisieren lassen

Verbale Konkretisierung

Carola wurde eine Zeitlang von dem Gedanken gequält, ob es sein könne, daß sie beim Mithelfen in der Küche das Essen der Eltern mit Chemikalien vergiftet.

Ich zwang sie dazu, mit mir u. a. folgende Fragen zu besprechen und zu beantworten.

BEISPIELE

Therapeutische Fragen zur Konkretisierung von Zwangsgedanken auf der verbalen Ebene

- Wann ist die Gefahr am größten, am Wochenende oder in der Woche?
- Am Wochenende eher am Samstag oder am Sonntag?
- Am Sonntag eher beim Frühstück, beim Mittagessen oder beim Abendessen?
- Beim Mittagessen während oder vor dem Essen?
- Kommt vor dem Essen das Gift eher in die Suppe zum Fleisch oder in die Beilagen?
- Welches Gift kommt in die Suppe?
- Um welche Marke handelt es sich bei dem Spülmittel? Wie ist die chemische Zusammensetzung?
- Welche Menge muß in die Teller gelangen, damit zumindest eine erhebliche Vergiftung entsteht?
- Ab welcher Dosis könnte der Tod eintreten?
- Würde sich dadurch die Farbe oder der Geschmack der Suppe verändern?
- Wo steht üblicherweise die Flasche mit dem Spülmittel?
- Auf welche verschiedenen Arten und Weisen kann das Gift in die Teller gelangen?
- Wie muß die Flasche umgekippt werden, daß Gifte in beide Teller gelangen?
- Müssen es beide sein oder reicht auch einer?
- Wenn es beide sind, muß die Flasche dann 2mal umkippen?
- Wie müssen Flasche und Teller relativ zueinander stehen? Usw.

Durch eine solche Vorgehensweise wird der üblichen Grübelsucht des Zwangs ein ähnlich geartetes, therapeutisch verordnetes entgegengesetzt. Die Fragen betreffen aber nicht das „ob“, das aus einer endlosen Aneinanderreihung prinzipiell nicht beantwortbarer Fragen besteht („Habe ich gestern..., Werde ich morgen...“). Hier geht es um das „wie“. Die schrecklichen Vorgänge, um die es bei den Zwangsgedanken geht, werden durch die Fragetechnik einer detektivischen Kleinarbeit unterzogen, die der üblichen Struktur eines Zwangsgedanken (vage, unausformuliert, wirklichkeitsfern) diametral entgegengesetzt ist. Darüber hinaus tauchen solche Fragen unwillkürlich im alltäglichen Zwangsgeschehen auf – und das wirkt sich ausgesprochen störend auf die zwanghaften Abläufe aus!

Konkretisierung auf der Bewegungsebene

Der Konkretisierung auf der verbalen Ebene folgt eine solche auf der Bewegungsebene. Carola experimentiert mit den 2 Tellern und der Spülmittelflasche. Die Ergebnisse werden ähnlich ausgewertet.

Sie hatte auch das „Gefühl“, sie könne im Vorbeigehen, ohne es zu wollen, „mit der Hüfte“ den Elektroherd anstellen. Als Übung sollte sie es an 3 aufeinanderfolgenden Tagen jeweils 3mal 10 Minuten versuchen, gab aber schon am ersten Tag auf. (Dieselbe Prozedur bei „im Vorbeigehen den Stecker in die Steckdose befördern“.)

BEISPIELE

Therapeutische Fragen zur Konkretisierung von Zwangsgedanken auf der Bewegungsebene

Carola hat Angst, „in der Menge“ jemanden zu erwürgen.

TH: Wie stellen Sie sich das vor, wenn Sie jemanden erwürgen?

C: Ja, nun, meine Hände gehen nach vorne und ich erwürge ihn einfach oder sie.

TH: Er oder sie?

C: Egal.

TH: Von vorne oder von hinten?

C: Von hinten. Er kann sich nicht wehren.

TH: Ich stelle mich jetzt vor Sie und kehre Ihnen den Rücken zu. Sie tun gar nichts, und wir wollen sehen, ob Ihre Hände nach vorne gehen und mich erwürgen.

C: ... Das geht nicht. Gut. Es ist eine andere Situation. Aber es geht nicht.

TH: Wir sollten nicht so schnell aufgeben. Noch einmal. ...

C: ... Es geht nicht.

TH: Was müßten Sie tun, damit es vorangeht?

C: Die Arme ausstrecken.

TH: Tun Sie das.

C: So.

TH: Haben Sie etwas gespürt?

C: ... Ja, daß meine Arme sich bewegt haben.

TH: Sie wissen ja, der Mensch reagiert schnell. Was können Sie sich an der Stelle fragen?

C: ... Warum bewege ich die Arme?

TH: Das wäre ein sehr sinnvolle Frage. Hätten Sie eine Antwort?

C: ... Nein.

TH: Gut. Aber noch bin ich am Leben. Wie könnte es weitergehen? ▶

C:	Ich müßte meine Hände um Ihren Hals legen.
TH:	Dann tun Sie das.
C:	Na gut.
TH:	Spüren Sie etwas?
C:	Ja, Ihren Hals.
TH:	Wie fühlt es sich an?
C:	Weich, etwas warm.
TH:	Was können Sie sich fragen, wenn Sie das fühlen?
C:	Warum mache ich das.
TH:	Auch wieder eine sinnvolle Frage. Wie geht es weiter?
C:	Ich müßte zudrücken.
TH:	Dann tun Sie es. Was spüren Sie?
C:	Jetzt höre ich auf.
TH:	So, jetzt wollen wir über das Ganze reden. Was sind die Unterschiede zwischen dem, was Sie jetzt gedacht, gefühlt und getan haben und dem letzten Mal, als Sie sich gefragt haben: Könnte es sein, daß ich im Kaufhaus einen erwürgt habe?
C:	Es war ganz anders, nicht zu vergleichen.
TH:	Was war anders?

Die Patientin lernt, daß Aktionen, die da heißen, jemanden erwürgen, stoßen oder ersticken, doch recht komplex sind. Dabei treten Empfindungen auf, v. a. kinästhetischer Art, die so in ihren abstrakten Gedanken über denselben Vorgang gar nicht vorgesehen sind. Beim Ablauf der Handlung gibt es an vielen Stellen die Gelegenheit, „wach" zu werden und sich zu fragen: Was mache ich da? Das „Gefühl" nach der realen Ausführung einer solchen Tat, wie es in der Übung angedeutet wurde, ist auch ein ganz anderes als das, was Carola hat, wenn ihr Zweifel kommen, ob sie etwas getan haben könnte oder nicht.

Die Patientin kann solche Erfahrungen auf eine Art machen, die dies noch deutlicher werden läßt. Ein Zwangsgedanke, beim Radfahren mit einem Kinderwagen zusammenzustoßen, wurde auf folgende Art konkretisiert:

Wir stellten in einer ruhigen Straße einen Kinderwagen (oder ersatzweise einen Gartenstuhl) auf den Bürgersteig, und sie mußte schnell um die Ecke fahren und ihn rammen, von vorne, von der Seite usw. Auch das war wieder ganz anders.

Dieselbe Konkretisierung erfolgte bei der Frage, wie springe ich über ein Brückengeländer. Zuerst wurde dies an einer etwa gleichhohen Hecke demonstriert, mit anschließender Exposition auf der Brücke.

Konkretisieren von Emotionen

Auch diffuse, „ungute" Gefühle werden nicht mehr unreflektiert hingenommen mit dem Effekt, daß sie in Zwangsgrübeleien und -gedanken abgleiten („Könnte mein Gefühl ein Beweis dafür sein, daß…"). Konkretisierende Fragen könnten folgende sein:

- Handelt es sich eher um Angst, Trauer, Wut, Niedergeschlagenheit, Neid oder etwas anderes?
- Wie läßt es sich am besten beschreiben?
- Kenne ich dieses Gefühl und wenn ja, bei welchen früheren Ereignissen ist es aufgetreten?
- Was ist jetzt gerade abgelaufen?
- Woran habe ich gedacht?
- Was erwartet mich noch am heutigen Tag?
- Kann mein Gefühl mit irgend etwas von dem zu tun haben?
- Was hat es dann zu bedeuten?
- Und kann ich etwas dagegen tun?

Konkretisieren lassen ist das beste Mittel gegen Zwangsgedanken überhaupt. Auch Expositionen bieten ja in erster Linie die Möglichkeit, Situationen konkret zu erleben und darüber hinaus die eigenen Reaktionen darauf. Konkretisieren führt auch wieder in die aktuelle Wirklichkeit zurück, und das bietet den Anlaß zu zielgerichtetem, reflektiertem Handeln, der natürlichen Alternative zu allem Zwanghaften.

Zwangsgedanken variieren und auflösen

Zwangsgedanken sind in der Form, in der sie erlebt werden, verkürzt und „festgefahren". Sie bestehen oft aus einer Art Impuls, einem Bild oder aus einem Wort. Der Patient versucht, sie zu vermeiden, wegzudrängen oder unschädlich zu machen. Durch eine andere Art der Auseinandersetzung damit, wie der eben beschriebenen, gelingt es oft, sie aufzuweichen, so daß sie einen guten Teil ihres Schreckens verlieren. Es handelt sich dabei um eine besondere Variante der Gedankenexposition.

BEISPIELE

Eine junge Lehrerin ist seit einem halben Jahr krank geschrieben, hauptsächlich wegen des Gedankens: Könnte es sein, daß ich mich vor der Klasse „plötzlich" nackt ausziehe? Abgesehen von der

Übung „Wie ziehe ich mich plötzlich nackt aus“ wurde der Gedanke folgendermaßen variiert:

Die Patientin sollte die drei nächsten, ihr am schlimmsten vorkommenden Möglichkeiten aufzählen, die wie der Kerngedanke „beweisen“ würden, daß sie in Wirklichkeit „nichts als eine Nutte ist,“:

- Ich könnte Nacktfotos von mir herumreichen lassen.
- Ich könnte mich auf eine Bank setzen und die Beine spreizen.
- Ich könnte Schüler befummeln.

Jedes Mal, wenn der erste Gedanke auftrat, war er absichtlich durch die drei anderen zu ergänzen. Dann sollte sie überlegen, nach welcher Prozedur ihr am jeweiligen Tag eher zumute sei und welche besser passen würde. Nach kurzer Zeit dieser Prozedur wurde „das alles zuviel“, und sie distanzierte sich innerlich von dem ganzen Kapitel.

In anderen Fällen kann man systematisch die Motive der Ausführung einer Tat variieren, die dem Zwangsgedanken zugrunde liegen. Bei der Lehrerin hieße das:

- Ich fange an, mich in der Klasse auszuziehen, weil ich eine Nutte bin und völlig die Kontrolle über mich verloren habe (Kernmotiv).
- Ich fange an, mich in der Klasse auszuziehen, weil es schrecklich heiß ist und meine Bedürfnisse wichtiger sind als Konventionen.
- Ich fange an, mich in der Klasse auszuziehen, weil ich bei Betreten der Klasse bemerkt habe, daß alle Schüler nackt sind und ich ihnen meine Solidarität bekunden will.
- Ich könnte mich in der Klasse ausziehen, weil ich den zugeknöpften, hypermoralischen Schulleiter, der die Stunde supervidiert, aus der Reserve locken möchte.
- Ich fange an, mich in der Klasse auszuziehen, weil ich gekündigt werden möchte und endlich Schluß mit diesem schrecklichen Beruf machen will.

Sie sollte beim Auftreten des Zwangsgedankens die anderen möglichen Motive einer solchen Handlung ganz automatisch mitdenken und stellte schließlich fest: Das haut alles *so* nicht hin.

Bei Imaginationsübungen mit einer Mutter, die die übliche Angst hatte, ihr Kind mit einem Messer zu verletzen, ersetzten wir sukzessive das lange Küchenmesser, auf dem sich die Zwangsvorstellung festgesetzt hatte, durch folgende Gegenstände:

- ein kurzes Küchenmesser,
- ein kleines Taschenmesser,

▶

- einen Spargelschäler,
- eine Gabel,
- einen Löffel,
- einen Holzlöffel,
- einen Bauklotz,
- eine Puppe mit Porzellankopf,
- ein Stofftier,
- einen kleinen Schubs mit der Hand.

Auch dem Wort „Messer" kann der Schreck, den es automatisch auslöste, dadurch genommen werden, daß es in seine Bestandteile zerlegt wird. So werden die Silben „mes" oder „ser" mit anderen so in Verbindung gebracht, daß sie in ganz verschiedenen Kontexten auftauchen:

- Mes(s)-wein
- Mes(s)-diener
- Mes(s)-latte oder
- Was-ser
- Blas-ser
- Nas-ser usw.

Bei den meisten Wörtern ist das nicht leicht. Dann soll der Patient eben ein Wörterbuch zu Hilfe nehmen. Die Beschäftigung mit dem entsprechenden Wort wird dann sehr schnell in einem banalen Sinn aversiv. Auf die Art hat Pierre Janet bei seiner Patientin Madeleine das Wort Cholera, Objekt einer fixen Idee, immer wieder so verfremdet, bis sie schließlich kaum noch wußte, was es bedeutet.

Wenn ein Richter stundenlang Briefe kontrolliert, weil er befürchtet, einen grammatikalischen Fehler gemacht zu haben, so handelt es sich dabei mit großer Wahrscheinlichkeit um eine zwanghafte Persönlichkeit. Wenn er denselben Brief kontrolliert, um auszuschließen, daß er statt „Frau Rechtsanwältin" „Sau Rechtsanwältin" geschrieben hat, so handelt es sich um einen Zwangskranken.

Einer meiner Patienten hatte dieses Problem. Neben seinem Beruf war er ein leidenschaftlicher Hundeliebhaber und züchtete eine seltene Rasse.

Als ich ihn fragte, ob er nicht befürchte, aufgrund seines Hobbies eher „Wau Rechtsanwältin" zu schreiben, so leuchtete ihm das unmittelbar ein, denn es handelte sich bei ihm um einen, für einen Juristen, recht humorvollen Menschen.

Kapitel 6

Verhaltenstherapie bei Depressionen 6

6.1 Verhaltensanalyse 320
6.2 Depressionstherapie 322
6.3 Pierre Janets Ansichten über Aktivierung 323
6.3.1 Charakteristika der depressionsreduzierenden Aktivitäten 324
6.3.2 Wirkmechanismen erregungssteigernder Aktivitäten 327
6.3.3 Therapeutische Anwendung 335
6.3.4 Therapeutische Strategien zur Aktivierung 343
6.3.5 Modalitäten der Ausführung 350
6.3.6 Schwierigkeiten in der Therapie 358

Janet hatte für seine Zeit (und für heute) eine bemerkenswert differenzierte Vorstellung der vielfältigen Erscheinungsformen und der Kausalbedingungen bei Depressionen. Er hat v. a. versucht, sie im Licht seiner Studien über seelische Kraft und Schwäche und im Zusammenhang mit seinem Konzept der psychischen Spannkraft zu sehen. Auch mit seinen großartigen Analysen des menschlichen Gefühlslebens hat er das Phänomen in Zusammenhang gebracht. Vor allem darauf konnte ich in diesem Buch kaum eingehen. Es ist noch sehr vieles bei Janet zu entdecken.

Ich möchte an dieser Stelle auf die Implikationen seiner Ideen über Therapie durch Anhebung der psychischen Spannkraft eingehen.

Wir behandeln heute dieses Problem hauptsächlich unter dem Stichwort „Aktivierung“. Doch bevor ich einige Texte Janets zu diesem Thema wiedergebe, möchte ich einen Versuch vorstellen, diejenigen Fragen, die sich aus einer Janetschen Depressionsanalyse ergeben, kurz zusammenzufassen.

6.1 Verhaltensanalyse

Die folgende Übersicht basiert auf den Überlegungen im theoretischen Teil (s. Kap. 3) und ist als Ergänzung gedacht für die heute übliche Art, die Entstehung einer individuellen Depression theorie- und therapierelevant zu analysieren (s. z. B. Hoffmann & Schiller, 1976).

Verhaltensanalyse: Erfassung des aktuellen Zustands

- Ist beim Patienten ein mehr oder weniger gravierender Erschöpfungszustand festzustellen?
- Welche Klassen von Verhaltensweisen realisiert der Patient nicht mehr? Bei welchen scheitert er, weil sie ihn zu sehr erschöpfen oder weil er sie nicht zu Ende führt? Zeigt er eine generalisierte Angst vor jeder Art von Handlung?
- Zeigt der Patient die kognitive Einstellung der Melancholie: katastrophisierende, entwertende und herabsetzende Gedanken?

Ursächliche Bedingungen der Depression

- Lassen sich Faktoren identifizieren, die mit einer übermäßigen Kräfteausgabe verbunden sind? Z. B.:

- Situationsveränderungen, die eine neue, als schwierig empfundene Anpassung verlangen;
- körperliche Faktoren, wie Krankheit oder Behinderung;
- berufliche Faktoren, wie übermäßig anstrengende Arbeit, Konflikte mit Kollegen oder Vorgesetzten;
- private Faktoren, wie Familienstreitigkeiten, andere soziale Konflikte, Schulden usw.;
- mangelnde soziale Fertigkeiten, die Auseinandersetzungen und Konflikte erschweren;
- einstellungsmäßige Faktoren, wie übermäßiger Ehrgeiz, Perfektionismus, geringe Frustrationstoleranz;
- andere psychische Probleme, wie Angst oder Zwangserkrankungen, psychasthenische Tendenzen usw.;
- eine insgesamt ungünstige Bilanz zwischen Belastungen und „generalisierten Streßwiderstandsquellen", wie materielle und soziale Sicherheit, Erfolge, Interessen usw.

- Sitzt der Patient an inneren oder äußeren Schwierigkeiten „fest" in einer Art, die ihn viel Kraft kostet und seine Lebensperspektive blockiert?
- Bleibt der Patient an einer oder mehreren Situationen „kleben", die keine realistische Perspektive mehr bieten, die er aber bislang nicht in der Lage war, durch einen „Verzicht" zu beenden?
- Trägt er sich diesbezüglich mit „degenerierten" Absichten herum, die er nicht in der Lage ist zu realisieren (etwa aufgrund von Defiziten) oder die sich aufgrund veränderter objektiver Bedingungen nicht mehr realisieren lassen?
- Hat der Patient Vorstellungen von Alternativzielen und verfügt er über elaborierte Handlungspläne zu ihrer Realisierung?
- Reichen seine aktuellen psychischen Kräfte aus, um sie anzugehen?
- Ist der Patient im Erleben und im Ausdruck von Emotionen blockiert?

Eventuelle Therapieziele

- Bedarf der Patient in seinem jetzigen Zustand einer intensiven und lebensnahen Führung?
- Sind unmittelbare Maßnahmen erforderlich, wie Verordnen von Ruhe und Schonung oder andere berufliche oder private Entlastungen?

- Gibt es Blockaden, für deren Überwindung der Patient unmittelbar Hilfe benötigt?
- Hat der Patient so schnell wie möglich eine Anpassungsleistung zu erbringen?
- Benötigt der Patient Hilfe beim Vollziehen eines Verzichts und beim Etablieren oder Reaktivieren von Alternativzielen?
- Besteht die Notwendigkeit einer allgemeinen Aktivierung? Sind bestimmte Klassen von Verhaltensweisen, z. B. sozialer Art, wiederaufzubauen?
- Benötigt der Patient eine emotionale Aktivierung?
- Sind Quellen von chronischen Belastungen abzubauen in der Außenwelt (beruflich, privat) oder auf Einstellungsebene?
- Sind seelische „Liquidierungen" in die Wege zu leiten, d. h. der Abbau eines emotionalen Staus, der mit traumatischen Erfahrungen und Erlebnissen in Zusammenhang steht?
- Ist es notwendig und möglich, den Patienten Kräfte mobilisieren zu lassen durch besondere Aufgaben, Leitideen oder durch den Kontakt mit bestimmten Personen?
- Ist es möglich, dem Patienten bestimmte positive Erfahrungen zu verschaffen, die durch Irradiation zu einer erhöhten psychischen Spannkraft führen?

6.2 Depressionstherapie

Depressionstherapie, inspiriert von Janetschen Ideen, hat eine Reihe von Charakteristika. Die wichtigsten sind:

- Die Therapie ist sehr strukturiert. Der depressive Patient ist jemand, der einer intensiven Anleitung und Unterstützung bedarf. Das führt u. a. dazu, daß der Therapeut oft in vivo mit ihm arbeitet.
- Ein wesentliches Ziel ist die Verbesserung der Kräftebilanz. Dem Ausbruch der Depression geht eine Zeitspanne voraus, in der der Patient mehr Kräfte ausgegeben hat, als er eingenommen hat. Der depressive Zustand kann in vielen Fällen auch als eine Art seelische Erschöpfung interpretiert werden.
- Zur Verbesserung der Kräftebilanz müssen alte Erschöpfungsquellen abgebaut werden und neue kraftspendende Momente im Leben aufgebaut werden. Beim Abbau der alten Herde muß der Patient evtl. einsehen, daß sich seine (innere wie äußere) Situation verändert hat und er nicht mehr am alten kleben bleiben darf. Deshalb sind Verzicht

und eine Änderung der alten Ziele und Pläne unerläßlich. Damit einher geht eine Anpassung an die neuen Lebensbedingungen.

- Zum Aufbau neuer Lebensalternativen braucht der Patient Kraft. Sie muß durch Hebung des allgemeinen psychischen Niveaus erst aufgebaut werden. Um sich gut anpassen zu können, sollen alte Fertigkeit aktiviert und neue dazugelernt werden.
- Der Patient braucht ein tragfähiges Lebenskonzept, um depressionsfrei bleiben zu können. Dazu gehört auch eine Akzeptierung der eigenen Person im Sinne eines positiven Selbstbildes. Daher ist es nötig, ihm dabei zu helfen, negativistische Tendenzen zu überwinden, v. a. Tendenzen zur Herabsetzung der eigenen Person. Depressionstherapie ist also auch immer kognitive Therapie.

Als zentrale Maßnahme des Therapiekonzepts kann Aktivierung im Janetschen Sinne angesehen werden.

Ich verweise auf die Literatur über die Aktivierung im konventionellen verhaltenstherapeutischen Sinn (Lewinsohn & Libet, 1972; Hoffmann, 1976; Hautzinger et al., 1989), die ich hier nicht bewerten möchte. Man vergleiche sie mit dem Janetschen Text.

6.3 Pierre Janets Ansichten über Aktivierung

Janets Ansichten über Aktivierung (1919, 1923) betreffen v.a. vier Zielsetzungen:

- Erhöhung des allgemeinen Niveaus der seelischen Spannkraft.
- Aufbau eines effizienten instrumentellen Verhaltens, auch zur Überwindung der depressionsverursachenden Lebenssituation.
- Abbau von Quellen von Streß und chronischer Erschöpfung.
- Positive Veränderung der Selbstwahrnehmung und des Selbstbildes.

Nun folgen Originaltexte (S. 323–365) von Janet über positive Erregungssteigerung, d.h. Erhöhung der seelischen Spannkraft, durch Aktivitäten.

Pierre Janet

Wir werden versuchen, an dieser Stelle drei Probleme zu untersuchen:

1. Worin unterscheiden sich Aktivitäten, die zu einer seelischen Verarmung und zur Depression führen, von solchen, die zu einer Bereicherung und einer nützlichen Aktivierung führen? Uns interessieren sowohl die inhaltlichen Unterschiede als auch die, die in den Ausführungsmodalitäten liegen.

Welches sind also die Charakteristika der Aktivitäten, die einen depressionsreduzierenden Effekt haben?
2. Wie kann man sich die Wirkmechanismen erregungssteigernder Aktivitäten vorstellen?
3. Wie läßt sich in der therapeutischen Praxis eine sich positiv auswirkende Aktivierung realisieren?

6.3.1 Charakteristika der depressionsreduzierenden Aktivitäten

Wonach wir eben gefragt haben, mag auf den ersten Blick erstaunlich erscheinen, denn wir haben lange Zeit ein Phänomen untersucht, das genau in die entgegengesetzte Richtung zu deuten schien: Wir haben festgestellt, daß bei Personen, die zur Niedergeschlagenheit neigen, am Anfang der Depression fast immer eine Situation oder ein Verhalten steht, die/das die Krankheit in Gang setzt aufgrund der großen Mühen und Kosten, die sie/es verlangt. Wie können wir nun behaupten, daß schwierige, langandauernde und kräfteverbrauchende Aktivitäten am Anfang einer günstigen Erregungssteigerung stehen?

Um diesen scheinbaren Widerspruch aufzuklären, ist man leicht geneigt, auf oberflächliche Umstände hinzuweisen, deren Wichtigkeit man aber damit überschätzen würde. Man könnte meinen, Verhalten, das zu Depressionen führt, sei eben schwieriger und anstrengender für den Betroffenen, während Verhalten, das ihn anregt, ihm leichter falle und nicht soviel Anstrengung koste. Manchmal mag das so sein, aber damit ist der Kern der Sache nicht getroffen. Man denke etwa an folgende Begebenheit: Eine junge Frau fällt in eine schwere Depression, nachdem sie die Lieferung eines Möbelstücks annehmen mußte, ohne daß sie genügend Zeit gehabt hätte, sich ausreichend darauf vorzubereiten. Eine Zeitlang später wird dieselbe Frau auf einen Schlag wieder dauerhaft gesund, nachdem sie eine ganze Nacht bei der Rettung von Kindern anläßlich eines Hausbrandes mitgeholfen hatte. Kann man angesichts solcher Umstände behaupten, es seien die schwierigsten und aufwendigsten Aktionen, die zu Depressionen führen?

Depressive unternehmen auch oft spontan Aktionen offensichtlich mit dem Ziel, den eigenen Erregungszustand zu erhöhen; dabei tun sie oft Dinge, die mehr als anstrengend sind, bis hin zu dem gezielten Aufsuchen von Gefahren und Abenteuern wie das Eingehen von amourösen Affären oder wiederholte Kaufhausdiebstähle. Nichts spricht also dafür, daß leicht auszuführendes Verhalten depressionsreduzierend, schwieriges aber depressionsfördernd sei.

Wir müssen nach grundlegenderen Merkmalen Ausschau halten. Bei Aktivitäten, die die Depression fördern, haben wir es mit solchen zu tun, die in vielerlei Hinsicht unvollständig, ungenügend und fehlgeschlagen sind. Verhalten, das positiv erregt hingegen, zeichnet sich dadurch aus, daß es komplett, ausreichend, gut zu Ende geführt und erfolgreich ist.

Merkmale erregungssteigernder Aktivitäten

Ein solches Verhalten hat drei Merkmale:

- Es handelt sich erstens um Aktionen, die objektiv insofern gelungen sind, als sie die Veränderungen in der Umwelt bewirken, die zu dem Zeitpunkt wirklich notwendig sind. Ein Schüchterner versucht zu sprechen, aber es gelingt ihm nicht wirklich, und er fühlt sich noch mehr eingeschüchtert. Ein positiver Effekt ist aber nur dann zu erwarten, wenn ein Verhalten, z. B. im Sozialbereich, vollständig und bis zum Abschluß ausgeführt wird.
  In einer Studie habe ich die Folgen untersucht, die der Tod der Eltern auf erwachsene Kinder haben kann. Depressionen traten in der Regel dann auf, wenn die Hinterbliebenen in keiner Weise die Verhaltensweisen ausführten, die im Anschluß an einen Sterbefall erforderlich gewesen wären. Irene z. B. kümmerte sich nach dem Tod ihrer Mutter weder um den Haushalt noch um ihren Vater. Ja, sie wollte nicht einmal Trauer tragen. In den Fällen, in denen ich beobachten konnte, daß der Tod eines Elternteils zu einem positiven Erregungsanstieg geführt hat, war es umgekehrt. Justine sagte selber, daß sie alles in Ordnung bringen müsse und arbeitete hart nach dem Tod ihres Vaters. Sie kümmerte sich um die Mutter, wuchs über sich hinaus und reagierte mit einer deutlichen Besserung ihres Zustandes, verglichen mit dem vor dem Sterbefall.
  Ähnlich verhält es sich beim Heiraten. Auf der einen Seite haben wir Beteiligte, die unfähig sind, Dinge in die Wege zu leiten und zu Ende zu führen. Bei ihnen tritt häufig eine Depression im Anschluß an die Heirat auf. Auf der anderen Seite geht die Heirat einher mit angemessenen und zu Ende geführten Handlungen, und dasselbe Ereignis hat durchaus positive Auswirkungen.
  Halten wir also fest: In allen Fällen, bei denen eine Aktion eine positive Erregung zur Folge hat, handelt es sich um eine solche, die vollständig und erfolgreich ist.
- Zweitens ist der Erfolg von anregenden Aktionen auch immer ein sozialer Erfolg. Meistens werden sie in Gegenwart von Zeugen ausgeführt, die ihre Zustimmung signalisieren.

- Drittens kann man große psychologische Unterschiede im Bewußtsein derjenigen feststellen, die handeln. Verhalten von Depressiven bleibt fast immer in den untersten Stadien der Aktivierung stecken. Es treten vage Wünsche auf, ein Zögern und Zaudern, angebahnte Anstrengungen, vergleichbar etwa mit den Vorgängen auf spielerischer Ebene. Es gelingt diesen Personen nicht, ein wirkliches Gefühl für Taten, eine Beteiligung und Selbstverpflichtung der ganzen Persönlichkeit sowie ein starkes Gefühl für die Wirklichkeit zu entwickeln. Im Bewußtsein bleiben eine ganze Menge Unvollständigkeitsgefühle zurück. Sogar dann, wenn von Beobachtern das Verhalten als einigermaßen zufriedenstellend beurteilt wird, erleben die Beteiligten es anders: Sie beklagen sich darüber, daß nichts abgeschlossen und erledigt, nichts entschieden ist. Sie verspüren nicht die Befriedigung oder die Freude, die für eine vollständige Aktion typisch sind. Die Schule Freuds hat in diesem Zusammenhang v.a. auf die Folgen eines nicht zufriedenstellenden Sexualaktes hingewiesen. In vielen Fällen mag das von Bedeutung sein, aber man sollte sich nicht darauf versteifen, die Unvollständigkeit und ihre Folgen nur bei Sexualakten für wichtig zu halten. Man kann diese Eigenheiten bei allen Verhaltensweisen feststellen, die zur depressiven Verstimmung führen. „Ich mache alles nur halb, und alles nur halb zu machen, ist sehr ermüdend."
  Ein so geartetes Verhalten führt zu Irritiertheit und zu Zögerlichkeit, bis hin zu Erschöpfung. Man versucht immer wieder, von vorne anzufangen, kehrt wieder an den Ausgangspunkt zurück und sitzt schließlich fest.

Im Gegensatz dazu sind erregungssteigernde Aktionen vollständig und gut zu Ende gebracht. Dies ist auch dann möglich, wenn die, die sie ausführen, üblicherweise nicht so handeln und darüber staunen, daß sie dazu in der Lage sind. Solche Aktionen erscheinen dann abgeschlossen, definitiv und gehen einher mit Befriedigung, ja sogar mit Lust.

V., die sich auf Kaufhausdiebstähle verlegt hatte, um etwas mehr Erregung in ihr Leben zu bringen und so gegen ihre Depressionen anzukämpfen, stellte fest: „Es war wirklich ich selbst, die gestohlen hat. Nie habe ich soviel Entschlossenheit und Tatendrang in mir verspürt." Personen, die zu demselben Zweck angefangen haben, ihre Religion zu praktizieren, fühlten sich nur dann besser dabei, wenn sie einen starken Glauben und eine feste Überzeugung verspürten. Intellektuelle Arbeit, die erfolgreich war, war gekennzeichnet durch Klarheit beim Denken und einen festen Glauben an ihren Sinn. Dann machte sie auch Spaß.

In dem Zusammenhang gebrauchen Patienten oft den Begriff „Gefühl". Jede Art von Gefühl tut mir gut, sagte Claire, aber nur dann, wenn ich es voll und ganz spüre. Wenn eine Tendenz in uns wirklich voll zur Entfaltung kommt, ist sie charakteristischerweise von einem Gefühl begleitet. Claire meinte in Wirklichkeit: Ich fühle mich angenehm erregt, wenn ich merke, daß ein religiöser Akt oder ein Liebesakt von mir voll, ganz und bis zum Abschluß ausgeführt wird.

Noemi unterscheidet sehr wohl zwischen „Gefühlen, die scheitern, die wie das Hornberger Schießen ausgehen, nichts Halbes und nichts Ganzes, und zwischen Gefühlen, die zum Punkt kommen". Sie meint: „In der Öffentlichkeit Klavier spielen zu wollen, ist ein schrecklicher Gedanke. Die Angst kriecht mir kalt den Rücken herauf. Ich muß mich fürchterlich anstrengen, um es in Angriff zu nehmen, aber, wenn ich es denn doch getan habe, verspüre ich ein riesiges Lustgefühl, das die Stimmung enorm hebt."

Kurzum: Erregungserhöhendes Verhalten ist solches, das vom psychischen Erleben her vollständig ist und vom charakteristischen Erfolgs- oder Lusterleben begleitet ist.

All diese Beobachtungen kann man kurz zusammenfassen: Ein positiver Erregungszustand ist die Folge von erfolgreichen Aktionen, erfolgreich auf der physischen, der psychologischen und der sozialen Ebene. Sie konnten weitergetrieben und beendet werden, bevor Erschöpfung sie hätte stoppen können. Im Gegensatz dazu stellen wir fest, daß Erschöpfung schon im Lauf anderer Aktionen auftritt. Schon am Anfang oder mittendrin stellen wir eine unangenehme psychische Anspannung fest, die die vollständige Ausführung verhindert, und die Konsequenz ist eine immer tiefer werdende Depression. Erfolg zieht Erfolg nach sich, Mißerfolg ist der Ausgangspunkt von anderen Mißerfolgen.

6.3.2 Wirkmechanismen erregungsteigernder Aktivitäten

Die Phänomene, die wir eben kennengelernt haben, sind nicht leicht zu erklären. Ich will es trotzdem versuchen.

Einige der Beobachtungen, über die wir eben gesprochen haben, werden wir mit den Theorien in Zusammenhang bringen müssen, die ich anläßlich der traumatischen Erinnerungen aufgestellt habe: Die Theorie der Liquidierung und die der Entladung.

Die Theorie der Liquidierung

Günstige Liquidierungen finden sicherlich z. B. anläßlich von Beichten v. a. im Moment der Absolution statt. Auch anläßlich von Versöhnungen und von Siegen im Falle eines lang andauernden Streits ist ein solcher Prozeß anzunehmen. Seinen Schreibtisch oder seine Papiere aufräumen, kurzum Ordnung in sein Leben zu bringen, bedeutet im Endeffekt, daß viele nachfolgende Handlungen einfacher oder sogar überflüssig werden. Jemand Kompetenten einstellen, eine Hilfe annehmen oder sogar sich jemandem in einem bestimmten Zusammenhang unterzuordnen, kann eine große Vereinfachung des weiteren Lebens bedeuten. Es ist anzunehmen, daß derlei Ersparnisse teilweise für die günstige Wirkung verantwortlich sind, die wir bei Kranken beobachten können, wenn sie einmal etwas Nützliches gut und vollständig in die Wege geleitet haben. Es ist durchaus denkbar, daß eine vollständige Tat, obwohl sie im Augenblick eine Kräfteverausgabung erfordert, später zu einem Kräfteanstieg führen wird: Es handelt sich dann dabei um eine gute Anlage, die einen hohen Gewinn mit sich bringt. Essen ermüdet, die Verdauung auch, aber dennoch entstehen dadurch neue Kräfte. Eine Fabrik, die Geld ausgibt, um neue Maschinen anzuschaffen, kann damit mehr verdienen, als sie ausgegeben hat. Man kann also annehmen, daß gut ausgeführte Taten zum Ausgangspunkt von späteren Gewinnen werden.

Die Theorie der Entladung

Wir haben auch eine andere Theorie vorgestellt, die der Entladung. Auch sie kann in diesem Zusammenhang Anwendung finden.

Bei Menschen, die kräftemäßig gut ausgeglichen sind, muß es eine bestimmte Beziehung geben zwischen der Menge der derzeit zur Verfügung stehenden Kräfte und den laufenden Ausgaben. Es ist nicht gut, zuviel Kräfte in Reserve zu haben, wenn zum selben Zeitpunkt die Spannkraft niedrig ist. Das führt zu Unruhe und Unordnung. Wenn die Spannung gering ist, kann es von Vorteil sein, auf irgendeine Art einen Teil der Kräfte abzuführen, um ein günstiges Verhältnis zwischen der Kräftemenge und der jeweiligen anforderungsbezogenen Anspannung wiederherzustellen.

Man kann Kräfte bei einer großen Anzahl spannungsreicher Aktionen abführen, wie bei intellektueller Arbeit, bei beruflichen und sozialen Anlässen, bei allerlei Erlebnissen und Abenteuern. Auf die Art entstehen vielerlei Impulse zu Aktionen, bei denen sich das Individuum von einem Kräfteüberschuß befreit, um dadurch wieder Ruhe, Ausgeglichenheit und Selbstbeherrschung zu erlangen. Doch wir würden übertreiben, wenn wir versuchen würden, alle vorher beschriebenen Tatsachen durch Kräfteabfuhr zu erklären.

Es ist also notwendig, die bislang angesprochenen Prinzipien der Liquidierung und der Entladung durch zwei Konzepte zu ergänzen, die mir sehr wichtig erscheinen: die seelische Mobilisierung und die Irradiation.

Die seelische Mobilisierung

Das Prinzip der Mobilisierung wurde zuerst von William James in seinem sehr interessanten Buch „*The Energies of Man*" (1898) beschrieben. Nicht nur der normale Mensch, sondern auch der deprimierte Kranke ist fähig, unter dem Druck wichtiger Ereignisse völlig unerwartete Aktivitäten zu entwickeln, die in keinem Verhältnis stehen zu der minimalen Menge an Energie, die ihm zuvor zur Verfügung zu stehen schien. Daran sehen wir, daß der Mensch nicht zu jedem Zeitpunkt über die gesamte Menge der Kräfte verfügt, die er in Wirklichkeit besitzt. Er hat Kraftreserven, die er unter ganz besonderen Bedingungen mobilisieren kann. Bei manchen mögen, um im Bild zu bleiben, die in Reserve gehaltenen Kräfte zu groß sein, bei anderen zu gering, im Vergleich zu ihrem gewöhnlichen Verhalten. Psychologisch ausgedrückt können wir sagen, daß diese Kräfte latent sind, sozusagen bereit, mit einer bestimmten Stärke in Aktion zu treten, wenn sie durch eine entsprechende Stimulation aufgeweckt werden. So hängen das aktuelle Verhalten, die Quantität und die Spannkraft der Aktionen nicht von der Gesamtmenge der Energie ab, sondern von der, die in einem bestimmten Moment verfügbar ist.

Nehmen wir wieder einen Vergleich aus dem Wirtschaftsleben. Die Stärke eines Wirtschaftsunternehmens hängt nicht nur vom gesamten Kapital ab, sondern v. a. von dem Anteil, der „flüssig" ist, d. h. der unmittelbar zur Verfügung steht. Das Unternehmen mag über große Kapitalreserven verfügen, die aber fest angelegt sind, etwa in Gebäuden, Maschinen, Außenständen usw. So mag es zu einem bestimmten Zeitpunkt über wenig flüssige Mittel verfügen, die unmittelbar ausgegeben werden können, obwohl es insgesamt über ein großes Vermögen verfügt.

In einem solchen Fall ist es wichtig, daß die Reserven nutzbar gemacht werden können, und ein wichtiges Ereignis, das die Unternehmer zwingt, sie verfügbar zu machen, kann von großer Bedeutung sein. Kommt es z.B. zu einem Unfall, der beträchtliche Ausgaben zur Folge haben wird, so mag vom ruhenden Kapital einmal das mobilisiert werden, das unmittelbar notwendig ist, um die Folgen des Unfalls zu reparieren. Aber der Schrecken, den der Unfall ausgelöst hat, wird in vielen Fällen auch dazu führen, mehr Kapital freizusetzen, um das ganze Unternehmen in einen besseren Stand zu versetzen. Die Überschüsse werden in allen Abteilungen zirkulieren und auch deren Funktionen verbessern.

Die Konfrontation mit einer Situation, die eine starke Emotion zur Folge hat, kann einen ähnlichen Effekt auf die Psyche haben. Sie zwingt uns zu energischem Handeln, und das kann nicht erfolgen, ohne daß wir auf unsere Reserven zurückgreifen, d. h. ohne daß wir große Kraftanteile mobilisieren. Durch diese Veränderung in der Kräfteverteilung wird die gesamte Aktivität praktisch von einem Moment zum anderen verändert und verbessert.

Der Rückgriff auf die Reserven und seine Folgen wird um so erfolgreicher sein, je bedeutsamer die Ereignisse sind, die ihn veranlaßt haben. Alle Kranken machen die Erfahrung, daß kleine Unannehmlichkeiten und Ärgernisse sie schnell erschöpfen, daß aber ein großes Unglück ihnen alle ihre Energien wiedergibt. Kleine Ärgernisse erwecken nur Resignationstendenzen oder stellen Anlässe zu Grübeleien dar. Ein echtes Gefühl und ein großes Unglück wecken ganz andere, tiefere und stärkere Tendenzen: Die Sorge um das eigene Überleben oder um wichtige Menschen, das Bestreben um den eigenen sozialen Status usw. werden wachgerüttelt. Im Fall des kleinen Ärgernisses ist die Mobilisierung gering und unzureichend. Bei der großen Emotion kann sie ganz beträchtlich sein und eine Menge Energie in Umlauf bringen.

Manchmal ist die Kräftesteigerung im Anschluß an eine Mobilisierung der Reserven nur vorübergehend und wird abgelöst von einem Erschöpfungszustand, der schlimmer ist als zuvor. Man hat es dann mit Menschen zu tun, die für einen kurzen Moment über sich hinaus wachsen können, um dann wieder ganz tief zurückzufallen. Aber ich konnte beobachten, daß es in vielen Fällen anders ist. Die Kräftesteigerung führt nicht zu einer anschließenden Erschöpfung, sondern zu einer überdauernden positiven Veränderung.

Der Organismus scheint so angelegt zu sein, daß einige Kräftereservoire immer aufgefüllt werden müssen. Es gibt in uns Verhaltenstendenzen, die zu unserem eigenen Schutz immer über ein gewisses Kräftekontingent verfügen müssen. Der Mutterinstinkt, der Überlebensinstinkt und andere vitale Schutzmechanismen müssen kräftemäßig immer wieder nachgeladen werden, auch wenn sie gerade gefordert waren, denn sie müssen immer bereit sein, mit einer erneuten Gefahr umzugehen.

Zusammenfassend können wir sagen: Ein Anzapfen der Reserven kann zu einer Erregung aller höheren Funktionen führen, die, wenn sie sich nicht allzu oft wiederholt, ein intensiveres vitales Funktionieren zur Folge hat. Dadurch können asthenische Zustände abgemildert oder ganz zum Verschwinden gebracht werden. Aus dem Grund hat eine Mobilisierung der Kraftreserven meist vorteilhafte und dauerhafte Effekte, wenn sie auch mit einigen Risiken verbunden ist.

Das psychische Gleichgewicht

Aber auch das Konzept der Kräftemobilisierung reicht nicht aus, um das Problem der Erregung zu lösen. Wir müssen noch über ein anderes Prinzip sprechen, das des psychischen Gleichgewichts.

Bei jemand, der an einer Depression erkrankt ist, reicht eine Kräftesteigerung nicht immer aus, um wieder eine normale Aktivität herzustellen. Wenn nur zusätzliche Kräfte kommen, so stellen wir ein anderes Phänomen fest: Es kommt zu Agitiertheit, also zu einem Überfluß an niederrangigen Verhaltensweisen, übertrieben und ohne Organisation. Es stimmt nicht, daß Patienten schon dann Fortschritte machen, wenn sie ausgeruht oder gestärkt sind. Schon Moreau hat festgestellt, daß es Kranken sehr schlecht gehen kann, nachdem sie eine Nacht gut geschlafen haben, und daß sie hingegen oft sehr ruhig sind, wenn sie keinen Schlaf fanden.

Das umgekehrte Phänomen ist vielleicht noch interessanter. Eine Neurose kann eine Besserung dadurch erfahren, daß der Organismus durch irgendwelche Umstände geschwächt wird. So habe ich häufig beobachten können, daß körperliche Erkrankungen zu einer erstaunlichen Remission nervöser Störungen führen können: In all diesen Fällen scheint die allgemeine Schwächung des Organismus eine wichtige Bedingung für die Besserung des psychischen Zustandes zu sein.

Das erklärt auch das merkwürdige Phänomen der Entladung: Viele nervöse Krisen wie Weinanfälle, Agitiertheit usw. sind zuerst einmal mit einer großen Kräfteverausgabung verbunden. Wieso stellen wir so oft im Anschluß an solche Exzesse eine zumindest scheinbare Beruhigung fest? Danach zeigen Patienten sicherlich eine gewisse Müdigkeit, aber dabei sind sie ruhiger, glücklicher, kurzum normaler als zuvor.

Viele Menschen erzählen: Wenn sie eine starke Emotion erlebt haben oder von einem anderen Unglück betroffen sind, meinen sie, daß sie etwas Gewaltsames tun müssen, wie schreien oder einen Gegenstand zertrümmern. Sie scheinen nicht unrecht zu haben, denn in vielen Fällen gelingt es ihnen, ihre Zweifel und ihre Ängste durch eine große Kräfteverausgabung zu beruhigen. Ich habe lange solche Phänomene untersucht, und als Ausgangspunkt dienten meine Definitionen der seelischen Spannkraft und der Hierarchie seelischer Funktionen und Tendenzen.

Die seelischen Kräfte, d. h. die Anzahl, die Stärke und die Dauer unserer Aktivitäten, dürfen wir nicht mit der seelischen Spannkraft verwechseln, die durch den Aktivierungsgrad und den hierarchischen Stellenwert der einzelnen Verhaltensweisen charakterisiert ist.

Beim normalen Verhalten gut ausgeglichener Individuen muß ein bestimmtes Verhältnis bestehen zwischen den zur Verfügung stehenden Kräften und der seelischen Spannkraft. Es ist nicht gut, zuviel Kräfte zur Verfügung zu haben, wenn die Spannkraft reduziert ist. Es entsteht, wie gesagt, nur Agitiertheit und Unordnung.

BEISPIELE

Ein Beispiel mag dieses relativ unbekannte Gesetz verdeutlichen: Menschen, die keine Ordnung und Sparsamkeit gewohnt sind, können nicht damit umgehen, wenn sie eine größere Summe Geld zur Verfügung haben. „Ich habe mich schrecklich besoffen", sagte mir einmal eine arme Frau, „schuld daran ist mein Chef. Er hat mir 70 Franken auf einmal in die Hand gedrückt. Ich kann nur mit 25 Franken umgehen. Wenn ich mehr bekomme, so versaufe ich sie eben."

Wenn eine hohe psychische Spannkraft dazu führt, daß ranghohe Verhaltensweisen, die „kostspielig" sind, zur Ausführung kommen, so können große Kräfte sehr vorteilhaft angelegt werden. Wenn aber die psychische Spannkraft schwach ist, so ist es besser, nur über wenig Kräfte zu verfügen. Deshalb ist es in einigen Fällen günstig, sie auf irgendeine Weise zu verbrauchen, ja zu verschwenden, um so ein günstiges Verhältnis zwischen den Kräften und der Spannkraft herzustellen. Auf die Art kommt es zu Aktivitäten, die zwar von niedrigem Niveau, aber zumindest nicht gefährlich sind. Das ist das allgemeine Konzept der Entladung, dem wir eine wichtige Rolle bei der Interpretation vieler pathologischer Phänomene einräumen.

Man beschäftigt sich in der Psychologie immer nur mit dem Erwerb von seelischen Kräften und versteht darunter die Stärke, die Dauer und die Schnelligkeit der Aktivitäten. Man beschäftigt sich viel zu wenig mit der seelischen Spannkraft, d. h. mit dem Aktivierungsgrad der hohen Tendenzen. Das ist ein Irrtum, denn seelische Störungen, obwohl sie häufig mit einem Schwächezustand einhergehen, sind etwas anderes als eine organische oder muskuläre Schwäche. Psychasthenie oder Melancholie sind nicht gleichzusetzen mit bloßen Schwächezuständen. So hofft man oft stillschweigend, daß die Spannkraft auch steigen wird, wenn die Kräfte zunehmen. Das kann passieren, muß aber nicht passieren, und es scheint nicht einmal die Regel zu sein. Steigert man nur die Kräfte, so bereitet man im Grunde der Unruhe und der Unordnung den Weg. Um das seelische Gleichgewicht wiederherzustellen, wird man sich in der Therapie mehr und mehr darum kümmern müssen, die seelische Spannkraft zu erhöhen. Um den Normalzustand wieder aufzubauen, reicht es nicht aus, wenn die Funktionen ungleichmäßig oder nur partiell gesteigert werden. Es setzt voraus, daß alle Funktionen gleichzeitig gesteigert werden.

Das führt uns zu einem weiteren Prinzip, dem der Irradiation.

Das Prinzip der Irradiation

Unsere Psyche verfügt über Mechanismen, die die einzelnen Aktionen miteinander koordinieren und dadurch unserem Verhalten eine gewisse Einheit, einen gewissen Ganzheitscharakter verleihen. Wenn wir ein Verhalten mit einem großen Ausmaß an Energie ausführen, so wird nicht nur die dafür nötige Kraft bereitgestellt, sondern es führt auch dazu, daß der gesamte psychische Apparat eine größere psychische Spannkraft entwickelt. Es gibt Mechanismen, die je nach den Umständen die Spannkraft erhöhen oder reduzieren. Physiologische Faktoren spielen dabei sicherlich eine wichtige Rolle, aber ich möchte nicht auf diesem Gebiet spekulieren, sondern bei einer psychologischen Beschreibung bleiben.

Von Beginn seines Lebens an beherrscht der Mensch das Verhalten des Einschlafens und das des Aufwachens, und diese Verhaltensweisen führen u. a. zu großen Veränderungen in der psychischen Spannkraft. Später kann er sich entspannen in der Ruhehaltung, beim Spiel und dann, wenn er Vertrauen faßt. Er vermag es aber auch, sich anzuspannen und alle seine Verhaltenstendenzen in Bereitschaft zu stellen, wenn er mit Schwierigkeiten oder mit Gefahren konfrontiert wird. Es gibt auch das „Sich-langsam-Aufwärmen", um nach einer Zeit fähig zu sein, etwa eine kreative Leistung zu vollbringen. Ein Künstler erzählte mir neulich, daß er in einen Spezialzustand gelangen muß, um komponieren zu können. Am Anfang gelingt ihm nichts, dann wird er langsam warm und verspürt schließlich einen besonderen Zustand, „ein Dreifaches seiner üblichen Lebenskraft". Danach verfällt er für mehrere Tage richtiggehend in einen Erschöpfungszustand. Viele unserer frühen Beobachtungen lassen sich durch dieses Konzept erklären. Menschen, denen etwas gelungen ist, und sei es nur ein Diebstahl, die sich Gehorsam verschafft haben oder denen man ein Kompliment gemacht hat, nehmen eine Art Siegerpose ein und behalten sie eine Zeitlang bei, auch bei anderen Aktivitäten und in anderen Situationen.

Sehr häufig weisen die Kranken selber auf das Phänomen hin.

BEISPIELE

„Ein einziges Kompliment des General", sagt mir B. F. (27), „und ich stehe auf wie ein Pferd, dem man die Peitsche gegeben hat. Für ein paar Tage bin ich voller Energie, denn ich bin der, den der General gelobt hat."

„Ein gelungener Kaufhausdiebstahl", erklärt L. O. (38), „ist ein so irres Erfolgserlebnis. Die Angst erwischt zu werden, erregt mich ungemein, auch der Kampf der Gefühle. Mein Gewissen sagt mir, was hast du getan, aber ich triumphiere, fühle mich, als würde ich abheben, habe gleichzeitig Angst und tagelang das wunderbare Gefühl."

In all diesen Fällen hat die Anspannung, die für die Tat notwendig war, eine allgemeine Haltung der höheren Spannkraft hervorgerufen, die mehr oder weniger lang andauern kann. Ich nenne dieses Phänomen psychische Irradiation, und man wird es der „Umleitung" gegenüberstellen, über die ich schon gesprochen habe.

Kräfte wieder in den Verkehr bringen, kann unter günstigen Bedingungen, über die noch zu sprechen sein wird, zu einer neuen Kräfteverteilung führen. Mit großen Ausgaben können auch vorteilhafte Anlagen einhergehen. Ein Verhalten auf höherem Niveau wird dadurch ermöglicht, und es kommt zu einer Veränderung des gesamten psychischen Niveaus. Die Gesamtheit dieser Verhaltenstendenzen ist das, was wir Erregung nennen, und man darf sie nicht mit Agitiertheit verwechseln. Die Erregung besteht hauptsächlich in einer Erhöhung der seelischen Spannkraft über das Niveau, die eine Zeitlang vorherrscht. Diese Erhöhung kann sich auf verschiedene Arten ereignen. Es kann sich um einen tatsächlichen Anstieg über das Niveau handeln, das typisch ist für Menschen, die wir für normal halten. Dann haben wir es mit Phänomenen wie Enthusiasmus oder Inspiration zu tun. Sie werden wohl bei der Entstehung von großen Taten und Kunstwerken eine große Rolle spielen, aber bei unseren Überlegungen über Psychotherapie sind sie nicht so wichtig.

Eine andere Form von Erregungserhöhung ist uns besser bekannt. Es ist die, die wir bei Kranken feststellen. Sie führt dazu, daß die Spannkraft, die vorher abnorm reduziert war, annähernd auf ein Normalmaß zurückkehrt. Diese Veränderung wird erst möglich durch eine Steigerung der seelischen Kräfte nach den wichtigen Gesetzmäßigkeiten der Kräftemobilisierung, des Gleichgewichts und der psychischen Irradiation.

6.3.3 Therapeutische Anwendung

Bei meinen Versuchen, diese Vorüberlegungen zur Aktivierung Depressiver in die therapeutische Praxis zu übertragen, haben sich v.a. zwei Fragen gestellt:

1. Welche Aktivitäten soll man Depressive in der Therapie ausführen lassen, weil sie versprechen, zu einer Besserung ihres Zustandes zu führen?
2. Auf welche Arten müssen diese Aktivitäten ausgeführt werden?

Welche Aktivitäten sind nützlich?

Vergegenwärtigen wir uns die Ausgangssituation. Wir haben es mit Kranken zu tun, die, wie es meist der Fall ist, sowohl deprimiert als auch agitiert sind. Wenn sie handeln, so geschieht das recht konfus und mit einer so geringen Ausdauer, daß sie kaum etwas richtig machen oder gar zu Ende führen.

Es erscheint daher nützlich, ihnen dabei zu helfen, ihre Aktivitäten zu kanalisieren und ihre Anstrengungen auf ganz bestimmte Aktionen auszurichten.

Bei einigen Patienten erscheint mir die richtige Auswahl der Aktivitäten wichtiger als bei anderen. Ich will im folgenden drei Fälle unterscheiden.

Fall 1: Eine spezielle Aktivität erscheint nützlicher als alle anderen

Manchmal scheint es so zu sein, daß die ganze Erkrankung wesentlich durch das Fehlen oder durch den unzureichenden Charakter *einer* Aktion verursacht wurde. Es ist klar, daß es in einem solchen Fall v. a. darauf ankommt, diese Aktion zu ermöglichen. Diesen Typ von Störung habe ich versucht dadurch zu umschreiben, daß ich gesagt habe: Dieser Mensch sitzt fest.

Eine solche Lebensblockade kann sich auf zwei verschiedene Arten darstellen. Einmal kann das störende Element nach wie vor im Leben der Betroffenen vorhanden sein, im anderen Fall hat es in der Vergangenheit stattgefunden und existiert nur noch in der Erinnerung.

Im ersten Fall sollte der Kranke eine Entscheidung treffen oder eine Arbeit leisten. Er vermochte es nicht und vermag es auch jetzt nicht. Im zweiten Fall ist er mit etwas Vergangenem nicht fertiggeworden und konnte es bis zum heutigen Tag nicht erledigen. In beiden Fällen besteht die beste Behandlung darin, den Kranken dazu zu bringen, die notwendige Aktion auszuführen. Dadurch wird augenblicklich eine große Anzahl an schwierigen und kräfteraubenden Anstrengungen überflüssig, die nicht nur in bezug auf das Problem ineffektiv waren, sondern auch zur Erschöpfung geführt haben. Wir können hinzufügen, daß die Ausführung einer solchen Tat zu einem befreienden Erfolgserlebnis führt und durch Irradiation dazu beiträgt, die psychische Spannkraft wieder zu heben.

Um diese positiven Ergebnisse erzielen zu können, muß man allerdings genau wissen, welche die kritischen Aktvitäten sind, die ausgeführt werden müssen. Der Therapeut muß sie genau erfassen, um dem Patienten zu helfen, sie auszuführen. Ich will das anhand eines Falles verdeutlichen.

BEISPIELE

Zoé, eine 23jährige Patientin, hatte schon in der Vorgeschichte mehrere depressive Phasen. Als sie 15 Jahre alt war, hatte sie ihr Bruder mit seiner dramatischen und unglücklichen Liebesgeschichte konfrontiert. Er hatte sie ins Vertrauen gezogen und sie mußte ihm Ratschläge erteilen und ihn trösten. Sie war dabei offensichtlich überfordert und entwickelte eine starke Abneigung und eine große Angst vor solchen Liebesgeschichten, die zu schäbigen Situationen und zu viel Leid führen können. Sie selbst hatte für sich den Vorsatz gefaßt, sich ein Leben lang vor solch zerstörerischen Affären zu hüten und sie bei sich selber nie aufkommen zu lassen. Die Geschichte ihres Bruders hatte sie für das Thema der Liebe sensibilisiert und hatte es für sie zu einem äußerst schwierigen Gefühl gemacht. Jedesmal, wenn ihr später ein junger Mann den Hof oder gar einen Heiratsantrag gemacht hatte, hatte sie mit einem nervösen Zusammenbruch, mit Niedergeschlagenheit und Phobien reagiert. Jedesmal, wenn sie die Avancen abgelehnt hatte, war es zu einer Besserung gekommen. Mit 23 lernte sie einen jungen Mann kennen, der anfing, ihr mehr zu bedeuten. Sie ahnte mit Schrecken, daß, wenn sie ihren Gefühlen freien Lauf ließe, sie sich vermutlich in ihn verlieben würde. Ihre Familie wäre mit einer Heirat voll und ganz einverstanden gewesen und alle signalisierten ihr, daß man die Verbindung sogar sehr wünsche.

Der eigentliche Heiratsantrag des jungen Mannes erfolgte schließlich, aber unter ungünstigen Bedingungen und recht spät. Sie meinte: „Es wäre besser gewesen, wenn er mich früher vor die Wahl gestellt hätte. Wenn man mir Zeit gibt zu zögern, dann bin ich verloren."

Jedenfalls mußte sie zu einer Entscheidung kommen. Sie wurde ihr geradezu abverlangt. Sie konnte weder ja noch nein sagen. Sie konnte sich zu keiner Einstellung dem jungen Mann gegenüber durchringen. Sie wurde immer unsicherer, zögerlicher und reizbarer. Als der Kandidat sich für einen Moment zurückzog, verfiel sie in tiefe Verzweiflung. Ihr Zustand verschlechterte sich beträchtlich. Zweifel und Unentschlossenheit nahmen zu, sie wurde phobisch und apathisch, und Zwangsgedanken mit aggressivem Inhalt bis hin zu Tötungsphantasien tauchten auf. Der psychasthenische Zustand nahm ein bedrohliches Ausmaß an. Als ich die Kranke 8 Monate nach Beginn der Krise zum ersten Mal sah, war sie physisch wie psychisch am Ende.

Ihr Zustand schien mir der typische Fall einer Lebensblockade zu sein: Die Weiterentwicklung des gesamten Seelenlebens wurde gestoppt durch ein Hindernis, das unüberwindlich war und gegen das alle Kräfte sich unnützerweise abnützten.

■ **Therapeutische Intervention bei „Lebensblockaden".** Das therapeutische Problem in einem solchen Fall ist klar und präzise: Das Hindernis muß überwunden werden. Man muß der Kranken helfen, das zu tun, was getan werden muß. Es besteht darin, eine Lösung zu finden, die zwei Tendenzen miteinander vereinbar macht: Einmal die Abneigung und die Angst vor unerlaubten und unglücklich machenden Liebesbeziehungen, zum anderen der Wunsch nach einer sauberen und glücklichen Liebe. Man muß die beiden Tendenzen ins Gespräch miteinander bringen, die einzelnen Motive vergleichen, bis sie sich miteinander vereinbaren lassen. Es muß also zur vollen inneren Zustimmung zu einem bestimmten Ausweg aus der Lebenskrise kommen. Meine einzige therapeutische Intervention bestand darin, die Kranke auf den Weg zu einer Entscheidung zu führen und ihr dabei beizustehen.

Nachdem sie sich zu einem Entschluß durchgerungen hatte, hinter dem sie auch stand, veränderte sich ihr Zustand fast schlagartig. War sie vorher voller Zweifel und Mutlosigkeit, so entwickelte sie nun eine bemerkenswerte Energie und viel Geschicklichkeit, um die Verlobung durchzusetzen, die durch die vorangegangenen Ereignisse stark in

Frage gestellt worden war. Vorher war ihre ganze Physiognomie kalt und starr. Sie veränderte sich positiv bis zur Unkenntlichkeit jedesmal, wenn ihr ein neuer Schritt nach vorne gelungen war.

Aber auch ganz andere Umstände können zu einer solchen Blockade führen. Sehen wir uns an, wie es einer jungen Frau namens Irene erging.

BEISPIELE

Sie wohnte seit einiger Zeit bei einer Freundin, die sie sehr mochte. Deshalb war sie um so entsetzter, als diese sie eines Tages beschuldigte, sie habe sich als Erbschleicherin bei einem älteren Mann betätigen wollen. Es kam zwischen den beiden Frauen zu entsetzlichen Szenen, und sie mußte das Haus verlassen. Später war es ihr gelungen, sich von allem völlig reinzuwaschen, aber sie hatte es nicht geschafft, die, die sie beschuldigt hatte, als „bösartiges Weib" zu entlarven, sie zu demütigen und sich dadurch an ihr zu rächen.

Noch anderthalb Jahre nach dem Ereignis war sie krank, geradezu abulisch. Sie unternahm nichts mehr, konnte weder schlafen noch arbeiten. Fast ständig litt sie an Zwangsgedanken, die Sache betreffend. Sie verspürte den Drang, die ehemalige Freundin aufzusuchen, sie zu stellen, ihr eine Szene zu machen und sich mit den schlimmsten Mitteln an ihr zu rächen. Niemand beschuldigte sie mehr, jeder war überzeugt, daß die andere aus krankhafter Eifersucht heraus gehandelt hatte, aber Irene wurde nicht mit der Situation fertig und stand innerlich vor dem vergangenen Ereignis, das sie nicht in der Lage war zu verarbeiten.

Wir haben es hier mit dem typischen Beispiel einer dieser Liquidierungen zu tun, die Kranke schaffen müssen, um nicht immer mehr in einen psychischen Erschöpfungszustand zu verfallen, der gefährlich sein kann, wenn er nicht irgendwann aufhört. Dazu benötigen sie in der Regel therapeutische Hilfe.

In meiner ersten Arbeit über Zwänge habe ich gezeigt, daß ihr Auftreten durch die darunterliegende mentale Depression (d. h. die Psychasthenie, N. H) und die damit einhergehenden Unvollständigkeitsgefühle determiniert wird. Das ist sicher richtig, denn ohne sie würden die Betroffenen nicht an den diversen Problemen des Lebens hängenbleiben und wären in der Lage, anders damit umzugehen. Aber wir müssen feststellen, daß Zwänge sich voneinander unterscheiden, was die psychologischen Mechanismen ihrer Entstehung anbelangt.

Ich möchte auf eine Gruppe von Zwangserkrankungen hinweisen, die dadurch entstehen, daß Menschen angesichts bestimmter Lebensprobleme nicht mehr weiterkommen.

Meine Patientin Lydia geriet durch ihre Heirat in ein anderes soziales Milieu und fühlte sich dadurch sehr gedemütigt. Sie verstand ihr Leben nicht mehr und sie verstand sich selbst auch nicht mehr. Sie saß vor dem Problem ihres eigenen Wertes fest und kam nicht mehr weiter. Dieses bislang unlösbare Problem nahm in ihrer Phantasie die Züge merkwürdiger Zwangsgedanken, ihre Schönheit betreffend, an. Sie stand stundenlang vor dem Spiegel und hatte abwechselnd die erstaunlichsten Gedanken zu ihrem Aussehen. Sie stellte sich zusätzlich auch die Frage nach der persönlichen Verantwortung. In ihren Zwangsgedanken stellte sich diese Frage ihr symbolisch in endlosen Grübeleien darüber, ob sie im Jenseits die Verantwortung für die Seele ihres Onkels tragen müßte, oder darüber, ob ihr Kind für ihre Verfehlungen werde büßen müssen.

In vielen Fragen entsteht die Krise in der Pubertät anläßlich der moralischen Probleme, die durch die wachwerdende Sexualität aufgeworfen werden. Wenn solche Probleme einmal gestellt sind, sind einige Betroffene nicht in der Lage, damit fertigzuwerden, v. a. die, die an einem seelischen Schwächezustand leiden, der bis zu einem gewissen Grad mit einer Depression vergleichbar ist.

Sie können aber auch nicht von einer Beschäftigung mit diesen Fragen lassen und grübeln endlos darüber weiter bis zu einer noch größeren Erschöpfung, ohne je zu einem befriedigenden Ergebnis zu gelangen.

Der Therapeut mag die Feststellung treffen, daß einige Patienten zu erschöpft sind, um in ihrem aktuellen Zustand, auch mit Hilfe, das Problem angehen zu können. Das zwingt ihn dazu, ihnen zuerst Ruhe und Erholung zu verschaffen oder ihre mentalen Kräfte durch andere Maßnahmen wie Beruhigen, Mutmachen usw. zu stärken. Aber irgendwann wird es nötig sein, ihnen über das Hindernis hinweg zu helfen und ihnen dadurch aus der Symptomatik herauszuhelfen, damit sie ihren Lebensweg weiter fortsetzen können.

Fall 2: Eine bestimmte Klasse von Aktivitäten muß zur Ausführung kommen

Es handelt sich hier nicht darum, wie bei den vorangegangenen Fällen, eine ein für allemal „erlösende“ Tat ausführen zu lassen, sondern darum, eine bestimmte Tendenz wieder aufzubauen und den Betroffenen beizubringen, eine bestimmte Klasse von Aktivitäten regelmäßig auszuführen.

So zeigt sich z. B., daß Phobien, also Ängste, die in bestimmten Situationen und unter bestimmten Lebensbedingungen auftreten, meist die Konsequenz der Insuffizienz derjenigen Aktivitäten sind, die unter diesen Lebensbedingungen erfolgen müßten.

(Janet beschreibt nun die Therapie von Phobikern durch den gezielten Aufbau derjenigen elementaren Funktionen, die an der Basis der Störung liegen.)

Eine weitere Klasse von Aktivitäten, die oft gezielt aufgebaut und angeregt werden müssen, wenn die Analyse des Einzelfalls in diese Richtung deutet, sind solche im Sozialbereich.

Zustände wie Klaustrophobien, Agoraphobien, Erytrophobien, Dysmorphophobien und andere sind in Wirklichkeit Varianten der pathologischen Schüchternheit, d. h. einer Art sozialer Abulie, und sollten durch Übungen im Bereich des Sozialverhaltens behandelt werden.

Wie viele dieser armen Kranken muß man zwingen, jemanden zu besuchen, ohne daß sie das Bedürfnis haben hinauszulaufen, wenn mehr als 3 Personen anwesend sind? Wie viele müssen lernen, in einem Zugabteil zu reisen, in dem irgendwelche Herren sitzen, ohne zu befürchten, durch Rotwerden sich bis auf die Knochen zu blamieren oder durch Sich-Räuspern alle Blicke auf sich zu ziehen? Wie vielen muß man beibringen, sich in eine Kirche zu setzen, ohne sich in einer Ecke zu verstecken, weil sie sonst durch die eigene Gegenwart den Gottesdienst entweihen würden? Wie viele müssen lernen, jemanden anzusehen und ihn direkt anzusprechen, ohne dabei krank zu werden, weil der eigene Atem angeblich so schlecht ist? Wie viele können dem Hauspersonal keine Anweisungen erteilen, ohne daß das eigene Herz vor Anspannung zerspringt? Wie viele müssen lernen, in ein Geschäft zu gehen, obwohl sie lieber in einen Löwenkäfig gehen würden, als mit einer Verkäuferin zu sprechen? Wieviel gehört schließlich dazu, durch eine Straße zu gehen, in der keine Apotheke ist, ohne das Gefühl zu haben, auf dem direkten Weg zur Leichenaufbewahrung zu sein?

Oft müssen sie dafür ganz elementare Dinge des zwischenmenschlichen Umgangs trainieren wie Sprechen, Zuhören, ohne gleich in Ohnmacht zu fallen, einen Widerspruch erdulden, ohne gleich zusammenzubrechen oder einen Wutanfall zu bekommen. Man muß sie dazu bringen, ihre Gedanken und Wünsche auszudrücken, sich inmitten von Menschen zurechtzufinden, sich durchzusetzen, um nicht immer wieder die Mißerfolge zu erleiden, die sie so schwer ertragen können und die oft den Ausgangspunkt ihrer Depressionen, ihrer Phobien und ihrer Zwänge bilden.

Solche Störungen des Sozialverhaltens nehmen bei Psychasthenikern oft merkwürdige Züge an.

BEISPIELE

G. E., ein 40jähriger Patient, mußte in eine psychiatrische Klinik eingewiesen werden, weil der Familie sein Verhalten nicht mehr tragbar erschien. Wenn er allein war oder glaubte, allein zu sein, dann saß er ganz ruhig in seinem Sessel, rauchte Zigarren, las Groschenhefte und verhielt sich alles in allem ganz vernünftig. Sobald sich aber jemand ihm näherte, stand er auf, gestikulierte, schnitt Grimassen und versuchte, fluchtartig den Raum zu verlassen. Er schlug um sich und schrie: „Sie machen mich krank. Ich werde verrückt. Ich bekomme eine Krise. Kommen Sie mir nicht näher. Sprechen Sie mich nicht an, sonst verliere ich den Verstand. Ich will nicht aus dem Haus gehen, lassen Sie mich allein." – Und diese Komödie dauerte seit über 2 Jahren an.

Wir haben es hier mit jemandem zu tun, der seit jeher ein typischer Psychastheniker gewesen ist. Unangenehme Lebensereignisse wie ein beruflicher Mißerfolg hatten dazu geführt, daß seine Zwangsgedanken mit dem Thema Scham über die eigene Person und seine sozialen Ängste sich in einen richtiggehend deliranten Zustand verwandelt hatten. Sein Sozialverhalten war von Beginn an gestört, v.a. dann, wenn er Menschen begegnete und mit ihnen sprach. Er konnte nur dann gesund werden, wenn es gelang, es von Grund auf aufzubauen, so daß er einen vernünftigen Umgang mit Menschen pflegen konnte. In einem solchen Fall ist es ziemlich egal, womit man beginnt. Man muß den Patienten in irgendwelche soziale Situationen bringen und ihm, vorher und dabei, dasjenige Verhalten beibringen, das er benötigt, um die Situationen bestehen zu können.

Wenn die Erkrankung weniger gravierend ist, sollte man gezielter vorgehen, was die Lernsituationen betrifft.

Ich habe öfter auf den merkwürdigen Umstand hingewiesen, daß Psychastheniker es nicht lieben, mit Gleichrangigen umzugehen. Sie suchen sich ihre Liebschaften oder ihre Freunde unter den Menschen aus, die ihnen unterlegen sind, sei es an Vermögen, an Ausbildung oder an Erziehung. Junge oder erwachsene Männer fühlen sich nur wohl in Kontakt mit Kindern, junge Mädchen suchen nur den Umgang mit Personen, die wesentlich älter als sie sind. Es geht immer darum, sich einfache soziale Situationen zu schaffen, bei denen man ohne Mühe auf Gehorsam, Bewunderung oder Nachsicht stößt und bei denen man sicher sein kann, daß Rücksicht auf einen genommen wird. In einem solchen Fall muß bei der sozialen Erziehung der Schüchternen unbedingt gegen diese Tendenzen angekämpft werden.

■ **Therapeutische Intervention zum Aufbau von Sozialverhalten.** Manchmal besteht eine ganz wichtige Übung im Bereich des Sozialverhaltens darin, Patienten beizubringen, Dinge allein zu tun. Allein zu sein und allein zu handeln ist eine ganz spezifische und interessante Aktivität im Leben der Menschen, die ja essentiell soziale Wesen sind. Eine Aktivität, bei der man allein ist, ist also eine besondere Form von sozialer Aktivität. Deshalb ist sie bei schüchternen Personen oft gestört. Es handelt sich dabei in Wirklichkeit um eine Störung des Sozialverhaltens. Bei einem Kranken muß man das Alleinsein genauso trainieren wie andere Aktivitäten inmitten anderer Menschen.

H., ein 29jähriger Patient, hat immer inmitten seiner Familie gelebt. Man begleitete ihn auf Schritt und Tritt, man hätte es nie gewagt, ihn allein zu lassen. Sobald er versuchte, etwas allein zu machen, traten schwere Krisen auf mit Entfremdungsgefühlen und Todesängsten. Ihn nützliche Taten verrichten lassen, hieß, ihn im zunehmenden Maße daran zu gewöhnen, sich von seinen üblichen Begleitpersonen zu entfernen, bis hin zu einer kleinen Reise, die er allein unternahm, und v.a. darin, ihn dazu zu bringen, Dinge selbständig zu verrichten.

Viele Frauen, die ein Leben lang auf der Jagd nach Zuneigung und Liebe sind, klammern sich verzweifelt an eine Person, ohne deren Gegenwart sie sich überhaupt nicht in der Lage fühlen, auch nur das Geringste zu unternehmen. Man muß sie langsam und schrittweise daran gewöhnen, sich allein zu bewegen und allein zu handeln. Sie müssen lernen, persönliche Interessen und Vorlieben zu entwickeln und sie zu realisieren, ohne sich ständig darüber den Kopf zu zerbrechen, was andere denken.

Der therapeutische Wiederaufbau von Aktivitäten, die allein ausgeführt werden, führt bei vielen Kranken zu einer förderlichen Erhöhung des psychischen Niveaus.

Fall 3: Die Art der Aktivität ist nicht von zentraler Bedeutung

Wir haben gesehen, daß es in vielen Fällen nützlich ist, Patienten eine ganz bestimmte oder aber eine Klasse von Aktivitäten ausführen zu lassen, weil gerade diese angesichts ihrer Problemlage am nützlichsten sind. Oft müssen sie sie nicht neu erlernen, weil sie sie in Wirklichkeit beherrschen, aber aufgrund der Umstände aufgehört haben, sie vollständig und effizient auszuführen.

Bei manchen Fällen liegen die Verhältnisse anders. Die Depression scheint die gesamte Psyche der Kranken zu betreffen, und die Art der auszuführenden Aktivitäten ist nicht von vorrangiger Bedeutung: Hauptsache sie werden wieder aktiv. Bislang ist es den Patienten nicht gelungen, nützliche Aktivitäten zu finden, die sie interessieren und die ihre Spannkraft erhöhen könnten.

„Ich bin eine unausgefüllte Frau, die sich für absolut nichts interessiert. Ich war nie verliebt, habe nie gearbeitet und war nie fähig, etwas Besonderes zu tun, weder im Guten noch im Bösen. So habe ich darauf verzichtet, überhaupt etwas zu tun. Wenn Sie wollen, daß ich etwas mache, dann sagen Sie mir was. Es ist mir egal, alles langweilt mich gleichermaßen."

Es wäre falsch, unbedingt etwas finden zu wollen, das der Patientin Spaß macht oder sie interessiert, denn ihre Krankheit besteht ja gerade darin, daß nichts ihr Spaß macht und nichts sie interessiert. Interesse ist schon eine Form der Aktivität. Es setzt einen gewissen Aktivierungsgrad und eine gewisse Erhöhung der seelischen Spannkraft voraus. Oft sind die Bedingungen dafür bei den Kranken nicht gegeben.

Wenn es bei solchen Fällen darum geht, Aktivitäten auszusuchen, die zum Ausgangspunkt für positive Erregungen werden können, so sollte man sich fragen, welche Aktivitäten für den Kranken unter den Bedingungen, unter denen er sich befindet, am ehesten zu Erfolgserlebnissen führen können. Manchmal kann man bei der Auswahl auf seine früheren Vorlieben rekurrieren, aber das erweist sich oft als schwierig, angesichts seines Zustandes.

6.3.4 Therapeutische Strategien zur Aktivierung

Ich möchte auf ein paar grundsätzliche Möglichkeiten hinweisen, die sich in meiner therapeutischen Praxis als sehr erfolgreich erwiesen haben.

Einfache Übungen zum Aktivitätsaufbau

Die einfachsten Aktivitäten sind Übungen, die die Kranken machen können, ohne dabei sprechen und sich mit irgendwelchen Anwesenden befassen zu müssen. Als Beispiele seien Körperübungen, Haushaltsarbeiten, Spaziergänge, Fahrradfahren oder einfache Handwerkerarbeiten genannt. Emile, ein junger Mann von 18 Jahren, Erythrophobe, lebte jahrelang, quasi regungslos in einer Ecke seines Zimmers, das Gesicht hinter den Händen verborgen. Als es mir gelang, ihn kleine Buchbindearbeiten verrichten zu lassen, ging es ihm besser. Nachdem ich es geschafft hatte, ihn dazu zu bringen, sich um ein junges Kätzchen zu kümmern, war er wie ausgewechselt.

Erregungssteigerndere Aktivitäten

Andere, stärker die Erregung steigernde Aktivitäten sind solche, bei denen das gesprochene Wort eine zentrale Rolle spielt. Es ist oft sehr nützlich, Kranke dazu zu bringen, klar und deutlich über ein bestimmtes Thema zu sprechen. Wenn sie sehr niedergeschlagen sind, gibt es nur ein Thema, über das sie sprechen wollen, nämlich über sich selber und über ihr Leiden. Es mag auf den ersten Blick überraschend, ja sogar gefährlich erscheinen, ihnen die Möglichkeit zu geben, ausführlich über ihren Zustand zu berichten. Dennoch meine ich, daß es in den meisten Fällen sehr nützlich ist. Sie dürfen dabei all ihre Ängste und Sorgen, aber auch ihre zwanghaften Befürchtungen ausführlich zur Sprache bringen.

Allerdings muß der Therapeut darauf bestehen, daß sie es mit der größtmöglichen Klarheit und Genauigkeit tun, zu denen sie fähig sind.

Ich habe schon öfter darauf hingewiesen, wie ungenau und umständlich solche Kranken sich üblicherweise ausdrücken. Claire z. B. windet sich ohne Unterlaß und wiederholt endlos: „Ich habe es schon erwähnt, ich denke mir, daß ich es schon erwähnt habe... aber das trifft es nicht genau... es ist etwas anderes... aber ich weiß nicht genau... ich denke mir... " – und wenn sie mich verläßt, dann ist sie ganz verzweifelt darüber, daß sie „wieder nichts geschafft hat".

Neben der Schwierigkeit, sich präzise auszudrücken, sind v.a. Skrupelhafte voller Angst und Scham, wenn es darum geht, über ihre bizarren und oft obszönen Gedanken zu sprechen. Was für eine Arbeit stellt es dar, die Zweifel sprechen zu lassen, die einer Frau kommen, wenn sie den Leberfleck auf dem Hinterteil ihres Kindes ansieht und dabei grübelt, ob ihr Ehemann wirklich der Vater ist oder jemand anderes?

Ich brauchte mehrere Sitzungen dazu, um die 22jährige D. A. laut aussprechen zu lassen: „Ich denke immer, daß die Liebe für Gott der für einen Menschen ganz ähnlich sein muß... Ich befürchte, aus lauter Liebe zu Gott schwanger zu werden... Ich vermische immer das Menschliche mit dem Göttlichen. Ich habe solche Angst, ein Kind zu bekommen, wenn ich zur Toilette muß. Ich muß dann immer ganz genau nachprüfen, ob da was gekommen ist, das lebt oder nicht... Vollziehe ich verbotenerweise den Liebesakt mit Gott, wenn ich mich hinsetze?"

Man könnte ja befürchten, die Zwangsideen noch zu befestigen, dadurch, daß man die Kranken darüber sprechen läßt, aber in den meisten Fällen ist dem nicht so. Im Gegenteil, die Tatsache, daß man sie zwingt, sie klar und deutlich auszusprechen, hat eher einen positiven Effekt.

Übung zum Vertrauensaufbau

Eine Übung in umgekehrter Richtung bringt besonders dann Vorteile, wenn sie mit dem eben Beschriebenen verbunden wird. Ein Kranker, der mit dem Therapeuten über sein Leiden spricht und der dabei lernt, vollständig und präzise darüber zu berichten, soll gleichzeitig vermeiden, wie bisher bei jeder Gelegenheit und bei jedem, der ihm über den Weg läuft, darüber zu klagen. Vor allem dann, wenn es ihm gelingt, seine Familienmitglieder möglichst herauszuhalten, so ist das von Vorteil für alle Beteiligten. Wenn ein Patient es schafft, sich nur mehr dem Therapeuten anzuvertrauen und seinen Verwandten gegenüber zu tun, als sei er geheilt, so hat er einen Riesenschritt nach vorne getan.

BEISPIELE

Noemi sagt: „Jetzt verachte ich das dumpfe Übel, das auf mir lastet. Ich tue jetzt so, als sei es nicht mehr da. Wie häufig muß man im Leben so tun, als ob. Ich spreche nicht mehr mit meinem Mann darüber, ja ich hindere, so gut es geht, andere daran, mit mir darüber zu sprechen, obwohl ich noch deutlich spüre, was mir fehlt. Wenn es mir schon nicht gutgeht, so will ich zumindest dafür sorgen, daß niemand es merkt. Ich will den Leuten damit nicht mehr auf die Nerven gehen."

Wenn sie anfängt, so zu reden, so sind wir nicht mehr weit vom Ende der Krise entfernt.

Die Bemühungen, sich so zu verhalten, führen unter allen Gesichtspunkten zu positiven Konsequenzen. Die Familie wird entlastet, die Kranke erspart sich Demütigungen, und ihr Verhalten löst gleichzeitig eine äußerst heilsame positive Erregung aus.

Diese beiden Verhaltensweisen, mit jemandem über sein Probleme sprechen und gleichzeitig zu vermeiden, sie ständig bei jeder Gelegenheit zur Sprache zu bringen, führt zur Aktivierung einer Tendenz, die mir sehr wichtig erscheint: Sich einer Person voll und ganz anzuvertrauen. Die Kranken verspüren oft dieses Bedürfnis, aber es gelingt ihnen selten, es auch in die Tat umzusetzen. Sie sind gleichzeitig gesprächig und zurückhaltend. Sie erzählen diffus und undifferenziert bei jeder Gelegenheit über ihr Übel, aber sie sind sehr verschlossen, wenn es um ihre wahren Gefühle und Sorgen geht. Es ist nur vorteilhaft, wenn man sie dazu bewegen kann, sich so zu zeigen, wie sie wirklich sind.

Diese Übung im Zeigen des wahren Ich und seiner wirklich intimen Seiten ist viel schwieriger, als man glaubt. Sie verlangt Zeit, Geduld und bedeutet eine große Anstrengung für den Kranken, selbst dann, wenn er ihre Wichtigkeit eingesehen hat.

Viele Patienten sind sich der Tatsache wohl bewußt, wie schwierig es für sie ist, ehrlich und offen über sich selber zu sprechen, und sie merken sehr wohl die positive Erregung und die Antriebssteigerung, die sich einstellen, wenn ihre Anstrengungen in dieser Hinsicht zum Erfolg geführt haben. „Ich, die ich immer nur die Hälfte meiner Sorgen mitteile, fühle mich ganz verändert, wenn es mir gelungen ist, ehrlich über mich selber zu sprechen."

Wahrnehmung und Ausdruck eigener Gefühle

Verwandt mit der Arbeit, die ich eben beschrieben habe, ist eine Reihe von Aktivitäten, deren Effekte sehr interessant sind: Es geht darum, die eigenen Gefühle wahrzunehmen und auszudrücken.

Solche Patienten werden in der Regel als sehr sensibel und gefühlsbetont angesehen. Dies geschieht deshalb, weil sie dazu neigen, bei jeder passenden und unpassenden Gelegenheit auf den ersten Blick beträchtliche emotionale Reaktionen an den Tag zu legen, aber in Wirklichkeit sind es nur solche, die auf Umleitungsphänomenen basieren. Aus ihrem Gehabe darf man nicht schließen, daß ihre Gefühle in Wirklichkeit tief und ausgeprägt seien. Fast immer verhalten sie sich auf die folgende Art und Weise: Was wir zu sehen oder zu hören bekommen, sind eher emotionale Zwangsvorgänge, schlecht adaptiert und fast immer die gleichen. In Wirklichkeit stellen sie nur einen Ersatz dar für echte Gefühle, die viel variabler sein müßten, sollten sie an die diversen Lebensumstände angepaßt sein.

Der Psychastheniker empfindet weniger Freude, weniger religiöse oder ästhetische Gefühle, weniger Zuneigung, weniger Haß, weniger Wut oder Angst, in einem Wort weniger, als er empfinden müßte, wenn er gesund wäre. Er bildet sich oft ein, daß er selber es ist, der die Gefühlsäußerungen stoppt aus einer Art Scham heraus, oder weil er Angst davor hat, sich gehen zu lassen. Er bildet sich ein, daß er mit voller Absicht echte Gefühle durch Ablenkung, Witzeleien oder durch diverse Formen der Agitiertheit ersetzt, aber das ist Illusion und Selbsttäuschung.

Gefühle beinhalten besondere Bewegungen in Form von Gestik und Mimik und haben eine sprachliche Komponente. Dies alles sieht man oft als bloße Mittel zu ihrem Ausdruck an, aber zu unrecht: Es sind integrale Bestandteile des Gefühls. Gefühle sind in Wirklichkeit Verhaltensweisen, und zwar solche, die einen hohen Grad an psychischer Spannkraft zur Voraussetzung haben. Bei unseren Kranken sind sie stark reduziert, wie alle Aktionen, die hoch in der Hierarchie angesiedelt sind, reduziert sind. Es scheint auf den ersten Blick schwer vorstellbar, jemanden dazu zu bringen, tiefer zu empfinden, als er es tut, aber wenn man sich die Gefühle als Aktionen vorstellt, wenn man verstanden hat, daß der Ausdruck ein essentieller Teil des Gefühls selber ist, und wenn man darüber hinaus weiß, daß das Gefühl durch einen vollständigeren und genaueren Ausdruck gesteigert wird, so wird es wieder vorstellbar.

Wir verlangen von dem Kranken, daß er nicht ablenkt oder ironisiert, wenn er ein Gefühl ausdrückt. Er darf auch nicht versuchen, es zu unterdrücken. Er soll es sich voll und ganz entwickeln lassen. Wenn ihm danach ist, soll er in Wut geraten oder auch weinen, aber dann wirklich. Auf diese Art können wir ein Verhalten fördern, das zu vielen positiven Ergebnissen führt.

Kognitive Übungen

Als kognitive Übungen können wir solche bezeichnen, bei denen Anstrengungen in bezug auf Aufmerksamkeit, Vorstellungskraft und Vergleichsprozesse eine Rolle spielen. Bei Kranken, die über einen gewissen Grad an Differenziertheit verfügen, lassen sich solche Übungen recht einfach organisieren und bringen oft gute Ergebnisse, obwohl sie weniger Anstrengungen verlangen als Aktivitäten im Sozialbereich.

Einige Leistungen, die zu erbringen sind, sind recht einfach, so daß wir sie schon Kranken abverlangen können, die stark deprimiert sind. Es sind Aufmerksamkeitsübungen in bezug auf ganz einfache Körperempfindungen. Sie beziehen sich auf taktile oder Muskelempfindungen, und ich habe sie mit Erfolg angewandt bei Kranken, die an starken Depersonalisationserscheinungen litten. Auf die Art und Weise können viele Übungen verschrieben werden, die die Konzentration des Betroffenen auf seinen Körper oder auf seine Umgebung beinhalten.

Hier einige Beispiele dazu.

BEISPIELE

Der Patient übt regelmäßig, sich in Gedanken auf bestimmte Inhalte zu konzentrieren. Er sitzt da mit geschlossenen Augen, die linke Hand auf dem Knie, und er soll an nichts anderes denken als an seine linke Hand. Er soll sich die Hand genau vorstellen, ihre Gegenwart spüren, obwohl sie sich nicht bewegt. Durch seine Aufmerksamkeit soll er eine leichte Empfindung in der Hand entstehen lassen. Zuerst dauern die Übungen 20 bis 30 Sekunden, dann 1 Minute. Dann geht er auf dieselbe Art vor mit der anderen Hand, mit den Füßen usw.

Bei anderen Übungen richtet er seine Gedanken auf eine Zahl, z. B. auf die 8. Er konzentriert sich auf ihre Form, auf ihre Einzelelemente, ohne zuzulassen, daß er durch andere Gedanken abgelenkt wird; dann geht er zu anderen Ziffern über. „Jetzt löschen sie die 8 aus Ihrem Bewußtsein und ersetzen Sie sie durch die 2." Während der Übung versucht der Therapeut, die Aufmerksamkeit des Kranken zu stimulieren: „Sie lassen nach in Ihrem Gehirn, ich spüre es ganz deutlich, wenn ich Ihre Stirn berühre." – „Nicht ich bin es, der nachläßt, es ist mein Gehirn." – „Dann rufen Sie es jetzt mit aller Energie wieder dazu auf, sich zu konzentrieren."

„Stellen Sie sich jetzt das Wort Schüchternheit vor und ersetzen Sie es ganz schnell durch das Wort Mut."

Der Kranke, der auf die Art gelernt hat, seine Gedanken auf einfache Objekte zu konzentrieren, vermag bis zu einem gewissen Grad seine Gedanken zu lenken und so z. B. von Zwangsgedanken abzulenken. Er kann Schmerzen in seinem Knie dadurch zur Seite schieben, daß er an das Knie selber denkt. Er lernt so, mentale Akte mit Aufmerksamkeit und mit Genauigkeit auszuführen: „Seien Sie bemüht, feste Entschlüsse zu fassen, selbst was die kleinen Dinge des Lebens anbelangt. Fangen Sie danach nicht wieder von vorne an. Vermeiden Sie Unentschlossenheit und das ewige Diskutieren mit sich selber."

Dadurch, daß man lernt, mit Genauigkeit zu registrieren, was man in der Brust fühlt, stellt man fest, daß es sich nur um ganz einfache und harmlose Empfindungen handelt, anstelle des entsetzlichen Schmerzes, den man vor ein paar Minuten zu spüren glaubte. Selbst mit großer Genauigkeit das Muster einer Tapete zu beobachten und sie dann präzise zu beschreiben, stellt eine nützliche Anstrengung dar, die Zögern und Zwangsgrübeleien auflösen kann.

Eine sehr interessante Variante dieser Übung besteht darin, die Aufmerksamkeit nicht auf Empfindungen oder Dinge der Außenwelt zu fixieren, sondern auf Erinnerungen und auf Vorstellungen über die Zukunft. Sehr viele deprimierte Patienten sind völlig unfähig, sich etwas anderes vorzustellen als die triste Lage, in der sie sich momentan befinden. Das gezielte Lenken des Gedächtnisses auf vergangene Zeiten, in denen man „voll da" war, Dinge in Bewegung setzte und dabei Erfolge erzielte, kann zu einer zumindest zeitweiligen Stimmungsaufhellung führen. Der Mensch braucht außerdem Ziele im Leben und eine Perspektive. Sich genaue Vorstellungen über die Zukunft zu machen und dadurch ihre möglichen positiven Anteile deutlich zu erleben, stellt nicht nur eine gute Aufmerksamkeitsübung dar, sondern kann auch sehr ermutigend wirken.

Anregung zu intellektueller Arbeit

Viele Kranke merken auch, daß sie eine komplexere intellektuelle Arbeit benötigen, die sie mehr ausfüllt. Eine Patientin erzählte mir, daß sie sich nur dann während ihrer Studienzeit richtiggehend wohl gefühlt habe, wenn sie ihre Prüfungen vorbereitete. Auf jeden Fall sollte man bei leichteren Fällen oder bei Patienten auf dem Wege der Besserung intellektuelle Anstrengungen anregen. Ich lasse sie sich mit Musik oder Lektüre beschäftigen. Ich rege sie an, sich mit Sozialwissenschaften, mit Recht oder mit Naturwissenschaften zu befassen, ohne sie zu überfordern. Manchmal erziele ich dabei bemerkenswerte Ergebnisse.

Manchmal muß der Therapeut Diskussionen über mancherlei Themen und über die grundlegenden Probleme des Lebens anfangen, um sie zu stimulieren und geistig wiederzubeleben.

Es scheint mir nicht so zu sein, daß der menschliche Geist sich ganz wohl fühlen kann ohne jeglichen religiösen oder philosophischen Glauben. Die meisten Menschen brauchen oder benötigen eine Art „weltanschauliche Grundlage", um ihr Leben intelligent, reflektiert und verantwortungsvoll führen zu können. Und dabei muß man ihnen u. U. behilflich sein. Es geht dabei weniger um Wahrheit an sich oder darum, einen einfachen oder naiven Glauben zu zerstören. Es handelt sich eher darum, ihnen dabei zu helfen, zu Ansichten zu gelangen, die für sie nützlich sind und zu ihrer Persönlichkeit und zu ihrem Grad an kognitiver Differenziertheit passen.

6.3.5
Modalitäten der Ausführung

Wir sollten uns nicht länger mit der Art des Verhaltens aufhalten, das als Ausgangspunkt für positive Erregung fungieren kann. Eines ist sicher: Das Entscheidende ist nicht so sehr der Inhalt der Aktivitäten, sondern die Art, wie sie zur Ausführung gelangen.

Wir stellen immer wieder fest, daß Patientenunternehmungen, die auf den ersten Blick ähnlich sind, zu ganz verschiedenen Ergebnissen führen: Das eine Mal bewegen sie nichts, das andere Mal kommt es zu einer Verschlechterung der Depression und dann wiederum zu einer beträchtlichen Verbesserung.

Wir wollen versuchen, aus unseren klinischen Beobachtungen den psychologischen Charakter der erfolgreichen Aktivitäten noch näher zu beleuchten, um sie in ihrer günstigsten Form in der Therapie aufzubauen.

Der Therapeut sieht sich mit zwei Forderungen konfrontiert, die auf den ersten Blick widersprüchlich erscheinen:

1. Die Aktivitäten müssen bis zum höchsten Stadium der psychischen Spannkraft gelangen, und das setzt viel Mühe voraus.
2. Die Aktivitäten dürfen nicht zu allzuviel Ermüdung führen, nicht mit „exzessiven Kosten" einhergehen, damit keine Erschöpfung entsteht.

Das stellt kein ganz neues Problem dar. Es handelt sich dabei in Wirklichkeit um das alte Problem jeglicher Geschäftsspekulation. Das Geschäft muß groß genug sein, um einen beträchtlichen Gewinn einzubringen, die Kapitalinvestition darf auf der anderen Seite die Liquidität des Unternehmens nicht überfordern. Kurzum, es handelt sich darum, ein gutes und lohnendes Geschäft zu machen – die Probleme des Lebens sind doch immer die gleichen.

Wenn man den Kranken sich selber überläßt, dann wird er sich in den Ruin treiben, weil er sich zu absurden Spekulationen hinreißen läßt. Wäre die Psychologie schon eine Wissenschaft, so könnte sie dem Patienten genau die Mittel vorgeben, die er braucht, um ein gutes Geschäft zu machen. Aber so weit sind wir noch nicht. Die Psychologie vermag höchstens ein paar gute Ratschläge zu geben.

Wir leiten sie aus unserer großen Erfahrung im Umgang mit solchen Kranken ab. Wir kennen deren Reaktionen und können ihren Ausdruck und andere kleine Zeichen als Indizien für ihren inneren Zustand deuten, und so gelingt es uns, sie halbwegs sicher zu leiten.

Wahl des richtigen Zeitpunkts für Aktivitäten

Wenn die Erkrankung nicht zu sehr fortgeschritten ist, so entscheidet der Therapeut über die Art der Aktivität und über ihren Zeitpunkt, läßt den Patienten sie aber allein ausführen. Selbstverständlich interveniert er danach, indem er den Ablauf bewertet und mit ihm bespricht. Der Patient muß sie u. U. wiederholen, um die Ausführung zu verbessern.

In vielen anderen Fällen, wenn die Abulie und der Angstzustand zu groß sind, wird nichts dabei herauskommen, wenn der Therapeut nicht bei der einfachsten Unternehmung gegenwärtig ist. Er muß dem Patienten ermöglichen, vor ihm und mit ihm zu agieren. Agoraphobiker haben ihre ersten Schritte meist in meiner Begleitung unternommen. Ich war fast immer dabei, wenn Zweifler und Zwanghafte daran gearbeitet haben, wichtige Entschlüsse zu fassen oder wenn sie ihr Aufmerksamkeitstraining und sonstige mentale Arbeiten verrichtet haben.

Es ist wichtig, es nicht dem Kranken zu überlassen, wann er seine Aktivitäten beginnen soll. Er würde nach dem Zufallsprinzip irgendeinen Zeitpunkt wählen, der vielleicht der falsche wäre. Er würde die Aktivitäten endlos ausdehnen, was sicherlich auch ganz falsch wäre. Es ist wichtig, die Aktion im günstigsten Augenblick starten zu lassen und nicht in Momenten, in denen er dazu absolut nicht in der Lage wäre. Man muß ihn ständig im Auge behalten, auf die kleinen depressiven Episoden achten, die nach Ermüdung und stärkeren Emotionen auftreten. Zu einem solchen Zeitpunkt darf man nichts von ihm verlangen. Einige der Kranken bringen am Morgen kaum etwas zustande, andere sind am Nachmittag oder am Abend wie gelähmt. Bei manchen Frauen ist der kritische Zeitpunkt die Zeit vor der Menstruation, bei anderen die danach. Solche Besonderheiten muß man kennen und mit ins Kalkül ziehen.

Es ist auch günstig, die Kranken auf die Anstrengungen, die sie zu liefern haben, dadurch vorzubereiten, daß man sie sich vorher ausruhen läßt.

Lydia konnte nur dann vernünftig über ihre Zwangsgedanken nachdenken und sich davon distanzieren, wenn sie sich vorher ausgiebig ausgeruht hatte. Solche Kranken müssen unbedingt ihre Kräfte schonen und sie nicht mit allerlei Nebensächlichkeiten verpulvern. „Ich muß unbedingt die wenigen Kräfte, die ich zu meiner Verfügung habe, auf eine Sache konzentrieren. ... Ich kann nicht mehrere Dinge gleichzeitig machen."

Wenn man etwas von einem Patienten verlangt, so muß gewährleistet sein, daß er nicht im gleichen Moment durch Sorgen oder eine

Beschäftigung in Anspruch genommen wird, die mit der Hauptaktion interferieren würde. Den richtigen Zeitpunkt auszuwählen und sich dabei ganz auf eine einzige Aktion zu konzentrieren, bilden die Voraussetzungen für den Erfolg dieser Art von Therapie.

Anforderungen an Therapeuten

Der Therapeut, der bei der Ausführung der Aktivität gegenwärtig ist und sie leitet, muß dabei eine komplexe Rolle erfüllen.

Er muß bei der Ausführung behilflich sein, ohne selber zu agieren, und er muß gleichzeitig seine Hilfestellung so gut es geht verbergen, denn der Kranke muß den Eindruck haben, daß er allein alles geleistet hat und daß der ganze Erfolg ihm zuzuschreiben ist. Der Therapeut hat das, was zu tun ist, ausgesucht und die Zweifel des Patienten unterbrochen: Er übernimmt die Verantwortung. „Sie zwingen mich dazu, meinen Bekannten zu besuchen. Wenn ich dabei auf den schönen Teppich im Salon mache, so tragen Sie die Verantwortung. ... Sie zwingen mich, gegen meinen Willen zu essen. Wenn ich daran erstikke, so sind Sie schuld." – So darf der Patient am Anfang reden.

Der Therapeut entscheidet, wann die Sache beginnt. Er unterbricht die nicht enden wollenden Vorbereitungen des Patienten. Wenn es nur geht, arrangiert er die Situation so, daß der Patient nicht zu lange warten muß. Denn allein das schon könnte über dessen Kräfte gehen und ihn erschöpfen. Manchmal ist es nötig, den anderen geradezu zu überrumpeln. Wenn man will, daß ein Abuliker etwas unternimmt, so soll man es ihm nicht allzulange vorher ankündigen. Sonst ist die Gefahr zu groß, daß er im entscheidenden Moment erschöpft oder agitiert ist.

Der Therapeut schildert die Aktivität so genau wie möglich. In vielen Fällen teilt er sie in einzelne Schritte auf, um den Kranken sinnvolle unmittelbare Zwischenziele zu geben. „Etwas, was zu weit in der Zukunft liegt, kann ich mir nicht genau genug vorstellen. Es motiviert mich nicht genug und macht mir keinen Mut. ... Mich jetzt bemühen, um in 2 oder 3 Jahren gesund zu sein, kann ich nicht. Es ist alles zu weit entfernt."

Der Therapeut unterstützt die Ausführung durch alle Gesten und alle Ansprachen, die in der Lage sind, latente Tendenzen aufzuwekken. Er wiederholt ständig, worum es geht, er ermutigt und weist auf die kleinsten Erfolge hin. Er macht sie dem Patienten deutlich, quasi fühlbar. Er weckt ständig Hoffnung auf zukünftige positive Entwicklungen, er gibt Erklärungen und beruhigende Versicherungen ab zu den Ängsten, die der Patient im Moment verspürt. Schließlich appelliert er an die Gefühle, an die Selbstachtung und an die moralischen Prinzipien des Kranken, das alles, ohne ihn zu sehr unter Druck zu setzen.

Therapeutische Haltung

Bei dem einen Kranken wirkt v. a. Sympathie und eine freundschaftliche Haltung. Es muß überhaupt gesagt werden, daß man wenig Erfolg mit dieser Art Therapie haben wird, wenn man sich nicht wirklich für die Patienten interessiert und Anteil an ihrem Schicksal nimmt. Es handelt sich ja auch dabei sehr häufig um intelligente und sensible Menschen, die aufgrund ihrer Handlungslähmung sehr unglücklich sind und unser Mitgefühl mehr als verdient haben.

Bei anderen Patienten muß man strenger vorgehen. „Wenn man mich nicht ständig zwingt, über meinen Schatten zu springen, so werde ich nie gesund. Ich brauche dazu eine feste Hand." Dadurch wird man zu einer großen Konsequenz im Umgang mit den Patienten und zum Gebrauch der gesamten eigenen Autorität gezwungen, ohne daß man sie allerdings je mißbrauchen dürfte.

Wenn schließlich der Patient mit der Aktivität beginnt, so neigt er sehr dazu, schon im ersten Stadium aufzugeben, oder bei dem Wunsch, etwas zu tun, und bei der vagen Idee der zukünftigen Tat zu verharren. Deprimierte Personen unterdrücken oft ihre Wünsche, sie stoppen ihre Ausführung durch vielerlei Hemmungen, und solche Unterbrechungen führen nicht zu Kräfteersparnissen, sondern im Gegenteil zu sehr kostspieligen Umleitungen. Um eine positive Erregung zu gewährleisten, muß die Aktivität wirklich zu Ende geführt werden, in dem Sinne, daß eine deutliche Veränderung der Situation sichtbar wird. Das ist schwierig, denn wir haben es mit Kranken zu tun, die nichts zu Ende bringen und die mit ihren Aktivitäten aufhören, bevor ein deutlicher Abschluß erfolgt ist.

Sehen wir uns wieder die Situation einiger meiner Patienten an.

BEISPIELE

Zoé (s. S. 336) mußte nicht nur den Entschluß fassen, doch zu heiraten, sie mußte auch alle schwierigen und aufwendigen Formalitäten erledigen, bevor die Angelegenheit wirklich glücklich abgeschlossen werden konnte.

Die Schüchternen und die Sozialphobiker, die eine Aktivität beginnen, müssen sie auch durchhalten. Gehen sie unter Menschen, so müssen sie wirklich im Salon verweilen, sie müssen sich an der Konversation beteiligen und eine Diskussion betreiben. Sie müssen ▶

bis zum Ende einen gesellschaftlichen Anlaß durchstehen, eine Reise unternehmen, um dann einige Tage in einer fremden Stadt zu verweilen, und dergleichen mehr.

N. E., die ihre Ehe und das gemeinsame Leben mit ihrem Mann noch nicht „begriffen“ hatte, mußte im Haushalt aktiv werden und sich um die Dinge des gemeinsamen Zusammenwohnens kümmern. Nachdem ich sie dazu gebracht hatte, zum ersten Mal ein kleines Abendessen für Freunde zu organisieren, trat eine deutliche Besserung ihres Zustandes ein.

Bei vielen Patienten müssen Berufsaktivitäten, die aufgegeben wurden, wieder aufgenommen werden. Ein Apotheker, der an Ängsten und Zwangsgedanken litt, nachdem er ein falsches Rezept, allerdings ohne gravierende Konsequenzen, ausgestellt hatte, mußte wieder anfangen, welche zu schreiben, und das im vollen Bewußtsein seiner Verantwortung.

Die Bedeutung von Erfolg und Mißerfolg

Wenn man versucht, die Kranken während ihrer Aktionen über ihren Zustand und über ihre Befindlichkeit sprechen zu lassen, so soll man sich nicht mit vagen Andeutungen und mit unpräzisen und einer schnell unterbrochenen Schilderung zufrieden geben, um ihnen jede weitere Mühe zu ersparen. Im Gegenteil, man muß sie immer wieder zwingen, sich vollständig und klar auszudrücken. Wenn man jemand dazu befähigen will, einen Brief zu schreiben, so muß das so weit fortgeführt werden, bis der Brief redigiert, unterschrieben, in ein Kuvert gelegt und bei der Post abgegeben ist. Es führt zu nichts, es beim Entwurf eines Briefes zu lassen.

Denn ein erzielter Erfolg ist ein entscheidendes Element bei dieser Therapie anhand von Aktivitäten. Um Jean in Bewegung zu bringen, hatte ich ihn einmal einen kleinen Beitrag für eine Revue verfassen lassen und dafür gesorgt, daß er dafür ein mehr als großzügiges Honorar erhalten hatte. Dieser Lohn für seine Arbeit wirkte sich außerordentlich positiv auf seinen Zustand aus. Der Apotheker, der wieder mit der Arbeit beginnen mußte, muß auch die Früchte seiner Bemühungen ernten.

In vielen Fällen ist der Erfolg kein materieller, sondern ein sozialer. Patienten nehmen die Zufriedenheit und die Anerkennung anderer wahr. Auf den abgeschickten Brief folgt eine Antwort, und die Umwelt merkt, daß unser Patient wieder begonnen hat, sein Leben aktiv anzugehen.

An der Stelle gibt es ein großes Problem: Erfolg ist für den Kranken äußerst nützlich, aber der geringste Mißerfolg wirkt sich verheerend aus. Das zwingt den Therapeuten dazu, Erfolge besonders herauszustreichen und ihre Bedeutung oft zu übertreiben und gleichzeitig Mißerfolge zu minimieren oder, wenn möglich, ganz zu verbergen. Das scheint mir legitim, denn die Kranken brauchen nichts mehr als den Lohn für ihr Anstrengung.

Es gibt aber auch Kranke, die sehr empfindlich in dem Punkt sind, v. a. Skrupelhafte und Zweifler. Sie werden merken, daß man sie täuschen will. Das könnte dazu führen, daß sie mißtrauisch werden und nicht mehr an eigene Erfolge glauben, selbst wenn sie augenscheinlich sind.

Meist aber sind derlei Täuschungsmanöver nicht nötig. Der Therapeut muß dafür sorgen, daß der Kranke nichts unternimmt, das von vornherein zum Mißerfolg verurteilt ist. Man muß auf an sich gehemmte Menschen aufpassen, die plötzlich Bäume ausreißen und Dinge unternehmen wollen, die sie nicht in der Lage sind durchzuhalten, geschweige denn abzuschließen. Man muß für sie etwas aussuchen, zu dem sie in ihrem aktuellen Zustand fähig sind, und sie sollten sich nur zu etwas verpflichten, das ihrem Zustand gemäß ist. In solchen Fällen kann man das Lob ganz gezielt austeilen. Wenn ein Psychastheniker eine Aktivität unter diesen Bedingungen ausführt, so gibt es dabei immer etwas, das einen Fortschritt darstellt, verglichen mit seinem früheren Verhalten. Es ist wichtig, ihm das zu verdeutlichen und dafür zu sorgen, daß er die Leistung der eigenen Person dabei anerkennt.

Anforderungen an die Patienten in der Therapie

Es ist recht schwierig, die psychische Qualität der Aktionen festzustellen, und wir müssen sie aus dem erschließen, was die Patienten darüber berichten. Deshalb sollen wir als erstes dafür sorgen, daß die Aktivitäten mit voller Aufmerksamkeit ausgeführt werden, d. h. der Patient muß genau wissen, was er macht. Das schließt Aktionen aus, die hochautomatisiert ausgeführt werden. Patienten neigen nur allzusehr dazu, mechanisch zu handeln, wenn sie das gleiche immer wiederholen. Wenn eine positive Erregung erreicht werden soll, darf der Patient nicht von seinen Aktivitäten abgelenkt sein, sondern er soll ihnen seine ganze Aufmerksamkeit widmen und er soll das beschreiben, was er dabei empfindet.

Man soll die Patienten dazu ermutigen, mit Energie zu handeln, bis das Unvollständigkeitsgefühl, das normalerweise seine Aktionen begleitet, verschwunden ist und entgegengesetzten Empfindungen Platz macht. Meist befinden sie sich innerlich wie im Nebel und sie agieren gewöhnlich, ohne sich genau dessen, was sie tun, bewußt zu werden.

BEISPIELE

Agathe, 30 Jahre, ist dabei, ihrer Mutter einen Brief zu schreiben. Sie sagt: „Ich weiß genau, daß ich einen Brief schreibe, aber alles ist so undeutlich. Ich weiß nicht richtig, was ich schreibe, worüber und warum. So wie ich mich fühle, könnte ich genausogut einem Lieferanten schreiben oder eine Kritikerin sein, die einen Artikel für eine Zeitung verfaßt."

Man muß dafür sorgen, daß sie die Einstellung einer Tochter einnimmt, die ihrer Mutter schreibt. Das ist eine andere als die einer Journalistin, die für eine Zeitung schreibt. Dabei muß sie ihre Einstellung bewußt erleben.

Lydia ist sich der Tatsache bewußt, daß sie alles unklar und undeutlich erlebt, sogar, wenn sie sich zeitweilig Mühe gibt, es zu ändern.

Sie weiß, daß sie das, was man ihr sagt, nur halb versteht und noch weniger das, was sie liest. Sie muß zumindest dazu gebracht werden, nach einer kurzen Lektüre das zu verstehen, was sie gelesen hat und daran zu glauben. Gelingt ihr das, so erhält sie viel Auftrieb. Das Gefühl zu träumen oder alles wie auf einer Bühne zu erleben, muß dem Realitätsgefühl Platz machen. Dieses neue Gefühl herzustellen, ist nicht immer so schwierig, wie zu befürchten wäre. Die Kranken kennen sehr wohl den Unterschied zwischen einer Scheinentscheidung und einem richtigen Entschluß und sie geben zu, daß es oft eine Art Faulheit ist, die sie auf dem Weg dahin aufhält.

Gefühle in der Therapie

Eines der interessantesten Gefühle, das im Laufe der Aktion auftreten kann, ist das der Einheit. Wenn man die Kranken sich selber überläßt, haben sie es selten, denn sie fühlen sich immer geteilt, sogar dann, wenn sie handeln. „Es ist so, als gäbe es in mir zwei Personen, die Verschiedenes tun wollen oder tun." Diese innere Spaltung zeigt sich oft in ihrem Ausdruck, der ein doppelter sein kann: Sie lachen und sie weinen gleichzeitig. Sie haben ein Lächeln in einem Teil ihres Gesichts und einen Ausdruck der Unzufriedenheit in dem anderen.

Die innere Spaltung zeigt sich auch oft durch merkwürdige Gedanken, die sie im Augenblick der Aktion ausdrücken, und die ich „verdrängte Wünsche" genannt habe. Es handelt sich dabei um allerhand einschießende Ideen bis hin zu wahrhaft monströsen und gotteslästerlichen Wünschen. Wir nehmen an, daß Menschen, die davon geplagt werden, in einem sehr frühen Gefühl ihrer Entwicklung steckengeblieben sind. Treten solche Störungen bei der Ausführung einer Aktivität auf, die wir vom Patienten verlangen, so müssen wir feststellen, daß kein ausreichendes Maß an innerer Spannkraft erreicht worden ist, und wir müssen die Patienten dazu bringen, dieses Stadium zu überwinden.

Etwas, was wir auch bei der „vollständigen Aktion" der Patienten erreichen müssen, ist das Gefühl des Vergnügens. Das erweist sich oft als recht schwierig. Es gibt Handlungen, bei denen das Vergnügen einen integralen Bestandteil bildet, z. B. beim Geschlechtsverkehr. Fehlt es, so ist der Akt offensichtlich unvollständig und das Vergnügen taucht wieder auf, wenn die seelische Spannkraft sich erholt hat. Der Verlauf der Erkrankung von Pya ist in diesem Zusammenhang sehr aufschlußreich.

BEISPIELE

Der 40jährige Mann litt an funktioneller Impotenz und er hatte über ein halbes Jahr auf jegliche sexuelle Aktivitäten verzichtet. Als er es wieder versuchte, kam er zuerst zur Ejakulation, aber ohne jede Gefühlsbeteiligung. Dann erreichte er eine Befriedigung, die er „ausschließlich physiologisch" nannte, ohne daß er sich dabei für die Frauen interessiert hätte, die beteiligt waren. Dann tauchte die Lust wieder auf, schließlich die sexuelle Neugierde und sein tiefes Interesse für Flirts und Eroberungen, die früher einen großen Teil seines Lebens ausgefüllt hatten. Diese Veränderungen seiner Sexualität in eine positive Richtung nahm alles in allem 3 Monate in Anspruch.

Wenn eine Verhaltenstendenz auf dem Weg der Wiederherstellung ist, so stellen wir immer fest, daß zu einem bestimmten Zeitpunkt und in einer bestimmten Form das Vergnügen schließlich wieder auftaucht. Es kommt wieder zu Freude an der Aktivität und sie ersetzt die Gefühle der Nutzlosigkeit und der Sinnlosigkeit, die in den früheren Stadien der Erkrankung damit verbunden waren.

Viele Depressive, die das Schwinden ihres Interesses für ein Verhalten verspüren, geben sich selber eine falsche Erklärung dafür.

BEISPIELE

Eine 57jährige Frau, die bei einem Unfall ihre beiden Töchter verloren hatte, kümmerte sich noch scheinbar korrekt um ihr Haus und ▶

den Haushalt, interessierte sich aber in Wirklichkeit nicht mehr für beides. Sie sagte sich: „Das ist doch ganz normal, es handelt sich schließlich um ein neues Haus, das meine Töchter nicht gekannt haben."

Eine junge Frau, die sehr musikalisch war, spielte noch Klavier, aber ohne jedes Vergnügen. Sie meinte: „Ich achte sehr darauf, mich nicht mitreißen zu lassen. Ich darf mich nicht für das interessieren, was ich spiele, sonst beleidige ich Gott durch meine Freude an einer solch profanen Angelegenheit.

Wir verstehen nun, was das bedeutet und wie die Kranken die Dinge auf den Kopf stellen. Sie sind nur dann geheilt und von ihrem Zwang befreit, wenn das Vergnügen an der Handlung wiederhergestellt ist.

Es gibt schließlich ein Gefühl, das bei Depressiven sehr schnell verschwindet, das Gefühl der Freiheit. Viele Kranke erzählen uns, daß sie sich seit einiger Zeit scheinbar immer noch korrekt verhalten, aber das Gefühl dabei haben, wie Automaten zu agieren, ohne Spontaneität und ohne das Gefühl der Freiheit. Man sollte die Aussagen der Kranken ernst nehmen und sie nicht der Verrücktheit bezichtigen. Sie leiden lediglich an einer Reduzierung ihrer Aktivität, und solche Gefühle gehören dazu. An dieser Aktivitätshemmung muß die Therapie ansetzen.

Diese Beispiele zeigen uns, daß es eine innere Qualität der Aktivität gibt, neben der, die von außen her sichtbar ist. Wenn wir in der Therapie versuchen, über die Aktivierung der Patienten deren psychische Spannkraft zu erhöhen, so müssen wir v. a. dafür sorgen, daß diese Qualität dabei gewährleistet ist.

6.3.6
Schwierigkeiten in der Therapie

Bei der Arbeit mit Patienten müssen wir ständig die Kräfteverausgabung überwachen und sie auf ein Minimum reduzieren. Eine der großen Schwierigkeiten, auf die wir treffen beim Versuch, Verhaltenstendenzen zu aktivieren, ist das, was ich als „Umleitungsphänomen" bezeichnet habe. Sobald die Kranken „versuchen", mit einer großen Spannkraft zu handeln, treten neben und anstelle des Verhaltens eine Menge motorischer, emotionaler und kognitiver Zwangsvorgänge auf.

- Wenn die Störungen einfacher Art sind, so bestehen sie darin, daß die Patienten hektisch werden und ständig in Bewegung sind. Sie können nicht stillsitzen, laufen auf und ab, zeigen psychomotorische Tics, fangen an zu gähnen oder müssen zur Toilette. Bei schlimmeren Formen schreien sie herum oder schlagen um sich.

- Emotionale Umleitungsphänomene können diverse Formen annehmen: Lachen, Weinen, Wutausbrüche und Angst bis hin zu Panikzuständen. Sie können auch die Form mehr oder weniger systematisierter Phobien annehmen.
- Kognitive Zwangsvorgänge führen zu endlosen Diskussionen, zu mehr oder weniger komplizierten Gedanken über Sinnlosigkeit oder das Schreckliche an dem, was wir von ihnen wollen. Alles andere würden sie liebend gerne tun, denn sie haben immer eine Vorliebe für das, was gerade nicht zu tun ist. Sie schwadronieren über ihre Stärken und ihre Schwächen, über die tollen Dinge, die sie früher geleistet haben und die sie in Zukunft leisten werden, bloß nicht heute, wo ihnen alles unüberwindbar vorkommt.
- „Man kann doch nicht mit etwas beginnen, ohne einige grundsätzliche Fragen geklärt zu haben. Soll man ganz plötzlich beginnen oder mehr nach und nach? Nachdem man überlegt hat oder dem ersten Impuls folgen? Mit äußerster Vorsicht oder sich Hals über Kopf in die Aktion stürzen? Muß man nicht alle diese grundsätzlichen Fragen beantworten, bevor man beginnt - Zeitung zu lesen."

Bei den älteren und bereits systematisierten Formen der Erkrankung ist das der Zeitpunkt, bei dem die Manie des „Klärenwollens", der Perfektionismusdrang, die zwanghafte Skepsis und die Zwangsgedanken über mögliche Verbrechen und Gotteslästerungen losgehen. „Immer wenn ich versuche, das zu tun, was Sie mir sagen, kommt der Teufel und mischt sich ein." - „Wenn ich die Anstrengung leisten soll, die Sie von mir verlangen, kommt die Versuchung, Liebe zu machen mit meiner Zofe oder mit einem riesigen Hund."

Alle diese Zwangsvorgänge sind sehr ärgerlich. Sie unterbrechen den Lauf der Handlung, und man muß immer und immer wieder von Neuem beginnen. Auf die Art verschwendet der Kranke seine Kraft ohne jeden Nutzen. Die Zwangsvorgänge liefern ihm einen Vorwand, seine Bemühungen einzustellen und das, was zu tun ist, immer wieder auf später zu verschieben. Es ist selbstverständlich, daß man - so gut es geht - dieses Phänomen bekämpfen und dafür sorgen muß, daß die Aktivitäten fortgeführt werden. Sowohl die Förderung der Erregung als auch die Stärkung der Kontrollmechanismen über die Störphänomene spielen bei dieser Art von Therapie eine wichtige Rolle. Man muß die Tics und die unnützen Bewegungen stoppen, die großen Erklärungen und Beschwerden über alles unterbrechen. Man muß auch die Ängste durch beruhigende Versicherungen zum Abklingen bringen und die Zwänge dadurch, daß man sich kurz auf das beruft, was man schon oft, in ruhigeren Zeiten sozusagen, mit den Kranken besprochen hat.

Doch man soll sich nicht zu sehr damit aufhalten, Umleitungsphänomene zu bekämpfen. Der depressive Patient, dessen Aktivität gestört ist, wird agitiert, sobald er versucht, mit erhöhter Spannkraft zu handeln. Bliebe er dabei vollständig ruhig, so wäre es lediglich der Beweis dafür, daß er sich überhaupt nicht anstrengt und also eher ein schlechtes Zeichen.

Emil, ein junger Mann mit einer schweren Sozialphobie, versucht unter meiner Leitung, ein Geschäft zu betreten und etwas zu kaufen. Sein Gang ist steif, die Fäuste sind geballt und der Gesichtsausdruck ist gespannt. Er ist schweißgebadet und er hat eine rauhe, kaum verstehbare Stimme. Man hat den Eindruck, daß er eine schreckliche Wut entwickeln muß, um sich bis zum Niveau eines solchen Verhaltens emporschwingen zu können. Aber seine ganze Agitiertheit ist ein Zeichen für seine Anstrengung und sie scheint uns in keinem Verhältnis zu dem, was er tun soll, zu stehen, weil wir nicht nachempfinden können, wie schwierig das alles für ihn ist. Man kann sie nicht gleich abstellen, ohne auf die Aktivität zu verzichten, zumindest auf die vollbewußte Aktion, die wir aus therapeutischen Gründen benötigen. Man muß wissen, daß das einzig wahre Heilmittel gegen die Umleitungsphänomene die Ausführung der Tat als solche sein wird.

Wir werden sehen, daß Emils Ausnahmezustand nach und nach abnehmen wird in dem Maße, wie es ihm immer besser gelingen wird, seine Aufgabe voll und ganz auszuführen.

So ist es auch mit der Angst und den Zwangsgrübeleien, die abnehmen in dem Maße, wie die Handlung immer vollständiger wird.

Wir sollten schon versuchen, die Agitiertheit des Kranken auf ein Minimum zu reduzieren, damit sie nicht zu viele Kräfte kostet, aber einen Teil davon müssen wir einfach hinnehmen und tolerieren.

Ermüdung und Erschöpfung als Warnzeichen in der Therapie

Ein wichtiger Beleg für die Schwierigkeit solcher Aktionen ist die Ermüdung, die sie hervorrufen: Lydia meint: „Es ist eigenartig. Ich kann mich stundenlang mit meinen Zwangsgedanken beschäftigen ohne ein Anzeichen von Müdigkeit. Sobald ich mich aber unter Ihrer Leitung darauf konzentriere, bin ich gleich so erschöpft, als hätte ich mit meiner Freundin stundenlang englisch gesprochen."

Eine solche Müdigkeit taucht sehr bald auf, sobald man bei irgendwelchen Aktionen den Versuch unternimmt, sie vollständig, in unserem Sinne, auszuführen. Sobald Patienten dies ernsthaft mit einer gewissen Ausdauer praktizieren, taucht bald richtiggehend Erschöpfung auf. Man muß sorgfältig auf deren erste Anzeichen achten und die Arbeit unterbrechen, bevor die Erschöpfung gefährlich werden kann. Man muß sich für ihre Zeichen sensibilisieren, der eine fängt an, sich plötzlich schwach zu fühlen, und fürchtet umzufallen, bei einem zweiten schlägt das Herz schneller oder langsamer, ein dritter wird rot oder blaß usw.

Man muß also die besonderen Anzeichen der Erschöpfung kennen, die für jeden einzelnen Patienten charakteristisch sind. Weitere Zeichen, die häufig auftreten, können folgende sein: Bei dem einen treten Aufmerksamkeitsstörungen auf, bei dem anderen „Ideenflackern". Wieder bei einem anderen allerhand Automatismen wie Tics oder Zwangsgrübeleien. Viele verspüren ein Gefühl der inneren Leere, Unwirklichkeits- und Unvollständigkeitsgefühle bis hin zu einem besonderen Gefühl der Traurigkeit. In einem solchen Moment muß der Therapeut die Übungen abbrechen, auch wenn die Ergebnisse noch nicht zufriedenstellend sind. Sonst setzt der Patient seine Anstrengungen fort über einen Punkt hinaus, der ihm nicht mehr zuträglich ist.

Die eben beschriebenen diversen Formen von Müdigkeit können Tage über die eigentliche Übung hinaus andauern. Es ist also angebracht, mit Vorsicht zu handeln, wenn man depressive Patienten auf diese Art aktiviert. Die Sitzungen dafür dürfen nicht zu lang sein, auch wenn der Patient aus einer Art Erregung heraus in diese Richtung drängen sollte. Wenn die Erschöpfungsanfälle zu gravierend sind, können sie sogar eine Gegenindikation für eine Behandlung darstellen. Der Patient benötigt dann Ruhe und Erholung, bevor wieder auf die Art vorgegangen werden kann.

Die Langsamkeit der Aktionen bei Depressiven

Eine letzte Bemerkung erscheint mir besonders nützlich. Sie hat mit den Vorsichtsmaßnahmen zu tun, um schädliche Erschöpfung zu vermeiden und gleichzeitig mit den Mitteln, um „vollständige Aktionen" zu erlangen.

Man muß der Langsamkeit Rechnung tragen, mit der Depressive Aktivitäten von hoher psychischer Spannkraft ausführen. Sie denken langsam, sie handeln langsam, sie verstehen langsam und sie benötigen viel Zeit, um sich anzupassen.

BEISPIELE

A. G. kann ihren kleinen Haushalt wie jede andere auch erledigen, aber sie benötigt etwa 5 Stunden für etwas, wofür eine andere eine halbe Stunde brauchen würde.

Paul, 30 Jahre, ist sehr wohl in der Lage zu reisen, aber er muß sich ganz allmählich an die Idee gewöhnen. Einen ganzen Monat lang geht er jeden Tag zum Bahnhof. Dann gewöhnt er sich an den Zug. Er schaut ihn an, ohne einzusteigen. Irgendwann wird er abfahren.

Irene muß jemanden jahrelang kennen, bevor sie in der Lage ist, das geringste Gefühl ihm gegenüber zu entwickeln.

Anne benötigt mehrere Stunden, um einen Brief zu begreifen, den sie erhalten hat. Solche Menschen brauchen Monate oder Jahre, um sich an eine Situation zu gewöhnen, d. h., um sich daran anzupassen und um die Tendenzen zu steigern, die zu den nützlichen Handlungen führen, die damit verknüpft sind.

So auch U. K., der ein Geschäft erworben hat. Am Anfang ist er durcheinander und agitiert. Er wird überwältigt von Selbstzweifeln und Versagensängsten. Er grübelt endlos über ein mögliches Scheitern, über den gesellschaftlichen Ruin mit Folgen bis hin zum Suizid. „Ich habe mir dieses Geschäft immer gewünscht. Ich weiß, daß ich es leiten kann. Aber ich brauche Zeit, um mein Selbstvertrauen so wachsen zu lassen, daß ich mich an die Arbeit machen kann. Ich bin nur deshalb so aus dem Häuschen, weil ich gleich anfangen müßte."

Die Patienten haben recht. Die anderen kennen die tieferen Ursachen für ihre Langsamkeit nicht. So drängeln sie, wollen sie antreiben und erreichen damit nur das Gegenteil: Die Kranken tun überhaupt nichts mehr und kommen so auf keinen grünen Zweig. Depressive Patienten beklagen sich sehr häufig über dieses mangelnde Verständnis ihrer Umwelt. Wenn sie sich bedrängt fühlen, durch die Umstände oder durch andere Menschen, treten an die Stelle einer nützlichen Arbeit Zweifel, Widerstände und panische Angst.

Oft kann man beobachten, daß solche Menschen plötzlich ganz unerwartet ganz schnell handeln. Sie stürzen sich dann Hals über Kopf in irgendein Unternehmen, brechen ganz plötzlich zu einer Reise auf oder fangen etwas an, das niemand von ihnen erwartet hätte. Ich sehe darin keinen Widerspruch zu dem vorher Geschriebenen, oder zumindest ist der Widerspruch nur ein scheinbarer. Das zuletzt genannte Verhalten ist grundverschieden von dem, über das wir die ganze Zeit sprechen. Bei den schnellen Aktionen handelt es sich in

Wahrheit eher um Automatismen, die in keiner Weise die Charakteristika der „vollständigen Aktion“ aufweisen.

Deswegen sind sie in Wirklichkeit unbedeutend und haben kaum positive Konsequenzen im Sinne einer positiven Erregung. Im Gegensatz zu dem, was wir manchmal mit viel Mühe versuchen aufzubauen.

Wenn man das alles bedenkt, versteht man, warum es den Kranken selten gelingt, korrekt und vollständig zu handeln, wenn sie allein sind, obwohl sie die Fähigkeit dazu hätten. Die Lebensumstände ändern sich schnell, und die Bedingungen, die von den Gesunden geprägt werden, lassen ihnen selten genug Zeit. Zuerst kommen sie immer zu spät, nie sind sie fertig, wenn die anderen es sind, nie sind sie pünktlich, und man wirft ihnen ihre angebliche Faulheit und Laschheit vor. Später, wenn die Erkrankung schlimmer geworden ist, sind sie kaum noch dazu in der Lage, Schritt mit dem Lauf des Lebens zu halten.

Wenn sie bereit sind, mit etwas anzufangen, hat das Rad sich weitergedreht. Andere Umstände und andere Personen verlangen nun etwas anderes von ihnen. Sie unterbrechen sie und machen sich lustig über sie, wenn sie noch von der ersten Sache sprechen. „Leute besuchen mich, bleiben eine Stunde und finden, daß ich wie abwesend bin. Dann, wenn sie aufbrechen, beginne ich zu merken, daß sie da sind und beginne, mich zu freuen.“

Die Langsamkeit der Aktionen zusammen mit der schnellen Veränderung der Umstände führen zu zusätzlichen Komplikationen. Sie erfordern vom Betroffenen, der trotz aller Schwierigkeiten zum Ziel kommen möchte, eine enorme zusätzliche Arbeit. Da die verspäteten Aktionen von den jeweils gegenwärtigen Bedingungen nicht mehr gefordert werden, muß die Idee der Aktion im Geiste festgehalten werden, damit die dafür notwendige Spannkraft allmählich ansteigen kann.

Manche steigern sich dann in ein automatisiertes Verhalten von niedrigem Rang mit all den negativen Folgen. Die meisten geben nach einiger Zeit den Kampf auf. Sie verzichten darauf, reflektiert und mit ganzer Spannkraft zu handeln, und bald darauf, überhaupt noch etwas zu unternehmen.

Tendenz zur Rückbildung von Wünschen bei Depressiven

Wenn etwas in ihnen aktiviert ist, so ist es meist zu mühsam, es weiter zu verfolgen, und der Wunsch danach bildet sich bald zurück. Sie wirken dann halbherzig und unentschlossen. In Wirklichkeit verzichten sie auf weitere Anstrengungen, die ja meist doch nicht zum Ziel führen.

Diese Tendenzen zur Rückbildung von Wünschen und zur Aufgabe bei kaum angefangenen Handlungen stellen ein Phänomen dar, das man im Umgang mit den Kranken kennen muß. Um sie zu bekämpfen, muß der Therapeut dafür sorgen, daß um den Patienten herum eine Situation entsteht, die eine Zeitlang die Ausführung eines Verhaltens fördert und nahelegt. Gleichzeitig muß er auf die Kranken so einwirken, daß die Verhaltenstendenzen weiter aktiviert werden. Er soll die Verzettelung der Anstrengung verhindern und er darf keine Ablenkung dulden, die dazu führen würde, daß man das, was zu tun ist, aus den Augen verlieren würde. Trotz der Langsamkeit der Aktivierung gelingt es ihm dadurch, den Patienten bei der Sache zu halten und so zu „vollständigen Aktionen" zu bringen. Dafür ist allerdings am Anfang ein therapeutisches Milieu unerläßlich, da die Verhältnisse „draußen" dafür denkbar ungünstig sind.

Nehmen wir als Beispiel dieser Arbeit das Problem der Kranken, die an einer bestehenden Idee oder einer Schwierigkeit „festsitzen" und nicht weiterkommen. Sie behaupten, daß sie ständig am „Problem" arbeiten, ohne je zu einer Lösung zu gelangen. Diese Beschreibung ist nicht ganz korrekt; sie beginnen bloß mit der Arbeit und strengen sich ein wenig an. Aber sehr schnell gleiten sie ab und jede weitere Anstrengung wird in nutzlose Agitiertheit „umgeleitet". Die sich verändernden Lebensumstände, die ständig neue Probleme stellen, und die Schwierigkeit, sich auf ein Problem zu konzentrieren, ohne daß es einen genügenden äußeren Halt dafür gibt, führen sehr schnell dazu, daß die Aufmerksamkeit ermüdet. Sie geben auf, ohne zu einer Lösung gekommen zu sein. Da das Problem bleibt und das Leben blockiert, beginnen sie nach einiger Zeit von neuem und es läuft ab wie zuvor.

Der Therapeut schirmt sie gegen alle anderen Einflüsse ab. Er zwingt sie dazu, ihre Schwierigkeit zu konkretisieren und dabei zu bleiben. Der Kranke windet sich und versucht, nach allen Seiten auszuweichen.

BEISPIELE

Lydia, die behauptet, sich ohne Unterlaß mit ihrem Problem zu beschäftigen, hat 12 Seiten darüber verfaßt. Sie will sie dem Therapeuten vorlesen und sie kommentieren. Es fällt nicht schwer festzustellen, daß es auf den 12 Seiten keine 12 Zeilen gibt, die mit der Sache zu tun haben. Lydia ist recht agitiert und man muß sie eine Zeitlang gewähren lassen. Es wäre auch unmöglich, sie zu stoppen. Wenn man merkt, daß sie abschweift, wird sie wieder zu dem Thema zurückgeführt. Erneut eine kleine Anstrengung und erneute ▶

mentale Agitiertheit: „Es ist so schwer, ich glaube, ich verstehe die Worte, aber die Gedanken wollen nicht in meinen Kopf. Einen Moment glaubte ich, daß ich es erfaßt hätte, aber dann war es wieder vorbei. Meine Gedanken erscheinen mir so wie die Dinge, wenn ich versuche, sie bewußt wahrzunehmen. Sie sind wie in Watte. Man muß mir denselben Satz ganz langsam vorsagen und immer wieder dieselben Erklärungen geben."

Unter therapeutischen Bedingungen geht der Kranke nicht auf gleiche Art mit seinen Problemen um, wie wenn er allein ist. Seine Aufmerksamkeit hält länger an und er richtet sie v. a. auf den gleichen Punkt. Nach und nach vereinfacht er die Fragen, die er stellt und seine Überlegungen dazu. Die 12 Seiten reduzieren sich auf eine halbe, er kommt langsam voran und v. a., er beginnt nicht immer von neuem am selben Punkt.

So verfährt man bei jeder Aktion, die man ausführen läßt. Die Tendenz dazu wird aktiviert und man sorgt dafür, daß sie aufrechterhalten bleibt. Das ist deshalb nötig, weil solche Menschen dafür viel Zeit benötigen und allein nicht dazu in der Lage sind, die nötige Zeit durchzustehen.

Unterbricht man die Arbeit, so hat das keine großen Konsequenzen. Lydia meint, sie müsse das, was man ihr gesagt hat, erst verdauen. Die begonnene Arbeit scheint sich halbbewußt zwischen den Sitzungen fortzusetzen. Wenn man nach einigen Tagen versucht, die Aufmerksamkeit des Kranken wieder auf denselben Punkt zu lenken, so kann man oft erstaunt feststellen, daß die Arbeit leichter vor sich geht und der Kranke Fortschritte gemacht hat.

Ich bin mir darüber im klaren, daß die paar therapeutischen Empfehlungen, die ich geben konnte, noch recht vage sind. Die Psychologie, auf die ich mich beziehen konnte, ist alles in allem noch so unvollkommen, daß vieles der Intuition und dem Versuchen der einzelnen Therapeuten überlassen bleibt. So habe ich lediglich gezeigt, wie ich selber versuche, das Problem der Behandlung durch positive Erregung anzugehen. Ich hoffe, daß sich dennoch ein paar nützliche Anregungen auch für andere Therapeuten daraus ableiten lassen.

Kapitel 7

Pierre Janet

Von 1893 bis 1902 führte Janet sein Laboratorium. Dann warf ihn der neue Leiter der Salpêtrière, Déjerine, der sich aus dem übermächtigen Schatten Charcots lösen wollte, kurzerhand hinaus und löste die Einrichtung auf. „Ärzte hinken dem wissenschaftlichen Fortschritte immer mindestens 50 Jahre hinterher. Heutzutage haben sie nicht den Mut Psychologie zu lernen", kommentierte Janet. Er lehrte weiter am Collège de France und an der Sorbonne und hatte nun auch mehr Zeit, sich um seine Privatpatienten zu kümmern. An ihnen setzte er seine Studien fort.

Seine großen Themen nach den seelischen Automatismen, der Hysterie und der Hypnose und den Neurosen, die unter dem Konstrukt „Psychasthenie" subsumiert waren, folgten andere: Emotionspsychologie, Persönlichkeitsforschung und die Dynamik des Seelenlebens samt dem Unbewußten, das er als erster analysiert und auf seine Rolle bei psychischen Störungen hin befragt hat.

Perrig et al. (1993, S. 38) schreiben dazu:

> Während Freud uns beim Konzept des Unbewußten auf einen Speicher verweist, aus dem verdrängte Ideen und triebbedingte Es-Anteile nach Realisierung drängen und das Ich bedrohen, beschreibt Janet in einem Prozeßansatz, wie unter Streßbedingungen integrative Kräfte zerfallen, was eine Abkoppelung von Ideen vom Hauptstrom des Bewußtseins zur Folge hat. Begriffe wie Aufmerksamkeit, Selektivität, Kapazitätsbegrenzung sind in Janets Theorie ebenso zentral wie in der modernen Gedächtnispsychologie. Und seine Beschreibungen, wonach der Heilungserfolg in der Hypnose nicht dadurch zustande kommt, daß die abgekoppelten traumatischen Erinnerungen oder die fixen Ideen bewußt werden, sondern wonach die Erinnerungen Schritt für Schritt verändert werden müssen, zeichnen ihn als Vordenker kognitiver Therapieansätze aus.

Dann kam die Zeit der großen Synthesen: Allgemeine Grundlegung einer dynamischen Verhaltenstheorie, Religionspsychologie, Studium der menschlichen Sprache, ausgehend vom Phänomen des Verfolgungswahns und schließlich die Entwürfe zu einer Psycho-Philosophie der in Zukunft zu schaffenden Lehre des Geistes. 17000 Seiten aus Janets Feder sind repertoriert. Es gibt sicher noch viel mehr, das noch nicht gefunden oder noch nicht ausgewertet wurde.

Janet wurde auch international immer bekannter; zum 50. Geburtstag seiner These über die seelischen Automatismen ehrte ihn die ganze Fachwelt, auch bei einer großen Veranstaltung in Paris. Aber Janet ging noch am selben Abend in die Praxis, weil er einige seiner Patienten sehen wollte.

Wie war sein Verhältnis zu ihnen?

Ernest Harms (1959, S. 1036–1037), der Janet an der Salpêtrière besuchte, schreibt:

> Als ich nach Paris kam, um Janets Techniken zu studieren, riet man mir, mich mit den Interna der Klinik zu beschäftigen und der Art, wie die Dinge dort vorgingen. Ich, der ich aus Zürich und von Kraepelin kam, war verblüfft, wie es dort ablief. Ich fand Kranke, die an Verfolgungswahn litten und die frei herumliefen und sich dabei gegenseitig durch die phantastischsten Geschichten, die sie sich erzählten, unterhielten und auf Trab brachten. Als ich Janet fragte, welches therapeutische Konzept dahintersteckte, gab er mir diese merkwürdige Antwort: „Wissen Sie, ich lasse sie gewähren und ich vertraue ihnen, bis man mir den ausdrücklichen Beweis liefert, daß sie etwas Falsches getan haben oder die Unwahrheit sagen." Mir war gerade ein junger Mann über den Weg gelaufen, der unter allen Umständen verhinderte, auf irgendeinen Schatten zu treten, weil in jedem Schatten Napoléon herumvagabundierte und dieser ihn zwingen wollte, der Armee beizutreten. Just daneben stand eine Frau von über 70, die sich vom Bürgermeister von Paris verfolgt fühlte, der sie ständig zu unsittlichen Taten animierte. Mir gelang es nicht, auch nur eine Spur von Wahrheit in dem zu entdecken, was diese Patienten von sich gaben. Janet muß gemerkt haben, daß seine Äußerung mich ziemlich ratlos hinterlassen hatte, und er sagte: „Diese Menschen quält etwas, und wir müssen eine außerordentlich genaue Untersuchung führen, um bis an die Wurzeln des Übels zu gelangen. Die Voraussetzung dafür aber ist, daß man die Leute erst einmal gewähren läßt." Er wollte mir zu verstehen geben, daß man die Wahnvorstellungen der Kranken nicht unterbinden durfte unter dem Vorwand, es seien ja nur lächerliche oder primitive Auswüchse ihrer Krank-

heit. Er war der Meinung, man müsse die Menschen ernst nehmen und sie so lange analysieren, bis man die entscheidenden Hintergründe ihrer Erkrankung aufgedeckt habe.

Eine andere kleine Begebenheit zeigt, wieviel Respekt Janet seinen Klinikpatienten entgegenbrachte und wie sehr ihm daran gelegen war, sie gegen jede Indiskretion oder gegen blanke Neugierde zu verteidigen. Madeleine, eine der Patientinnen, die er am längsten kannte, war wieder einmal in der Salpêtrière gerade an dem Tag, als der Präsident der Republik die Klinik besuchte. Der Stationsarzt, der kein anderer war als Jean Charcot, der Sohn des großen Neurologen, wollte Madeleine zu sich zitieren, um sie dem Präsidenten zu zeigen. Madeleine schreibt in einem Brief vom 26. 06. 1898 an ihre Schwester: „Auf der Stelle eilte Herr Janet herbei. Er kennt meinen Widerwillen, mich mit fremden Menschen abzugeben, sehr gut und er verbot Herrn Charcot, auch nur das Geringste in der Richtung weiter zu unternehmen. Er sagte bloß: Lassen Sie Madeleine bitte in Ruhe."

Manche waren sogar der Ansicht, daß Janet zu vorsichtig war, um die Identität der Menschen zu verschleiern, die er auch nur in seinen Schriften erwähnt hat. Nach seinem Tod wurden mehr als 5000 weitere schriftliche Aufzeichnungen über Krankengeschichten vernichtet, so wie er es befohlen hatte.

Alle, die Janet im Umgang mit seinen Patienten sahen, waren extrem beeindruckt und schwärmten von der Art, wie er sie positiv beeinflussen konnte. Sie berichten auch von seinem unglaublichen therapeutischen Erfindungsreichtum.

Dennoch hat kaum ein Student je eine komplette therapeutische Ausbildung bei Janet bekommen. „Die Psychotherapie ist Zukunftsmusik. Ich sehe mir die Kranken nur an, das allerdings ernsthaft, und versuche, sie zu verstehen. Dann probiere ich nur ein wenig, ihnen zu helfen."

Janet hat nie versucht, Schüler an sich zu binden und eine „psychotherapeutische Richtung" zu gründen. Er war ein unverbesserlicher Individualist, wie er selbst bekannte. Dabei war er, trotz seines Selbstbewußtseins, nie laut, nie aufdringlich und völlig unfähig dazu, sich in den Vordergrund zu spielen.

Janet starb am 24. Februar 1947. Niemand hat das groß zur Kenntnis genommen, schon gar nicht die Pariser Zeitungen, die an diesen Tagen nicht erschienen.

Über sein Werk schreibt Ellenberger (1970, S. 435):

Ähnlich wie Pompeji gleicht das Werk Janets einer Stadt, die unter der Asche begraben ist. Das zukünftige Schicksal einer versunkenen Stadt hat immer etwas Unsicheres. Es mag sein, daß sie für immer verschollen bleibt, es mag auch sein, daß sie im Verborgenen bleibt und von Räubern ausgeplündert und ausgebeutet wird. Möglich ist aber auch, daß sie eines Tages ausgegraben wird und in hellem Licht erglänzt.

Pierre Janet ist in seiner Heimatstadt Bourg-La-Reine begraben, ganz in der Nähe des wilden Gartens, wo er als Kind voller Erstaunen vor der unendlichen Fülle der Gräser und der Blumen angefangen hatte, sie zu betrachten und auf seine Weise zu ordnen.

*

Die Salpêtrière ist heute ein modernes Krankenhaus. Ein tragischer Unfall brachte es vor einiger Zeit für wenige Tage in die Schlagzeilen. Auch ein Präsident der Republik war da, diesmal einer, dem man nachsagt, daß er Asthmaanfälle bekommt, wenn er sich nicht inmitten von Empiremöbeln bewegt. Er ließ sich, sichtlich gequält, vor dem neuen, in leicht abwaschbarem Kunstmarmor gehaltenem Eingangstor filmen.

Heute ist alles wieder ruhig und normal. Es ist Sonntag und es regnet. In Saint-Louis-Le-Grand stellen einige Künstler ihre letzten Werke aus. Elvira Gomez-Guttierez hat fünf ihrer roten Nachthemden, über Strohpuppen gestülpt, beigetragen und ist bereit, sich für 15.000 FF davon zu trennen. Jean würde sich viele Fragen stellen. Ein eigenhändig verfaßter Beschwerdebrief an die Ausstellungsleitung, in dem Elvira sich über die künstlerisch völlig unzureichende Form der Aufstellung beklagt, ist für 1.000 FF zu haben.

Auf dem Weg zum Nordausgang komme ich an den Resten der alten „Division Charcot" vorbei: drei einstöckige Pavillons, düster, grau und baufällig. Am mittleren ein kleines, neues, aber schon verwittertes Holzschild mit der Inschrift „Section de Thérapie Comportementale", d. h. soviel wie Abteilung für Verhaltenstherapie. Auch hier hat die Neuzeit Einzug gehalten.

Im ersten Stock öffnet sich ein Fenster und ein schon ergrauter Herr inspiziert die Umgebung. Dann läßt er ganz bedächtig einen Fön an einem langen Seil herab. Er landet in einer Regenpfütze, die sich auf den grauen Pflastersteinen gebildet hat.

Wie oft mag er in der Kindheit und wohl auch in der Jugend das Selbstwert verstümmelnde Verbot vernommen haben: Daß du mir bloß nicht mit dem Fön in einer Regenpfütze fischst?

Ist er nun dabei, auf dem Hintergrund einer exemplarischen mentalen Synthese und mit hoher psychischer Spannkraft die erste wahre und befreiende Tat eines langen Lebens voller Einschränkungen und innerer Halbheiten zu begehen?

Werden wir nun bald doch noch von ihm hören, als von einem ganz groß gewordenen?

Wie so oft, wenn wir, mit oder ohne Zylinder, über unsere komplizierte Materie nachdenken, Fragen über Fragen.

Literatur

Akiskal, H. S. & McKinney, W. T. Jr. (1973). *Depressive disorders: Toward a unified hypothesis. Science,* 12, 20–29.

Antonovsky, A. (1979). *Health, Stress and Coping*. San Francisco: Jossey-Bass.

Beech, H. R. & Perigault, J. (1974). Toward a theory of obsessional disorder. In H. R. Beech, (Hrsg.), *Obsessional states*. London: Methuen.

Berkeley-Hill, O. (1921). The anal-erotic factor in the religion, philosophy and character of the Hindus. *International Journal of Psychoanalysis*, 2, 306–329.

Bindra, D. (1959). *Motivation: A systematic reinterpretation*. New York: Ronald.

Blank, A. S. (1985). The unconscious flashback to the war in Viet Nams veterans. In S. M. Sonnenberg, A. S. Blank & J. A. Talbot (eds), *The trauma of war: Stress and recovery in Viet Nam veterans* (pp. 293–308). Washington, D. C.: American Psychiatry Press.

Bossuet (1885). *Oeuvres complètes de Bossuet*, 12 Bände. Paris: Garnier.

Charcot, J. M. (1885-1890). *Les oeuvres complètes*. Paris: Delahaye et Lecrosnier.

Cioran, E. M. (1979). *Lehre vom Zerfall*. Stuttgart: Klett-Cotta.

Claparède, J. (1902). *L'obséssion de la rougeur*. Genf: Archives de Psychologie de la Suisse romande.

Clark, D. A., Sugrim, I. & Bolton, D. (1982). Primary obsessional slowness: a nursing treatment programme of a 13 year old male adolescent. *Behaviour Research and Therapy*, 20, 289–292.

Costello, C. G. (1972). Depression: Loss of reinforcement or loss of reinforcers effectiveness? *Behaviour Therapy*, 3, 240–244.

DeJong-Meyer, R. & Engberding, M. (1996). Anwendung motivations- und volitionspsychologischer Konzepte auf Erklärung und Behandlung von Depression. In H. S. Reinecker, D. Schmelzer (Hrsg.), *Verhaltenstherapie, Selbstregulation, Selbstmanagement* (S. 283–307). Göttingen, Bern, Toronto, Seattle: Hogrefe.

Delius, J. D. (1970). *Irrelevant behaviour, information processing and arousal homeostasis. Psychologische Forschung*, 3, 146–157.

Ecker, W. (1995). *Kontrollzwänge und Handlungsgedächtnis*. Regensburg: Roderer.

Ellenberger, H. F. (1970). *Histoire de la découverte de L'inconscient*. Paris: Fayard.

Esquirol, J.-É. -D. (1838, Neuaufl. 1989). *Des Maladies mentales*. Paris: Frénésie Editions.

Fiedler, P. (1997). Biographie in der Verhaltenstherapie. In S. Jüttemann & H. Thomae (Hrsg.), *Biographische Methoden in den Humanwissenschaften*. Weinheim: Psychologie Verlags Union.

Fénelon (1844). *Oeuvres*. Paris: Garnier.

Fodéré (1830). *Traité du délire*. Tome II. Paris.

Frank, H. (1964). Was ist Kybernetik? In H. Frank (Hrsg.), *Kybernetik – Brücke zwischen den Wissenschaften* (S. 9–20). Frankfurt a. M.: Umschau.

Freud, S. (1966). *Correspondances, 1873–1939*. Paris: Gallimard.

Frijda, H. H. (1984). Toward a model of emotion. In C. D. Spielberger, I. G. Sarason & P. Defares (eds.), *Stress and anxiety, vol. 9*, (pp. 3–16). Washington, D. C.: Hemisphere.

Frijda, H. H. & Swagerman, J. (1987). Can computers feel? Theory and design of an emotional system. *Cognition and Emotion*, 1, 235–257.
Gehm, T. (1991). *Emotionale Verhaltensregulierung*. Weinheim: Psychologie Verlags Union.
Gordon, S. (1976). Lonely in America. New York: Simon & Schuster.
Greenberg, D. & Witztum, E. (1991). The treatement of obsessive-compulsive disorder in strictly religious patients. In M. T. Pato & J. Zohar (eds.), *Current treatments of obsessive-compulsive disorder* (pp. 157–172). Washington D. C.: American Psychiatric Press.
Hacker, W. (1976). *Psychische Regulation von Arbeitstätigkeiten: Innere Modelle, Strategien in Mensch-Maschine-Systemen, Belastungswirkungen. Psychische Regulation von Arbeitstätigkeiten*. Berlin: Deutscher Verlag der Wissenschaften.
Hand, I. (1995). Ambulante Verhaltenstherapie bei Zwangsstörungen. *Fortschritte Neurologie und Psychiatrie*, 63 (Sonderheft 1),12–18.
Hannover, B. (1997). *Das dynamische Selbst*. Bern: Hans Huber.
Harms, E. (1959). Pierre M. F. Janet. *American Journal of Psychiatry*, CXV (1959), 1036–1037.
Hautzinger, M., Stark, W. & Treiber, R. (1992). *Kognitive Verhaltenstherapie bei Depressionen*. (2. Aufl.). Weinheim: Psychologie Verlags Union.
Heckhausen, H. (1981). Neuere Entwicklungen in der Motivationsforschung. In W. Michaelis (Hrsg.), Bericht über den 32. Kongreß der Deutschen Gesellschaft für Psychologie, Zürich 1980 (S. 325–335). Göttingen: Hogrefe.
Hoffmann, N. (1976). *Depressives Verhalten*. Salzburg: Otto Müller.
Hoffmann, N. (1990). *Wenn Zwänge das Leben einengen*. Mannheim: Pahl.
Hoffmann, N. (1993). Im Licht der Niedergeschlagenheit. In H.-W. Hoefert, H. P. Rosemeier & W. Göpfert (Hrsg.), *Angst, Panik, Depression* (S. 194–201). München: Quintessenz.
Hoffmann, N. (1994). *Seele im Korsett*. Freiburg: Herder.
Hoffmann, N. (1996). Kognitive Probe. In M. Linden & M. Hautzinger (Hrsg.), *Verhaltenstherapie*. Heidelberg: Springer.
Hoffmann, N. (1996). Zeitprojektion von positiven Verstärkern. In M. Linden & M. Hautzinger (Hrsg.), *Verhaltenstherapie*. Heidelberg: Springer.
Hoffmann, N. & Schiller, U. (1976). Diagnostik bei Depressiven. In N. Hoffmann (Hrsg.), *Depressives Verhalten*. Salzburg: Otto Müller.
Hoffmann, N. & Weiß, E. (1983). *Ein Zwang*. Bern, Stuttgart, Wien: Hans Huber.
Hofmann, B. & Hoffmann, N. (1998). Kognitive Therapie bei Zwangserkrankungen. In H. R. Ambuel (Hrsg.), *Psychotherapie bei Zwangserkrankungen*. Stuttgart: Thieme.
Horowitz, M. (1975). Intrusive and repetitive thoughts after experimental stress. *Archives of General Psychiatry*, 32, 1457–1463.
Izard, C. E. (1994). *Die Emotionen des Menschen*. Weinheim: Beltz.
James, W. (1890). *The principles of psychology. (vol. 2.)* New York: Holt.
James, W.(1898). *The energies of man*. New York: Prentice Hall.
Janet, P. (1889, Neuaufl. 1989). *L'Automatisme Psychologique*. Paris: Félix Alcan.
Janet, P. (1903). *Les Obsessions et la Psychasthénie*. Paris: Félix Alcan.
Janet, P. (1919). *Les Médications Psychologiques*. Band I–III. Paris: Félix Alcan.
Janet, P. (1919, Neuaufl. 1986). *Les Médications Psychologiques*. Paris: Félix Alcan.
Janet, P. (1926, Neuaufl. 1975). *De l'Angoisse à l'Extase*. Paris: Félix Alcan.
Janet, P. (1923). *La Médecine Psychologique*. Paris: Ernest Flammarion.
Janet, P. (1946). A history of psychology. In C. Murchinson (ed.), *Autobiography*. Worchester: Clarck University Press.
Kelly, G. (1955). *The psychology of personal constructs* (vol. 1). New York: Norton.
Kuhl, J. (1983). *Motivation, Konflikt und Handlungskontrolle*. Berlin: Springer.
Kuhl, J. (1987). Action control: The maintenance of motivational states. In F. Halisch & J. Kuhl (Hrsg.), *Motivation, intention, and volition* (S. 279–291). Berlin: Springer.
Kuhl, J. (1995). *Zwangserkrankungen: Warum müssen manche Menschen immer wieder dasselbe tun? Z aktuell*, 1, 5–10.
Kuhl, J. & Beckmann, J. (1994). Alienation: Ignoring one's preferences. In J. Kuhl & J. Beckmann (eds.), *Volition and Personality* (pp. 375–390). Seattle, Toronto, Bern, Göttingen: Hogrefe & Huber.

Kuhl, J. & Fuhrmann, A. (1994). VCC-Skalen Version 3.3.1. Universität Osnabrück.
Kuhl, J. & Helle, P. (1994). Motivational and volitional determinants of depression: The degenerated-intention hypothesis. In J. Kuhl & J. Beckmann (eds.), *Volition and Personality* (pp. 283–296). Seattle, Toronto, Bern, Göttingen: Hogrefe & Huber.
Kuhl, J. & Kazén, M. (1994). Volitional aspects of depression: State orientation and self-discrimination. In J. Kuhl & J. Beckmann (eds.), *Volition and Personality* (pp. 297–316). Seattle, Toronto, Bern, Göttingen: Hogrefe & Huber.
Laux, L. & Weber, H. (1993). *Emotionsbewältigung und Selbstdarstellung*. Stuttgart: Kohlhammer.
Leopardi, G. (1949). *Theorie des schönen Wahns und Kritik der modernen Zeit*. München: Leo Lehnen.
Leuret, F. (1849). *Du traitement moral de la folie*. Paris: J.-B. Bouille.
Lewin, K. (1963). *Feldtheorie in den Sozialwissenschaften*. Bern: Hans Huber.
Lewinsohn, P. M. & Libet, J. (1972). Pleasant events, activity schedules, and depression. *Journal of Abnormal Psychology*, 79, 291–295.
Lindworsky, J. (1923). *Der Wille: Seine Erscheinung und seine Beherrschung*. Leipzig: Verlag von Johann Ambrosius Barth.
Loyola, I. von (1967). *Geistliche Übungen*. Freiburg: Herder.
Lutz, R. (1996). Euthyme Therapie. In J. Margraf (Hrsg.), *Lehrbuch der Verhaltenstherapie* (Bd. 1, S. 335–351). Berlin, Heidelberg: Springer.
Maslow, A. H. (1989). *Motivation und Persönlichkeit*. Reinbek: Rowohlt.
Meyer, R. L. & Schnurer A. (1979). Die verhaltenstherapeutische Behandlung von zwangsneurotischen Störungen. In D. Kallinke, R. Lutz, R. W. Ramsay (Hrsg.), *Die Behandlung von Zwängen* (S. 14–23). München: Urban & Schwarzenberg.
Mowrer, O. H. (1950). Learning theory and the neurotic paradox. In O. H. Mowrer (ed), *Learning theory and personality dynamics* (pp. 483–530). New York: The Ronald Press.
Myers, C. S. (1940). *Shell shock in France 1914–18*. Cambridge: Cambridge University Press.
Neumann, O. (1971). Aufmerksamkeit. In J. Ritter (Hrsg.), *Historisches Wörterbuch der Philosophie* (Bd. 1, S. 635–646). Basel, Stuttgart: Schwabe.
Neumann, O. (1996). Theorien der Aufmerksamkeit. In O. Neumann, A. F. Sanders (Hrsg), *Enzyklopädie der Psychologie, Band II, Aufmerksamkeit*. Göttingen, Bern, Toronto, Seattle: Verlag für Psychologie.
Newell, A. & Simon, H. (1973). *Human problem solving*. Englewood Cliffs.
Perrig, W. J., Wippich, W. & Perrig-Chiello, P. (1993). *Unbewußte Informationsverarbeitung*. Bern: Hans Huber.
Pinel, P. (1800). *Traité médico-philosophique sur l'aliénation mentale ou la manie*. Paris: Richard, Caille et Ravier.
Politzer, G. (1974). *Kritik der klassischen Psychologie*. Köln: Europäische Verlagsanstalt.
Prévost, C. M. (1973). La Psycho-Philosophie de Pierre Janet. Paris: Payot.
Rachman, S. (1974). Primary obsessional slowness. *Behaviour Research and Therapy*, 12 (1); 9–18. Rachman, S. J. (1993). *Obsessions, responsibility and guilt. Behaviour Research and Therapy*, 31, 149–154.
Rachman, S. J., de Silva, P. (1978). Abnormal and normal obsessions. *Behaviour Research and Therapy*, 16, 233–248.
Rachman, S. J., Hodgson, R. J. (1980). *Obsessions and compulsions*. Englewood Cliffs: Prentice-Hall.
Rappaport, J. L. (1989). *The Biology of Obsessions and Compulsions. Scientific American*, 260, 63–69.
Reed, G. F. (1985). *Obsessional experience and compulsive behaviour*. New York: Academic Press.
Reinecker, H. S. (1991). *Zwänge*. Bern: Hans Huber.
Reinecker, H. (1992). Exposition und Reaktionsverhinderung: Ausgewählte Aspekte bei der Behandlung von Zwängen. *Verhaltenstherapie*, 2, 341–345.
Ribot, T. (1903). *Les Maladies de la Personnalité*. Paris: Félix Alcan.
Ribot, T. (1906). *Les Maladies de la Volonté*. Paris: Félix Alcan.

Röper, G. (1992). Die Zwangsstörung und ihre Lerngeschichte: Implikationen für die Theorie. *Verhaltensmodifikation und Verhaltensmedizin*, 13, 44–70.

Salkovskis, P. M. & Kirk, J. (1989). Obsessional disorders. In K. Hawton, P. M. Salkovskis, J. Kirk & D. M. Clark (eds.), *Cognitive-behavioural treatment for psychiatric disorders: a practical guide*. Oxford: Oxford University Press.

Salkovskis, P. M. & Kirk, J. (1996). Zwangssyndrome. In J. Margraf (Hrsg.), *Lehrbuch der Verhaltenstherapie* (S. 61–86). Berlin, Heidelberg: Springer.

Salkovskis, P. M., Richards, C. H., Forrester, E. (1995). The relationship between obsessional problems and intrusive thoughts. *Behavioural and Cognitive Psychotherapy*, 23 (1). 281–300.

Salter, A. (1950). *Conditioned reflex therapy*. New York: Creative Age.

Sartre, J. P. (1943). L'être et le néant. Paris: Gallimard.

Seidel, R. (1976). *Denken*. Frankfurt, New York: Campus.

Shazer, S. de (1997). *Der Dreh*. Heidelberg: Carl-Auer-Systeme.

Shearon, E. M. (1996). Surplus Reality in der Einzeltherapie. In B. Erlacher-Farkas & C. Jorda (Hrsg.), *Monodrama* (S. 135–152). Wien: Springer.

Sokolowski, K. (1993). *Emotion und Volition*. Göttingen: Hogrefe.

Stein, A. H. & Bayley, M. M. (1973). The socialization of achievement motivation in females. *Psychological Bulletin*, 80, 345–366.

Stendhal, H. Beyle (1982). *Über die Liebe*. Berlin: Propyläen.

Süllwold, L. (1992). Neue Ansätze zum Verständnis der Zwangsstörung und deren Therapie. In J. Hand, W. K. Goodman, U. Evers (Hrsg.), *Zwangsstörungen* (Band 5). Heidelberg: Springer.

Süllwold, L., Herrlich, J., Volk, S. (1994). *Zwangskrankheiten. Psychobiologie, Verhaltenstherapie, Pharmakotherapie*. Stuttgart, Berlin, Köln: Kohlhammer.

Susskind, D. J. (1970). The idealized self-image (ISI): A new technique in confidence training. *Behaviour Therapy*, 1, 538–541.

Thomsen, E.(1895). *Contribution à l'étude clinique des idées obsédantes. Archiv für Psychiatrie und Nervenkrankheiten*, 12, 121–127.

Thuillier, J. (1993). *Monsieur Charcot de la Salpêtrière*. Paris: Robert Laffont.

Tinbergen, N. (1949). *Social behaviour in animals*. London: Methuen.

Tomkins, S. S. (1962). *Affect, imagery, consciousness. (vol. I). The positive affects*. New York: Springer.

Underwood, G., Everatt, J. (1996). Automatische und gesteuerte Informationsverarbeitung: Die Rolle der Aufmerksamkeit bei der Verarbeitung des Neuen. In O. Neumann, A.F. Sanders, (Hrsg.), *Enzyklopädie der Psychologie* (Bd. II, S. 267–323). Göttingen, Bern, Toronto, Seattle: Verlag für Psychologie.

Veal, D. (1993). Classification and treatment of obessional slowness. *British Journal of Psychiatry*, 162, 198–203.

Volpert, W. (1974). *Handlungsstrukturanalyse*. Köln: Pahl Rugenstein.

Weiner, B. (1994). Motivationspsychologie. Weinheim: Beltz.

Sachverzeichnis

A
Absichern (Absicherung) 92, 95, 96, 99, 102, 149, 245
Agoraphobie 121, 122, 126, 132, 206
Aktionspläne 229
Aktionsprogramme 223
Aktivierung 11
- Übungen 343
Aktivitäten
- depressionsinduzierende 324
- erregungssteigernde 325–335, 344
Aktivitätsregulation 37
alternative „concerns" 302
Angst 25, 33, 36, 71, 78, 90, 127, 130, 132, 145, 152, 175, 176, 181, 275, 299, 320
Annäherungs-Vermeidungs-Konflikt 83
Anpassung 24, 56, 174, 176, 201, 321–323
Anpassungsstörung 176, 178
Anspannung 156, 266
Anstrengung 117, 119, 134, 198, 204, 211, 264, 265
apotreptische Therapie 280
Arousal 119
Assoziationen 85, 238, 282
Aufmerksamkeit 31, 37, 57, 107, 110, 162, 205, 269, 307
Aufmerksamkeitssteuerung 130
Ausdruckstraining 253
„äußere Sprache" 291
Automatismen 61, 82, 178, 270

B
Bedürfnisaktivierung 219
Bedürfniskonkretisierung 219
Beendigung 31, 34, 46, 82, 105, 115, 219
Beichte 195, 196
Beobachtung 6, 8, 26, 31, 33, 81, 187
Berührung 158, 161, 194, 277, 278, 303
Berührungsphobie 160
Bewältigung 202, 227, 228, 233, 244
Bewältigungsmodell 243
Bewegung(en) 263, 285, 285, 314
- Fragmentierung 43, 241
- Training von 206–208
- Verlangsamung 44
Beziehung 297
Bilanz psychischer Kräfte 189
Biographie 252
Blockaden 322

D
Denken 308
Denkflexibilisierung 300
Depersonalisation 67, 68, 71, 74, 76, 204, 229, 231, 232
Depression 319–365
- Therapie 322, 323
depressionsinduzierende Aktivitäten 324
Derealisation 67, 68, 71, 76
Dienstagsvorlesungen 4
Differenzierung des innerpsychischen Raumes 220
dissoziativer Stupor 86
Disziplinierung 11
Dramen 276

E
effizientes Handeln 63
Ekel 158, 161, 297
emotionale
- Aktivierung 251, 322
- Zwangsvorgänge 120–135
Emotionen 24, 32, 110, 116, 120, 151, 157, 159, 169, 176, 203, 204, 232, 275, 286, 288, 356, 367
- Ausdruckstraining 253
Emotionsausdruck 346
Emotionsexposition (*siehe auch* Exposition) 305
Emotionsregulation 244
Emotionstheorie 214
Entfremdung 41
Entgleisungen 58

Entladung 328
Entscheidung 31, 37, 39, 66, 128, 133, 140, 205, 212, 336
entwertende Gedanken 181
entwicklungspsychologische Perspektive 286
Erfolg 354
Ermüdung 59, 210, 350, 360
erregungssteigernde Aktivitäten 325–335
Erschöpfung 35, 39, 53, 56, 59, 133, 166, 172, 174, 176, 178, 179, 189, 205, 216, 240, 243, 244, 246, 258, 320, 322, 339, 350, 360
Erziehung 201
euthyme Therapie 239
Exposition 200, 270, 272, 275–289, 300, 302
- Emotionen 305
- Interessenevozierung 304
- bei Kontrollzwängen 294–297
- Ziele 288
- bei Zwängen 274
Expositions-Reaktions-Management 275
Expositionssituation, biographische Bedeutung 286

F
Feldtheorie 217
Festsitzen 175, 321, 364
- Reaktionen auf 173
„final common pathway" 166, 167, 169
Fragmentierung 242
- von Bewegungen 43, 241
- von Handlungen 82
Fremdkontrolle 44
Fremdsteuerung 75
Funktion von Zwängen 250

G
Gedächtnis 31, 45, 46, 62, 162
Gedanken (*siehe auch* Kognitionen)
- entwertende 181
- katastrophisierende 181
Gedankenintrusionen 248
Gefühl
- der Leere 67, 68, 73, 74
- der Unvollständigkeit 73
Gegenwartskonstituierung 32, 46, 278, 284, 304
- Training 208–211, 217–225
Gegenwartsorientierung 203
Gemeinschaftsgefühl 221, 222
Gewohnheiten 33
Glückssymbole (*siehe auch* Symbole) 91
Grübelsucht (*siehe auch* zwanghaftes Grübeln) 94

H
Habituation 276, 278, 304
Handlungsimpulse 84
Handlungsorientierung 41, 168, 169, 309
Handlungspläne 66
Handlungstheorie 63
herabsetzende Gedanken 181
Hypothese der degenerierten Intentionen 168
Hysterie 4, 15, 25, 29, 190, 367

I
idealisiertes Selbst 234
Ideenphobie 124
innere Sprache 291
innerer Proberaum 300
Intentionen 166, 169, 176
Interesse 79, 211, 212, 272
Interessenevozierung bei Exposition 304
Irradiation 219, 322, 333
„irrational beliefs" 190
Isolation 128, 255, 256

K
katastrophisierende Gedanken 181
Kausaltherapie 196, 199
Klebenbleiben 84, 190, 321
Kognitionen 88
kognitive
- Probe 203, 228, 295
- Übungen 347–349
Kohärenzgefühl 255
Konkretisierung 312
Konkretisierungsmaßnahme 302
Konstruktivismus 42
Kontaktvermeidungszwänge 297–307
Kontrolle 45, 69, 77, 137–139, 143, 146, 149, 198, 206
Kontrollhandlungen 290
Kontrollieren 285
Kontrollzwänge 31, 198, 290
- Exposition 294–297
Kopfschmerzen 77
Körperphobien 120
Kräftebilanz 322
Kräfteersparnis 240, 247
Kristallisation 148
kritische
- Lebensereignisse 36, 128, 133, 341
- Lebenssituationen 51, 273
Kurztherapie, lösungszentrierte 262

L
Laboratorium für Psychologie 5, 14, 71, 367

Lageorientierung 24, 168, 169, 175, 309
Lagezentrierung 175
Langsamkeit 57, 76, 79–81, 206, 249, 361, 363
Lebensblockaden 322, 337
Lebensereignisse 321
Lebenskonzept 323
Lebensperspektive 323
Leere, Gefühl der 67, 68
Leidenschaft 7
Lerntheorien 191
Liquidierung 305, 328
lösungszentrierte Kurztherapie 262

M
Melancholie 179–183
mentale Synthese 24, 33, 34, 47, 60, 61, 63, 107, 204, 208, 233, 272, 281, 288, 304
Mißerfolg 354
„modeling“ 249, 280, 295
Motivation 257
Müdigkeit 53–55, 86, 170, 172, 243
multimodale
- Psychastheniebehandlung 288
- Verhaltenstherapie 197

N
Neuheit 215, 227

O
Objektphobien 122
Ordnen 109
Ordnung 85, 92, 99, 125, 153, 162, 198, 309
Orientierungsreaktion 213, 215

P
„pacing“ 249
Panik 33, 58, 121, 124–133, 137, 155, 206, 225
Panikanfall 126
panische Angst 50
persönliche Ziele 216
perzeptiv-begriffliche Regulationsebene 224
philosophische Prinzipien 188
Phobie 179
- Agoraphobie 121, 122, 126, 132, 206
- Berührungsphobie 160
- Ideenphobie 124
- Körperphobien 120
- Objektphobien 122
- Situationsphobien 122
posttraumatische Streßsyndrome 179
Primärreaktionen 72–74, 76, 170, 229
Primärverhalten 170
Problemlöseprozeß 308
Problemlösungsansatz 310
Psychasthenie 34–163, 230
Psychastheniebehandlung, multimodale 288
psychasthenische(s)
- Merkmale, Genese 201–203
- Syndrom, Interventionsvorschläge 271, 272
psychische(s)
- Funktionen 28
- Gleichgewicht 331
- Spannkraft 24, 51, 53, 58, 59, 119, 130, 133, 152, 174, 191, 199, 233, 245, 269, 322, 350
Psychologie 15, 16, 18, 26, 367
psychologische Behandlung 11
psychomotorische Zwangsvorgänge (Tics) 111–120
Psychose 42, 83, 199, 236, 252
psychosomatische
- Beschwerden 49
- Reaktionen 77, 90, 101

R
Reaktionsmanagement 234
Reaktionsverhinderung 234
Realitätsfunktion 29–36, 51, 71, 272
- soziale 48
Regression 116
Regulationsebene
- intellektuelle 63
- perzeptiv-begriffliche 63, 224
- sensumotorische 63, 224
Regulationsgrundlage 225, 226, 295
Rekapitulieren 65, 83, 311
Rekonstruieren 237
reziproke Hemmung 280
Rituale 110, 113, 194, 197, 250, 267

S
Salpêtrière 2
Scheitern, Reaktionen auf 173
Schmerzen im Nacken 77
Schrecken 226
Schüchternheit 48, 51, 52, 54, 57, 245
Schwächezustand 47
Schwanken 89
Schwierigkeiten in der Therapie 358–365
seelische
- Mobilisierung 328–331
- Spannkraft 33, 34, 47, 171, 323
Sekundärreaktionen 72–74, 76, 170, 229, 231, 238, 248

Selbstkonzept 234
Selbstregulation 309
Selbstregulationsfähigkeit 270
Selbststeuerung 75, 297
Selbstwertgefühl 211, 245
sensumotorische Regulationsebene 224
„shaping“ 249
Situationsphobien 122
Sozialbereich 162
soziale(r)
- Konkurrenzkampf 133
- Realitätsfunktion 48
- Wirklichkeit 52
Sozialverhalten, Aufbau 342
Spannung 267
Steuerung, volitionale 270
Stimmung 145, 146, 159, 167
Störanfälligkeit 60, 223
Störgedanke 54
Störungen 225, 226
Subjektkonstituierung 208, 212, 214, 284, 285, 296
Suggestion 188
Superierung 224
„Surplus Reality“ 254
Symbole 90, 91, 93, 116, 155, 158, 197, 238, 257, 266, 292
- Glückssymbole 91
Symbolik 160
Symmetrie 92
Symptomtherapie 196, 199

T
Teufelskreis
- Entstehung 176
- Paradigma 174
therapeutische
- Beziehung 278
- Führung 321
- Haltung 10, 269, 273, 352, 353, 368
Therapie am Symptom vorbei 196
Tics (*siehe auch* psychomotorische Zwangsvorgänge) 27, 111, 264, 267, 269
„traitement moral“ 7, 12, 188
traumatische(s)
- Erinnerung 179, 180, 190
- Erlebnis 176

U
Überanstrengung 285
Übersprunghandlungen 117, 118
Umleitung 120, 171, 197, 232, 245, 358
- von Energie 107, 108
Umleitungsphänomen 117
Unglückssymbole 91
Unvollständigkeitsgefühl 24, 25, 34, 35, 47, 65, 66, 71, 105, 110, 119, 130, 141, 153, 162, 212, 215, 233, 266, 296, 311
Ursachentherapie 196, 199

V
Verantwortung 142, 145, 146, 172, 197, 202, 257
Verhaltensanalyse 202, 320–322
Verhaltensorganisation 240, 247
Verhaltenssteuerung, volitionale 249, 257, 259, 260, 262
Verlangsamung von Bewegungen 44
„Veröffentlichung des Zwangs“ 300
Verstärkerwirkung, Verlust 181
Vertrauensaufbau 345
Volitional Component Check 204
volitionale Verhaltenssteuerung (Wille) 88, 115, 204, 249, 257, 259, 260, 262, 270

W
Warten 58
Waschen 43, 146, 154, 155, 277, 285, 299
Wiedergutmachung 96
Wiederholung 43
Wille (*siehe auch* volitionale Verhaltenssteuerung) 115, 137, 204
Willenshandlungen 258
Wirklichkeit 29, 31, 33, 39, 64, 67, 107, 109, 129, 163, 210, 236, 254, 284, 287
- soziale 52
Wirklichkeitsfunktion 52

Z
Zeitdruck 42, 45, 57, 78, 131, 140, 362
Zukunftsperspektive 181, 255, 256
Zwang 88–92, 96, 97, 230
- Exposition 274
- Funktion 250
- „Veröffentlichung des Zwangs“ 300
zwanghafte
- Grübeleien 94, 97, 98, 103, 132, 147, 148
- Persönlichkeitsstörung 206
Zwangsbehandlung 81, 194
Zwangsgedanken (Zwangsgrübeleien) 24, 46, 107, 131, 135, 147, 150, 157, 162, 250, 258, 263, 307–318, 360
- Genese 144–149
- Therapie 309–311
Zwangshandlungen 27
Zwangssymptome, Funktion 199
Zwangsvorgänge 24, 27, 88, 99, 245
Zwei-Faktoren-Theorie 81
Zweifel 89, 153, 195, 202, 311
zwischenmenschliche Faktoren bei der Therapie 278

Druck: Mercedesdruck, Berlin
Verarbeitung: Buchbinderei Lüderitz & Bauer, Berlin